普外科疾病治疗

PUWAIKE JIBING ZHILIAO
YU SHOUSHU YINGYONG

与手术应用

● 主编 金立鹏 等

河南大学出版社
HENAN UNIVERSITY PRESS

图书在版编目（CIP）数据

普外科疾病治疗与手术应用 / 金立鹏等主编 . –– 郑州：
河南大学出版社 , 2022.5
ISBN 978–7–5649–4631–9

Ⅰ . ①普… Ⅱ . ①金… Ⅲ . ①外科 – 疾病 – 诊疗
Ⅳ . ① R6

中国版本图书馆 CIP 数据核字 (2022) 第 101855 号

责任编辑：郑华峰
责任校对：程若春
封面设计：张晓萌

出版发行：河南大学出版社
　　　　　　地址：郑州市郑东新区商务外环中华大厦 2401 号
　　　　　　邮编：450046
　　　　　　电话：0371–86059750（高等教育与职业教育出版分社）
　　　　　　　　　0371–86059701（营销部）
　　　　　　网址：hupress.henu.edu.cn
印　　刷：广东虎彩云印刷有限公司
版　　次：2022 年 5 月第 1 版
印　　次：2022 年 5 月第 1 次印刷
开　　本：787 mm × 1092 mm　1/16
印　　张：32.75
字　　数：695 千字
定　　价：128.00 元

编委会
BIANWEIHUI

主编

金立鹏　吉林大学第一医院二部
吴明义　深圳市罗湖区人民医院
杜志勇　深圳市人民医院
　　　　（暨南大学第二临床医学院，
　　　　南方科技大学第一附属医院）
黄崇植　汕头市中心医院
陈云山　南阳医学高等专科学校第二附属医院
庄佩佩　中山市中医院

金立鹏

　　金立鹏，男，出生于 1983 年 11 月，籍贯吉林省九台市，硕士毕业于吉林大学（外科学）。现就职于吉林大学第一医院二部，主治医师。擅长普外科常见疾病的诊断与治疗，参与市级科研项目三项，发表学术论文六篇，SCI 收录四篇，主编《新编普外科手术治疗学》《普外科疾病诊治与治疗策略》等多部学术专著。

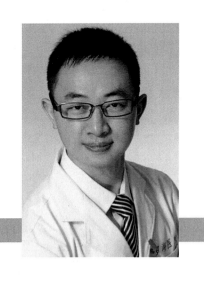

吴明义

吴明义，男，出生于 1986 年 7 月，籍贯贵州省毕节市，2011 年毕业于南方医科大学（原第一军医大学），现就职于深圳市罗湖区人民医院，主治医师。主要研究方向：胃肠外科，消化道恶性肿瘤微创治疗。多年从事普外科工作，具有丰富的理论与实践经验。主持市级科研课题一项。

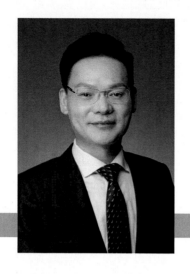

杜志勇

　　杜志勇，男，出生于 1978 年 2 月，籍贯湖北省仙桃市，2008 年博士毕业于华中科技大学同济医学院，2011 年于上海交通大学医学院附属瑞金医院博士后出站，副主任医师，现就职于深圳市人民医院，主要研究方向：肝胆胰外科的微创治疗。从事普外肝胆胰专业工作十余年，具有丰富的理论与实践经验。主持国家自然科学基金面上项目等课题六项，以第一或共同第一作者及通讯作者发表 SCI 收录及核心中文期刊二十余篇。

前 言
qian yan

　　普通外科学是临床医学中与各科联系最密切的一个学科，其涉及面广，医学整体知识性强，从头到脚、从体表到内脏，病种繁多，病情复杂多变。为适应我国医学的快速发展，满足广大临床工作人员的要求，进一步提高临床普通外科医务工作者的诊治技能和水平，特组织长期从事普通外科临床一线的医务人员，结合多年临床经验编写了此书。

　　本书涉及普通外科常见疾病的诊治，从疾病的病因、发病机制、临床表现、辅助检查、诊断和治疗等多方面进行阐述，并结合编者自身工作中所遇到的典型病例进行讨论。本书内容丰富广泛，突出重点，旨在强调临床实用价值，希望本书的出版能为临床外科医务人员提供参考。

　　由于本编委会人员均从事临床诊疗工作，编校水平有限，文中难免有错误及不足之处，恳请广大读者见谅，并给予批评指正，以便更好地总结经验，达到共同进步。

编 者

目　录

mu lu

第九章　普外科微创技术应用 ———————————— 431

外科休克

第一节　概述

休克是指因各种原因（如大出血、创伤、烧伤、感染、过敏、心力衰竭等）引起的急性血液循环障碍，微循环动脉血灌注量急剧减少，从而导致各重要器官功能代谢紊乱和结构损害的复杂的全身性病理过程。引起休克的原因很多，分类方法也不一，比较常用的分类方法有按休克的原因、按休克发生的始动环节及按休克时血液的动力学特点进行分类。

一、按休克的原因分类

1. 失血性休克

大量失血引起休克，称为失血性休克，常见于外伤引起的出血、消化性溃疡出血、食管曲张的静脉破裂及妇产科疾病所引起的出血等。失血后是否发生休克不仅取决于失血的量，还取决于失血的速度。休克往往是在快速、大量（超过总血量的30%～35%）失血而又得不到及时补充的情况下发生的。

2. 创伤性休克

严重创伤特别是在伴有一定量出血时常引起休克，称为创伤性休克。

3. 烧伤性休克

大面积烧伤伴有大量血浆丧失者，常导致烧伤性休克。

4. 感染性休克

严重感染特别是革兰阴性细菌感染，常可引起感染性休克。在革兰阴性细菌引起的休克中，细菌的内毒素起着重要的作用，故亦称内毒素性休克或中毒性休克。感染性休克常伴有败血症，故又称败血症性休克。

5. 心源性休克

大面积急性心肌梗死、急性心肌炎、心脏压塞、心力衰竭等常可导致心源性休克。

6. 过敏性休克

给某种过敏体质的人注射某些药物（如青霉素）、血清制剂或疫苗时可引起过敏性休克。

7. 神经源性休克

剧烈疼痛、高位脊髓麻醉或损伤等可引起神经源性休克。

二、按休克发生的始动环节分类

尽管引起休克的原因很多，但休克的始动环节不外乎血容量减少，有效循环血量下降，心脏泵血功能严重障碍，而引起有效循环血量下降和微循环血流量减少；或由于大量毛细血管和小静脉扩张，血管容量扩大，血容量相对不足，使有效循环血量下降。据此，可将休克作如下的分类。

1. 低血容量性休克

低血容量性休克的始动发病环节是血容量减少。快速大量失血、大面积烧伤所致的大量血浆丢失、大量出汗、严重腹泻或呕吐等情况所引起的大量体液丢失都可使血容量急剧减少而导致低血容量性休克。

2. 心源性休克

心源性休克的始动发病环节是心排血量的急剧减少，常见于大范围心肌梗死（梗死范围超过左心室体积的 40%），也可由严重的心肌弥漫性病变，如急性心肌炎、严重的心律失常（如过度的心动过速）、心脏压塞等引起。

3. 血管源性休克

血管源性休克的始动发病环节是外周血管（主要是微小血管）扩张所致的血管容量扩大，包括过敏性休克和神经源性休克等。此时血容量和心泵功能可能正常，但由于广泛的小血管扩张和血管床扩大，大量血液淤积在外周微血管中而使回心血量减少。

三、按休克时血流动力学的特点分类

1. 低排高阻型休克

低排高阻型休克亦称低动力型休克，其血流动力学特点是心脏排血量低，而总外周血管阻力高。由于皮肤血管收缩，血流量减少，使皮肤温度降低，故又称为"冷性休克"。本型休克在临床上最为常见。低血容量性、心源性、创伤性和大多数感染性休克均属本类。

2. 高排低阻型休克

高排低阻型休克亦称高动力型休克，其血流动力学特点是总外周血管阻力低，心脏排血量高。由于皮肤血管扩张，血流量增多，使皮肤温度升高，故亦称"温性休克"。部分感染性休克属本类。

（金立鹏）

第二节　失血性休克

一、概述

失血性休克在外科休克中很常见。多见于大血管破裂，腹部损伤引起的肝、脾破裂，胃、十二指肠出血，门静脉高压症所致的食管、胃底静脉曲张破裂出血等。通常在迅速失血超过全身总血量的 20% 时，即出现休克。主要表现为中心静脉压（CVP）降低，回心血量减少和一氧化碳（CO）下降所造成的低血压。在神经 – 内分泌机制作用下可引起外周血管收缩、血管阻力增加和心率加快。最终，因微循环障碍可造成各组织器官功能不全和衰竭。及时补充血容量、治疗其病因和制止其继续失血是治疗失血性休克的关键。

失血、失液后血容量降低成为休克的始动因素，主要是由于静脉回流和心搏出量降低，超过了机体代偿机制的限度。其后果与失血量或失液量密切相关。但是，患者机体代偿能力有差异，治疗的时间和方法又不相同。实际上，这类低血容量性休克的转归，与组织低灌注所造成的细胞代谢障碍和结构改变有更密切的关系。动物实验和临床经验均已证明，相同出血量所造成的休克，治疗时间愈早，恢复愈快；治疗时间延迟，就会增加并发症和病死率。另一方面，这类休克的治疗效果与扩充血容量的方法密切相关。然而，如何合理扩容的问题，虽有许多动物实验和临床观察的报道，至今尚未取得完全一致的结论，尚需深入研究。

二、失血、失液的估计

（一）失血、失液的有关因素

外科医师对低血容量性休克的一般诊断并不生疏。但对失血量和失液量的估计，如果仅凭借临床经验，估计量相差很大。作为计划扩充血容量方法的重要依据之一，估计丢失量应尽量接近实际缺少量。询问患者或亲友，估计的失血量往往偏多，参考价值小。根据口渴、面色苍白、手足皮温降低、浅静脉不充盈等，可以粗略估计失血多或者不多。脉率、血压、血细胞比容和中心静脉压 4 项指标，一般可作为估计失血量的客观指标，表 1-1 列出平素健康者发生急性失血时的 4 项指标。这 4 项指标的变化，除了因为失血，还可能受其他因素的影响。例如，精神紧张、发热等可促使脉率加快，而老年人、运动员的脉率常较缓慢；血压高低与原有基础相关；血细胞比容在失血后短时间内变化不大，待组织间液充分补充后，血浆容量方能反映红细胞丢失程度；中心静脉压在右心房压力增高时保持较高水平，而不能反映血容量过多或不足。因此，参考上述指标估计失血量，应加以具体分析。

表 1-1　估计急性失血量的 4 项指标

脉率 /（次 /min）	收缩压 /kPa（mmHg）	血细胞比容 /(%)	中心静脉压 /kPa（cmH$_2$O）	失血量 /mL
90 ~ 100	10.7 ~ 12.0（80 ~ 90）	30 ~ 40		500
100 ~ 120	8.0 ~ 10.7（60 ~ 80）			500 ~ 1000
大于 120	小于 8.0（60）	小于 30	小于 0.49（5）	大于 1000

（二）失液量的计算方法

计失液量可用下述的简易方法。基本原理是血液与细胞间液之间，原有比较恒定的联系。单纯丢失血浆时，红细胞浓缩，故血细胞比容增高；组织间液丢失时，血液浓缩，血细胞比容、血清蛋白浓度均可增高；如果血浆和组织间液均有丢失，则血细胞比容与血清蛋白浓度两者的变化不相称，据此，可测定血细胞比容和血清蛋白，前后相对比，按以下公式推算失液程度。

1. 血浆丢失时

血浆容量降低（%）=100｛1-［Ht1/（100-Ht1）×（100-Ht2）/Ht2］｝。Ht1 为前一次测得的或正常的血细胞比容，Ht2 为近一次测得的血细胞比容。

2. 水分、电解质丢失时

细胞外液容量降低（%）=100（1-Pr1/Pr2）。Pr1 为前一次测得的或正常的血清蛋白浓度，Pr2 为近一次测得的血清蛋白浓度。

此种估计失液的方法，如只测定血细胞比容和血清蛋白浓度一次，则仅对平素健康人体具有参考价值。

三、休克程度的估计

低血容量性休克的开始阶段，心血管系统尚保持对儿茶酚胺等的效应，生命器官尚有一定的灌注。及时补充血容量后，休克较易好转。休克进展以后，乳酸、缓激肽、5- 羟色胺、组胺等增多，促使毛细血管容积扩大，通透性增高，有效循环血量进一步降低；冠状血管灌注减少或心肌抑制因子等释出，心肌功能降低；肝、肾等器官功能也可降低。此时的治疗较开始阶段复杂。可见，计划治疗需要对休克的程度做正确的估计。临床上常将低血容量性休克分为轻、中、重三度，但其指标尚未统一规定，基本判断参见表 1-2。重度休克实际合并有重要器官衰竭，或还有凝血机制障碍等。因此，需要实验检查，如尿 / 血肌酐、尿/血清钠、血清胆红素、转氨酶、血小板、纤维蛋白原等，以及心电图、胸部 X 线平片等指导休克的诊断与治疗。此外，测定动脉血乳酸可提示休克的严重性，如乳酸达 270.24 mmol/L（30 mg/dL）者病死率为 30%，达 360.32 mmol/L（40 mg/dL）者病死率超过 50%。

表 1-2 低血容量性休克的临床分度

程度	意识	脉率	血压 /kPa	中心静脉压 /kPa	呼吸	尿量 /（mL/h）
轻度	正常	80 ~ 120	收缩压 9.3 ~ 12.0，脉压 2.6 ~ 4.0	0.59 ~ 0.98	小于 25	减少，密度增加
中度	烦躁不安，表情淡漠	100 ~ 140	收缩压 6.6 ~ 9.3，脉压低于 2.6	低于 0.59		
重度	谵妄或昏迷	大于 140，触不清或不整	收缩压 0 ~ 6.6	低于 0.59 或大于 1.96	窘迫，发绀，不规律	0 ~ 15，密度下降

四、休克的监测

休克的监测对休克的治疗极为重要，既有助于了解病情程度，利于调整治疗方案，同时也能反映治疗的效果。

（一）一般监测

1. 精神状态

患者的意识情况是反映休克的一项敏感指标。一旦脑组织血流灌注不足，就会出现意识改变，此时心率、血压等都可能正常。在治疗中，若患者神志清楚，对外界的刺激能正常反应，则提示患者循环血量已基本正常。相反，若患者表情淡漠、谵妄或嗜睡、昏迷，则提示脑组织血液循环不足，存在不同程度休克。

2. 皮肤温度、色泽

皮肤温度、色泽是体表血管灌注情况的标志，如患者的四肢温暖，皮肤干燥，轻压指甲口唇时，局部暂时缺血苍白，松压后色泽迅速转为正常，表明末梢循环已恢复，休克好转；反之则表明休克情况仍存在。感染性休克者，有时会表现为四肢温暖，即所谓暖休克，对此要有充足的认识，以免遗漏。

3. 脉率

脉率快多出现在血压下降之前，是休克的早期诊断指标。休克患者治疗后，尽管血压仍然偏低，但若脉率已下降接近正常、肢体温暖，常表示休克已趋向好转。常用脉率/收缩压（mmHg）计算休克指数，帮助判定休克的有无及轻重。指数为 0.5 多表示无休克；指数为 1.0 ~ 1.5 表示有休克；指数大于 2 为严重休克。

4. 血压

血压是机体维持稳定循环状态的三要素之一，与其他两个要素（心排血量和外周阻力）相比，血压值的获得较容易，因此血压是休克诊治中最常用也是最重要的指标，但是休克时血压的变化并不十分敏感，这是由于机体的代偿机制在起作用。例如，心排血量已有明显下降时，血压的下降却可能滞后发生；当心排血量尚未完全恢复时，血压可能已趋正常。因此，在判断病情时，还应兼顾其他的参数进行综合分析。动态地观察血压的变化，显然比单个测定值更有临床意义。通常认为，收缩压低于 12 kPa（90 mmHg）、脉压低于 2.7 kPa（20 mmHg）是休克存在的表现；血压回升、脉压增大则是休克好转的征象。

5. 尿量

尿量是反映肾血流灌注情况的很有价值的指标。据此，尿量也能反映生命器官的血流灌注情况。尿少通常是早期休克和休克复苏不完全的表现。对休克者，应留置导尿管并连续监测每小时尿量。尿量小于 25 mL/h、密度增加者表明仍然存在肾血管收缩和血容量不足；血压正常但尿量仍少且密度偏低者，提示有急性肾衰竭可能。若尿量能稳定维持在 30 mL/h 以上则提示休克已被纠正。

（二）特殊监测

特殊监测包括以下多种血流动力学监测项目。

1. 中心静脉压（CVP）

CVP 代表了右心房或胸腔段腔静脉内的压力变化，在反映全身血容量及心功能状态方面比动脉压要早。CVP 的正常值为 0.49 ~ 0.98 kPa（5 ~ 10 cmH$_2$O）。当 CVP 小于 0.49 kPa（5 cmH$_2$O）时，表示血容量不足；高于 1.47 kPa（15 cmH$_2$O）时，则提示心功能不全、静脉血管床过度收缩或肺循环阻力增高；若 CVP 超过 1.96 kPa（20 cmH$_2$O）时，则表示存在充血性心力衰竭。临床实践中强调对 CVP 进行连续测定，动态观察其变化趋势，其临床价值较单次测定为高。另外，无心脏器质性疾病病史者的 CVP 可控制在偏高水平（1.177 ~ 1.471 kPa），将有利于提高心排血量。

2. 肺毛细血管楔压（PCWP）

经周围静脉将 Swan-Ganz 飘浮导管置入，经右心进入肺动脉及其分支，可分别测得肺动脉压（PAP）和肺毛细血管楔压，可反映肺静脉左心房压和左心室压。PCWP 与 CVP 相比，PCWP 所反映的左心房压更为确切。PAP 的正常值为 1.3 ~ 2.9 kPa（10 ~ 22 mmHg）；PCWP 的正常值为 0.8 ~ 2 kPa（6 ~ 15 mmHg）。若 PCWP 低于正常值，则提示有血容量不足（较 CVP 敏感）。PCWP 增高则常见于肺循环阻力增高，如肺水肿。若发现 PCWP 有增高，即使此时 CVP 值尚属正常，也应限制输液量，以免发生肺水肿。另外，通过 Swan-Ganz 导管还可获得混合静脉血标本进行血气分析，不仅可了解肺内动静脉分流／通气灌注比值的变化情况，而且混合静脉血氧分压（PvO$_2$）是重症患者重要的预后指标。PvO$_2$ 值明显降低，提示严重缺氧，预后极差。为便于连续监测，可采用带有血氧光度计的肺动脉导管，测得的混合静脉血氧饱和度（SvO_2）与 PvO_2 具有相同意义。SvO_2 降低反映氧供不足，影响因素有心排血量、血红蛋白浓度和动脉血氧分压等。若 SvO_2 值低于 75%，提示有严重缺氧，预后不良。虽然 PCWP 的临床价值很大，但由于肺动脉导管技术属于有创性，且有发生严重并发症的可能（发生率为 3% ~ 5%），故应严格掌握适应证。

3. 心排血量（CO）、心脏指数（CI）

CO 是每搏输出量和心率的乘积。用 Swan-Ganz 导管由热稀释法测出，成人心排血量正常值为 4 ~ 6 L/min。单位体表面积的心排血量称心脏指数（CI），正常值是 2.5 ~ 3.5 L/（min·m²）。此外，还可按下列公式计算出总外周血管阻力（SVR）：

SVR=（平均动脉压 − 中心静脉压）× 0.8/ 心排血量。

了解和监测上述各参数对于抢救休克时及早发现和调整异常的血流动力学有重要的意义。通常在休克时，心排血量均较正常值有所降低；有的感染性休克却可能高于正常值。

4. 氧供应（DO_2）及氧消耗（VO_2）

休克时 DO_2 和 VO_2 的变化及其相互关系很受重视。DO_2 是指机体组织所能获得的氧量，VO_2 是指组织所消耗的氧量。DO_2 和 VO_2 可通过公式计算得到。

DO_2=1.34 × SaO_2（动脉血氧饱和度）× HGB（血红蛋白）× CO × 10。

VO_2=［CaO_2（动脉血氧含量）−CvO_2（静脉血氧含量）］× CO × 10。

CaO_2=1.34 × SaO_2 × HGB。

CvO_2=1.34 × SvO_2 × HGB。

氧供应和氧消耗在休克监测中的意义在于：当 VO_2 最高随 DO_2 而相应提高时，提示此时还不能满足机体代谢需要，应该继续努力提高，直至 VO_2 不再随 DO_2 升高而增加为止。即使此时心排血量仍低于正常值，也表明已满足机体代谢需要。

5. 动脉血气分析

动脉血气分析是休克时不可缺少的项目。动脉血氧分压（PaO_2）正常值为 10.7 ~ 13.0 kPa（80 ~ 100 mmHg），反映氧供应情况。在急性呼吸窘综合征时 PaO_2 降至 8 kPa（60 mmHg）以下，而且靠鼻导管吸氧不能得到改善。动脉血二氧化碳分压（$PaCO_2$）的正常值为 4.8 ~ 5.8 kPa（36 ~ 44 mmHg），是反映通气和换气功能的指标，可作为呼吸性酸中毒或碱中毒的诊断依据。过度通气可使 $PaCO_2$ 降低，也可能是代谢性酸中毒代偿的结果。碱剩余（BE）正常值为 −3 ~ + 3 mmol/L，可反映代谢性酸中毒或碱中毒。BE 值过低或过高，则提示存在代谢性酸中毒或碱中毒。血酸碱度（pH 值）则是反映总体的酸碱平衡状态，正常值为 7.35 ~ 7.45。在酸中毒或碱中毒的早期通过代偿机制，pH 值可在正常范围内。

6. 动脉血乳酸盐测定

无氧代谢是休克患者的特点。无氧代谢必然导致高乳酸血症的发生，监测其变化有助于估计休克程度及复苏趋势。乳酸正常值是 1 ~ 1.5 mmol/L，危重患者可达 2 mmol/L。乳酸值越高，预后越差，若超过 8 mmol/L 几乎无生存可能。

7. 弥散性血管内凝血的检测

对有弥散性血管内凝血（DIC）的患者应测定血小板的数量和质量、凝血因子的消耗程度及反映纤溶活性的多项指标，在下列五项检查中若有三项以上出现异常，临床上又有休克及微血管栓塞症状和出血倾向时，便可诊断 DIC，五项检查为：①血小板计数低于 80×10^9/L；②凝血酶原时间比对照组延长 3 s 以上；③血浆纤维蛋白原低于 1.5 g/L；④ 3P（血浆鱼精蛋白副凝）试验阳性；⑤血涂片中破碎红细胞超过 2% 等。

8. 胃肠黏膜内 pH 值测量

休克时的缺血和缺氧可很早反映在胃肠道黏膜上。最近有主张测量胃黏膜内 pH 值，认为它能反映组织局部的灌注和供氧情况，其异常也能提示休克的存在，也可提示疾病的预后。有研究报道：pH 值低于 7.35 者预后不良。由于测定方法比较复杂，应用技术也不够多，因此需进一步的研究。

五、治疗

补充血容量和积极制止出血是治疗的关键。两者不能偏废，否则病情将无法控制。

（一）补充血容量

失血性休克者所丢失的血量并非都是可见血，可根据血压和脉率的变化来估计失血量。虽然失血性休克时，丢失的主要是血液，但补充血容量时，并不需要全部补充血液。关键是抓紧时机及时增加静脉回流量。临床处理时，可先经静脉快速（30 ~ 45 min 内）滴注等渗盐水或平衡盐溶液 1000 ~ 2000 mL。若患者血压很快恢复正常并维持正常，表明其失血量较小且已不再继续出血，此时，如果患者的血细胞比容超过 30%，表明血细胞的量能满足患者的生理需要（携氧能力），可不必输血。如上述治疗仍不能维持循环血量、血压仍很低时，表明其失血量很大，或继续有失血，则应输入血制品，包括全血或浓缩红细胞等，以保证携氧功能，防止组织缺氧。失血性休克时补给适量等渗盐水或平衡盐溶液具有重要意义，补充因钠和水进入细胞内所引起的功能性细胞外液减少，降低血细胞比容和纤维蛋白原浓度，降低毛细血管内血液黏度和改善微循环的灌注。临床上，可根据动脉血压和中心静脉压两个参数作综合分析，判断其异常现象的原因，并做出相应的处理。

补液试验，取等渗盐水 250 mL，于 5 ~ 10 min 内经静脉注入。如血压升高而中心静脉压不变，提示血容量不足；如血压不变而中心静脉压升高在 0.29 ~ 0.49 kPa（3 ~ 5 cmH$_2$O）范围内，则提示心功能不全。

（二）止血

对失血性休克者做积极的止血处理显然极为重要。否则，尽管补充了晶、胶体液，仍难以保持循环的稳定，休克不可能被纠正。能见效的临时止血措施有重要的临床意义。例如，用指压法控制体表动脉大出血、用三腔双气囊管压迫控制门脉高压食管胃底静脉曲张破裂大出血等，可为进行彻底的手术治疗赢得宝贵的时间。对于多数内脏出血（例如肝、脾破裂出血），手术才是根本性的处理方法。休克状态进行手术固然有其危险性，但如果犹豫不决，则可能因此而丧失手术时机。对于急性活动性出血病例，应在积极补充血容量的同时做好手术准备，及早施行手术止血，即使血压还不稳定，仍有手术指征。

（三）给氧和用药

轻度失血、失液性休克患者一般无须氧治疗，中度和重度休克患者需要增加吸入氧浓度，甚至用呼吸机辅助呼吸。

近年临床研究发现，低血容量性休克时血培养可呈阳性。其原因为肠缺血使黏膜屏障作用缺损，肝缺血使其网状内皮细胞功能降低，肠细菌及其毒素可进入体循环，此种病变是低血容性休克的加重因素之一。所以对中度和重度失血、失液性休克，应用以下三点治疗。

（1）纠正代谢性酸碱失衡，在扩容的基础上根据血 pH 值、二氧化碳结合力或血气分析结果，选用碳酸氢钠纠正酸中毒。失液者常有高血清钾或低血清氯，大量输血后可有低血清钙，应适当予以补充。

（2）对重症休克已经输液扩容、纠正酸中毒、应用血管活性药物等，疗效不显著者，可试用高渗盐水。取 5% 氯化钠，加温至 37℃，静脉推注，每次 50 mL（3 ~ 5 min 注入），间隔 15 ~ 20 min，总量 400 mL。据研究高渗盐水使血渗透压上升，毛细血管前微动脉扩张，左室最大压变（dp/dt_{max}）上升，心排血量增加，故有助于休克逆转。

（3）根据中医经验，休克综合征可归属于脱证（亡阳亡阴）或厥逆，治疗宜回阳或救逆。前人治疗产科大出血所致的休克，用独参汤有一定的效果，还有参附汤、生脉散等，也是以人参为主药。现在将这类人参合剂制成注射液用于休克患者，可起稳定血压和改善一般状态的效应。另一种抗休克中药制剂为枳实注射液。枳实是治疗厥逆的四逆散成分之一。据研究，枳实注射液含羟福林和 N- 甲基酚胺，有升高血压、增加冠状血管灌注和降低外周阻力的作用。

（四）病因治疗

对失血、失液的病因应及早处理，否则休克即使可暂时好转，仍将再加重。病因治疗优先选用侵袭性较小的方法，例如，对食管胃底曲张静脉出血，可先用三腔气囊导管压迫、神经垂体后叶素静脉点滴或 Mansell 液（含硫酸高铁）口服，或经内镜曲张静脉栓塞术、选择性经腹腔动脉导管注射血管收缩剂，必要时施行门奇静脉断流术或门静脉分流术。此类手术在紧急条件下施行，病死率高于择期手术者。所以，侵袭性较大的病因治疗措施，要争取在患者全身状态较稳定时实施。

（金立鹏）

第三节　感染性休克

一、概述

感染性休克在外科较常见，而在治疗上相当困难。其常见于急性腹膜炎、胆管感染、绞窄性肠梗阻及泌尿系感染等。其主要致病菌为革兰阴性杆菌，释放的内毒素成为导致休克的主要因素，故又可称其为内毒素性休克。内毒素与体内的补体、抗体或其他成分结合后，可刺激交感神经引起血管痉挛并损伤血管内皮细胞。同时，内毒素可促使组胺、激肽、前列腺素及溶酶体酶等炎性介质释放，引起全身性炎症反应，最终可导致微循环障碍、代谢紊乱及器官功能不全等。关于外科严重感染的相关细胞因子的研究已有不少进展，其中对于全身炎症反应综合征（SIRS）的概念已经有较多的认识，SIRS 的进一步发展即可导致休克和多器官功能衰竭（MOF）。

感染性休克的血流动力学改变有高动力型和低动力型两种。

（一）高动力型（又称高排低阻型）

休克表现为外周血管扩张、阻力降低、心排血量正常或增高。患者皮肤比较温暖干燥，又称暖休克。

（二）低动力型（又称低排高阻型）

休克表现为外周血管收缩、微循环淤滞、大量毛细血管渗出致血容量和心排血量减少。患者皮肤湿冷，又称冷休克。

二、临床表现

暖休克比较少见，是部分革兰阳性菌感染后的休克早期表现。而冷休克则多见，由革兰阴性菌感染所致的休克及革兰阳性菌感染的休克后期，都表现为冷休克。病情进一步恶化，患者的心功能衰竭、外周血管瘫痪，最终表现为低排低阻型休克，预后极差。

三、诊断

（一）暖休克

躁动、神志淡漠或嗜睡，皮肤色泽苍白、发绀或花斑样发绀，皮肤湿冷，毛细血管充盈时间延长，脉搏细速，脉压小于 4 kPa（30 mmHg），尿量每小时少于 25 mL。

（二）冷休克

神志清醒，皮肤色泽淡红或潮红，皮肤比较温暖、干燥，毛细血管充盈时间 1 ~ 2 s，脉搏较慢、搏动清楚，脉压大于 4 kPa（30 mmHg），尿量每小时大于 30 mL。

四、治疗

感染性休克的病理生理变化比较复杂，治疗也就比较困难。治疗原则是纠正休克与控制感染并重。存在休克时，显然是把抗休克措施放在首位，兼顾抗感染。在休克纠正后控制感染成为重点。

（一）补充血容量

补充血容量时，先宜输注平衡盐溶液，再配合输注适当的胶体液（血浆或全血等），以恢复足够的循环血量，中心静脉压（CVP）的监测应列为常规。为保证正常的心脏充盈压、动脉血氧含量和较理想的血黏度，将血红蛋白浓度调节至 100 g/L，血细胞比容 30% ~ 35% 为最佳状态。感染性休克患者常有心、肾功能受损，应警惕因输液过多而导致的不良后果。

（二）控制感染

若患者的病原菌尚未确定，可根据临床规律和经验推测最可能的致病菌种，据此选用敏感的抗生药物。或者选用广谱抗生素，例如，多数的腹腔内感染是肠道内的多种致病菌所致，可考虑选用头孢类抗生素，如头孢哌酮钠、头孢他啶，加用甲硝唑、替硝唑等，或加用青霉素或广谱青霉素类等。已知致病菌种时，则应选用敏感而抗菌谱较窄的抗生素，感染性休克的外科患者大都有明确的原发感染病灶，如弥漫性腹膜炎、肝脓肿、梗阻性化脓性胆管炎等，应尽早处理，其中包括必要的手术（如脓肿或胆管的引流），及时的手术处理可能成为纠正休克的转折点。

（三）纠正酸碱失衡

感染性休克时经常伴有严重的酸中毒，而且发生较早，需予及时纠正。可在补充血容量的同时，从另一静脉途径滴注 5% 碳酸氢钠 200 mL，约 1 h 后复查动脉血气分析，根据结果再决定是否需追加用量。

（四）心血管药物的应用

当补充血容量、纠正酸中毒后，若休克仍未见好转，应加用血管扩张药物。有时还可联合应用，以 α-受体兴奋为主、兼有轻度兴奋 β-受体的血管收缩剂和兼有兴奋 β-受体作用的 α-受体阻滞剂，以抵消血管收缩作用，避免心率过快。例如山莨菪碱、多巴胺等；或者合用间羟胺、去甲肾上腺素，或去甲肾上腺素和酚妥拉明的联合应用。感染性休克时，心功能常受损害，改善心功能可给予毛花苷丙、β-受体激活剂多巴酚丁胺等。

（五）糖皮质激素的应用

糖皮质激素是炎性细胞因子产生的重要自然抑制体，可在所有层次上调节宿主的防御反应，能抑制多种炎性介质的释放和稳定溶酶体膜，缓解 SIRS。糖皮质激素应尽量在病程的早期应用，用量宜大，可达正常用量的 10 ~ 20 倍，一般使用不超过 48 h。但也有人认为延长用药时间可提高治疗效果。

（六）营养支持

治疗还应包括营养支持，对重要器官功能不全的处理等。

（金立鹏）

病例　失血性休克

一、病历摘要

姓名：凌×× 　性别：男　年龄：24 岁

主诉：车祸致伤后 1 h。

现病史：该患者缘于 1 h 前发生交通意外导致右侧胸痛，无胸闷，无一过性意识障碍，无呼吸困难，无咳嗽、咳痰，无痰中带血及咯血，伴恶心、呕吐，呕吐物为内容物及血性液体。就诊于我院，行肺部 CT 检查显示右侧肋骨骨折。经我科会诊后，急诊以"肋骨骨折"收入我科。病程中无发热，无头晕，无恶心、呕吐，无腹痛、腹胀。

既往史：否认"心脏病、高血压、糖尿病"病史。否认"高脂血症、慢性支气管炎"等慢性病史，否认"结核、病毒性肝炎、梅毒、艾滋病"等传染病史，无输血史，无重大外伤及手术史，无食物及药物过敏史。

二、查体

体格检查：体温 35.3℃，脉搏 126 次 /min，呼吸 25 次 /min，血压 76/40 mmHg。神志清楚，发育正常，自主体位，营养良好。皮肤、巩膜无黄染，浅表淋巴均未触及肿大。头颅、五官无畸形，头颈部未闻及血管杂音。结膜无充血、巩膜无黄染。口唇无发绀、口腔黏膜无溃疡，咽部无充血。耳郭无畸形，外耳道及鼻腔内均未见脓性分泌物。甲状腺不大，气管居中。右侧侧胸壁压痛阳性，未触及骨擦感及握雪感；因胸痛叩诊无法配合；听诊双肺呼吸音粗，未闻及干湿啰音。心前区无隆起，叩诊心浊音界正常，听诊126次/min，律齐，各瓣膜听诊区均未闻及杂音。脊柱及四肢无畸形及压痛，双下肢无水肿，关节无红肿，活动正常。

专科检查：双侧胸廓对称，气管居中，双侧肋间隙无明显增宽及变窄；双侧呼吸运动均等；背部表皮擦伤，右侧侧胸壁压痛阳性，未触及骨擦感及握雪感；因胸痛叩诊无法配合；听诊双肺呼吸粗，未闻及干湿啰音。全身浅表未触及肿大淋巴结。左侧颞部可见头皮裂伤，颈后部及躯干部可见大面积皮肤擦伤。腹部平坦，未见胃肠型及蠕动波、无腹壁静脉曲张，未见皮肤紫癜及擦伤，左上腹压痛阳性，无反跳痛及肌紧张，肠鸣音弱。

辅助检查：

心电图提示（2014-05-01）：窦性心动过速；电轴不偏；大致正常心电图。

消化系统彩超（2014-05-01）：肝内略强回声（结合病史，肝挫裂伤所致可能性大）脾破裂、左肾破裂、膀胱内异常回声（凝血块可能性大）、腹腔积液、有变化随诊。

耻区CT（2014-05-01）：①考虑脾脏挫裂伤伴脾周积血；②左肾挫裂伤伴左肾周积血；③腹腔积液；④左侧肾上腺显示不清，注意复查；⑤盆腔积血；⑥双侧气胸、右侧胸腔积液、双侧创伤性湿肺、右侧多发肋骨骨折、右侧胸壁积气。

腹上区CT（2014-05-01）：①考虑脾脏挫裂伤伴脾周积血；②左肾挫裂伤伴左肾周积血；③腹腔积液；④左侧肾上腺显示不清，注意复查；⑤盆腔积血；⑥双侧气胸、右侧胸腔积液、双侧创伤性湿肺、右侧多发肋骨骨折、右侧胸壁积气。

病理检查（图1-1）：左肾，肾破裂、出血，伴急性炎症，局部见大量中性粒细胞及纤维蛋白渗出，肾被膜见凝血块，输尿管未见特殊改变。脾，脾破裂、出血，局部伴急性炎症反应。

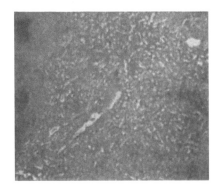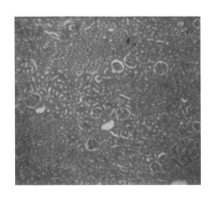

图1-1 病理检查

三、诊断

初步诊断：失血性休克，脾破裂，左肾破裂，肝挫裂伤，右侧肋骨骨折，右侧胸腔积液，双侧气胸，双侧创伤性湿肺，腹腔积液，头外伤，左侧枕部皮下异物，后躯干皮肤擦伤。

鉴别诊断：无。

最终诊断：失血性休克，脾破裂，左肾破裂，肝挫裂伤，右侧肋骨骨折，右侧胸腔积液，双侧气胸，双侧创伤性湿肺，腹腔积液，头外伤，左侧枕部皮下异物，后躯干皮肤擦伤。

四、诊疗经过

入院后积极给予纠正贫血、纠正低血容量，同时联系手术室积极给予行剖腹探查术，术中探查见腹腔内大量陈旧性血块及不凝血，主要集中在左腹上区。洗手后清除腹内积血进一步探查，见脾脏破裂，下极游离，脏面数处不规则裂口，最深约 2 cm，肝脏左外叶脏面表面有数条不规则裂口，最长约 8 cm，最深约 0.5 cm，有活动性出血。肝脏膈面第Ⅷ段近肝裸区可触及约直径 5 cm 范围内撕脱，不规则裂口，裂口较深，不断有大量新鲜血涌出。暂时用纱布垫填塞控制出血，继续探查胃部、小肠及其系膜、结肠、膀胱，各脏器未见破裂。左侧腹膜后血肿形成，后腹膜逐渐隆起，尿管血尿。术中诊断：肝破裂、脾破裂、肾破裂，决定行脾切除、肝破裂修补及肾损伤探查术。用纱垫将脾脏由后向前托起，分别切断并结扎脾胃、脾结肠、脾肾和脾膈韧带，靠近脾门分次切断结扎脾胰韧带，将脾静脉和动脉的近端分别结扎，脾静脉和动脉无出血，无胰尾损伤。移除脾脏。肝表面较浅创口以电刀喷凝止血。上缘创面暂用纱垫填塞压迫止血。泌尿外科台上会诊，切开后腹膜，见肾脏破裂严重，向家属交代病情后决定行左肾切除术。再次探查，肝脏膈面撕裂处，缝合及吸收性明胶海绵压迫后见仍有活动性出血，出血处靠近第二肝门及心包，且大量出血及输血后凝血功能差，胃管有血性液体引出，考虑应激性溃疡，决定行纱布填塞止血术。用温盐水冲洗腹腔后，用干纱布连接后紧密填塞于肝膈面破裂出血处，压迫止血，另一端自腹壁另切口引出体外（共用 6 块无菌纱布）。再次探察腹腔活动性出血减缓，在肝下及左结肠旁沟及盆腔分别放置 1 条腹腔引流管，另戳孔引出固定，清点器械、纱布无误后逐层缝合腹壁切口，手术结束。整个手术过程无副损伤，带气管插管将患者安全送回病房接呼吸机继续抢救。术后请胸外科、烧伤科、ICU 科室等相关科室会诊，给予患者输血、补液、纠正酸碱平衡失调，电解质紊乱，鉴于患者胸背部约 50 cm×40 cm 皮肤摩擦伤，中心区域有坏死皮肤遮盖。局部创面磺胺嘧啶银外用。术后呼吸机辅助呼吸 3 日后给予停止呼吸机辅助呼吸，术中填塞纱布也于术后 10 d 内陆续给予撤除。躯干部擦皮伤给予积极换药治疗后也已经恢复正常。给予患者对症支持治疗一个半月后患者恢复良好，现切口拆线后痊愈出院。

五、出院情况

患者出院后恢复较好、无腹痛及腹胀，活动良好，可做简单工作，精神及食欲可，二便正常。查体：腹部平坦、未见胃肠型及蠕动波、无腹壁静脉曲张，腹上区正中可见手术切口瘢痕，全腹无压痛、无反跳痛及肌紧张，肠鸣音正常。

六、讨论

患者为一名胸腹联合伤的患者，患者起病急骤，病情较危重，入院后积极给予患者完善检查，输血、补液等扩容治疗并急诊行剖腹探查术，术中行肝脏修补术及脾脏切除术、左肾切除术，术后请多个相关科室会诊，积极抗感染、补液、输血、换药等对症治疗后患者恢复较好，已能离床活动，饮食及睡眠尚可，腹部切口已经拆线，甲级愈合，胸背部皮肤摩擦伤已经结痂。患者顺利出院，逐渐恢复正常工作和生活。

（金立鹏）

2 第二章

甲乳疾病

第一节　原发性甲状旁腺功能亢进症

一、概述

（一）甲状旁腺功能亢进症分类

甲状旁腺功能亢进症（简称甲旁亢）可分为原发性、继发性、三发性和假性四类。

1. 原发性甲旁亢

原发性甲旁亢是由于甲状旁腺本身病变引起的甲状旁腺激素（PTH）合成、分泌过多。

2. 继发性甲旁亢

继发性甲旁亢是由于各种原因所致的低钙血症，刺激甲状旁腺，使之增生肥大，分泌过多的 PTH 所致，见于肾功能不全、骨质软化症和小肠吸收不良或维生素 D 缺乏与羟化障碍等疾病。

3. 三发性甲旁亢

三发性甲旁亢是在继发性甲旁亢的基础上，由于腺体受到持久和强烈的刺激，部分增生组织转变为腺瘤伴功能亢进，自主地分泌过多的 PTH，常见于肾脏移植后。

4. 假性甲旁亢

假性甲旁亢是由于某些器官，如肺、肝、肾和卵巢等的恶性肿瘤，分泌 PTH 多肽物质，致血清钙增高。

（二）病因及病理

原发性甲状旁腺功能亢进症（简称原发性甲旁亢）是由于甲状旁腺本身病变引起的甲状旁腺素合成、分泌过多，从而引起钙、磷和骨代谢紊乱的一种全身性疾病，表现为骨吸收增加的骨骼病变、泌尿系结石、高钙血症和低磷血症等。其病理表现如下所述。

1. 甲状旁腺腺瘤

甲状旁腺腺瘤大多单个腺体受累，少数有 2 个或 2 个以上腺瘤。2 个腺体异常、2 个腺体正常的情况不到 3%，多发性腺瘤为 1% ~ 5%。病变腺体中会存在部分正常组织或第二枚腺体正常者，可诊断为腺瘤。腺瘤大小相差悬殊。偶尔病变腺体很大，但血清钙及 PTH 不高，这种腺体通常有囊性变。腺瘤常呈椭圆形、球形或卵圆形。色泽特点似鲜牛肉色，切除时呈棕黄色。

2. 甲状旁腺增生

原发性增生占 7% ~ 15%。所有腺体都受累（不论数目多少），但可以某腺体增大为主。原发性增生有两种类型，即透明主细胞和主细胞增生。肉眼所见腺体呈暗棕色，形状常不规则，有伪足。镜下所见腺体主要由大量透明细胞组成，偶尔含主细胞。主细胞或水样透明细胞增生亦伴有间质脂肪、细胞内脂质增多，常保存小叶结构，手术要活检一个以上的腺体，若第二枚腺体也有病变，则能确立原发性增生的诊断；相反如第二枚腺体正常，则增大的腺体为腺瘤。本病并非四枚腺体都同样大小，某些腺体可明显增大，某些腺体可仅稍大于正常。仅根据大小来确定甲状旁腺是否正常并不可靠。

3. 甲状旁腺腺癌

甲状旁腺腺癌少见。细胞排列成小梁状并为厚的纤维索所分割，细胞核大，深染，有核分裂象，伴有大得多形性主细胞。甲状旁腺癌呈典型的灰白色，坚硬，可有包膜和血管的浸润或局部淋巴结和远处转移（以肺部最常见，其次为肝和骨骼）。手术时可见结节周围有明显的局部反应，喉返神经、食管及气管常遭侵犯。若怀疑癌肿者不得切开活检。偶见甲状旁腺癌有较强的侵袭性，在首次手术时已发现有远处转移。在癌肿中有丝分裂象的增多和腺体基质纤维化的增加可能比肿瘤的浸润表现得更为明显。

4. 骨骼病理

早期仅有骨量减少，以后骨吸收日渐加重，可出现畸形、骨囊性变和多发性病理性骨折，易累及颅骨、四肢长骨和锁骨等部位。镜下见骨内膜和骨外膜的骨吸收部位增多，破骨细胞数量增加，骨皮质哈佛管腔变大且不规则，骨皮质明显变薄。骨形成部位也增多，矿化骨体积减小，但矿化沉积速率仅轻度下降。病程长和（或）病情重者，在破坏的旧骨与膨大的新骨处形成囊肿状改变，囊腔中充满纤维细胞、钙化不良的新骨及大量毛细血管，巨大多核的破骨细胞衬于囊壁，形成纤维性囊性骨炎，较大的囊肿常有陈旧性出血而呈棕黄（棕色瘤）色。

二、临床表现

悲叹、呻吟、结石、骨病（4 S）是本病的典型症状。以往的甲旁亢（PT）主要是骨骼和泌尿系病变，患者可有多种症状和体征，包括复发性肾石病、消化性溃疡、精神改变及广泛的骨吸收。目前大多数患者在发现时没有症状或诉说的症状相当含糊。精神神经的症状较前多见（尤其在老年病例）。约 50% 无症状 PT 患者只表现为血清钙、磷生化改变和血 PTH 升高。具有显著高钙血症的患者可表现出前述高钙血症的症状和体征。

临床症状可分为高血清钙、骨骼病变和泌尿系等三组，可单独出现或合并存在。一般进展缓慢，常数月或数年才引起患者的注意，甚至不能叙述明确的发病时间。在极少数情况下，该病可以突然发病，患者可有严重的并发症，如明显的脱水和昏迷（高钙血症性甲状旁腺危象）。

（一）高钙血症

正常情况下，与正常的血清钙水平对应的是正常的 PTH 水平。并且，低血清钙常伴有 PTH 升高，而高血清钙常伴 PTH 降低。PT 时 PTH 升高，但血清钙亦高。血清钙增高所引起的症状可影响多个系统。中枢神经系统方面有淡漠、消沉、性格改变、反应迟钝、记忆力减退、烦躁、过敏、多疑多虑、失眠、情绪不稳定和衰老加速等。偶见明显的精神症状，如幻觉、狂躁、甚至昏迷。某些患者在甲状旁腺切除后，神经精神表现可逆转。近端肌无力、易疲劳和肌萎缩亦可完全消失，一般无感觉异常。消化系统表现一般不明显，可有腹部不适及胃和胰腺功能紊乱。高血清钙致神经肌肉激惹性降低，胃肠道平滑肌张力降低，蠕动缓慢，引起食欲缺乏、腹胀、便秘，可有恶心、呕吐、反酸、上腹痛。高血清钙可刺激促胃液素分泌，胃酸增多，10% ~ 24% 患者有消化性溃疡，随着手术治疗后高血清钙症被纠正，高胃酸、高促胃液素血症和消化性溃疡亦缓解。钙离子易沉着于有碱性胰液的胰管和胰腺内，激活胰蛋白酶原形成胰蛋白酶，5% ~ 10% 患者有急性或慢性胰腺炎发作。临床上慢性胰腺炎为甲旁亢的一个重要诊断线索，一般胰腺炎时血清钙降低，如患者血清钙正常或增高，应追查是否存在甲旁亢。高血清钙还可引起心血管症状，如心悸、气短、心律失常、心力衰竭及眼部病变（如结合膜钙化颗粒、角膜钙化及带状角膜炎）等。

（二）骨骼系统表现

1. 骨骼广泛脱钙

骨骼受累的主要表现为广泛的骨关节疼痛，伴明显压痛。绝大多数患者有脱钙，骨密度低。开始症状是腰腿痛，逐渐发展到全身骨及关节，活动受限，严重时不能起床，不能触碰，甚至在床上翻身也引起难以忍耐的全身性疼痛。轻微外力冲撞可引起多发性病理性骨折，牙齿松动脱落，重者有骨畸形，如胸廓塌陷变窄、椎体变形、骨盆畸形、四肢弯曲和身材变矮。有囊样改变的骨骼常呈局限性膨隆并有压痛，好发于颌骨、肋骨、锁骨外1/3 端及长骨。易误诊为有巨细胞瘤，该处常易发生骨折。病程长、肿瘤体积大、发病后仍生长发育的儿童或妊娠哺乳者骨病变更为严重。骨髓被纤维结缔组织填充而出现继发性贫血和白细胞减少等。80% 以骨骼病变表现为主或与泌尿系结石同时存在，但亦可以骨量减少和骨质疏松为主要表现，而纤维性囊性骨炎罕见。

2. 骨质软化

骨质软化呈广泛性骨密度减低，程度不等，重者如软组织密度，骨皮质变薄、骨髓腔增大。骨小梁模糊不清，同时可合并长骨弯曲变形、三叶骨盆，双凹脊椎，胸部肋骨变形致胸廓畸形，可有假骨折线形成。

3. 骨膜下骨质吸收

常发生于双手短管状骨，表现为骨皮质外缘呈花边状或毛刺状，失去骨皮质缘的光滑锐利外观，严重者呈局限性骨缺损。骨皮质内缘亦可有类似改变，为骨内膜下骨质吸收的表现。骨膜下骨质吸收是甲旁亢的可靠征象，但要注意以下两点：①轻型或早期患者可无此表现；②继发性甲旁亢（特别是肾性骨营养不良症）可有此种表现，诊断时应加以排除。

骨质吸收亦可见于关节软骨下、锁骨近端或远端的软骨下骨、后肋上、下缘骨膜下及指（趾）末节丛状部等处。掌指骨骨膜下骨质吸收以摄放大像（小焦点 0.3 mm）或普通照片用放大镜观察显示更清楚。

4. 骨囊性病变

骨囊性病变包括破骨细胞瘤（或棕色瘤）和皮质囊肿。前者为较大的骨质密度减低区，圆形或不规则形，与正常骨分界清楚，可发生于骨盆骨，长骨、下颌骨、肋骨等处，直径为 2 ～ 8 cm，常为多发。手术切除甲状旁腺腺瘤后，此种病变可以消退，仅在原囊壁处残留条状高密度影。皮质囊肿为骨皮质膨起的多发小囊性改变。棕色瘤为甲旁亢的特异表现，具有较高的诊断价值，但常被误诊为骨巨细胞瘤、骨囊肿或骨纤维异常增生症。棕色瘤发生在骨软化的背景上，常呈分叶状，发生在长骨骨干呈多发性，有时棕色瘤巨大伴骨折。当甲旁亢的病因去除后，棕色瘤可消失。这些特点可与骨肿瘤或骨的肿瘤样病变相区别。

5. 颅骨颗粒状改变

在骨密度减低的情况下，颅骨出现大小不等、界限不清的颗粒状高密度影，使颅骨呈现密度不均的斑点状，并夹杂小圆形低密度区，以额骨明显。颅骨外板模糊不清。

6. 病理性骨折

骨折往往发生在骨棕色瘤部位，有时表现为明显弯曲变形，有如小儿的青枝骨折，常见为四肢长骨、肋骨、脊椎骨、锁骨、骨盆骨，常为反复多发骨折，骨折处有骨痂生成。

7. 牙周硬板膜消失

牙周硬板膜为牙的骨衣，为高密度白线样结构围绕在牙根周围，甲旁亢患者此膜消失。此征象并非本病的特征性表现，畸形性骨炎、佝偻病、维生素 D 缺乏症亦可有此表现。

（三）泌尿系统表现

长期高钙血症可影响肾小管的浓缩功能，同时尿钙和磷排量增多，因此，患者常有烦渴、多饮和多尿，可反复发生肾脏或输尿管结石，表现为肾绞痛或输尿管痉挛的症状，血尿或砂石尿等，也可有肾钙盐沉着症。结石一般由草酸钙或磷酸钙组成。结石反复发生或大结石形成可以引起尿路阻塞和感染，一般手术后可恢复正常，少数可发展为肾功能不全和尿毒症。肾钙质沉着也可引起肾功能下降和磷酸盐滞留。原发性甲旁亢患者肾石病的发生率国外为57% ~ 90%（国内为41% ~ 49%）。单纯肾石病而无骨病变的甲旁亢患者甚少见。

（四）软组织钙化（肌腱、软骨等处）

软组织钙化可引起非特异性关节痛，常先累及手指关节，有时主要在近端指间关节，皮肤钙盐沉积可引起皮肤瘙痒。新生儿出现低钙性手足抽搐应检查其母有无甲旁亢，软骨钙质沉着病和假痛风在原发性甲旁亢中较常见，对这些患者要仔细筛选。偶尔痛风可以作为本病的首发表现。在老年人中常存在有其他疾病（如高血压、肾功能减退、抑郁症），选择手术治疗要慎重。

（五）特殊临床类型

1. 急性型

少数甲状旁腺功能亢进症发病急剧或病程凶险，血清钙迅速升高达到4.25 mmol/L（15 ~ 17 mg/dL）伴肾功能不全。患者食欲极差，顽固性恶心、呕吐、便秘、腹泻或腹痛、烦渴、多尿、脱水、氮质血症、虚弱无力、易激惹、嗜睡，最后高热、木僵、抽搐和昏迷，病死率达60%。

2. 无症状型

约1/3患者属无症状型，或仅有一些非本病特有的症状，经检查血清钙而发现本病。有些婴儿因低钙性搐搦症而发现为本病。

3. 自发缓解型

甲状旁腺腺瘤发生梗死，PTH分泌锐减，高血清钙症状消失或有暂时性甲旁减症状，血、尿的钙、磷水平恢复正常，但仍有纤维囊性骨炎表现。

4. 儿童型

儿童型少见，多数为腺瘤。临床表现模糊，如乏力、生长延缓、反复恶心、呕吐、性格改变等。关节炎较多见，肾结石及消化性溃疡较多，血清钙水平较高。3/4病例血清钙在3.75 mmol/L（15 mg/dL）以上。

5. 母亲型

原发性甲旁亢不影响妇女受孕，但妊娠对母亲和胎儿均不利。母亲高钙血症导致新生儿血清钙低的情况罕见。患有甲旁亢的母亲，其产儿有低钙血症。而有家族性良性高钙血症母亲的婴儿也有低钙血症的报道。新生儿的低钙血症是源自患无症状型甲状旁腺瘤的母亲所致，妊娠期的甲旁亢患者胎儿病死率达 17%（1/6），并可危及母亲的安全。妊娠的甲旁亢患者手术治疗时机应在孕 6 个月时较安全合适。对母亲和胎儿造成死亡危险的因素是严重的高钙血症。

在妊娠期间，高血清钙有所下降，给本病的诊断带来一定困难，但羊水中总钙和离子钙仍明显升高。其分娩的新生儿易发生低钙性搐搦症。如忽视妊娠期营养补充或合并有慢性腹泻、吸收不良等情况时，母亲易伴发维生素 D 缺乏症。另一方面，妊娠期遇有应激情况时，又极易加重甲旁亢病情甚至导致高血清钙危象的发生。

6. 正常血清钙型

患者血清总钙正常，但离子钙升高。这些患者的病情多较轻，有些患者可能合并有佝偻病或骨软化症，故血清钙可正常。

7. 多发性内分泌肿瘤综合征（MEN）

MEN–Ⅰ型中约有 4/5 患者，MEN–Ⅱ型中约有 1/3 患者伴有甲状旁腺腺瘤或增生。其临床表现依累及的内分泌腺而异。

8. 青少年型

长骨的干骺端钙化过度，类骨质钙化不良，其表现与佝偻病类似，常发生四肢弯曲畸形和青枝骨折。本型的血、尿生化检查所见与一般原发性甲旁亢相同。

三、诊断

（一）基本诊断依据

原发性甲旁亢的诊断主要依靠临床和实验室资料。临床上遇有以下情况者，应视为本病的疑诊对象。

（1）屡发性、活动性泌尿系结石或肾钙盐沉积症者。

（2）原因未明的骨质疏松，尤其伴有骨膜下骨皮质吸收和（或）牙槽骨板吸收及骨囊肿形成者。

（3）长骨骨干、肋骨、颌骨或锁骨巨细胞瘤，特别是多发性者。

（4）原因未明的恶心、呕吐，久治不愈的消化性溃疡，顽固性便秘和复发性胰腺炎者。

（5）无法解释的精神神经症状，尤其是伴有口渴、多尿和骨痛者。

（6）阳性家族史者及新生儿手足搐搦症者的母亲。

（7）长期应用抗惊厥药或噻嗪类利尿剂而发生较明显的高血清钙症者。

（8）高尿钙伴或不伴高钙血症者。

（二）定位诊断

PT 的定位诊断对于 PT 的手术治疗非常重要。诊断方法包括 B 超、CT、MRI、数字减影血管造影和核素扫描等检查。对有经验的外科医师第一次手术探查的成功率可达 90% ~ 95%。第一次颈部探查前的定位诊断主要是仔细的颈部扪诊，符合率约为 30%。高分辨 B 超可显示甲状旁腺腺瘤，其阳性率也较高。如第一次手术失败，则再次手术前的定位诊断尤其重要。

1. 颈部超声检查

B 超（10 Hz）可显示较大的病变腺体，定位的敏感性达 89%，阳性正确率达 94%。假阴性的原因是位置太高或太低，或藏在超声暗区，腺体太小等。检查时，患者取仰卧位，颈部后伸，肩部垫枕，作纵切面及横切面检查，对每枚腺体作 3 个方位测定。有时颈部斜位、头转向左或右侧，可帮助显露腺体。

2. 放射性核素检查

（1）^{123}I 和 ^{99m}Tc-sestamibi 减影技术可发现 82% 的病变。

（2）^{99m}Tc 和 ^{201}Tl 双重核素减影扫描（与手术符合率可达 92%）可检出直径大于 1 cm 的病变，对于甲状腺外病变也特别敏感，阳性率为 83%，敏感性为 75%。

3. 颈部和纵隔 CT 检查

颈部和纵隔 CT 能发现纵隔内病变，对位于前上纵隔腺瘤的诊断符合率为 67%，可检出直径大于 1 cm 的病变。对手术失败的病例，可利用高分辨 CT 检查以排除纵隔病变。

4. 选择性甲状腺静脉取血测免疫反应性甲状旁腺激素（iPTH）

血 iPTH 的峰值点反映病变甲状旁腺的位置，增生和位于纵隔的病变则双侧甲状腺上、中、下静脉血的 iPTH 值常无明显差异。虽为创伤性检查，但特异性强、操作较易，定位诊断率为 70% ~ 90%。国内用此方法定位正确率为 83.3%。

5. 选择性甲状腺动脉造影

选择性甲状腺动脉造影对其肿瘤染色的定位诊断率为 50% ~ 70%。动脉造影可能发生严重的并发症，主要为短暂的脊髓缺血或脊髓损伤的危险性，有报道发生偏瘫、失明。因此，这项检查应慎用，对比剂的剂量不可过大、浓度不可过高、注射速度不可过快。手术探查前 1 h 静脉滴注亚甲蓝 5 mg/kg，可使腺体呈蓝色，有助于定位。再次探查的病例，亦可选择有创性检查方法：①静脉插管，在两侧不同水平抽血查 PTH；②动脉造影，可显示增大的腺体，有 70% ~ 85% 患者可定位。

（三）诊断标准

（1）具备以下第①~⑧项即可诊断。①血清钙经常大于 2.5 mmol/L，且血清蛋白无显著变化，伴有口渴、多饮、多尿、尿浓缩功能减退、食欲缺乏、恶心、呕吐等症状；②血清无机磷低下或正常下限（小于 1.13 mmol/L）；③血氯上升或正常上限（大于

106 mmol/L）；④血 ALP 升高或正常上限；⑤尿钙排泄增加或正常上限（大于 200 mg/d）；⑥复发性两侧尿路结石，骨吸收加速（广泛的纤维囊性骨炎，骨膜下骨吸收，病理性骨折，弥漫性骨量减少）；⑦血 PTH 增高（大于 0.6μg/L）或正常上限；⑧无恶性肿瘤。若偶然合并恶性肿瘤，则手术切除后上述症状依然存在。

（2）具备以下第①~③项及第④项中的 a 即可诊断，兼有第④项 b 及第⑤项可确诊，第⑥项可作为辅助诊断。①周身性骨质稀疏，以脊椎骨及扁平骨最为明显；②颅骨内外板模糊不清，板障增厚呈毛玻璃状或颗粒状改变；③纤维囊性骨炎样改变，可成网格状及囊状改变；④骨膜下骨吸收：a. 皮质的外缘密度减低或不规则缺失，呈花边状或毛糙不整，失去原有清晰的边缘；b. 指骨骨膜下骨吸收最为典型，尤常见中指中节骨皮质外面吸收，出现微细骨缺损区；⑤软骨下骨吸收，锁骨外端、耻骨联合等处；⑥常伴有异位钙化及泌尿系结石。

（四）鉴别诊断

原发性甲状旁亢与下列疾病的诊断进行鉴别。

1. 高钙血症

（1）多发性骨髓瘤：可有局部和全身性骨痛、骨质破坏及高钙血症。通常球蛋白、特异性免疫球蛋白增高、血沉增快、尿中本-周（Bence-Jones）蛋白阳性，骨髓可见瘤细胞。血碱性磷酸酶（ALP）正常或轻度增高，血 PTH 正常或降低。

（2）恶性肿瘤：恶性肿瘤原因有以下两点。

①肺、肝、甲状腺、肾、肾上腺、前列腺、乳腺和卵巢肿瘤的溶骨性转移。骨骼受损部位很少在肘和膝部位以下，血磷正常，血 PTH 正常或降低，临床上有原发肿瘤的特征性表现。

②假性甲旁亢（包括异位性 PTH 综合征），患者不存在溶骨性的骨转移癌，但肿瘤（非甲状旁腺）能分泌体液物质引起高血清钙。假性甲旁亢的病情进展快，症状严重，常有贫血。体液因素包括 PTH 类物质、前列腺素和破骨性细胞因子等。

（3）结节病：有高血清钙、高尿钙、低血磷和 ALP 增高，与甲旁亢颇相似，但无普遍性骨骼脱钙，血浆球蛋白升高，血 PTH 正常或降低。甾体抑制试验有鉴别意义。

（4）维生素 A 或 D 过量：有明确的病史可供鉴别，此症有轻度碱中毒，而甲旁亢有轻度酸中毒。皮质醇抑制试验有助鉴别。

（5）甲状腺功能亢进症：由于过多的 T₄ 使骨吸收增加，约 20% 的患者有高钙血症（轻度），尿钙亦增多，伴有骨质疏松。鉴别时，甲状腺功能亢进临床表现容易辨认，PTH 多数降低、部分正常。如果血清钙持续增高，血 PTH 亦升高，应注意甲状腺功能亢进合并甲旁亢的可能。

（6）继发性甲旁亢：继发性甲旁亢原因很多，主要有以下几点。

①各种原因引起低血清钙和血磷高，皆可刺激甲状旁腺增生、肥大，分泌过多的PTH。如慢性肾功能不全、维生素 D 缺乏，胃、肠道及肝胆、胰疾病，长期磷酸盐缺乏和低磷血症等。

②假性甲状旁腺功能减退（由于 PTH 效应器官细胞缺乏反应，血清钙过低、血磷过高），刺激甲状旁腺，使 iPTH 增高。

③降钙素过多，如甲状腺髓样癌分泌降钙素过多。

④其他原因，如妊娠、哺乳、皮质醇增多症等。

（7）三发性甲旁亢是在继发性甲旁亢的基础上，甲状旁腺相对持久而强烈的刺激反应过度，增生腺体中的一个或几个可转变为自主性腺瘤，引起高钙血症。本病仅在久病的肾衰竭患者中见到。

（8）假性甲旁亢是由全身各器官，特别是肺、肾、肝等恶性肿瘤引起血清钙升高，并非甲状旁腺本身病变，常有原发恶性肿瘤的临床表现，短期内体重明显下降、血清 iPTH 不增高。

（9）良性家族性高钙血症：在年轻的无症状患者或血 PTH 仅轻度升高者，高钙血症很可能是家族性低尿钙性高钙血症而不是原发性甲旁亢。但该病较少见，为常染色体显性遗传，无症状，高血钙，低尿钙小于 2.5 mmol/24 h（100 mg/24 h），血 PTH 正常或降低。

2. 骨骼病变

（1）骨质疏松症：血清钙、磷和 ALP 都正常，骨骼普遍性脱钙。牙硬板、头颅、手等 X 线无甲旁亢的特征性骨吸收增加的改变。

（2）骨质软化症：血清钙、磷正常或降低，血 ALP 和 PTH 均可增高，尿钙和磷排量减少。骨 X 线有椎体双凹变形、假骨折等特征性表现。

（3）肾性骨营养不良：骨骼病变有纤维性囊性骨炎、骨硬化、骨软化和骨质疏松四种。血清钙降低或正常，血清磷增高，尿钙排量减少或正常，有明显的肾功能损害。

（4）骨纤维异常增生症（Albright 综合征）：骨 X 线平片似纤维性骨炎，但只有局部骨骼改变，其余骨骼相对正常，临床有性早熟及皮肤色素痣。

3. 正常血清钙型原发性甲旁亢

现认为没有真正的正常血清钙性甲旁亢，这种病例可能发生在下列诸种情况中。

（1）早期或轻型甲旁亢：早期或轻型甲旁亢只有血清钙离子的升高，或者 PTH 呈间歇性分泌状态，故其血清钙表现为间歇性增高，只有多次化验检查，才能发现血清钙升高。

（2）钙和（或）维生素 D 摄入不足：钙和（或）维生素 D 摄入不足并发佝偻病或成人骨质软化症，此时 X 线平片也很少发现纤维囊性骨炎的特点，造成 X 线平片上的诊断困难。

（3）病程长而严重的代谢性骨病患者：骨钙储存量已很少，即使在大量 PTH 的动员作用下，也难以有足量矿物质释放出来。此时表现为血清钙水平正常，而血清磷很低，与肾小管疾病所致低磷酸盐血症难以鉴别。但（2）和（3）两种情况在补充足量的钙及维生素 D 后，仍可出现高钙血症。

4. 原发性甲旁亢伴外胚层来源器官畸形

马方综合征患者兼有四肢长、蜘蛛样指（趾）、腭弓高、晶体脱位、漏斗胸、躯干瘦长、驼背及脊柱侧弯等骨骼畸形。可伴发外胚层来源器官的组织增生或肿瘤，如结节性硬化症、多发性神经纤维瘤等。

5. 原发性甲旁亢伴某些免疫紊乱疾病

原发性甲旁亢伴有副蛋白血症、单克隆 γ 病等。有报道原发性甲旁亢患者的血浆可使正常人的 B 细胞增多，手术切除甲状旁腺腺瘤后，此效应消失，可能是患者的甲状旁腺产生了一种物质，兴奋了淋巴细胞的免疫能力。

6. 肾石病

原发性甲状旁亢尚需与肾石病鉴别，肾石病与结石多为一侧，通常是草酸钙或磷酸钙结石。尿酸结石或胱氨酸盐结石较少见而且 X 线不显影。原发性甲旁亢者的结石在双侧肾盂中常呈鹿角形，且反复发作。

四、治疗

（一）一般治疗

1. 多饮水

限制食物中钙的摄入量，如忌饮牛奶、注意补充钠、钾和镁盐等，并禁用噻嗪类利尿剂、碱性药物和抗惊厥药物。慢性高血清钙者，可口服 H_2 受体阻滞剂，如西咪替丁（甲氰咪胍），0.2 g，3 次 /d；或肾上腺能阻滞剂，如普萘洛尔 10 mg，3 次 /d；必要时加用雌激素、孕激素或结合雌激素治疗。

2. 降钙素

鲑鱼降钙素 4 ~ 8 U/kg，肌内注射，6 ~ 12 h1 次，或酌情增减剂量。降钙素为人工合成的鲑鱼降钙素，50 ~ 100 U/ 次，肌内注射，每日或隔日 1 次。依降钙素为合成的鳗鱼降钙素益钙宁，每支 20 U，每周肌内注射一次既可以抑制骨吸收，与二磷酸盐共用时还可急速降低血清钙。

3. 磷酸盐

常用制剂多种，可根据需要选用，如磷酸钠或磷酸钾，1 ~ 2 g/d。如血清钙升高较明显时，宜用中性磷酸盐溶液治疗，含磷酸氢二钠（$Na_2HPO_4 \cdot 12H_2O$）和磷酸二氢钾（$KH_2PO_4 \cdot 2H_2O$）。配制方法：磷酸氢二钠 96.3 g，磷酸二氢钾 10.3 g，混合后加水至

500 mL（每 10 mL 含元素磷 215 mg），每日口服 30 ~ 60 mL。近年来发现，二磷酸酯与内生焦磷酸盐的代谢关系密切，二磷酸酯与骨组织的亲和力大，并能抑制破骨细胞的功能，可望成为治疗本病的较佳磷酸盐类。其中应用较多的有羟乙二磷酸盐（EHDP）和双氯甲基二磷酸盐（Cl$_2$MDP），据报道，其疗效和受性均优于中性磷酸盐。应用磷酸盐治疗期间，应注意肾功能变化和导致异位钙化的可能。

（二）高血清钙危象的治疗

1. 高血清钙危象的临床特点

血清钙高于 3.75 mmol/L（15 mg/mL）时，可发生高血清钙危象，若抢救不及时，常突然死亡。如血清钙高于 3.75 mmol/L，即使无症状或症状不明显，亦应按高血清钙危象处理。在高血清钙患者出现恶心、呕吐时，应警惕发生危象的可能。

2. 高血清钙危象的诊断

诊断 PT 高血清钙危象要有 3 个条件：①存在 PT；②血清离子钙水平超过 1.87 mmol/L〔正常人血清离子钙水平为（1.18 ± 0.05）mmol/L，甲旁亢血清离子钙水平大于或等于 1.28 mmol/L〕；③临床出现危象症状。

3. 高血清钙危象的治疗

（1）输液：高血清钙危象者因畏食、恶心、呕吐常伴有脱水，加重高血清钙及肾功能不全，故迅速扩充血容量至关重要。恢复血容量、增加尿量和促使肾脏排钙，静脉输注生理盐水，补充钠盐，产生渗透性利尿作用，随着尿钠的排出，钙也伴随排出体外。需输注大量 5% 葡萄糖生理盐水，输液量控制在每 4 h 1000 mL。第 1 d 需输注生理盐水 4 ~ 8 L，最初 6 h 输入总量的 1/2 ~ 2/3，小儿、老年人及心、肾、肺衰竭者应慎用，并将部分生理盐水用 5% 葡萄糖液代替。

（2）利尿：血清钙过高，每日尿量过少者在补充血容量后予以利尿，使尿量保持在 100 mL/h 以上。可选用呋塞米 20 ~ 40 mg，3 ~ 4 次 /d，或 40 ~ 100 mg 静脉注射。呋塞米能提高大量输液的安全性，既可避免发生心衰、肺水肿，又可抑制肾小管重吸收钙，有利于降低血清钙，利尿排钙。亦可选用其他利尿剂，如依地尼酸（利尿酸钠）50 ~ 200 mg 静脉推注等，血清钙过高患者每 1 ~ 2 h 可以重复注射，但应避免使用噻嗪类利尿剂。利尿仅能暂时降低血清钙，故应与其他治疗措施结合使用。

（3）补充电解质：每日监测血、尿电解质，以决定钠、钾、镁的补充量。治疗期间应每 4 ~ 6 h 测定血清钙、镁、钠、钾，注意维持电解质平衡。一般情况下，每排尿 1000 mL 需补充 500 mL 氯化钠。

（4）磷酸盐：每 6 h 口服 1 次，每次 20 ~ 30 mL，可供 230 ~ 645 mg 元素磷，使血清钙下降。如果急需降低血清钙，可静脉注射中性磷溶液，其配方为 Na$_2$HPO$_3$ 0.081 g 分子，KH$_2$PO$_3$ 0.019 g 分子，加蒸馏水到 1000 mL，每升含磷元素 3.1 g，常用量为每 6 ~ 8 h 静脉输入 500 mL。血清磷高于 0.97 mmol/L（3 mg/dL）者慎用，静脉注射过量磷酸盐可引起严重低血清钙。口服磷酸盐时禁服抗酸剂，以防与磷酸盐结合而妨碍吸收。若降低血清钙的效果不佳，可改用磷酸盐灌肠或静脉滴注。应用期间要监测血清钙磷和肾功能，防止低钙血症和异位钙化的发生。

（5）依地酸二钠（EDTA 钠盐）：仅在严重高血清钙或一般治疗无效时应用，常用量50 mg/kg，加入 5% 葡萄糖液 500 mL 中静脉滴注，4～6 h 滴完。亦可用硫代硫酸钠 1.0 g加入生理盐水 100 mL 中静脉滴注，紧急情况下可直接以 5% 浓度静脉推注。输液过程中要监测血清钙。

（6）二氯甲酯（二磷酸酯）：可抑制破骨细胞活性，降低血清钙，对 PTH 或 cAMP水平无影响，可口服或静脉注射，1600 mg/d 或 1～5 mg/kg。

（7）西咪替丁（甲氰米胍）：慢性 PT 高血清钙者可用西咪替丁治疗，用于急性原发性甲旁亢危象，西咪替丁 200 mg 每 6 h 1 次，可阻止 PTH 的合成和（或）释放，降低血清钙，也可作为甲旁亢患者手术前的准备，或不宜手术治疗的甲状旁腺增生患者，或甲状旁腺癌已转移或复发的患者。服用西咪替丁后血浆肌酐上升，故肾功能不全或肾病继发甲旁亢高血清钙患者要慎用。

（8）透析：首选血液透析，无条件时亦可采用腹膜透析，但必须采用无钙透析液。

（9）普卡霉素（光辉霉素）：降低血清钙作用可能与减缓肠钙吸收、抑制 PTH 对骨骼的溶解作用，或与抗肿瘤作用有关。常用量 10～25 μg/kg，用适量生理盐水稀释后静脉滴注，若 36 h 后血清钙下降不明显，可再次应用。每周 1～2 次，用药后 2～5 d 血清钙可降到正常水平。长期使用时，每周不得超过 2 次，必要时可与其他降血清钙药同用。应用期间，必须严密观察血清钙、磷变化和本药对骨髓、肝、肾等的毒性作用，此药为抗癌药，可抑制骨髓，对肝、肾毒性大，应慎用。

（10）糖皮质激素：病情允许时可口服，紧急情况下可用氢化可的松或地塞米松静脉滴注。

（11）降钙素：有助于降低血清钙，理论上 12 h 内可用 400～1000 U。实际降钙素的剂量应根据病情、药源及经济情况，并结合患者对大量输液及利尿药的反应而定。

（12）急诊手术：甲状旁腺危象多数系腺瘤所致，且一般病程较晚，肿瘤体积较大，易定位，因而更趋向于作单侧探查。手术时机掌握在血清钙下降到相对安全的水平，或血清钙上升停止而开始下降，患者全身情况可以耐受手术时，施行急诊手术，一般效果良好。

（13）其他疗法：其他疗法有如下几种。①放射性保护有机磷制剂。WR-2721 具有迅速降低 PTH 分泌的作用，但有较明显的不良反应。②无升高血清钙的维生素 D 制剂。在慢性肾功能不全所致的甲旁亢中有较好的疗效，亦可用于 PT 的治疗。另一方面，PT 患者体内存在高 PTH、低 25-（OH）D₃ 现象，提示 PT 患者伴有维生素 D 不足或缺乏。③二磷酸盐类。虽可迅速降低血清钙，但 3 个月后血清钙回升。④乙醇注射疗法。在 B 超引导下，将乙醇注入甲状旁腺腺瘤，在 36 h 或 24 h 内血清钙可以降到正常。每 24 h 可注射 1 ~ 3 次，在高血清钙危象时更显有用，但长期疗效尚有待观察。⑤钙感受器激动剂。NPSR-568 已用于 PT 的治疗，但尚需进一步观察临床疗效。

（三）手术治疗

1. 手术指征

（1）对所有明显高血清钙者（若无禁忌证），均应作颈部探查，理由如下：①可以明确诊断；②难以预料靶器官损害；③该病会导致骨质改变加速，特别是老年妇女；④ 26% 患者在 10 年内可发生并发症；⑤手术安全，手术成功率高达 95% 以上。

（2）无症状的原发性甲旁亢需手术治疗的指征。一般认为，无症状而仅有轻度高钙血症的原发性甲旁亢病例需随访观察，如有以下情况则需手术治疗：①骨吸收病变的 X 线表现；②肾功能减退；③活动性尿路结石；④血清钙水平超过或等于 3 mmol/L（12 mg/dL）；⑤血 iPTH 较正常增高 2 倍以上；⑥严重的精神病、溃疡病、胰腺炎和高血压等。

2. 手术方式

射线引导下的甲状旁腺切除术可以治愈 95% 的患者，并大大降低了老式手术方式的危险性，故用福善美增加骨钙而放弃手术治疗的做法不妥。

（1）手术优点：射线引导下的微创性甲状旁腺切除术是近年来开展的新技术，可在局部麻醉下施行。它的优点是：①术前已知 4 个腺体中哪一个活性较高；②创伤小，对侧不受影响；③麻醉方式多为局部麻醉；④切口只有 2.5 cm，为时 25 min（常规 1 ~ 2 h），术后即可进食，第 2 d 即可恢复日常工作；⑤耐受性好；⑥治愈率为 99% ~ 100%（常规手术为 90% ~ 96%）；⑦价格低廉；⑧甲旁减的风险为零，术后并发症少。但适宜本手术治疗的患者只包括那些 sestamibi 扫描证实为单个腺瘤的原发性甲旁亢患者（85% ~ 90% 的患者属于此类）。

（2）术前准备：对已确诊者，按一般术前处理即可。血清钙明显升高者，应先行内科治疗，将高血清钙控制在安全范围内，并加强支持治疗，改善营养，纠正酸中毒。其中要特别注意中性磷酸盐的补充，以增加骨盐沉积，缩短术后骨病和血生化的恢复时间。高钙血症易导致严重的心律失常，除采用有效措施降低血清钙外，还应根据病情和心律失常的性质给予相应治疗。

（3）手术步骤：手术常选用全身麻醉，横形切开颈部切口。在中线分离带状肌后，选择一叶甲状腺并向内侧翻转。清除甲状腺叶下方的组织直至气管以显示喉返神经和甲状腺下动脉。在大多数患者，喉返神经位于气管食管沟内，较少见的也可位于气管旁；在气管前侧方常见但特别容易造成损伤。喉返神经也可在颈部直接发出而不像往常那样环绕右锁骨下动脉。喉上神经外支是声带张力最重要的神经，它通常紧邻甲状腺上极血管束的内侧。游离甲状腺时应小心操作以免损伤该神经。可能存在 4 个以上的甲状旁腺，因此，颈部探查需要非常耐心。由于冰冻切片有助于判定甲状旁腺而需要一名有经验的病理学家的帮助。上甲状旁腺较易发现，通常位于甲状腺背侧表面的上 2/3 水平。下甲状旁腺较上甲状旁腺大，且位置常不固定，正常情况下可存在于自甲状腺上 1/2 水平至深入纵隔内。下甲状旁腺较上甲状旁腺位置更靠前。如果上甲状旁腺已被发现则应仔细检查另一侧的胸腺蒂并切除。从颈部切口可切除绝大多数位于纵隔内的甲状旁腺腺瘤。

（4）术中注意事项：①术中应做好高血清钙危象的抢救准备工作，包括各种降血清钙药物，进行血清钙、磷和心电图监测。②术中均应仔细探查所有的甲状旁腺：如属腺瘤，不论单发或多发，应全部切除，仅保留一枚正常腺体；如属增生，常为多枚腺体同时累及，故宜切除其中的三枚，第四枚切除 50% 左右，然后取小部分做甲状旁腺自体移植；如属异位腺瘤，多数位于纵隔，可沿甲状腺下动脉分支追踪搜寻，有时异位甲状旁腺包埋在甲状腺中，应避免遗漏；如属腺癌，则应作根治术。③首次手术未能发现病变而进行的二次颈部探查难度极大，所以应在首次手术时细心操作以避免二次手术。如果需二次手术，不仅甲状旁腺组织辨别更为困难，而且也更易损伤喉返神经。

3. 术后处理

（1）手术成功：血磷常迅速恢复正常，血清钙和血 PTH 则多在术后 1 周内降至正常。伴有明显骨病者，由于术后钙、磷大量沉积于脱钙的骨组织，故术后数日内可发生手足搐搦症。有时血清钙迅速下降，可造成意外，故必须定期检查血生化指标。轻度低钙血症经钙盐补充和维生素 D 治疗可纠正，较重者应给予活性维生素 D 制剂如 $1\alpha-(OH)D_3$ 或 $1,25-(OH)_2D_3$。如低钙症状持续 1 个月以上，提示有永久性甲旁低。

（2）手术失败：患者如术后症状无缓解，血清钙和血 PTH 于 1 周后仍未能纠正，提示手术失败。其常见原因有：①腺瘤为多发性，探查中遗漏了能自主分泌 PTH 的腺瘤，被遗漏的腺瘤可能在甲状腺、食管旁、颈动脉附近甚至纵隔；②甲状旁腺有五枚以上，腺体切除相对不足；③甲状旁腺腺癌复发或已有远处转移；④非甲状旁腺来源的异位 PTH 综合征（假性甲旁亢）。

（3）术后低钙血症：甲状旁腺手术后可出现低钙血症，轻者手足和面部发麻，重者手足搐搦。一般术前 ALP 很高，又有纤维性囊性骨炎者则术后会有严重的低钙血症，常降至 1.75 mmol/L（7 mg/dL），甚至 1 mmol/L（4 mg/dL）。

引起低钙血症的原因：①骨饥饿和骨修复，切除病变的甲状旁腺组织后，血中 PTH 浓度骤降，大量钙和磷迅速沉积于骨中，致血清钙降低；②甲状旁腺功能减退，切除功能亢进的甲状旁腺组织后，剩余的甲状旁腺组织的功能受到长期高血清钙的抑制而功能减退（多数为暂时性）；③由于部分骨骼或肾对 PTH 作用的抵抗，发生于原发性甲旁亢合并有肾衰竭、维生素 D 缺乏、肠吸收不良或严重的低镁血症。如有持续性和顽固性低钙血症，应想到同时存在低镁血症（血清镁低于 0.5 mmol/L，即 1.0 mEq/L）的可能。镁 40～60 mmol（80～120 mEq）静脉滴注 8～12 h，或 20% 硫酸镁分次深部肌内注射。如低钙血症由于低镁血症所致，当补充镁后，通常在 24～48 h 之内血清钙恢复正常。当 PTH 恢复正常分泌率，激素的周围反应也转正常。

低钙血症的症状：可开始于术后 24 h 内，血清钙最低值出现在手术 2～3 d 后，可出现手足搐搦，持续 1～2 d 甚至 3～4 个月。但这种现象不一定损伤了甲状旁腺，可因骨骼的"钙饥饿"状态，术后钙质向骨基质内沉积而引起低血清钙。大部分患者在 1～2 个月内血清钙可恢复至 2 mmol/L（8 mg/dL）以上。血磷浓度于术后近期进一步降低，尿磷排量甚少。

低钙血症的治疗：一般于低钙血症症状出现时，立即口服乳酸钙或葡萄糖酸钙（相当于元素钙 1～3 g）。口服 10% 氯化钙溶液，每数小时服 10 mL 亦可逐渐恢复。手足抽搐明显者可以缓慢静脉注射 10% 葡萄糖酸钙 10～20 mL，有时需要补充镁盐以缓解肌肉抽搐。难治顽固性低钙血症可以静脉滴注葡萄糖酸钙［溶于 5% 或 10% 葡萄糖液内，钙可按 0.5～3 mg/（kg·h）给予］，常可缓解症状和体征，补充钙量是否足够，由视神经肌肉应激性和血清钙值两方面而定。同时补充维生素 D_2 或 D_3，开始剂量 3 万～5 万 U/d，以后酌情减少用量。$1\alpha-(OH)D_3$ 和 $1,25-(OH)_2D_3$ 可在 24～96 h 内使血清钙升达正常，当合并有肾功能损害时，应优先采用此类药物。手术后完全恢复骨的正常矿化可能要 1～2 年，应持续补充钙剂及适量维生素 D 直至 X 线摄片骨密度正常后，才可停药。

（黄崇植）

第二节　继发性甲状旁腺功能亢进症

继发性甲状旁腺功能亢进症（SHPT）简称继发性甲旁亢，是指在慢性肾功能不全、肠吸收不良综合征、Fanconi 综合征和肾小管酸中毒、VD 缺乏或抵抗及妊娠、哺乳等情况下，甲状旁腺长期受到低血钙、低血镁或高血磷的刺激而分泌过量的 PTH，以提高血钙、血镁和降低血磷的一种慢性代偿性临床综合征、伴有不同程度的甲状旁腺增生，但并非甲状旁腺本身疾病所致。

慢性肾衰竭及肌酐清除率低于 40 mL/min 者均有不同程度的 SHPT，一般诊断不难，肾衰竭患者有 PTH 增高时即可诊断。骨痛和病理性骨折是重症 SHPT 的主要表现，但

SHPT 的多数症状及体征仅见于晚期肾衰竭患者，而在肾衰竭早期就有 SHPT 的生化改变。慢性肾衰竭开始时血钙正常或稍低，而血磷增高，有时血磷可正常或降低，这取决于饮食中钙、磷的摄取。

本病主要是针对原发病，并力图去除刺激 PTH 分泌的因素。治疗包括内科治疗和手术治疗，内科治疗的目的是纠正代谢紊乱，使血钙、磷和 PTH 浓度保持于正常范围内。一些人主张在发生严重的 SHPT 症状前，就给予适当治疗可使多数患者避免手术。一般慢性肾衰竭患者当肌酐清除率约 40 mL/min 时，即应开始预防继发性甲旁亢的发生。

1. 内科处理

（1）一般治疗。原发病的处理要积极保护肾功能，去除诱发肾功能进一步损害的因素，避免应用对肾脏有毒性的药物，必要时采用血液透析及肾移植。治疗影响 VD 吸收的消化系统疾病。对卧床者，要增加户外活动。尽可能减少糖皮质激素的用量，并缩短用药间期。

（2）低磷饮食。每日磷摄取量保持在 0.6 ~ 0.9 g。

（3）补充钙和维生素 D 制剂。元素钙摄入量应达到 1.2 ~ 1.5 g/d；对肾功能不全引起的继发性甲旁亢，宜选用骨化三醇 $[1, 25-(OH)_2 D_3]$，0.25 ~ 2.0 μg/d。

2. 甲状旁腺切除术

SHPT 的病理基础是甲状旁腺增生，手术采取甲状旁腺次全切除，或全切除后自体移植。

（黄崇植）

第三节　甲状腺癌

甲状腺癌大多为原发性，根据起源于滤泡细胞或滤泡旁细胞，可将原发性甲状腺癌分为滤泡上皮癌和髓样癌两大类。而滤泡上皮癌又可分为乳头状癌、滤泡状癌及未分化癌。

一、概述

1. 乳头状癌

乳头状癌好发于 40 岁以下的年青女性及 15 岁以下的少年儿童。乳头状癌占甲状腺癌的 60% ~ 80%。癌肿多为单个结节，少数为多发或双侧结节，质地较硬，边界不规则，活动度差。肿块生长缓慢，多无明显的不适感，故就诊时，平均病程已达 5 年，甚至达 10

年以上。癌肿的大小变异很大，小的癌肿直径可小于 1 cm，坚硬，有时不能触及，常因转移至颈淋巴结而就诊，甚至在尸检时病理切片才得以证实为甲状腺癌。

2. 滤泡状癌

滤泡状癌是指有滤泡分化而无乳头状结构特点的甲状腺癌，其恶性程度高于乳头状癌，约占甲状腺癌的 20%，仅次于乳头状癌而居第 2 位。主要见于中老年人，特别是 40 岁以上的女性。一般病程长，生长缓慢，多为单发，少数也可为多发或双侧结节。质实而硬韧，边界不清，常缺乏明显局部恶性表现。

3. 未分化癌

未分化癌恶性程度高，常见于 60 ～ 70 岁的老年人，约占甲状腺癌的 5%。发病前可有甲状腺肿或甲状腺结节，但短期内肿块迅速增大，并迅速发生广泛的局部浸润，形成双侧弥漫性甲状腺肿块。肿块局部皮肤温度增高，肿块大而硬，边界不清，并与周围组织粘连固定，伴有压痛，常转移至局部淋巴结而致淋巴结肿大。

4. 髓样癌

髓样癌起源于甲状腺滤泡旁细胞，不常见，约占甲状腺癌的 5%，可见于各种年龄，但好发于中年患者，女性多于男性，属于中等恶性程度的肿瘤。甲状腺髓样癌一般可分为散发型和家族型两大类，散发型约占 80%，家族型约占 20%。癌肿易侵蚀甲状腺内淋巴管，经淋巴结转移，常转移的部位是颈部淋巴结、气管旁软组织、食管旁或纵隔淋巴结，可产生压迫症状及转移性肿块，也可经血行转移至肺、骨骼或肝脏。

二、临床表现

（一）症状

甲状腺肿块多数在无意中或普查时发现，增长速度较快，有的患者出现声音嘶哑或呼吸、吞咽困难，亦有甲状腺肿块不明显而首先发现颈淋巴结肿大者。

（二）体征

甲状腺癌多为单个结节，结节可为圆形或椭圆形，有些结节形态不规则，质硬而无明显压痛，常与周围组织粘连而致活动受限或固定。若发生淋巴结转移，常伴有颈中下部、胸锁乳突肌旁肿大的淋巴结。一般来说，甲状腺单个结节比多个结节、小的实质性结节比囊性结节、男性比女性发生甲状腺癌的可能性大，但多发性结节、囊性结节均不能排除甲状腺癌的可能。家族型甲状腺髓样癌常为双侧肿块，并可有压痛。

甲状腺癌较大时可压迫和侵袭周围组织与器官，常有呼吸困难、吞咽困难及声音嘶哑。远处转移时，可出现相应的临床表现。甲状腺髓样癌可有肠鸣音亢进、气促、面颈部阵发性皮肤潮红、血压下降及心力衰竭等类癌综合征体征。

（三）实验室检查

1. 甲状腺功能测定

一般应测定血清 TT_4、FT_4、TT_3、FT_3、sTSH（uTSH）。必要时还应检测抗甲状腺球蛋白抗体和 TPOAb 或 TSAb 等。如均正常，一般不考虑有甲状腺功能异常。如 sTSH < 0.5 mU/L，FT_4（或 FT_3）正常或稍升高，即应考虑有亚临床型甲状腺功能亢进的可能。甲状腺癌患者的甲状腺功能一般正常，少数可因肿瘤细胞能合成和分泌 T_3、T_4 而出现甲状腺功能亢进症状，较轻者可仅有 TSH 下降和 FT_3、FT_4 的升高。肿瘤出血、坏死时，有时也可出现一过性甲状腺功能亢进。

2. 血清甲状腺球蛋白测定

血清 Tg 测定主要用于分化良好的甲状腺癌的复发判断。

当血 TSH 很低时，一般测不到 Tg，使用重组的人 TSH（rhTSH）后，Tg 分泌增多，血 Tg 一般升高 10 倍以上；分化程度差的肿瘤患者升高不足 3 倍。但分化较好的甲状腺癌患者（约 20%）血清中存在 Tg 自身抗体，用免疫化学和 RIA 法测定 Tg 时可使 Tg 呈假性升高或降低，分析结果时必须引起注意。接受 $L-T_4$ 治疗的甲状腺癌患者，如血清 Tg 正常或测不出，提示复发的可能性小，5 年存活率高；如血清 Tg 高于正常，提示肿瘤已复发。

3. 血清 CT 测定及五肽促胃液素兴奋试验

血清 CT 升高是甲状腺髓样癌的较特异性标志。髓样癌患者在滴注钙剂后，血 CT 进一步升高，而正常人无此反应。因此，血清 CT 测定及钙滴注兴奋试验可作为本病的诊断依据，同时可作为家族型甲状腺髓样癌患者家族成员的筛选与追踪方法之一。血清 CT 测定还可用于筛选非家族型甲状腺髓样癌和甲状腺 C 细胞增生症病例。

因此，在甲状腺肿瘤的术前诊断中，事实上血 CT 测定和五肽促胃液素兴奋试验已经成为继细针活检、B 超、放射核素扫描等的另一项诊断方法。

（四）影像学诊断

1. 超声波检查

高分辨率 B 超在甲状腺疾病中主要有以下用途。

（1）了解甲状腺容量和血流情况。B 超较单光子发射计算机断层扫描（SPECT）、CT、MRI 等均有其独到的优越性，尤其在了解血流情况方面其优点突出。

（2）了解甲状腺结节的大小、位置，可发现"意外结节"，明确甲状腺后部的结节位置及与附近组织的关系。

（3）作为结节穿刺、活检的引导，甲状腺 B 超检查已成为甲状腺肿瘤术前诊断和术后追踪的重要方法。在高分辨率 B 超系统中，加入立体定位系统（3D 扫描 B 超），可进一步提高其敏感性和诊断效率。

2. 甲状腺核素扫描

采用 ^{131}I 或 ^{99m}Tc 作为示踪剂对甲状腺进行扫描，可显示甲状腺肿块的大小、位置、形态、数目及功能状态，有助于甲状腺肿块的性质及异位甲状腺肿块的鉴别与定位。热结节和温结节多为良性甲状腺腺瘤（但也有例外），而凉结节和冷结节提示为无功能甲状腺腺癌、甲状腺囊肿伴有出血坏死或甲状腺癌肿。特别是男性患者，出现边界不清的单个冷结节时，应高度怀疑甲状腺癌的可能。

临床上应用核素扫描显像检查的另一目的是确定甲状腺结节（包括肿瘤）的功能性（摄取碘、合成和分泌 TH 等）。与 ^{131}I 或 ^{123}I 比较，^{99m}Tc 或（^{99m}TcO4$^-$）的特异性和敏感性更高，而且不会导致碘甲状腺功能亢进。甲状腺恶性病变行甲状腺全切后，可用诊断性 ^{131}I 检查来判断是否有病灶复发。如血清 Tg 水平大于 10 ng/mL，可应用 ^{131}I（剂量为 3.7 GBq，即 100 mCi）行甲状腺扫描，以确定是否有复发或甲状腺外转移。

3. 甲状腺 CT 和 MRI 检查

（1）甲状腺区 CT 扫描。可用于肿瘤的分级。注意在 CT 片上发现任何多发性淋巴结存在钙化、血供增多、增大、出血、形态不规则，或在 MRI 图像上发现结节呈低至中等 T_1 和 T_2 信号强度（提示含多量 Tg），不论甲状腺内有无病灶，都应考虑甲状腺癌转移灶的可能。

（2）甲状腺区 MRI 检查。当重点了解病变与毗邻组织的关系时，可首选 MRI 检查。MRI 能清楚地显示甲状腺位置、大小、肿块与腺体及周围组织的关系。甲状腺良性肿瘤常为边界清楚、局限性长 T_1 与长 T_2 信号肿块。甲状腺癌常表现长 T_1 及不均匀长 T_2 异常肿块。肿块可向上下蔓延，左右浸润，常伴有颈部淋巴结肿大。

（五）细胞学检查

临床上凡有甲状腺结节（尤其是迅速增大的单个的甲状腺结节）患者都应想到甲状腺癌可能。细针（或粗针）抽吸甲状腺组织，进行细胞学检查是鉴别甲状腺肿块病变性质的简单、易行而且较可靠的方法。

其具体方法为选用 22 ～ 27 号针头套在 10 mL 或 25 mL 针筒上，颈部常规消毒后，将针头刺入甲状腺肿块抽吸，也可将针头转换几个不同的角度进行抽吸，抽吸的标本涂片做细胞学检查。目前认为该技术对区别甲状腺肿块性质其敏感性大于 80%，特异性大于 70%。但限于技术因素和组织细胞类型不同等问题，仍有 16% ～ 20% 的病例难以做出诊断。如区别滤泡细胞癌的良、恶性可能需要血管、包膜浸润的证据，因此，没有病理组织学的发现是难以诊断的，同时也可出现假阳性或假阴性。但细针穿刺仍然是大多数病例首选的诊断方法，如果细针穿刺失败，或所得结果不能确诊，换用粗针抽吸活检可提高诊断率，筛选手术病例，穿刺获得的细胞也可作细胞遗传学和分子生物学（如癌基因与抑癌基因突变等）分析协助诊断。

三、诊断

甲状腺癌的诊断应综合病史、临床表现和必要的辅助检查结果。

（一）诊断依据

（1）甲状腺癌患者的主诉常为"颈部肿块"或"颈部结节"。在病史询问中，要特别注意肿块或结节发生的部位、时间、生长速度，是否短期内迅速增大；是否伴有吞咽困难、声音嘶哑或呼吸困难；是否伴有面容潮红、心动过速及顽固性腹泻等表现；是否因患其他疾病进行过头颈部、上纵隔放射治疗及有无 RAI 治疗史等；是否暴露于核辐射污染的环境史；从事的职业是否有重要放射源及个人的防护情况等。髓样癌有家族遗传倾向性，家族中有类似患者，可提供诊断线索。

（2）检查时肿块边界欠清，表面高低不平，质硬，活动度小或完全固定，颈部常可扪及肿大淋巴结。髓样癌约有 15% 病例呈家族性倾向，可伴发肾上腺嗜铬细胞瘤和甲状旁腺瘤等内分泌系统新生物。

（3）既往有头颈部的 X 线照射史。现已确诊 85% 的儿童甲状腺癌的患者都有头颈部放射史。

（4）B 超有助于诊断。放射性核素扫描，大多数甲状腺癌表现为冷结节。

（5）血清降钙素测定对早期诊断甲状腺髓样癌有十分重要的价值，用放射免疫法测定。

（6）有多发性内分泌腺瘤病的家族史者，常提示甲状腺髓样癌。

（7）孤立性甲状腺结节质硬、固定，或合并压迫症状。

（8）存在多年的甲状腺结节，突然生长迅速。

（9）有侵犯、浸润邻近组织的证据；或扪到分散的肿大而坚实的淋巴结。

（10）借助 ^{131}I 甲状腺扫描、细胞学检查、颈部 X 线平片、间接喉镜等检查，可明确诊断。

（11）确诊应依靠冰冻切片或石蜡切片检查。

（二）鉴别诊断

甲状腺癌应与甲状腺瘤或囊肿、慢性甲状腺炎等相鉴别。

1. 甲状腺瘤或囊肿

甲状腺瘤或囊肿为甲状腺一侧或双侧单发性或多发性结节，表面平滑，质地较软，无压痛，吞咽时移动度大。囊肿张力大，也可表现质硬。甲状腺放射性核素扫描，B 型超声波检查等可帮助诊断。仍鉴别困难时，可穿刺行细胞学检查。

2. 慢性甲状腺炎

慢性甲状腺炎以慢性淋巴性甲状腺炎和慢性纤维性甲状腺炎为主。慢性淋巴性甲状腺炎，起病缓慢，甲状腺弥漫性肿大，质地坚韧有弹性，如橡皮样，表面光滑，与周围正常组织无粘连，可随吞咽运动活动，局部不红不痛无发热，可并发轻度甲状腺功能减退，晚期压迫症状明显，实验室检查可示血沉加快，肝功能絮状反应阳性，血清蛋白电泳分析示 γ 球蛋白增高，甲状腺扫描常示摄 ^{131}I 率低且分布不匀。慢性侵袭性纤维性甲状腺炎，甲状腺逐渐肿大，质地异常坚硬，如岩石样。其特点为侵袭甲状腺周围组织，甲状腺被固定，不能随吞咽活动，其也可压迫气管、食管，引起轻度呼吸困难或吞咽困难，但一般不压迫喉返神经或颈交感神经节。晚期多合并有甲状腺功能减退。鉴别困难时，可行穿刺细胞学检查。

四、治疗

（一）手术治疗

甲状腺癌一经诊断或高度怀疑甲状腺癌患者，一般均需尽早手术治疗。

1. 术前准备

手术前（特别是手术因故推迟时）服用 L-T$_4$ 进行抑制性治疗，可使手术操作更容易，同时也可抑制癌细胞的扩散。手术时应常规行病理检查，以进一步明确病变性质及决定手术方式。

2. 甲状腺癌的手术方式和范围

根据布达佩斯国家肿瘤研究所和医学院的建议及美欧的普遍意见和经验，一般标准术式是甲状腺近全切，仅遗留 2 ~ 4 g 上叶组织，并清扫全部可疑淋巴结。术中应仔细探查颈部淋巴结，如颈部淋巴结受累，应行颈部淋巴结清除术。术后 4 周可根据甲状腺癌的组织类型、是否转移与浸润来进行术后的残留或复发组织的放射碘扫描及放射碘治疗。放射碘全身扫描可确定颈部残留的甲状腺组织及癌组织，同时也可确定远处的转移灶。

（二）术后治疗

1. 术后放化疗的原则

对肿瘤直径小于 1 cm 的低危复发患者，术后不必行局部放疗，但对肿瘤直径大于 1 cm 的低危复发患者和所有高危复发患者，在术后必须进行放疗，或给予治疗量的放射性碘。如肿瘤的摄碘能力很差，应行外放射治疗。

甲状腺癌术后应常规用 L-T$_4$ 替代治疗，以维持甲状腺功能，如肿瘤摘除后仍保留有足够的甲状腺组织，一般亦主张加用 L-T$_4$（或干甲状腺片），其目的是抑制 TSH 分泌，防止肿瘤复发。不论是何种甲状腺癌，均应在术后（至少 5 年内）应用 L-T$_4$ 抑制血 TSH 水平在 0.1 mU/L 以下（sTSH 或 uTSH 法），5 年后可用 L-T$_4$ 维持在 0.1 ~ 0.3 mU/L 范围内。

2. 术后患者的病情变化

术后患者的病情变化有以下三种主要类型。

（1）局部复发或远处转移。

（2）临床上有或无症状体征，用 T_4 治疗时，血 Tg 正常或稍高，停用 T_1 后 Tg 升高。

（3）无复发的临床表现和影像学依据，用 T_4 治疗时或停用 T_4 后 Tg 均正常，后两类患者均应积极使用 T_4 抑制 TSH 分泌，一旦确诊为复发，应再次手术或采取放射性碘治疗。

3. 术后追踪的主要生化指标

术后追踪的主要生化指标是血清 TSH 和 Tg，一般每 3 ~ 6 个月复查 1 次。必要时可定期行 B 超或 CT（MRI）检查，亦可考虑作全身放射碘扫描追踪（至少相隔 2 年）。如临床上高度怀疑有复发，而上述影像检查阴性，可考虑做 ^{201}I1 或 ^{99m}Tc（^{99m}Tc–sesta–MIBI）扫描，或 ^{18}氟 – 脱氧葡萄糖 –PET，或 ^{11}C– 蛋氨酸 –PET 扫描，以确定复发病灶的部位和程度。

4. 放射性碘治疗

^{131}I 扫描能显示手术后的残余癌组织或远处转移灶。如果患者首先使用 L–T_4（50 ~ 70μg）进行替代治疗，当停用 3 周后，患者 TSH 水平升高。再经 2 ~ 3 周，当血清 TSH 上升到 50 mU/L 时，可服用 ^{131}I 5 ~ 10 mCi，72 h 后行全身扫描。近来，人们已改用重组的人 TSH（rhTSH）先刺激甲状腺（包括含 TSH 受体的癌细胞）及 PET 扫描来对转移灶进行定位与追踪，方法可靠，灵敏度高。如果发现残留的甲状腺癌组织或转移灶，通常可施以 ^{131}I 50 ~ 60 mCi，如果是有功能的转移癌则剂量加倍。一般 ^{131}I 总量为 100 ~ 150 mCi。1 ~ 2 d 后可继续 TSH 抑制治疗，将血清 TSH 抑制到小于 0.1 mU/L 或对 TRH 全无反应为止。一般 T_4 的用量为 300μg。定期的 ^{131}I 扫描要根据患者的情况而定，以每 6 个月 1 次为宜。如果前次扫描已发现有转移病灶，则需要再次行 ^{131}I 全身扫描。而对甲状腺球蛋白不高，前次 ^{131}I 扫描证明无转移的患者，则不需再次扫描，但可在手术 1 年后重复扫描。扫描显示复发，则再次使用 ^{131}I 治疗，并且剂量较前次要大，但 ^{131}I 的总治疗量不超过 500 mCi。扫描显示无复发，则继续使用 T_4 治疗。TSH 治疗的目的一方面是替代、维持甲状腺的正常功能，另一方面是反馈抑制 TSH 分泌。

（三）放射治疗

未分化癌具有一定的放射敏感性，可采用放射线治疗。乳头状、滤泡状及髓样癌一般不采用放疗。但当乳头状、滤泡状癌组织无摄碘功能或髓样癌术后有高 CT 状态及难以切除的复发癌、残余癌和骨转移癌，亦可用外放射治疗。

（四）化疗

甲状腺癌对化疗不敏感，可用于甲状腺癌综合性姑息治疗。对晚期甲状腺癌或未分化癌可试用环磷酰胺、阿霉素等治疗。

首选药物为法尼基 – 蛋白转移酶抑制剂，常单独或与其他药物联合用于治疗未分化型甲状腺癌。

近年来开始试用的单克隆抗体治疗，可能是治疗甲状腺癌（主要是髓样癌）的一种新途径（如抗 CEA 放射标记的抗体）。近年来，试用生长抑素类似物和干扰素治疗甲状腺髓样癌，有一定疗效，化疗药物与免疫调节剂合用，可提高机体免疫力，加强抗癌效果。

（五）经皮乙醇注射治疗

经皮乙醇注射治疗主要用于实性小至中等结节的治疗。对拒绝行 ^{131}I 治疗或手术治疗的良性结节亦可考虑用此法治疗。注射乙醇最好在 B 超引导下进行，在结节内找到血管最丰富的区域后，用 21 ~ 22 号针头注入乙醇。治疗前和治疗后应追踪 TSH、FT_4、FT_3 和 Tg。此法可有 60% 左右的治愈率。

乙醇注射主要用于治疗无功能性甲状腺结节、高功能结节和甲状腺腺瘤。对甲状腺癌患者，尤其是有转移和局部压迫症状者，不能首选乙醇注射治疗。

（六）对症治疗

甲状腺癌术后出现甲状旁腺功能减退时，可补充钙剂和维生素 D。甲状腺髓样癌伴类癌综合征时，可服用赛庚啶缓解症状。

（七）预后

1. 甲状腺癌的预后依肿瘤性质和治疗方法而异

一般可用 Mayo 医院的 MACIS 计分系统进行评判。在这一评判体系中，用 Cox 模型分析和逐步回归分析（n=1779）得到五个影响预后的独立变量 MACIS：转移（M）、年龄（A）、完全切除程度（C）、侵犯情况（I）和肿瘤大小（S）。即：MACIS=3.1［（年龄不超过 39 岁）或（年龄大于或等于 40 岁）］+ 0.3［肿瘤大小，单位］+ 1（完全切除时）+ 1（不完全切除时）+ 1（有局部侵犯）+ 3（有远处转移）。用这一公式得到的 20 年存活率与相应 MACIS 计分值分别为：MACIS < 6 者，20 年存活率为 99%；MACIS 为 6 ~ 6.99 者，20 年存活率为 89%；MACIS 为 7 ~ 7.99 者，20 年存活率为 56%；MACIS ≥ 8 者，20 年存活率为 24%。经多年验证，MACIS 预后评判已被绝大多数人所接受和应用。

2. 甲状腺癌的预后与肿瘤的组织类型有关

未分化癌恶性程度高，其治疗往往是姑息性的。乳头状癌预后好，常通过近全部甲状腺切除、长期的 TSH 的抑制治疗及 ^{131}I 治疗具有摄碘功能的转移灶，可降低甲状腺癌的复发率，延长生存时间，其术后生存期常在 10 ~ 20 年以上。滤泡状癌常因转移至肺和骨，较乳头状癌恶性程度高、侵袭力大，预后较差，因此，对其治疗措施应比乳头状癌更有力。除监测血清甲状腺球蛋白外，定期的 X 线追踪检查是必要的。甲状腺髓样癌的恶性程度仅次于未分化癌，2/3 患者的生存期为 10 年左右，对于得到早期诊断、早期治疗的患者有望获得痊愈。

（黄崇植）

第四节　乳腺导管内乳头状瘤

一、概述

导管内乳头状瘤又称大导管乳头状瘤、囊内乳头状瘤等，是发生于乳头及乳晕区大导管的良性乳头状瘤。肿瘤由多个细小分支的乳头状新生物构成，常为孤立、单发，少数亦可累及几个大导管。

本病多见于经产妇女，以 40 ~ 45 岁居多。其确切发病率很难统计，但发病率较低，从临床上看，导管内乳头状瘤较乳腺纤维腺瘤，甚至较乳腺癌亦明显少见。本病病程长，少数可以发生癌变。乳腺导管内乳头状瘤与乳腺纤维腺瘤、乳腺囊性增生的发病原因相同，多数学者认为主要与雌激素水平增高或相对增高有关。

（一）大体观察

大导管内乳头状瘤是发生在乳管开口部至壶腹部以下 1.5 cm 左右的一段乳管内的肿瘤。病变大导管明显扩张，内含淡黄色或棕褐色或血性液体，管腔内壁有乳头状物突向腔内，乳头状物的数目及大小不等，一般直径 0.5 ~ 1 cm，亦有直径达 2.5 cm 者，乳头的蒂粗细、长短不一，也可为广基无蒂。一般短粗的乳头内纤维成分较多，呈灰白色，质地较坚实，不易折断；而细长顶端呈颗粒状鲜红的乳头质脆，特别是呈树枝状尖而细的乳头更易折断出血。有时乳头状瘤所在的导管两端闭塞，形成囊肿样，即称为囊内乳头状瘤。

（二）镜下所见

乳腺导管内乳头状瘤的基本特点是导管上皮和间质增生形成有纤维脉管束的乳头状结构。该瘤境界清楚，但无纤维包膜。乳头及腔壁表面被覆双层细胞，表层为柱状上皮，其下是圆形或多边形细胞层，该层外是基膜，上皮与基膜之间可见肌纤维细胞。瘤细胞无异型，排列极性整齐。纤维脉管束可纤细疏松，亦可粗厚致密。多数肿瘤可见灶性上皮增生、大汗腺化生及实性上皮细胞巢。1988 年乳腺疾病专题讨论会上有学者认为，乳腺导管内乳头状瘤上皮有Ⅲ级以上增生者恶变率较高。

发生于乳腺中小导管的多发性乳头状瘤称为乳头状瘤病，该病常伴有乳腺囊性增生。乳头状瘤病在中小乳管内呈白色半透明状小颗粒，附于管壁，无蒂，上皮生长旺盛，属癌前病变，癌变率 5% ~ 10%。

二、临床表现

（一）症状

导管内乳头状瘤多以乳头溢液就诊，多数是在内衣上发现血迹或黄褐色污迹。无疼痛及其他不适，挤压乳腺时乳头溢液。少数以乳房肿块就诊，而以肿块就诊者，病变多在中小乳管。发生于大导管的乳头状瘤溢液发生率 70% ~ 85%，Stout 报道的乳头状瘤，溢液发生率仅为 10% ~ 25%。乳头溢液的性质一半左右为血性，其次为浆液性溢液，约占30%。有学者统计 300 例血性乳头溢液患者，45 岁以上癌变率约为 23%。

（二）查体

本病的特点是挤压肿瘤所在区域，乳头出现血性或其他性质的溢液。大导管内乳头状瘤能在乳晕区触及肿块者占 1/3 左右，肿块呈圆形、质韧、表面光滑、边界清楚。如继发感染，则肿瘤有压痛，也可与皮肤粘连。

发生于中小乳管的乳头状瘤，肿瘤多在周边区，瘤体较大，可能由于乳管被阻塞、液体潴留所致。肿瘤亦可与皮肤粘连。

三、诊断

对于有乳头溢液，特别是血性溢液的患者，如能在乳晕附近扪及 1 cm 以下的圆形肿物，则 95% 的患者可诊断为乳腺导管内乳头状瘤。对于只有溢液而不能触及肿块的患者，则应采取一些辅助检查，以明确诊断。

（一）诊断依据

1. 选择性乳导管造影

对乳头溢液而言，选择溢液乳导管进行造影，是一项既能明确诊断又安全可靠的方法。

（1）方法：常规患侧乳头及周围皮肤消毒，找准溢液乳导管开口，用钝头细针轻轻插入病变乳导管，避免用力插入，以免刺破乳导管，一般进针 1 ~ 2 cm 后，注入碘油或76% 复方泛影葡胺，然后拍钼靶片。注意注药时不要推入空气。

（2）正常乳导管造影表现：乳导管自乳头向内逐渐分支、变细，呈树枝状。自乳管开口处可分为以下几种。

①一级乳管：宽 0.5 ~ 2.3 mm，长 1 ~ 3 cm。

②二级乳管：宽 0.5 ~ 2 mm。

③三级乳管：宽 0.2 ~ 1 mm。

正常乳腺导管壁光滑、均匀、分支走向自然。如注射压力过高，对比剂进入腺泡内，形成斑点状阴影。哺乳期乳管略粗。

（3）乳腺导管内乳头状瘤的表现：肿瘤多位于主导管及二级分支导管，表现为单发或多发的圆形或椭圆形充盈缺损。可有远端乳导管扩张，或出现导管梗阻，梗阻处呈弧形杯口状，管壁光滑、完整，无浸润现象。中小乳管内乳头状瘤主要表现为乳管梗阻现象。较大的乳腺导管内乳头状瘤可见病变导管扩张，呈囊状，管壁光滑完整，其间可见分叶状充盈缺损。

2. 脱落细胞学或针吸细胞学检查

将乳头溢液涂片进行细胞学检查，如能找到瘤细胞，则可明确诊断，但阳性率较低。对于可触及肿物的病例，采用针吸细胞学检查，可与乳腺癌进行鉴别诊断。

3. 乳导管镜检查

乳导管镜是近几年发展起来的一种特殊检查，通过此方法可以明确诊断。找到溢液乳导管，先注入表面麻醉剂，用扩张器扩张乳导管，放入乳导管镜对一、二、三级导管进行检查。导管内乳头状瘤呈粉红色或鲜红色突出于导管壁或堵塞乳导管。

4. 乳腺钼靶片

乳腺钼靶片对鉴别诊断有一定参考价值。

（二）鉴别诊断

因乳管内乳头状瘤的主要症状为乳头溢液，故凡可引起乳头溢液的乳腺疾病均应进行鉴别诊断

1. 乳腺癌

乳腺导管内乳头状癌、导管癌等可引起乳头溢液。

（1）乳管造影表现为以下两方面。

①乳管本身受到癌浸润、梗阻，破坏引起的征象包括：患病乳导管不规则浸润、僵硬、狭窄及中断，截断面呈"鼠尾状"。

②因癌侵犯、收缩、压迫等引起的征象有：树枝状结构受压或受牵引移位，导管分支减少或结构紊乱，有时因肿瘤浸润而致多个相邻分支突然中断。

（2）乳管镜检查：发现乳导管僵硬、结节状改变。

（3）脱落细胞学或针吸细胞学检查：可发现异型细胞，可疑癌细胞甚或癌细胞。

（4）钼靶拍片：有时可见砂粒状钙化。

2. 乳腺囊性增生

乳腺囊性增生溢液多为浆液性或黄绿色，且多为双乳头多乳导管溢液，临床上本病呈周期性疼痛，月经前疼痛明显，乳腺可扪及结节状肿物，质韧且压痛。

乳导管造影无充盈缺损之表现。硬化型腺病表现为乳管及其分支变细，呈细线状；囊肿型表现为与导管相连的较大囊性扩张；小导管及腺泡囊性增生型表现为终末导管、腺泡呈较均匀的小囊状或串珠状扩张。

3. 乳导管扩张

乳导管扩张临床上有乳头溢液，但多为淡黄色液体，偶有溢血。乳管造影示：乳晕下大导管显著扩张、迂曲，严重者呈囊性，无充盈缺损。

4. 乳管炎

乳管炎溢液为混浊、脓性，乳导管镜发现乳导管充血、水肿、有分泌物。

四、治疗

乳腺导管内乳头状瘤能明确诊断者均应手术治疗。40 岁以下者以区段切除为主，年龄超过 40 岁或多个乳管溢液者，可行保留乳头的乳腺单纯切除术（皮下乳房切除术）。术后标本均应送病理检查，如有癌变，可追加放疗或化疗。

手术注意事项：术前两天不要挤压乳房，以免积液排净，术中找不到溢液乳管；术中用钝针插入溢液导管作为引导或注入亚甲蓝，将整个蓝染的乳腺小叶及相关乳导管一并切除。如疑有恶变，术中应行冰冻病理检查。

对于乳头溢液的治疗，当除外生理性、内科疾病及药物等因素所致者外，原则上亦应手术治疗，特别是年龄在 40 岁以上者，更应行手术治疗。

（黄崇植）

第五节　乳腺癌

一、概述

乳腺癌是危害妇女健康的主要恶性肿瘤，全世界每年约有 120 万妇女发生乳腺癌，有 50 万妇女死于乳腺癌。北美、北欧是乳腺癌的高发地区，其发病率约为亚、非、拉美地区的 4 倍。我国虽是乳腺癌的低发地区，但其发病率正逐年上升，尤其沪、京、津及沿海地区是我国乳腺癌的高发地区，以上海最高，上海的乳腺癌发病率为 20.1/100 000，1988 年则为 28/100 000，是女性恶性肿瘤中的第 2 位。

（一）病因学

1. 月经初潮年龄和绝经年龄

月经初潮年龄和绝经年龄与乳腺癌的发病有关。初潮年龄早于 13 岁者发病的危险性为年龄大于 17 岁者的 2.2 倍，绝经年龄大于 55 岁者比小于 45 岁的危险性增加 1 倍，绝经年龄小于 35 岁的妇女，乳腺癌的危险性仅为绝经年龄大于 50 岁的妇女的 1/3，行经 40 年以上的妇女比行经 30 年以下的妇女，发生乳腺癌的危险性增加 1 倍。

2. 生育因素

生育因素中与乳腺癌发病危险性最有关的是初次足月产的年龄，20 岁以前有第一胎足月生产者，其乳腺癌的发病率仅为第一胎足月生产在 30 岁以后者的 1/3，危险性随着初产年龄的推迟而逐渐增高。初产年龄在 35 岁以后者的危险性高于无生育史者。

哺乳可降低乳腺癌发病的危险性。第一次生产后哺乳期长者乳腺癌危险性降低，哺乳总时间与乳腺癌危险性呈负相关，可能因哺乳推迟了产后排卵及月经的重建，并使乳腺组织发育完善。

3. 遗传

妇女有第一级直亲家族的乳腺癌史者，其乳腺癌的危险性是正常人群的 2 ~ 3 倍，其危险性又与家属的乳腺癌发生年龄及单侧或双侧有关。

4. 乳腺良性疾病

乳腺良性疾病与乳腺癌的关系尚有争论。一般认为乳腺良性疾病可增加乳腺癌的危险性。Warren 等认为病理证实的乳腺小叶增生或纤维腺瘤患者发生乳腺癌的危险性为正常人群的 2 倍，多数认为乳腺小叶有上皮高度增生或不典型增生时可能与乳腺癌的发病有关。有些良性疾病可增加致癌或促癌物质的易感性，同时有些良、恶性疾病可能具有某种共同的危险性。

5. 激素

长期应用雌激素治疗或用避孕药与乳腺癌的关系尚待研究。更年期长期服用雌激素可能增加患乳腺癌的危险性。卵巢未切除的女性，如用雌激素的总量达 1500 mg 以上，其发生乳腺癌的危险性是未用者的 2.5 倍。口服包括雌激素及黄体酮的避孕药并不增加乳腺癌的危险性。

可见乳腺癌的发病与体内激素情况有关。乳腺受体受多种内分泌激素的作用，如雌激素、孕激素、催乳素、生长激素、皮质激素、甲状腺素及胰岛素等，以维持乳腺的生长、发育及乳汁分泌的功能。激素在乳腺癌的发生过程中有十分重要的作用。雌激素中的雌酮及雌二醇对乳腺癌的发病有直接的关系，雌三醇与黄体酮被认为有保护作用，而催乳素则在乳腺癌发展过程中有促进作用。但各种因素间的联系尚未完全明了。

6. 饮食

近年的研究指出，饮食习惯的改变，尤其是脂肪饮食，可以改变内分泌环境，加强或延长雌激素对乳腺上皮细胞的刺激及增加乳腺癌的危险性。一般认为人类恶性肿瘤中有 1/3 与饮食有关。动物实验中，应用高脂肪饮食喂饲小鼠，可使乳腺癌发病率增加，而脂肪中不饱和脂肪酸的作用似大于饱和脂肪酸。高脂肪饮食可使二甲基苯蒽诱发小鼠乳腺癌的时间缩短，说明脂肪在乳腺肿瘤形成过程中的促癌阶段起作用。脂肪增加乳腺癌的危险性可能与脂肪加速儿童期生长发育、提早性成熟，使乳腺上皮细胞较早暴露于雌激素及催乳素中，从而增加癌变机会。此外脂肪能增加雄烯二酮转化为雌激素，也可能有增加垂体释放催乳素的作用。

7. 电离辐射

放射电离辐射与乳腺癌的发病有关，其危险性随照射剂量的增加而增大。在长崎及广岛原子弹爆炸时的幸存者中，乳腺癌发病率有增高趋势，接受放射线治疗产后急性乳腺炎及儿童胸腺增大用放射线照射后乳腺癌的发病率亦增加。

由于乳腺癌的发病与电离辐射有关，Bailer 提出在乳腺癌筛查时反复应用乳腺摄片是否可能增加乳腺癌的危险性。从目前资料看，由于摄片筛查能早期发现乳腺癌，可能降低乳腺癌的死亡率，因而是利大于弊。但摄片时应尽量减少乳腺所受的射线剂量。

8. 其他

多种治疗高血压的药物，包括利舍平、吩噻唑、甲基多巴和三环类镇痛药有增加催乳素分泌的作用。Kelsty 认为利舍平与乳腺癌发病率之间的关系并不明确，但之后有学者等认为长期应用可能有正相关，而短期应用则呈负相关。目前利舍平与乳腺癌发病率的关系尚难定论。其他如乳汁因子、吸烟、饮酒及染发剂的应用等与乳腺癌发病的关系也尚不肯定。

（二）病理

1. 组织学分类

乳腺癌的组织形态较为复杂，类型众多，往往在同一块癌组织中、甚至在同一张切片中，可有两种以上的类型同时存在，因此，乳腺癌的组织学分类较为混乱。目前，国内将乳腺癌分类为非浸润性癌、早期浸润性癌和浸润性癌 3 大类。

（1）非浸润性癌：又称原位癌。指癌细胞局限在导管基膜内的肿瘤，需取较多组织块，并经连续切片及网状纤维染色证实。按其组织来源，又可分为小叶原位癌和导管内癌两类。

①小叶原位癌：小叶原位癌来自乳腺小叶内导管或小叶内末梢导管，约占乳腺癌的1.5%。发病年龄较其他类型乳腺癌早 8 ~ 10 年，累及双侧乳腺的机会较多。小叶原位癌常为多中心性，累及多数小叶。临床往往无明确的肿块触及。肉眼检查病变常不明显，或可见粉红色或半透明、稍硬的颗粒状区，往往和小叶增生并存。在切除的乳腺标本内有42% ~ 70% 为多灶性病变，显微镜下可见小叶结构存在，小叶增大，小叶内末梢导管和小叶内导管增粗，可因癌细胞充塞而成实质性；细胞大小形状不一，极性丧失；看不到正常导管的双层结构；核大而圆，较一致，染色质细，可见核分裂，但分裂象不多。小叶原位癌可和其他类型的癌并存，有时在浸润性癌的肿块旁发现小的原位癌病灶。小叶原位癌发展缓慢，预后良好。

②导管内癌：导管内癌是来自乳腺中小导管的肿瘤，癌细胞局限于导管内。临床可扪及肿块，部分病例伴有乳头 Paget 病。肉眼见癌组织切面呈颗粒状，质脆，有时管腔内充满灰黄或灰白色半固体物，可挤出牙膏样的条索状物。显微镜下根据导管内癌细胞的组织

结构特征分为实质型、筛状型和乳头状型三个亚型。本病倾向于多中心性生长，双侧乳腺同时或先后发病的频发率也较高，彻底切除后预后良好。

（2）早期浸润性癌：乳腺癌从非浸润性的原位癌到浸润性癌，是一个逐渐发展的过程，其间需经过早期浸润阶段，即癌组织开始突破基膜，刚向间质浸润的时期，既不同于原位癌，又不同于一般的浸润癌。根据形态不同分为早期浸润性小叶癌和早期浸润性导管癌两类。

（3）浸润性癌：癌组织向间质内广泛浸润，形成各种结构的癌组织和间质相混杂的图像。国内将具有特殊组织结构的浸润性癌归为特殊型癌，其余为非特殊型和罕见型癌。特殊型癌的预后较非特殊型好。非特殊型癌包括浸润性小叶癌、浸润性导管癌、单纯癌、髓样癌、硬癌和腺癌。

①浸润性小叶癌：小叶内癌的癌细胞突破基膜及小叶范围，向间质内浸润，癌细胞常围绕导管，呈同心圆结构而形成靶样图像，是浸润性小叶癌的形态特征。

②浸润性导管癌：导管内癌的癌细胞突破基膜，向间质内浸润，部分区域内尚可见到导管内癌成分。

③单纯癌：单纯癌是最常见的乳腺癌类型，占 80% 以上。体积往往较小。形态特点是癌组织中主质和间质的比例相当，其形态复杂、多样，癌细胞常排列成巢、索、腺样或呈片块状。

④髓样癌：髓样癌较单纯癌少见，肿块体积常较大，位于乳腺组织的深部，质地较软，边缘整齐，与周围组织分界清楚。肿瘤切面呈灰白色，常见出血、坏死。镜下特点是主质多、间质少，癌细胞体积大，形态不一，胞质丰富，核大呈空泡状，核仁清楚，分裂象多见。淋巴结转移率较低，有淋巴细胞浸润的髓样癌预后较好。

⑤硬癌：硬癌常与其他类型的乳腺癌并存。本病侵袭性强，易转移，恶性程度高。肉眼检查肿块体积较小，边界不清，与周围组织呈放射状交界，质地较硬。显微镜下见癌细胞形成小巢状或条索状，细胞异形性显著，核分裂易见，间质多于主质，致密的纤维组织可发生胶原变性、钙化或骨化。

⑥黏液腺癌：本病发病年龄较大，生长缓慢，转移发生迟，预后较好。巨检肿瘤体积较大，边界清楚，呈不规则形，切面半透明，呈胶冻状。显微镜下可见间质内有丰富的黏液，癌细胞分隔成岛状或小巢状，胞质内有小空泡，核小而圆，染色深，偏于一侧，分裂象少。由于本类乳腺癌含有大量细胞外黏液，癌细胞数量少，故在生化法测定雌激素受体时往往出现假阴性结果，用免疫组化法检查时可见细胞内有阳性颗粒。

⑦ Paget 病：Paget 病又名湿疹样癌。乳头及乳晕皮肤有湿疹样改变，显微镜下见乳头及乳晕表皮内有体积大的 Paget 细胞，胞质丰富，核大而圆，核仁清楚，分裂象多，有时胞质内可见色素颗粒。单纯的湿疹样癌发展慢，预后好，尤其临床无肿块及淋巴结转移

者。但单纯的湿疹样癌极少，往往和导管癌或其他浸润癌伴发，其预后取决于乳腺实质中伴发的癌的类型和淋巴结转移情况。

⑧乳头状癌：乳头状癌较少见，多发生在乳腺大导管内，部分患者有乳头溢液，多为血性。本病可单发或多发，多数生长缓慢，转移较晚，预后好。肉眼见肿瘤呈棕红色结节，质脆。显微镜下见癌细胞排列成乳头状，细胞大小、形态不一，核深染，分裂象常见。

⑨腺管样癌：腺管样癌较少见，发展慢，恶性程度低。肿瘤常为双侧性和多中心性，体积较小，镜下为高度分化的浸润性癌，癌细胞无明显异形，排列成腺管状。

其他罕见的癌有大汗腺癌、鳞形细胞癌、黏液表皮样癌、类癌、未分化癌及分泌型癌等。

2. 分期

长久以来对乳腺癌的分期有很多种方法，如 Steinthal 根据有无远处转移、局部病变及病变速度等将乳腺癌分为 3 期，Paterson 等根据临床症状分期，Haagensen 及 Stout 又根据原发肿瘤范围、区域淋巴结及有无远处转移将乳腺癌分为 4 期。为了有一个统一的标准，国际抗癌联盟提出的 TNM 分期法（1988）已被广泛应用于各种肿瘤中。

（1）TNM 国际分期法。

原发肿瘤（T）分期如下。

T_x：原发肿瘤情况不详（已被切除）。

T_0：原发肿瘤未扪及。

T_{is}：原位癌（包括小叶原位癌及导管内癌），Paget 病局限于乳头，乳房内未扪及块物。

T_1：肿瘤最大径小于 2 cm。

T_{1a}：肿瘤最大径在 0.5 cm 以下。

T_{1b}：肿瘤最大径 0.5 ~ 1 cm。

T_{1c}：肿瘤最大径 1 ~ 2 cm。

T_2：肿瘤最大径 2 ~ 5 cm。

T_3：肿瘤最大径超过 5 cm。

T_4：肿瘤任何大小，直接侵犯胸壁和皮肤。

T_{4a}：肿瘤直接侵犯胸壁。

T_{4b}：乳房表面皮肤水肿（包括橘皮样水肿），皮肤溃疡或肿瘤周围皮肤有卫星结节，但不超过同侧乳房。

T_{4c}：包括 T_{4a} 及 T_{4b}。

T_{4d}：炎性乳腺癌。

注：①皮肤粘连、乳头回缩或其他皮肤改变除了 T_{4b} 外，可以出现在 T_1、T_2、T_3 中，不影响分期；② Paget 病时如乳房内有肿块，则按照肿瘤大小区分；③胸壁指肋骨、肋间肌及前锯肌，不包括胸肌。

区域淋巴结（N）分期如下。

N_0 区域淋巴结未扪及。

N_x 区域淋巴结情况不详（以往已切除）。

N_1 同侧腋淋巴结有肿大，可以活动。

N_2 同侧腋淋巴结肿大，互相融合，或与其他组织粘连。

N_3 同侧内乳淋巴结有转移。

远处转移（M）分期如下。

M_x：有无远处转移不详。

M_0：无远处转移。

M_1：远处转移（包括同侧锁骨上淋巴结转移）。

临床分期如下。

根据以上不同的 TNM 可以组成临床不同分期。

0 期：$T_{is}N_0M_0$。

Ⅰ期：

T_1：N_0M_0。

Ⅱa 期：$T_2N_1M_0$。

T_1：N_1*M_0（*N_1 的预后同 N_0）。

T_2：N_0M_0。

Ⅱb 期：$T_2N_1M_0$。

T_3：N_0M_0。

Ⅲa 期：$T_0N_2M_0$。

T_1：N_2M_0。

T_2：N_2M_0。

T_3：$N_{1、2}M_0$。

Ⅲb 期：T_4，任何 N，M_0。

任何 T，N_3M_0。

Ⅳ期：任何 T，任何 N，M_1。

在此分期中，T_{is} 在临床上只能有 Paget 病限于乳头者，其他原位癌均不能作临床诊断，而 N_3（内乳淋巴结的转移）在临床亦是不能触及的。

（2）病理分期：临床检查与病理检查间有一定的假阴性或假阳性率。因而从预后来讲，术后病理分期较临床分期更为正确。在病理分期中，把 N_1 又分为微小转移灶（即淋巴结内的转移病灶小于 0.2 cm）、大转移灶（即转移灶大于 0.2 cm）或有包膜侵犯。淋巴结内有微小转移灶者预后较好。Huvos 等报道纽约纪念医院 62 例腋淋巴结无转移病例 8 年生存率为 82%（51/62），下群淋巴结内有微小转移灶者为 94%（17/18），而有明确的大转移灶者为 62%（28/45）。因而 TNM 分期又根据病理检查做分类，称 PTNM，具体如下。

PT：原发病灶，与 TNM 分期相同。

PN：区域淋巴结。

N_0：同侧腋淋巴结无转移。

N_1：同侧腋淋巴结转移，但不融合。

N_{1a}：淋巴结内仅切片上可见转移灶。

N_{1b}：肉眼可见转移灶。

①微小转移灶，小于 0.2 cm；② 1 ~ 3 淋巴结转移（大于 0.2 cm）；③ 4 ~ 6 淋巴结转移；④转移灶超过淋巴结包膜；⑤转移淋巴结超过 2 cm。

$N_{2~3}$ 同 TNM 分期。

（3）哥伦比亚（Columbia）分期：另一种常用的临床分期是哥伦比亚分期。

A 期：无皮肤水肿、溃疡，肿瘤不与胸壁固定，临床腋淋巴结不大。

B 期：无皮肤水肿、溃疡，肿瘤不与胸壁固定，腋淋巴结小于 2.5 cm，与皮肤及腋窝深部组织无粘连。

C 期：凡有以下 5 个症状中的任何一个：①皮肤水肿，不超过乳房表面的 1/3；②皮肤溃疡；③胸壁固定；④腋淋巴结肿大超过 2.5 cm；⑤腋淋巴结与皮肤及深部结构固定。

D 期：包括以下情况。① C 期 5 个症状中的 2 个；②皮肤广泛水肿，超过乳房表面的 1/3；③皮肤有卫星结节；④炎症样癌；⑤临床有锁骨上淋巴结侵犯；⑥胸骨旁结节（临床为乳内淋巴结转移）；⑦同侧上肢水肿；⑧远处转移。

3. 播散转移

（1）局部扩散：乳腺癌绝大多数起源于乳腺导管上皮，癌细胞沿导管蔓延（有学者认为是导管上皮继续癌变），或沿筋膜间隙伸展，继而侵及皮肤，先累及乳腺悬韧带，使之缩短，皮肤表面出现牵扯状凹陷。如皮下淋巴管被癌细胞堵塞，引起淋巴回流障碍，可出现真皮水肿，皮肤表面呈"橘皮样"改变，继而皮肤增厚、变硬、变色，可陆续出现多数硬斑块，皮肤表现为铠甲状。淋巴管内癌细胞继续生长，可发展成为分散的皮肤结节，即"卫星结节"。癌细胞侵及皮肤及深部小血管，使局部血流不畅，导致充血，在临床上出现"毛细血管扩张样癌""丹毒样癌"或"炎性癌"。肿瘤同时可向深部发展，侵及胸肌筋膜或胸肌，后期可侵及肋间肌、肋骨及胸壁。随着肿瘤的生长，局部血供不足，肿瘤内发生坏死，形成溃疡。

（2）淋巴道转移：癌细胞沿小叶周围的细小淋巴管网引流到乳头部位，进入乳晕下淋巴管丛，再由外侧干或内侧干两条较大的输出淋巴管向腋窝淋巴结引流，从腋窝淋巴结进而转移到锁骨下淋巴结。锁骨下淋巴结有较大的输出淋巴管，向上与来自颈部及纵隔的其他淋巴干汇合，形成总淋巴干，右侧于锁骨下静脉或颈静脉汇合处进入血道，左侧进入胸导管，或在颈内静脉与锁骨下静脉汇合处进入血道，发生血道转移；或进入颈下深淋巴结，引起锁骨上淋巴结转移，也可直接进入纵隔淋巴结。

乳腺癌患者腋下淋巴结转移率很高，文献报道患者在就诊时有50%～70%已有腋淋巴结转移。腋淋巴结转移情况与原发肿瘤大小有关，肿瘤体积越大，病期越晚，腋淋巴结转移率越高，转移数越多。

即使临床未扪及腋下有肿大淋巴结，术后也常发现有淋巴结转移，临床与病理间误差为22%～46%，这与检查是否仔细及医生的经验有关。常规病理检查阴性的淋巴结再作连续切片检查，可发现18%～33%的阴性淋巴结实际为阳性。

乳腺的任何部分，特别是内侧和中央的肿瘤，可随乳内血管的肋间穿枝引流到内乳淋巴结链，内乳淋巴结向上终于颈深淋巴结组最低位的淋巴结，左侧最终进入胸导管，右侧进入右淋巴导管，或直接进入颈内静脉与锁骨下静脉汇合处。内乳淋巴结和腋淋巴结同样是乳腺癌转移的第1站淋巴结，内乳淋巴结转移率与病灶部位及病期有关。沈镇宙等报道内乳淋巴结的转移率，外侧病灶的为12.9%，病灶位于中央的为22.0%，病灶位于内侧的为21.9%；临床Ⅰ期病例为4.7%，临床Ⅱ期病例为14.2%。有腋淋巴结转移的病例内乳淋巴结转移率增高，临床检查腋淋巴结无肿大的病例，病理证实内乳淋巴结转移率为9.1%，有腋淋巴结肿大的病例，内乳淋巴结转移率为21%；病理检查腋淋巴结无转移的病例，内乳淋巴结转移率为6.0%，有转移的病例，内乳淋巴结转移率为28.6%。

锁骨上淋巴结是乳房淋巴引流的第2站，其转移主要是经腋淋巴结或内乳淋巴结，多数是同侧的，也可转移到对侧锁骨上淋巴结，淋巴结位于锁骨内侧段的后上方，胸锁乳突肌深面。出现锁骨上淋巴结肿大常表示病期较晚，不宜做根治性手术。

肿瘤细胞也可通过逆行途径转移到对侧腋窝或腹股沟淋巴结。当乳内淋巴干受阻时，癌细胞可逆流，沿皮肤深筋膜淋巴管经腹直肌筋膜通向膈下淋巴结，引起肝脏和腹腔内转移，原发肿瘤位于乳房内下方时较易发生。

当肿瘤侵犯胸壁时，癌细胞可通过肋间的收集淋巴管，随肋间血管流向肋间后淋巴结，再进入胸导管和锁骨上淋巴结，癌栓可反流引起胸膜或脊柱转移。

（3）血道转移：乳腺癌细胞也可直接侵入血管引起远处转移。肋间旁支可通过胸廓内静脉进入同侧无名静脉后进入肺循环。乳腺深部组织、胸肌和胸壁的静脉汇入腋静脉，进入锁骨下静脉和无名静脉，是肺转移的重要途径。肋间静脉流向奇静脉、半奇静脉，最后经上腔静脉入肺，奇静脉系统可通过椎间静脉、椎外静脉丛后组与椎内静脉相连，椎静脉系与腔静脉的血流在腹内压改变时可互相流动，因此，有些患者在未出现腔静脉系（如肺）转移前，先出现颅骨、脊柱、盆骨等转移。

远处转移发生率与原发肿瘤的大小、淋巴结转移数目和病理分级有关，受体情况、肿瘤倍增时间、细胞增生周期中的 S 期细胞比例、肿瘤细胞内 DNA 含量等也影响远处转移发生率。

最常见的远处转移为肺，其次为骨、肝、软组织、脑、肾上腺等。乳腺癌患者临床确诊时 5% ~ 15% 已有远处转移。有腋下淋巴结转移的患者术前作全身骨扫描，发现约 20% 有异常改变，但患者常无临床症状。Cote 用单克隆抗体法检测，发现可手术的乳腺癌病例中 35% 骨髓中可见癌细胞，淋巴结阴性和阳性病例中，分别有 27% 和 41% 骨髓内可找到癌细胞。死于乳腺癌的病例作尸检，60% ~ 80% 有肺转移，50% ~ 60% 有肝转移，50% 有骨转移。

①肺转移：癌细胞在肺毛细管内停留、生长，继之浸出血管，形成转移瘤。肿瘤侵及肺组织的淋巴管和肺静脉，引起肺淋巴组织的转移或全身转移。肺转移多数表现为肺内大小不等的结节，偶为单个结节。少数病例表现为癌性淋巴管炎，临床上有明显的咳嗽、气急、发绀，早期 X 片无异常或仅见肺纹增多，容易误诊。

②骨转移：以胸、腰椎和盆骨最多，其次为肋骨、股骨等；多数为溶骨性改变，少数为成骨性；长骨转移时可发生病理性骨折，脊柱转移时由于脊髓受压可引起截瘫。临床上有进行性加剧疼痛，早期时 X 片可能无阳性发现，骨扫描较 X 片敏感，平均可提前 3 个月发现骨转移，因此，乳腺癌患者出现持续性疼痛时，应作骨扫描检查。放射治疗对骨转移的疼痛有明显姑息作用，经放疗后 90% 病例疼痛缓解，并可延迟或防止脊髓压迫所引起的截瘫。

③肝转移：早期症状不明显，患者有乏力、食欲减退等，容易忽略，超声显像及 CT 检查有助于早期发现肝转移。肝转移患者预后差，化疗及激素治疗效果不理想。

④胸膜转移：常继发于肺转移，偶亦有单纯胸膜转移者，主要表现为胸腔积液，可为血性，有时胸腔积液内可找到癌细胞。治疗可用全身化疗加胸腔内化疗。

⑤脑转移：在女性脑转移瘤中，乳腺癌是常见的原发灶，CT 检查对诊断有帮助。全头颅放疗可取得暂时性症状缓解，但治疗效果不理想。

二、临床表现

乳腺位于身体表面，一旦发生病变容易发现，当患者就诊时，临床医生必须仔细分析病史，认真进行检查，必要时配合 X 线乳腺摄影、超声显像、热图检查或 CT 等。在决定治疗前，除了解肿瘤的良恶性外，还应估计肿瘤的生物学行为、浸润范围、淋巴结转移情况及是否有远处转移等，根据所有资料来制定治疗计划。

（一）无痛性肿块

乳房的无痛性肿块常是促使患者就诊的主要症状。为确定肿块的性质，应对肿块发生的时间、生长速度、生长部位、肿块大小、质地、活动度、单发或多发、与周围组织的关系及是否同时伴有区域性淋巴结肿大等情况做全面的检查，结合患者的年龄、全身情况及有关病史才能做出比较正确的诊断及鉴别诊断。乳腺癌应当与炎性肿块、乳腺增生病及良性肿瘤相鉴别。乳腺癌的肿块呈浸润性生长，即使肿块很小，如累及乳腺悬韧带时可引起皮肤粘连，较大的肿块可有皮肤水肿、橘皮样变、乳头回缩或凹陷、淋巴结肿大等症状，后期可出现皮肤卫星结节甚至溃疡。但在早期阶段，有时很难与良性疾病相鉴别。

（二）乳头溢液

乳头溢液可以是生理性或病理性的，非妊娠哺乳期的乳头溢液发生率为 3% ~ 8%。乳腺导管尤其是大导管上皮增生、炎症、出血、坏死及肿瘤等病变都可能发生乳头溢液。溢液可以是无色、乳白色、淡黄色、棕色、血性等；可以呈水样、血样、浆液性或脓性；溢液量可多可少，间隔时间也不一致，常因溢液污染内衣而为患者发现。癌性溢液应当与生理性、非肿瘤性乳腺疾病、全身性疾病引起的乳头溢液相鉴别。乳腺癌原发于大导管或为管内癌者，合并乳头溢液较多，但乳腺癌以乳头溢液为唯一症状者少见，多数伴有乳腺肿块。管内乳头状瘤恶变，乳头湿疹样癌等亦可有乳头溢液。

（三）乳头和乳晕异常

当病灶侵犯到乳头或乳晕下区时，乳腺的纤维组织和导管系统可因肿瘤侵犯而缩短，牵拉乳头，使乳头偏向肿瘤一侧，病变进一步发展可使乳头扁平、回缩、凹陷，直至完全缩入乳晕下，看不见乳头。有时因乳房内纤维组织挛缩，使整个乳房抬高，临床可见两侧乳头不在同一水平面上。乳头糜烂也是 Paget 病的典型症状。

少数病例以腋淋巴结肿大作为首发症状而就诊，其乳腺内原发病灶很小，临床难以扪及，称为隐性乳腺癌。炎性乳腺癌时局部皮肤呈炎症样表现，颜色由淡红到深红，开始时比较局限，不久即扩大到大部分乳腺皮肤，同时伴有皮肤水肿。触诊时感皮肤增厚、粗糙、表面温度升高。当肿瘤发生远处转移时出现相应症状。

三、诊断

（一）X 线检查

乳腺照相是乳腺癌诊断的常用方法，分为干板照相及低剂量 X 线照相。干板照相又称静电摄影，其优点是对微小钙化点的分辨率较高，检查时能紧贴胸壁，包括乳房后间隙，这正是 X 线照相易遗漏的部位。但干板照相每次接受的 X 线量较大，干板的装置还有些机械方面的问题。

钼靶 X 线照相又称软 X 线照相，适用于软组织及乳腺照相。目前采用低剂量片－屏组合系统、高分辨增感屏和单向感光乳剂细颗粒胶片，每次剂量为 0.2 ～ 0.3 rad。每次检查应用 2 个位置，中线所接受的剂量为 0.3 ～ 0.8 rad，这种剂量所致的放射致癌危险性已接近自然发病率。

Dodd 的研究指出，假定以 35 ～ 39 岁的人群摄乳房片作为基线，对 100 万妇女在 40 岁以后每年作乳房照相，那么在这些人群的一生中最少有 150 人，最多有 1000 人可能有因放射线而致乳腺癌，但这 100 万人可以在早期做出诊断，治疗后生存率很高。乳腺照相可看到微小钙化灶而检出导管原位癌，但在片子上乳腺癌与其他增生性疾病或管内乳头状瘤不易鉴别。乳腺疾病在 X 线片上表现一般可分为肿块或结节病变，钙化影及皮肤增厚征群，导管影改变等。85% 的乳腺癌的 X 线表现为边界不规则的肿块或结节阴影，肿块的密度较高，边缘有毛刺征象时对诊断十分有助。毛刺较长超过病灶直径时称为星形病变。X 线片中显示肿块常比临床触诊为小，此亦为恶性征象之一。片中的钙化点应注意其形状、大小、密度，同时考虑钙化点的数量和分布。乳腺癌中 30% ～ 50% 在片中可见钙化点，颗粒甚小，密度很不一致，呈点状、小分支状或呈泥沙样，当钙化点群集时，尤其集中在 1 cm 范围内则乳腺癌的可能性很大。钙化点超过 10 个时，恶性可能性很大。有时有 3 ～ 4 个钙化点，但有发病高危因素时亦应考虑作活检。其他的一些 X 线征象如导管影增生、导管扭曲、皮肤增厚改变等常是间接的征象。

X 线片可以查出导管原位癌，主要表现在导管影增厚及微小钙化点。如果摄片发现有可疑时应在定位摄片下作病灶切除，方法是将亚甲蓝注入或用金属针插入后摄定位片。切除的病灶应作标本的 X 线检查以观察病灶是否已被切除，如标本摄片未发现病灶，则应再作活检或在活检所造成的肿胀、组织反应消退后再作摄片检查。

年轻妇女的乳腺组织容易受放射线的损伤，同时其乳腺组织较致密，一般不易做出诊断及鉴别，因而对 35 岁以下的妇女常不主张作乳腺照相检查。乳腺照相临床上常用于鉴别乳腺良、恶性病变，用于普查可以发现临床上未能触及的肿块。

临床应用于：①乳腺癌的术前检查：有时可以发现一些隐性或多发性的病灶，术前常规检查也可能发现同时存在的双侧乳腺癌，即对侧的隐性病灶；②乳腺病变的鉴别诊断；③临床有乳头排液、溃疡、酒窝征，或乳头回缩、皮肤增厚时的辅助诊断；④对高危险因素患者的随访及普查时的应用：如一侧乳腺癌治疗后随访对侧乳腺，有母系乳腺癌家属史，月经初潮早或绝经迟，第一胎足月生产在 35 岁以上者，有乳腺良性疾病史，乳腺增大或缩小而临床不易检查者及腋下、锁骨上或其他部位有转移性腺癌，乳腺摄影可作为寻找原发灶方法之一。

（二）超声显像检查

超声显像检查无损伤性，可以反复应用。对乳腺组织较致密者应用超声显像检查较有价值，但主要用途是鉴别肿块系囊性还是实质性。囊性肿块有时可在超声显像引导下作针吸，如果吸出液体可以不必手术。超声显像对乳腺癌诊断的正确率为 80% ~ 85%，对肿块在 1 cm 以下者诊断正确率不高，目前正在改进中，如应用高分辨率的探头，改进检查方法如用水浴式多头探测等方法。超声显像对明确肿块大小常较正确，因而可以用来比较非手术治疗方法（如化疗、放疗、内分泌治疗等）的疗效。

（三）其他影像学检查

（1）热图像检查：常用有液晶及远红外热图像两种方法。热图像是利用肿瘤细胞代谢快，无糖酵解产生的热量较周围组织高，因而在肿块部位显示热区。但热图像对较小肿瘤检出率低，假阳性及假阴性较多，经广泛评价后，目前大多已不将热图作为诊断乳腺癌的主要依据。热图有时可能预报乳腺癌的危险性，乳腺癌有明显异常温度记录者预后较差。

（2）近红外线扫描：近红外线的波长为 600 ~ 900 μm，易穿透软组织。利用红外线透过乳房不同密度组织显示出各种不同灰度影，从而显示乳房肿块。此外红外线对血红蛋白的敏感度强，乳房血管影显示清晰。乳腺癌常有局部血运增加，附近血管变粗，红外线对此有较好的图像显示，有助于诊断。

（3）CT 检查：CT 检查可作为乳腺摄影的补充，而不是作为常规方法。CT 可用于不能扪及的乳腺病变活检前定位，确诊乳腺癌的术前分期，检查乳腺后区、腋部及内乳淋巴结有无肿大，有助于制订治疗计划。

（4）磁共振检查：浸润性导管癌的磁共振表现为边界不清、不规则毛刺的低信号强度肿块，但磁共振不能显示微细钙化点。有一组 120 例妇女用照相及磁共振的比较，前者阳性率高于后者。

（四）实验室检查

理想的生物学标志物应具备以下条件。①特异性强：可作用于特定的肿瘤；②敏感性高：微小肿瘤即可显示标志物的量变；③方法简便。目前能用于乳腺癌诊断的生物学及生化学标志物有多种（表 2-1），但其特异性均不甚理想。较有参考价值的有以下数种。

（1）癌胚抗原（CEA）：近年来由于放射免疫测定的进展，证实 CEA 不仅存在于胃肠道肿瘤及胎儿组织内，在其他肿瘤及非肿瘤性疾病（如溃疡性结肠炎，肝炎，肝硬化等）中也有存在。乳腺癌术前检查 20% ~ 30% 血中 CEA 含量升高，而晚期及转移性癌中则有 50% ~ 70% 出现 CEA 高值。Haagensen 等报道 CEA 与治疗反应呈正相关，CEA 值增高时提示病变在进展，降低时好转。因而，目前对 CEA 的研究集中于作为预后及随访指标。有学者于乳腺癌手术后 10 d 时测定 CEA，阳性者复发率达 65%，阴性者仅 20%。

（2）降钙素：以往认为是甲状腺髓样癌所特有，但目前发现在其他肿瘤中也有，如肺癌（40%）、结肠癌（33%）、胰腺癌（46%）等有不同程度的增高，乳腺癌患者中 38% ~ 100% 有血浆降钙素的上升，但在早期病例中仅 25% 有上升，因而早期诊断的参考价值不大。

表 2-1 乳腺癌诊断的生物学及生化学标志物

类别	可能应用的标记物
肿瘤胎儿抗原	CEA、γ-胎儿蛋白
胎盘标记物	人绒毛膜促性腺激素（HCG）、胎盘催乳素（HPL）
乳腺或乳汁有关抗原	酪蛋白、大囊性病液体蛋白（GCDFP）
其他异位激素	降钙素
酶	碱性磷酸酶、唾液酸转移酶、丙种谷酰胺转肽酶
正常机体组成物	铁蛋白、血型物质、羟脯氨酸、N_2-二甲鸟苷、1-甲肌苷、酸性糖蛋白
组织病理学标记物	免疫球蛋白
蛋白	前清蛋白、糖蛋白
单克隆抗体	
其他	

（3）铁蛋白：血清铁蛋白反映体内铁的储存状态，在很多恶性肿瘤如 Hodgkin 病、白血病、胰腺癌、胃肠道肿瘤、乳腺癌中有铁蛋白的升高。从肿瘤中测出的铁蛋白称癌胚铁蛋白，但肿瘤内铁蛋白浓度升高是由于基质反应，而非肿瘤合成。Tappin 报道 50 例乳腺癌术前有 42% 病例铁蛋白含量升高，且与病期有关。治疗后有复发者铁蛋白亦升高。

（4）单克隆抗体：用于乳腺癌诊断的单克隆抗体 CA153 对乳腺癌诊断符合率为33.3% ~ 57%，对早期诊断尚有困难，主要是没有找到特异性抗原。

目前的生物学标志物单一应用尚无足够的敏感性及特异性。应用多种标志物作为联合指标，可以提高诊断价值，但亦只限于较晚期的病例，对早期病例亦无足够的敏感性。

（五）细胞学及组织学检查

（1）脱落细胞学检查：对有乳头溢液的病例，可将液体做涂片细胞学检查，对早期管内癌有乳头排液者阳性率为 50%，有时尚未有肿瘤可扪及前，已可被检查出。乳头糜烂怀疑 Paget 病时可用糜烂部位的刮片或印片进行细胞学检查，阳性率为 70% ~ 80%。

（2）细针吸取细胞学检查：是简单易行的方法，目前已被广泛采用。细针吸取是利用癌细胞黏着力低的特点，将肿瘤细胞吸出作涂片，其准确率较高。Scanlon 报道一组 6000 例有怀疑的病灶，应用细针吸取，其中 12% 是阳性的。据报道应用细针吸取法与切除活检法，患者的生存率无差别，但操作时应注意避免造成肿瘤的播散。对较小或临床有怀疑的病灶即使细胞学检查为阴性时亦应做活组织检查，以免延误诊断。

（3）活组织检查：明确诊断必须做活组织检查。除非肿瘤很大，一般均以做切除活检为好，宿曜等报道一组 142 例乳腺癌随访 15 年，其中切除活检 75 例，切取活检 67 例，切除活检组的 5，10，15 年生存率明显高于切取活检组（P < 0.05）。切除活检时应将肿瘤连同周围少许正常乳腺组织一并切除，最好能做冰冻切片检查。如果是恶性的则作根治性手术，标本应同时作激素受体测定。如无冰冻切片条件，可在病理证实后再手术，希望能不迟于 2 ~ 4 周。

四、治疗

（一）手术治疗

对能手术治疗的乳腺癌，手术的目的是获得局部及区域淋巴结的最大限度的控制，减少局部复发，同时得到必要的资料以判断预后及选择术后的辅助治疗。在满足以上要求后，再考虑外形及功能越接近正常越好。

1. 手术适应证

乳腺癌的手术适应证为符合国际临床分期的 0、Ⅰ、Ⅱ期及部分Ⅲ期而无手术禁忌证的患者。

2. 手术禁忌证

（1）全身性禁忌证：①肿瘤已有远处转移；②一般情况差，恶病质；③全身主要脏器有严重疾病，不能耐受手术者；④年老、体弱不能耐受手术者。

（2）局部病灶的禁忌证：Ⅲ期病例有以下情况之一时。①皮肤橘皮水肿，超过乳房面积一半；②皮肤有卫星结节；③肿瘤直接侵犯胸壁；④胸骨旁淋巴结肿大，病理证实为转移；⑤锁骨上淋巴结证实为转移；⑥患侧上肢水肿；⑦急性炎性乳腺癌。

有以下 5 种情况中任何 2 项以上者：①肿瘤溃破；②皮肤橘皮水肿，占全乳面积 1/3 以上；③肿瘤与胸大肌固定；④腋淋巴结最大直径超过 2.5 cm；⑤淋巴结彼此粘连或与皮肤或深部组织粘连。

根治术前必须有组织学的证实，不能单根据临床诊断。细针细胞学检查有一定的假阳性或假阴性，因而一般不作为确定诊断的最后依据。明确诊断最好是采用冰冻切片，在做好根治术的准备下将肿瘤切除送检，如证实为恶性时即选择适当的根治性手术。如果无冰冻切片的条件时应将肿块做完整的切除，术时彻底止血，在病理检查为恶性时及时手术。活检与根治术的间隔时间一般越短越好，Copeland 等提出最好在活检后 72 h 内进行手术，有学者认为对乳腺肿块进行门诊活检，应具备的条件是外科医师的熟练手术、快速石蜡或冰冻切片及确诊后能及时手术治疗。目前大多数作者同意此观点，对从活检到手术间隔时间的安全范围认为应为 2 ~ 4 周。肿瘤切除后标本应同时送有关检测，如激素受体的测定等，为以后进一步治疗提供客观指标。

3. 手术方式

目前对乳腺癌手术切除范围的分歧很大，原发灶的切除可有肿瘤切除，1/4乳房切除，全乳房切除及同时包括胸肌的切除，术后再合并放射治疗。腋淋巴结的切除范围可做腋淋巴结全部清除，部分清除，单做活检，或暂时不理，有肿大淋巴结出现后再手术。内乳淋巴结的处理有做手术清除，活检或暂不处理，放射治疗等。因而常用的手术方式有乳腺癌根治术、乳腺癌改良根治术、乳腺癌扩大根治术、全乳房切除及小于全乳房切除的部分乳房切除等方式。各种手术方式很多，但没有一个统一的手术方式能适合于各种乳腺癌的不同情况，手术方式的选择还是要根据病变部位、病期、手术医师的习惯及各种辅助治疗的条件而定。一般腋淋巴结的数字自7～72个，差别之大除了个体原因外，与病理科医师检查详细与否有关。但预后主要与淋巴结的阳性数有关，淋巴结转移数越多其预后亦越差。淋巴结的转移数亦与病理检查情况有关，对区域淋巴结的治疗目前亦有很大分歧，有些作者认为区域淋巴结有一定的免疫功能，清除了淋巴结可以损伤局部的免疫功能，亦有作者认为腋下群淋巴结无转移时很少有上、中群淋巴结的转移，为了分期的目的，仅需要取淋巴结做活检即可。但是免疫功能应是全身性的，NSABP对1665例比较了全乳切除、全乳切除加放疗、根治术的疗效，经6年随访，根治术及腋放疗者腋淋巴结的复发率明显减少，亦证实腋淋巴结的处理并不影响免疫机制。进行淋巴结清除，还可了解淋巴结的转移数及分群，将有助于术后辅助治疗的选择。部分患者腋淋巴结清除后可减少局部复发，提高了生存率。因而腋淋巴结的清除是局部治疗的重要组成部分。

（1）乳腺癌根治术：Halsted及Meyer分别发表乳腺癌根治术操作方法的手术原则为①原发灶及区域淋巴结应做整块切除；②切除全部乳腺及胸大、小肌；③腋淋巴结做整块彻底的切除。Haagensen改进了乳腺癌根治手术，并强调除了严格选择病例外，手术操作应特别彻底，主要有：①细致剥离皮瓣；②皮瓣完全分离后，从胸壁上将胸大、小肌切断，向外翻起；③解剖腋窝，胸长神经应予以保留，如腋窝无明显肿大淋巴结者则胸背神经亦可以保留；④胸壁缺损一律予以植皮。此手术方式目前仍是乳腺癌手术的常用方式。

由于乳腺癌根治术未清除内乳淋巴结，因而很多作者提出术后应予以内乳区做放射治疗，尤其是病灶位于内侧及中央者。

手术后的并发症常有上肢水肿、胸部畸形及皮瓣坏死影响伤口愈合等。

Haagensen报道根治术的10年生存率在Ⅰ期时为72.5%，Ⅱ期为42.3%（哥伦比亚分期）；局部复发率Ⅰ期为3.7%，Ⅱ期为12.0%。上海医科大学肿瘤医院报道根治术的10年生存率在Ⅰ、Ⅱ、Ⅲ期分别为74.0%，50.6%及25.3%。

（2）乳腺癌扩大根治术：亦即根治术时同时清除内乳区淋巴结。Turher-Warwick用放射性核素注入乳房，证实75%的淋巴流向腋淋巴结，25%流向内乳淋巴结。Handler及很多作者指出内乳淋巴结的转移率17%～22%。

清除内乳淋巴结自 1 ~ 4 肋间淋巴结，术时需切除第 2、第 3、第 4 肋软骨。手术方式有胸膜内法（Urban 法）及胸膜外法（Margottini 法）。Margottini 报道 900 例扩大根治术的远期疗效较根治术为好，Urban 亦有同样的报道。沈镇宙等比较了扩大根治术与根治术的远期疗效，在 I 期病例两种术式无差别，但 II、III 期病例应用扩大根治术较根治术为好。但这些报道均是回顾性的。有学者把 1453 例乳腺癌随机分成根治术组 750 例，扩大根治术组 703 例，两组的 10 年生存率分别为 53% 和 56%，在病灶位于内侧或中央同时有腋淋巴结转移的 10 年生存率分别为 52% 和 71%。

扩大根治术目前的应用较以往为少，大多认为内乳淋巴结有转移者的预后较差，也可以应用放射或其他方法来代替手术。但应用放射等方法疗效不如手术。由于内乳淋巴结有一定的转移率，术前尚无有效的方法能估计内乳淋巴结有无转移，同时内乳淋巴结亦是预后的重要指标，因而对某些病例，主要是临床 II、III 期，尤其是病灶在中央及内侧者，应用扩大根治术有其实用意义。

扩大根治术的并发症同根治，但增加了肺部的并发症。应用胸膜外扩大根治术，术后应注意引流管的通畅，鼓励咳嗽等可以防止及减少胸腔并发症。

（3）乳腺癌改良根治术：胸肌筋膜相对无淋巴管，肿瘤很少经胸肌筋膜转移，手术时可以将胸肌筋膜切除而保留胸肌。若腋淋巴结无广泛转移时，腋上群淋巴结很少有转移，因而术时只需清除腋中、下群淋巴结，因此，产生了乳腺癌的改良根治手术，保存了胸肌使术后外形较为美观，术时常采用横切口，同时必须保留胸前神经及胸肩峰动脉，以免术后造成胸肌萎缩。其中有两种手术方式：①保留胸大肌，切除胸小肌的改良根治一式（Patey 手术），此方法与腋淋巴结清除范围基本与根治术相仿；②保留胸大、小肌的改良根治二式（Auchincloss 手术），此方法清除了腋窝中、下群淋巴结。乳腺癌改良根治术适用于临床 I、II 期的病例，尤其是肿瘤位于乳房外侧而腋淋巴结无转移的病例，对腋淋巴结已有明确转移者还是应用根治术为好。

（4）全乳房切除术：该术范围必须将整个乳腺切除，包括腋尾部及胸大肌筋膜。此手术方式适宜于原位癌及微小癌、年老体弱不适合做根治术者及局部病灶已趋晚期，作为综合治疗的一部分。

（5）小于全乳房切除的保守手术：该术应用局部切除治疗乳腺癌已有较长的历史。由于近年放射治疗设备的进步，发现的病灶较以往早，以及患者对术后生存质量的要求提高，因而有很多小于全乳房切除的保守手术方式。手术的方式自局部切除直到 1/4 乳房切除，术后应用放射治疗。

保留乳房的手术并非适合于所有乳腺癌患者，也不能代替所有的根治术，它是一种乳腺癌治疗的改良方式，应注意避免局部复发。其适应证大致如下：①肿瘤较小，适用于临床 T_1 及部分 T_2（小于 4 cm）以下病灶；②周围型肿瘤，位于乳晕下者常不适宜；③单发性病灶；④肿瘤边界清楚，如肉眼或显微镜下看不到清楚边界者常不适宜；⑤腋淋巴结无明确转移者。治疗的效果与以下因素有关：①肿瘤切缘必须有正常的边界，如果切缘有足够的正常组织者预后较好；②原发肿瘤的大小及组织学分级；③术后放射治疗，术后如不做放射治疗，局部复发率较高。

（二）放射治疗

乳腺癌放射治疗仅作为术后补充治疗或晚期、复发病例的姑息治疗。乳腺肿块摘除，局部广泛切除或1/4乳腺切除后给较高剂量放射（即所谓小手术、大放射）对临床Ⅰ、Ⅱ期患者治疗后，其生存率、局部复发率及转移率与根治术无明显差别。放射治疗后如有局部复发，再做根治手术，仍可获得较好疗效。对没有手术指征的局部晚期乳腺癌，放射治疗也能比其他方法获得较好的局部控制及提高生存率。

1. 放射治疗的方法

（1）射线种类选择：由于乳腺癌往往有皮肤及皮下组织浸润，因此使用加速器不加填充物照射时，宜应用 4 ~ 6 MV 的 X 线，不宜选用大于 6 MV 的 X 线，以免使贴近皮肤的浅层组织照射剂量不足。外放射结束后，对残余肿瘤或肿瘤床可作间质内治疗，或选用适当能量的电子束作加量放射，以减少正常组织的损伤。

（2）射野设置：选用四野进行照射，各射野的设置如下。原发灶：采用双侧切线野，以减少胸内脏器的曝射量。射野时患者平卧，患侧上肢外展90°，手置于头下，内侧切线野超过中线 2 cm，外侧切线野位于腋中线，照射野上缘与锁骨野下缘相接，下界达乳房皱折或皱折下 1 ~ 2 cm，射野大小及位置应根据肿瘤部位、大小及患者体型、乳房大小而改变，但必须包括全乳房及骨性胸壁，并尽可能避免肺组织照射过多。射野一般长 15 ~ 20 cm，宽度应超过乳房高度 1 cm。

淋巴引流区：锁骨上、下及腋窝区常设一前野，用 ^{60}Co 照射，射野上缘达环甲膜水平，内侧沿胸锁乳突肌前缘向下达中线，外侧位于肩胛盂边缘，避开肱骨头，下界与切线野上缘相接于第 2 前肋间，线束方向垂直或外倾斜10° ~ 15° 以保护喉、气管及脊髓。腋顶部需另设腋后野补充剂量，腋后野呈不规则形，射野时患者俯卧，上肢外展90°，射野上缘在肩胛骨边缘，内侧沿骨性胸壁边缘向下，外侧为肱骨内缘，下界至腋后皮肤皱折。一般不设内乳野照射，如患者体格特大，切线间距太宽时，可另设内乳野照射。此时，内侧切线野需移至内乳野外缘，内乳野上缘与锁骨野下缘相接，内侧位于前正中线，下界到第 6 肋骨上缘，一般宽 5 cm。双侧内乳区不做常规照射。

乳腺组织疏松，易随体位的变动而改变形态，因此在设置各照射野时应当采用同一体位。照射时也应完全按照射野时的体位，在射野及照射时应尽可能避免在射野连接处造成热点或冷点。

（3）照射剂量：剂量 50 ~ 60 Gy/5 ~ 6 周，外放射结束后残余肿瘤或肿瘤床加量

20 ～ 40 Gy/2 ～ 3 周。锁上区以皮下 2 cm 深度计算剂量，给 50 ～ 60 Gy/5 ～ 6 周。腋窝区以腋部前后径的中心点为剂量计算点。

切线野照射时必须精确计算照射角度，可采用切线尺直接测量或用计算法计算角度。

切线野照射不加填充物时，乳腺区剂量不均匀，剂量差别超过 20%。加用填充物后剂量分布较均匀，但皮肤剂量增加，容易发生湿性脱皮。使用楔形滤片可使剂量分布均匀，应根据患者体形及乳房大小选用合适的楔形角及使用比例。

2. 术前放射

在化疗广泛应用于临床前，对局部晚期乳腺癌常采用术前放射 + 根治术治疗。

术前放射有以下优点：①可以提高手术切除率，使部分不能手术的患者再获手术机会；②由于放射抑制了肿瘤细胞的活力，可降低术后复发率及转移率，从而提高生存率；③由于放射，延长了术前观察时间，能使部分已有亚临床型远处转移的病例避免一次不必要的手术。

术前放射的缺点是增加手术并发症，影响术后正确分期及激素受体测定。而且，放射与手术一样，都是局部治疗，不能解决治疗前可能已存在的亚临床型转移灶，因此近年来已有被术前化疗取代的趋势。

术前放射指征如下：①原发灶较大，估计直接手术有困难者；②肿瘤生长迅速，短期内明显增大者；③原发灶有明显皮肤水肿，或与胸肌粘连者；④腋淋巴结较大或与皮肤及周围组织有明显粘连者；⑤应用术前化疗肿瘤退缩不理想的病例。

术前放射常采用三野照射，即二切线野及锁、腋部照射野。射野方法同单纯放射，一般不设腋后野及内乳野。原发灶照射剂量为 40 ～ 50 Gy/4 ～ 5 周，锁骨区为 50 Gy/5 周。放射结束后 4 ～ 6 周施行手术最为理想。

3. 术后放射

目前，乳腺根治术后并不作常规放疗，但对于有复发可能性的病例，选择性地应用放射治疗可以降低复发率、提高生存质量。

术后放疗指征如下：①单纯乳房切除术后（照射胸壁及淋巴引流区）；②根治术后病理报告有腋中群或腋上群淋巴结转移者；③根治术后病理证实转移性淋巴结占检查的淋巴结总数一半以上，或有 4 个以上淋巴结转移者；④病理证实乳内淋巴结转移的病例（照射锁骨上区）；⑤原发灶位于乳房中央或内侧者做根治术后，尤其有腋淋巴结转移者。

术后放射应尽量采用电子束照射，也可用 ^{60}Co 或 ^{60}Co 加深度 X 线照射胸壁及内乳区前，应做 CT 或超声显像测定胸壁厚度，根据厚度选择适当能量，以免肺及纵隔受到过多照射。

根治术后照射锁骨区及内乳区，射野时患者平卧，头转向对侧，上肢放于体侧，射野设置如前述，一般不常规照射双侧内乳区。单纯乳房切除术后照射胸壁，照射野应包括全前胸壁直至瘢痕下端。术后放射剂量为 50 Gy/5 周。采用放疗与化疗同时应用的方法，或在化疗间隙期做术后放疗。

（三）内分泌治疗

1. 双侧卵巢切除术

双侧卵巢切除术是绝经期前晚期乳腺癌常用的治疗方法。卵巢切除后可降低或阻断女性激素对肿瘤的作用，从而使肿瘤退缩。去除卵巢的方法有手术切除或放射疗法。手术治疗的作用较快，放射治疗在照射 16 ～ 20 Gy 后亦能达到同样效果，但从治疗到发生作用常需要较长的时间。

有些临床因素可影响卵巢切除的疗效，在绝经前或绝经 1 年以内的病员疗效较好，亦即在 45 ～ 50 岁者，绝经 1 年以上或年龄小于 35 岁者疗效较差；手术与复发间隔时间长，尤其超过 2 年以上者常可期望获得较好疗效；对软组织、骨、淋巴结及肺转移的疗效较好，而肝及脑转移常无效。目前，预防性去除卵巢主要用于绝经前（尤其 45 ～ 50 岁）淋巴结转移较广泛的高危险复发病例，同时激素受体测定阳性者。对绝经后或年轻病例则不适合做预防性去除卵巢。

2. 肾上腺切除与脑垂体切除术

（1）肾上腺切除：绝经后妇女体内雌激素大多由肾上腺网状层所分泌的皮质酮及黄体酮转化而来，部分由饮食或机体中脂肪组织经芳香化后转换而成。肾上腺切除可消除雌激素的来源，使肿瘤消退。肾上腺切除对骨、软组织转移及有些单个的肺或胸膜转移的效果较好，对肝、脑转移常无效。从手术到复发间隔时间超过 2 年者有效率高，小于 2 年者常无效。肾上腺切除术后常需补充可的松，每日 50 ～ 70 mg，手术有一定的死亡率。近年来应用氨鲁米特，可起药物肾上腺切除作用，故双侧肾上腺切除术已很少应用。

（2）脑垂体切除术：脑垂体切除术去除绝经后妇女体内雌激素的来源。垂体切除去除了垂体分泌的催乳素、生长激素、绒毛膜促性腺激素，降低卵巢的雌激素及黄体酮水平，使肾上腺的糖皮质激素、雌激素及黄体素的合成减少，术后需补充肾上腺皮质激素、甲状腺素及血管减压素等，需同时治疗糖尿病。脑垂体切除可用经额途径或经蝶鞍途径，经额途径切除较完善，亦有切断垂体柄使垂体坏死，但作用常不完全。脑垂体切除有效率平均为 34%，而激素受体阳性的病例有效率可达 60%。绝经 10 年以上者的效果较好。软组织、淋巴结、骨及胸膜转移的效果较好，而肝、脑及肺淋巴道转移者常无效，以往用内分泌治疗有效者的效果亦较好。应用脑垂体切除术后可不必再做肾上腺切除，同样肾上腺切除术后也不必再做脑垂体切除术。

3. 内分泌药物治疗

（1）雌激素：绝经后妇女应用雌激素可使肿瘤缓解，低剂量雌激素可刺激人乳腺癌细胞株 MCF-7 的生长，而在 β–雌二醇或乙菧酚的浓度超过 10^{-7} mol/L 时反而抑制其增生。生理剂量的雌激素可使细胞质内的雌激素受体含量增加，而治疗剂量时可使雌激素受体由细胞质内转向核内，使细胞质内的雌激素受体得不到补充，从而抑制 DNA 合成。雌激素对绝经前妇女常无效，而对绝经后 5 年以上者效果较好；对激素受体阳性者的有效率可达 55% ~ 60%；对皮肤、软组织转移的有效率较高，肺及骨转移次之，肝及中枢神经系统转移常无效。雌激素治疗有效病例如果肿瘤复发时停用雌激素，有 30% 的病例可以显效，此种反跳现象可作为再次选用内分泌治疗的指标。

常用的雌激素制剂为乙菧酚，5 mg，每日 3 次；炔雌醇每日 3 mg；premarin 每日 3 次，每次 10 mg。常见的不良反应有恶心、畏食、呕吐等，此外雌激素可引起乳头、乳晕部色素沉着，乳房肥大，皮肤松弛，阴道排液增加、流血，有时因膀胱括约肌松弛而出现尿频、尿急等。雌激素还可引起体内钠潴留水肿，有时可引起高血钙等。有 10% 病员应用雌激素治疗可造成肿瘤的发展。

（2）雄激素：应用雄激素对晚期乳腺癌有一定的疗效，雄激素可抑制垂体的促生殖腺激素、滤泡刺激素及黄体生成素，从而使乳腺萎缩，雄激素注入体内后可经 5 甲–还原酶转化成二氢睾丸脂酮，与雄激素受体结合转入细胞核内，二氢睾丸脂酮还可经 5 酮–还原酶代谢成雄烯二酮，再转化成雌激素，与雌激素受体结合。生理性剂量的雄激素可通过雄激素受体的结合，从而刺激细胞生长；药用剂量时可使雌激素受体由细胞质转向核内，防止胞质内雌激素受体的再合成。雄激素的效果在停经后的妇女较停经前者好。但卵巢切除术后立即用睾丸素是错误的，因雄激素代谢后可转为雄激素，从而刺激细胞的生长。骨转移者用雄激素的效果较好，80% 患者可以得到症状缓解，因而不论绝经前后的骨转移患者应首选雄激素治疗。对软组织及淋巴结转移的有效率为 20%，内脏转移者很少有效。雄激素同时可刺激骨髓，使血象上升，食欲增加，自觉症状改善。

常用的制剂有丙酸睾酮，每次 50 ~ 100 mg，肌内注射，每周 2 ~ 3 次，总量可达 4 ~ 6 g；去氢睾酮内脂每日 1 ~ 2 g，肌内注射；二甲睾酮每日 4 次，每次 50 mg，口服；氟羟甲睾每日 2 次，每次 10 mg，口服。雄激素的不良反应主要是男性化症状，用药 2 ~ 3 月后出现痤疮、皮脂腺分泌多、多毛、脱发、声音嘶哑、肛门瘙痒、闭经等，停药后症状常自行消失，其他不良反应有高血钙和钠潴溜等。

（3）黄体酮类药物：大剂量的黄体酮有拮抗雌激素、对抗雌激素对乳腺及子宫内膜的作用，其机制可能是抑制了腺垂体分泌催乳素及促性腺激素。黄体酮的有效率 16% ~ 20%。一般对软组织转移、局部复发者效果较好，骨转移次之；对内脏转移的效果较差，对绝经后病员和激素受体阳性者的疗效也较好。

常用的黄体酮制剂有甲黄体酮（MPA），每日肌内注射 100 mg，近来认为大剂量每日可达 1000 ~ 1500 mg，肌内注射效果较好。近年来认为甲地黄体酮（MA）每日 4 次，每次 40 mg，其疗效更明显，对三苯氧胺无效的病例用 MA 的有效率为 30%，有时可与三苯氧胺或乙蔗酚合用。其他如达那唑，每日 100 ～ 200 mg，有效率可达 18.9%（7/37）。黄体酮类药物不良反应较少，有时有高血压、阴道流血、皮疹等，减量或停药后可自行消失。黄体酮类药物的缓解期与其他内分泌类药物相似，一般常作为二线药物。

（4）肾上腺皮质激素：大剂量肾上腺皮质激素可产生类似肾上腺切除或脑垂体切除的作用，抑制垂体的 ACTH 的生成。但大剂量应用时常有一定的不良反应，故很少单独应用。

目前，肾上腺皮质激素常用于联合化疗中，同时亦用于一些较严重的情况，如肺部广泛转移时的气急、肝转移引起黄疸和脑转移有脑水肿等。应用肾上腺皮质激素可以减轻肿瘤所引起的水肿及炎症，从而减轻症状。此外肾上腺皮质激素亦可改善患者的一般情况，缓解症状，改善终末期病员的主观症状和治疗肿瘤转移或内分泌治疗后的高钙血症。

（5）抗雌激素药物：氯美酚、苯甲啶和三苯氧胺。前两者有一定的不良反应，因而并不常用，三苯氧胺已被临床广泛应用，安全且有效。三苯氧胺的结构式与雌激素相似，其作用机制是与雌二醇在靶器官内争夺雌激素受体，减少胞质内雌激素受体的含量，从而阻断雌激素进入癌细胞，也阻断了核内雌激素生成基因的转录，延缓细胞分裂，防止雌激素受体的再合成。此外，在组织培养中可见受体阳性细胞的生长可直接被三苯氧胺所抑制。三苯氧胺的用量为每天 20 ～ 80 mg，但增加剂量并不一定能提高疗效，Rose 比较每日 30 mg 或 90 mg，有效率分别为 36% 或 37%。不良反应有恶心、呕吐、潮热、外阴瘙痒、阴道流血等，偶有脱发，白细胞降低，少数病例可引起视神经炎、眼球疼痛、视力降低等。三苯氧胺的有效率在未经选择的患者中为 30% ～ 40%，激素受体阳性病例为 55% ～ 60%。三苯氧胺对绝经后的患者疗效较绝经前为好，对绝经前患者三苯氧胺并不能替代卵巢切除。对软组织及骨转移的效果较好，而内脏转移较差。三苯氧胺可与其他内分泌药物如乙蔗酚或黄体酮类制剂合用，但未发现能提高疗效。三苯氧胺亦作为绝经后，尤其是激素受体阳性病例的术后辅助治疗，可以降低术后早期复发率，但对生存率的影响尚待随访。

（6）雌激素合成抑制剂：氨鲁米特可以抑制肾上腺分泌的胆脂醇转化为黄体酮的碳链酶的转换。肾上腺本身并不分泌雌激素，但其分泌的雄烯二酮亦可在肾上腺经芳香酶转化成雌酮，后者可能是绝经后妇女体内雌激素的主要来源，但芳香酶的作用几乎能被氨鲁米特所完全阻断。氨鲁米特加速糖皮质激素如地塞米松、泼尼松的代谢，故应用时可使肾上腺可的松的分泌减少，而使脑垂体促肾上腺皮质激素水平升高，抵消氨鲁米特对芳香酶及碳链酶的阻断作用，因而在应用氨鲁米特时需同时应用氢化可的松。氨鲁米特有一定的不良反应，常见的有嗜睡、恶心（33%），20% 病员有皮肤瘙痒、皮疹等，有 4% ～ 8% 病员有共济失调及肌肉痉挛等。不良反应可能与肝脏对药物的乙酰化率有关，乙酰化快，不良反应小。

氨鲁米特的常用剂量为 250 mg，每日 2 次，同时服氢化可的松每日 100 mg（上午 10 时 25 mg，下午 5 时 25 mg，临睡前 50 mg），服用 2 周后如无不良反应可改为氨鲁米特 250 mg，每日 4 次，氢化可的松 25 mg，每日 2 次。氨鲁米特的有效率在未经选择的病例中 30% ~ 35%，而雌激素受体阳性病例则可达 50% ~ 55%。有效病例的平均生存期为 11 ~ 17 月。氨鲁米特与肾上腺切除或脑垂体切除的治疗效果无差别，而且亦无肾上腺切除后功能不足等现象，停药后亦不需长期补充激素类药物。

（四）化疗

1. 单一药物治疗

自从第 1 个非激素类的抗癌药物氮芥问世以来，已有很多抗癌药物进入乳腺癌的临床应用，目前对乳腺癌较有效的药物有环磷酰胺（CTX）、5- 氟尿嘧啶（5-FU）、甲氨蝶呤（MTX）、阿霉素（ADM）、丝裂霉素（MMC）、长春新碱（VCR）、长春碱（VLB）、长春地辛（VDS）及环基亚硝脲（BCNU）等。单一药物的平均有效率为 20% ~ 30%。烷化剂类药物中环磷酰胺的有效率较高，且与用药途径及方式关系不大，但异环磷酰胺等则有效率很低。抗代谢类中常用的 5- 氟尿嘧啶及甲氨蝶呤的有效率较高，但其他如阿糖胞苷、6-MP 等则无效。植物类药物中如长春碱等有效率并不高，还可有神经系统的不良反应。单一药物中最有效的是阿霉素，常用剂量 40 ~ 75 mg/m²，每 3 ~ 4 周 1 次，在以往未用过化疗的病例的有效率可达 38% ~ 50%；低剂量应用即 30 mg/m²，以 28 d 为一疗程，在第 1、第 8 d 时用，在以往用过其他化疗药物时有效率为 30%。

2. 晚期乳腺癌的联合化疗

由于联合化疗成功地用于白血病、淋巴瘤的治疗，因而对乳腺癌亦陆续开展了多药联合化疗。1963 年时 Greenspan 报道应用噻替哌（Thio-TEPA）、甲氨蝶呤、5- 氟尿嘧啶，同时合并泼尼松及丙酸睾酮治疗晚期乳腺癌，有效率达 60%，1969 年 Cooper 报道 60 例用内分泌治疗无效病例应用多药联合化疗（表 2-2），其有效率达 90%。此方案以后被称为 Cooper 方案（简称 CMFVP），但其他作者未能重复出如此高的有效率，大致为 50% ~ 60%，但仍明显高于单药化疗，且其有效期也延长。目前对 Cooper 方案的应用有很多修正的方案。长春碱单用时有效率不高，人们在此方案内去除了长春碱，发现并不影响有效率。对泼尼松的应用与否亦有争论，有些作者认为应用泼尼松并不增加疗效，有的认为应用泼尼松可以使化疗反应减轻，激素类药物以提高化疗的耐受性。单一药物的有效率一般约为 30%，联合化疗则可以明显地提高疗效，并不增加毒性。

表 2-2 乳腺癌常用的化疗方案

方案与药物	给药方法
Cooper	
环磷酰胺	每天 2.5 mg/kg，口服
甲氨蝶呤	每周 0.7 mg/kg，静脉注射 ×8 周
5- 氟尿嘧啶	每周 12 mg/kg，静脉注射，隔周 1 次
长春碱	每周 35 μg/kg×4 ~ 5 周
泼尼松	每天 0.75 mg/kg，1/2 量 ×10 d，5 mg/d×3 周
CMF（ECOG）	
环磷酰胺	每天 100 mg/m^2，口服，第 1 ~ 4 d
甲氨蝶呤	30 ~ 40 mg/m^2，静脉注射，第 1、第 8 d
5- 氟尿嘧啶	400 ~ 600 mg/m^2，静脉注射，第 1、第 8 d
	28 d 为 1 疗程
CFP	
环磷酰胺	每天 150 mg/m^2，口服 ×5 d
5- 氟尿嘧啶	每天 300 mg/m^2，静脉注射 ×5 d
泼尼松	30 mg/d×7 d

目前，常用的化疗方案有 CMFVP、CMF、CMFP 等。

阿霉素是单一药物中有效率最高的，目前也应用于联合化疗中，其有率比单一应用时有提高，显效快，但是否能延长生存期尚不清楚。但阿霉素的毒性反应较大，其对心脏的影响与剂量有关，因而其临床应用常受到一定的限制。包括阿霉素在内的联合化疗（有 AV，CA，CAF 等）与 CMF 方案间并无交叉耐药性，两组间的疗效也相似，因而两组可以交替应用（表 2-3）。

表 2-3 联合阿霉素化疗的 3 种方案

方案与药物	给药方法有效率（%）
AV	52
阿霉素	75 mg/m^2，静脉注射，第 1 d
长春碱	1.4 mg/m^2，静脉注射，第 1、第 8 d 每 21 d 重复
CA	74
环磷酰胺	200 mg/m^2，静脉注射，第 3 ~ 6 d

续表

方案与药物	给药方法有效率（%）
阿霉素	40 mg/m^2，静脉注射，第 1 d 每 21 ~ 28 d 重复
CAP	82
环磷酰胺	100 mg/m^2，口服，给药 14 d
阿霉素	30 mg/m^2，静脉注射，第 1、第 8 d
5- 氟尿嘧啶	500 mg/m^2，静脉注射，第 1、第 8 d 每 28 d 重复

晚期乳腺癌联合化疗的有效率为 30% ~ 80%，可使生存期延长，完全缓解者中位生存期可达 2 年以上，但大多数患者最终还是出现复发和产生耐药性。这种难治性患者的特点是：①大多数患者均接受过化疗、放疗及其他治疗；②病变部位以内脏及混合型为主，肿瘤负荷大；③患者一般情况差，骨髓常处于抑制状态。

随着新的抗癌药物的研究成功，现已有些较成熟有效的联合化疗方案治疗一些难治性病例，常用药物有表柔比星、米妥蒽醌等，这些方案的作用类似阿霉素联合方案，但其不良反应小，特别是对心脏毒性较小，治疗指数较高。其疗效尚有待进一步观察。

3. 术后辅助化疗

对肿瘤进行综合治疗是提高治愈率的有效措施之一，其中对乳腺癌的术前、后辅助化疗是较为成熟的。术前、后辅助化疗的目的是消灭一些亚临床的转移病灶，以提高生存率，尤其是对腋淋巴结有转移的病例。

Fisher 领导的 NSABP 在 1957 年时开始用噻替哌，手术时用 0.4 mg/kg，术后第 1、第 2 d 各 0.2 mg/kg，对绝经前有 4 个以上淋巴结转移病例可提高生存期。北欧国家亦开展了术后短期化疗。对 1026 个病例随机分成两组，治疗组 507 例，对照组 519 例，治疗组每天给环磷酰胺 30 mg/kg，手术日起连用 6 d。自术后第 9 年起两组生存率有差别，术后第 10 年时治疗组生存率较对照组高 10%。

早期的术后辅助治疗常应用短程化疗，目的是杀灭手术操作所引起的癌细胞的播散，但以后认识到术后的复发常是由于术前已存在的微小转移灶所造成，同时亦认识到术后化疗可以提高生存率。术后化疗有一些有利的特点：①由于巨块肿瘤去除后，根据一级动力学原则，最小的肿瘤负荷易被抗癌药物所杀灭；②肿瘤负荷小，倍增时间短，增生比率大，对抗癌药物敏感性较高；③肿瘤负荷小，相对容积大，血供充足，发生耐药机会较少，化疗治愈的可能性大。

有两组前瞻性的随机分组研究已为临床术后辅助化疗提供了有益的经验。

Fisher 在随机应用噻替哌的基础上应用左旋苯丙氨酸氮芥（L-PAM），患者在手术后随机接受 L-PAM 每日 0.15 mg/kg，共 5 d，每 6 周重复给药，共给药 2 年。经 10 年随访，用药组的无复发率较对照组高 8%（P=0.06），生存率高 5%（P=0.05）；有 1~3 个淋巴结转移的绝经前患者有显著差别，绝经后者无差别。以后在用 L-PAM 的基础上加用 5-FU，每日 5-FU 300 mg/m²，静脉注射共 5 d，每日 L-PAM4 mg/m²，共 5 d，同样每 6 周重复一次，共给药 2 年，其疗效亦较单用为好。

意大利米兰的癌症研究所 Bonadonna 应用 CMF 联合化疗，其剂量是环磷酰胺每日 100 mg/m²，连服 14 d；甲氨蝶呤 40 mg/m²，5-氟尿嘧啶 400 mg/m²，均是术后第 1、第 8 d 应用，每 28 d 重复一次，共用 12 个疗程。经 8 年随访，用药组较对照组效果好，主要对绝经前有 1~3 个淋巴结转移者疗效显著，而绝经后妇女的疗效并不显著。

Canellos 等曾比较 CMF 联合化疗与单用 L-PAM 的效果，认为联合化疗的效果较好。

应用 L-PAM 或 CMF 联合化疗的 10 年随访结果表明，辅助化疗对绝经前的患者有显著提高疗效的结果，而绝经后者无显著差别。Bonadonna 认为可能有以下原因：①绝经后患者接受的剂量不足，研究表明凡接受化疗剂量大于原计划方案的 85% 以上者，不论绝经前或绝经后患者均有显著疗效，而小于 65% 以下者，不论绝经与否均无效；②绝经后患者对化疗敏感性较低；③肿瘤的生物行为不同，绝经前患者早期复发率高。

由于阿霉素对治疗晚期乳腺癌有较好的疗效，因而也有用联合阿霉素的方案作为术后辅助治疗，常用的有 CAF 方案。环磷酰胺 400 mg/m²，静脉注射，第 1 d；阿霉素 40 mg/m²，静脉注射，第 1 d；5-氟尿嘧啶 400 mg/m²，静脉注射，第 1、第 8 d；每 28 d 重复给药，共 8 疗程。

对术后化疗应用的时间目前还有争议。Bonadonna 比较了 6 个疗程与 12 个疗程 CMF 化疗的结果，随访 5 年两组并无差别。由于术后化疗主要是杀灭亚临床型转移灶，因而 6 个疗程的化疗已可达到目的。如果 6 个疗程以后还有残余肿瘤，那可能说明此肿瘤细胞对化疗并不敏感，或需要改用其他化疗方案。

目前对辅助化疗提出以下一些看法：①辅助化疗宜术后早期应用，如果待病灶明显后再用，将降低疗效；②辅助化疗中联合化疗比单药化疗的疗效为好；③辅助化疗需要达到一定的剂量，达到原计划剂量的 85% 时效果较好；④治疗期不宜过长。

对淋巴结无转移患者是否应用辅助化疗的意见尚不一致。近年来美国国立癌症研究所提出，除原位癌及微小癌（即肿瘤直径小于 1 cm，无淋巴结转移者）外，所有患者均应采用辅助化疗，但对此尚有争议。

临床上一期患者术后 5 年生存率可达 85% 以上，而小于 1 cm 时可达 90%。然而淋巴结阴性者也有 25% 最终出现远处转移，因而对淋巴结阴性的患者如有高危险复发因素者应采用辅助化疗。

目前对术后辅助治疗大致有以下意见：①绝经前淋巴结阴性者，如有高危复发因素时宜应用辅助性联合化疗；②淋巴结阳性者，不论激素受体情况，宜应用辅助性联合化疗；

③绝经后淋巴结阴性者，除有高危复发因素外，一般不必用辅助治疗；④淋巴结阳性，激素受体阴性者应采用辅助性联合化疗，激素受体阳性者可选用三苯氧胺治疗。

（黄崇植）

第六节　保留乳房的乳腺癌切除手术

一、乳房象限切除术

乳房象限切除术又称局部大范围切除术，这种术式的完整含义是肿块与邻近乳腺组织切除，同侧腋窝淋巴结清扫和术后乳房外照射，绝非单纯手术切除。

乳房象限切除术是保留乳房的乳腺癌切除术中切除乳腺范围最大的手术。方法是以乳头为中心设定一个圆，将以肿瘤为中心的 1/4 的乳腺组织（包括乳头下方的乳腺大乳管）连同皮肤、筋膜一并切除，同时清扫腋窝淋巴结。

若乳腺肿瘤位于外上象限，可将腋窝淋巴结廓清与乳房部分切除在同一切口内进行，若肿瘤不是位于外上象限，则腋窝淋巴结廓清需另行切口。乳腺组织切除后缝合应达乳头下方尽可能保持乳房的形态和外观，皮肤用 5-0 的尼龙线仔细缝合。下面以乳腺外上象限肿瘤为例介绍该手术方法。

（一）适应证

（1）肿瘤大小：肿瘤直径 < 3 cm、3 ~ 5 cm、> 5 cm，其 5 年局部复发率分别为 6.2%、11.4% 和 17.8%。一般认为保乳手术应将肿瘤最大径限在 < 5 cm 为宜，以 < 3 cm 为最佳。

近年来保乳手术的适应证已较宽：对肿瘤直径 > 5 cm 患者，肿瘤虽属Ⅲ期，但患者坚决要求保乳治疗，可先进行辅助放疗和（或）化疗者，待肿瘤缩小和降期后再实施保乳手术。

（2）肿瘤部位：周围型乳腺癌占绝大多数，以外上象限为多，若肿瘤距乳晕边缘 ≥ 2 cm，一般可行保乳手术；乳头、乳晕部位的乳腺癌约占 12%，由于手术时需一并切除乳头、乳晕，一般不宜行保乳手术。

（3）肿瘤数量：有价值的是经钼靶摄片确认肿瘤范围及是否为多发病灶。根据肿瘤的钙化类型，可分为三型。

Ⅰ型（局限型）：X 线示局限性细小簇状钙化灶，是保乳手术的最佳适应证。

Ⅱ型（区域型）：X 线示区域性云雾状钙化灶，需仔细检查钙化灶的边缘，如切除范围足够则选择保乳手术是可取的。

Ⅲ型（弥漫型）：X线示患乳弥漫性星状钙化灶，该型属保乳手术的绝对禁忌证。

当共有两处小病变或微钙化，可以在只有切除3～4cm直径大小的乳房组织就拿得干净的范围内，则仍然应该考虑乳房保留手术。

（4）肿瘤TNM分期为：局灶性原位导管癌、$T_1N_0M_0$、$T_1N_1M_0$或某些$T_2N_0M_0$期浸润导管癌。

（5）乳腺必须足够大，一般选择病例的肿瘤、乳房体积比率≤1/6。

（6）患者要求或同意保留乳房。

（7）具有放疗条件者。

（二）绝对禁忌证

（1）伴发有乳头血性溢液。

（2）术中病理检查证实有明显乳管内进展癌、乳腺切缘有癌浸润。

（3）乳腺多发癌灶或乳腺钼靶片显示多处微小钙化。

（4）既往患乳有放疗史，特别是有霍奇金病者。

（5）妊娠早中期（前6个月）。

相对禁忌证是：①有胶原性血管病史；②相对乳房而言肿块较大，即乳房与癌肿比例不相符者；③大而下垂的乳房；④位于乳头乳晕下的肿瘤。

（三）术前准备

保留乳房的乳腺癌手术的术前准备与乳腺癌根治术相同。

（四）麻醉与体位

乳房象限切除术患者均采用全身麻醉或持续硬膜外麻醉。

患者仰卧位，患侧乳房下垫一薄枕。术野常规消毒，铺无菌巾，患侧上肢消毒后用无菌巾包裹，屈曲90°悬吊于头架上。为了保证肿瘤或术野位于最高处，可以适当调节手术台的倾斜度。

（五）手术步骤

1. 切口

保乳手术的目的在于行乳腺癌切除的同时保留乳房外形，保乳手术切口的设计应同时兼顾乳腺癌根治手术的解剖方便和保留乳房的形态接近正常的效果，推荐使用双切口分别切除肿瘤及清扫腋窝淋巴结。

（1）常规皮肤消毒：铺无菌巾。用亚甲蓝标记锁骨的胸骨头和肩峰、胸骨角、胸骨正中线，腋皱襞（胸大肌于肱骨起止部至乳头连线）和肿瘤边缘。

（2）切口选择：一般情况下，切口的两边距肿物各2～3cm，切除肿物表面的乳房皮肤；如肿物很小，位置很深，可不切除乳房的皮肤，或切除的乳房皮肤范围较小。乳房切口一般不选择垂直于乳晕的直切口，而选择与乳晕平行的弧形切口，以减少瘢痕收缩后乳房外形的改变程度。但要考虑乳房的形态，下垂型乳房和扁平型乳房可选择不同的切口方式。

乳房切口必须根据肿瘤所在部位来选择：①肿物位于乳腺外上象限偏中央部位时，可选略与乳晕垂直的单棱形切口。②肿物位于内上象限偏外侧及外下象限近上方时，可选择略带 S 形的单切口，先以肿物为中心在乳房表面做平行于乳晕的"弯月"形切口，然后在其外侧向腋窝方向延伸，使其便于乳腺区段切除及腋窝淋巴结清扫。③肿瘤位于其他部位时，可选择双切口。在肿物处做平行于乳晕的"弯月"形切口，切除乳腺组织；在腋窝处沿皮肤皱褶做弧形切口，清扫腋窝淋巴组织。④肿物位于乳晕处时，沿乳晕做棱形切口切除乳头乳晕和肿物及部分乳腺组织，腋下另做切口清扫腋窝淋巴结。术后二期行乳头乳晕再造手术。⑤肿物位于乳腺外上象限的尾部时，可选单一的"弯月"切口，缝合后与选双切口时的腋窝淋巴结清扫切口相似，但选"弯月"切口是要切除部分皮肤和乳腺织。

（3）乳腺切除范围：自乳头（A）至肿瘤中点（B）画一连线（AB 线），以 A 点为圆心，在 AB 线两侧各画 45°，得 AC、AD 线，此两线间则为乳腺组织切除范围，乳腺组织切除线必须距肿瘤边缘 3 cm。沿切除线将亚甲蓝点注入皮下和乳腺组织内，作为切除标志。

（4）标记皮瓣游离范围：自肿瘤边缘向 AC、AD 线各画一垂直线，再向外延伸 2 cm（E、F 点），连接 E、A、F 点画一弧线，则为皮瓣游离范围。

（5）切口选择的注意事项：要达到较好的外观，依乳房外形做曲形横向切线，但对位于乳房下部的大肿瘤而言，为了减少乳房与乳晕向下挛缩而采取放射型（垂直）切线较好。局部乳房切除的切线最好和腋下淋巴结的切线分开，这可以减少将来乳房朝腋下方向挛缩，需要时放射治疗也可以在肿瘤处给以加强剂量。放射形切口有碍美容不被推荐，切口应直接置于肿块表面，并设计在全乳切除的切口范围内，以便必要时改变手术方法。因乳腺癌侵犯皮肤者并非本手术适应证，因而本手术不必切除局部皮肤。

2. 切开皮肤，游离皮瓣

按预定切口切开皮肤达真皮深层与皮下组织交界处，牵开两侧皮肤，游离皮瓣，保留 1～2 mm 的皮下脂肪和皮下血管网，然后用皮钩将皮瓣垂直提起继续游离，当自切缘向两侧游离约 3 cm 后，皮瓣渐增厚，这样可以避免乳腺组织切除后乳房变形。皮瓣游离至预定线和乳晕边缘。

3. 切除肿瘤

皮瓣游离后，将乳房摆放在自然位置，避免牵拉，重新在脂肪组织上用亚甲蓝点状注射标出乳腺组织切除线，切缘必须离肿瘤 3 cm。沿切线用功率较低的高频手术电刀或电凝法切开乳腺组织及其深面的胸大肌筋膜，直至侧胸部，彻底止血，在乳晕边缘保留少许深部乳腺组织，以免缝合后引起乳头偏斜。

在切除乳腺时应同时切除相应的胸大肌筋膜，方法是将切断的乳腺组织提起，用电刀在筋膜下的疏松结缔组织层内沿肌纤维平行切离。对于肿瘤位于乳腺深部的病例，应确认肿瘤有无筋膜的浸润，若有浸润需追加部分胸大肌切除。从胸大肌上切离后，将与腋窝组织相连的乳房向外侧翻转。肿瘤切除范围要足够大，癌肿周围必须有足够的正常脂肪及乳腺组织包裹，达到肉眼所见标本无肿瘤。不要潜行再分离皮瓣，否则会影响外观效果。

切除物整块送病理切片检查。标本离体前以缝线做标记指明方向，离体后，肉眼观察，切除是否足够，断端及胸肌表面有无浸润或残留迹象。按标记定位方向，对切除不满意部分补充切除周围组织。乳腺肿瘤切除的要点是要像切蛋糕那样垂直切离，以免残留肿瘤。

4. 侧胸部的处理

腋皱襞上 2/5 处有支配胸肌的神经及其伴行的动、静脉进入胸大肌内，切除胸大肌筋膜时应予以保护，以免损伤后引起胸大肌萎缩，于胸大肌外缘切断其筋膜后，乳腺组织则被切除。

5. 缝合乳腺断端

按深、浅两层用可吸收线缝合乳腺组织，越靠近乳腺外周缝合张力越大，可仅缝合乳腺组织的深层。也有报道不必勉强缝合乳腺组织。

6. 清扫腋窝淋巴结

现行方法包括：腋淋巴结活检或取样，部分腋区淋巴结清除术（PAL），全腋清除术（TAL）。由于行保留乳房治疗的病例多为临床早期、触诊未发现有腋淋巴结肿大的病例，部分学者甚至不主张行腋窝淋巴结清除术，主张以腋区放疗代替腋淋巴结清除术。

（1）腋区处理方式对预防复发的意义：马赛癌症研究所的资料表明，尽管乳腺癌局部治疗失败往往伴有腋区复发，但单纯腋区失败发生率很低，在 N_0 病例为 2.3%，N_1 病例为 2.6%，因此倡导 I 级腋窝淋巴结清除术。根据 Harris 等报告 JCRT 及宾夕法尼亚大学资料，在临床 $N_0 \sim N_{1a}$ 组，腋窝淋巴结的阳性率随受检淋巴结数目增多而增加，当组织学检查为 1 ~ 5 枚时，阳性率为 17%，而检查 5 枚以上者，则达 26%，认为 II 级（Level II，胸小肌深面淋巴结）腋窝清除，即中位腋窝淋巴结清除术能较准确地反映腋区受累的实际情况。有研究表明，腋区复发的危险性与腋窝清除的淋巴结数目呈负相关，对腋区仅行观察、活检或取样组织学检查者，腋区复发率为 7% ~ 21%，明显劣于 PAL 或 TAL。

（2）手术范围对 N 分期准确性的影响：仅从腋窝淋巴结分期（N 分期）的角度出发，II 级腋窝淋巴结清除术可提供可靠的分期依据，使分期降低的发生率仅为 0.2% ~ 3.1%。腋窝淋巴结取样病理检查或低位腋窝淋巴结清除术却难以真正反映腋窝淋巴结转移的实质状况。

（3）手术步骤：腋皱襞上 2/5 处有支配胸肌的神经及其伴行的动、静脉进入胸大肌内，切除胸大肌筋膜时应予以保护，以免损伤后引起胸大肌萎缩，于胸大肌外缘切断其筋膜后，乳腺组织则被切除。乳房其他象限的肿瘤，应在腋部另做横形切口，切口从腋皱襞下方胸大肌外缘到背阔肌缘，长约 10 cm。

分层剪开腋部脂肪组织，显露并剪开腋鞘，沿腋静脉向肋骨侧清除脂肪组织与淋巴结，至背阔肌外缘，结扎小的静脉支，再向中央侧清扫。在清除脂肪组织时可见较粗的肩胛下深动脉、静脉，在其内侧有自内上向外下斜行发亮的条索样组织，则为胸背神经主干，均需予以保护，将腋静脉周围脂肪组织清除至胸大肌缘，游离胸大肌，并将之牵向内上方，沿胸小肌筋膜外侧向深部清扫，在肩胛下肌筋膜疏松组织中可见胸长神经，予以保护，清扫其周围脂肪组织和淋巴结。

为使胸大肌松弛，便于显露胸小肌深面和胸肌间淋巴结（Rotter's 淋巴结），助手可抬起患侧上臂，将其牵离躯干，肘关节屈曲 90°，前臂举到患者面部前方，肘部支撑在助手腹部。向上内侧牵开胸大肌，清除胸肌间淋巴结及脂肪组织，沿胸小肌外缘近喙突处游离，清扫其深部腋静脉周围淋巴结和脂肪组织。后侧与肩胛下深动脉伴行，为清除腋部脂肪、淋巴组织需结扎腋动、静脉较细的分支，当遇到较粗的血管时应注意其伴行的神经纤维，如与淋巴管难以鉴别时，可用镊子轻轻夹持，若为神经纤维则所支配的肌肉收缩，可以确定。

（4）腋淋巴结处理方式相关的并发症："冰冻"肩综合征系腋淋巴结清除术严重的并发症，但极少见，可通过早期被动的肩关节活动而预防。在行区域淋巴结放射治疗者，这一并发症显著增加。臂丛神经痛是一偶发的腋区放射治疗的后遗症，罕有发生。文献报道，同侧上肢淋巴水肿的发生率在腋淋巴结取样组织学检查者为 0 ~ 2.8%，在 I 级、II 级 PAL 者为 2.7% ~ 9.4%，在 TAL 者为 4.8% ~ 8.0%，单纯腋区放射治疗者为 2.1% ~ 8.3%。而手术与放疗（腋区锁上区）联合应用的发生率较单纯手术增加 3 ~ 7 倍。TAL 对控制腋区复发效果良好，TAL + 放疗［锁上和（或）腋区］对区域复发的预防或生存率的改善极小或无益，但却大大增加了同侧上肢淋巴水肿的发生率。

现已充分认识到，过分或环周解剖腋静脉可增加上肢淋巴水肿的发生率。TAL 或 PAL 应将腋淋巴结清除限制在腋静脉的前面。由于局限性腋淋巴结清除术对腋静脉解剖不充分，不可能增加上肢淋巴水肿的发生率，但有报道，保守性腋清除术可使静脉血栓形成增加到 7%，这可能是由于未充分注意由于牵拉或其他外科创伤所致医源性静脉损伤。在仔细地操作，腋静脉解剖限于其前表面时，这种并发症几乎不会发生。

7. 病理科医师检查标本边缘

切除病变并标记后，请病理学家仔细检查冷冻切片的边缘。肿瘤的一部分留做激素受体及细胞分析。病理科医师与外科医师紧密合作，是保证部分乳腺切除术效果的重要条件，必须达到标本边缘无肿瘤。按标记上下内外正确定位后，中间横行切开肿块，测量前后、左右径。肉眼观察癌灶与肿块边缘的距离，不满意时可于边缘取组织做快速病理检查，或于该局部再切除一部分乳腺或脂肪组织，然后矢状切开两侧半球形肿块，于癌灶本身及前后、左右、上下各边缘取组织做病理检查。一般至少取 15 ~ 20 个组织块，以明确肿块边缘有无癌肿侵犯，有侵犯时需改变手术方式。

8. 放置引流管、缝合乳腺及切口

乳腺及淋巴结切除后，术野用热的 0.9% 氯化钠溶液冲洗，彻底止血。首先用可吸收线自乳头下方缝合乳腺组织，为避免术后乳头凹陷，将乳头下面较厚的乳腺组织断端采用 2 层缝合，以保持其厚度。远离乳头后可仅缝合切离端浅层，不必缝合全部离断面，乳腺组织周边部分的缺损可用有血运的周围脂肪组织填补。

乳腺缝合后，自腋部切口下方背阔肌外缘皮肤戳孔，插入 2 条引流管，一条放在乳腺切除处，另一条置于腋窝淋巴结清扫部位，将引流管用细丝线在皮肤上缝合固定。为达到整容目的，缝合皮肤尽量使用小针细线仔细缝合。引流管持续负压吸引，一般至少保留 3 d。腋部放置数块纱布，压迫包扎。

（六）术中注意事项及术后处理

（1）损伤腋静脉：腋窝清扫时必须显露腋动、静脉和臂丛，腋动脉有搏动，管壁厚，不易误伤。腋静脉壁薄，分离其附近的脂肪组织和淋巴结时易撕裂，发生的主要原因为：①在显露与剪开腋鞘时解剖不清则进行锐性分离；②分离腋静脉周围时盲目追求速度强行钝性分离，造成腋静脉的小分支撕裂，波及腋静脉；③腋部脂肪组织多，过分牵拉脂肪组织致静脉移位或成角，分离时误伤静脉壁。若腋静脉被撕裂或切开，不要用止血钳盲目钳夹，可先用手指或纱布压迫损伤部的远心端和近心端，判定破口大小，用 3-0 丝线或 5-0 Prolene 线缝合破口。如静脉已被剪断则两端用血管夹止血，行血管端-端吻合术。

预防腋静脉损伤：在腋窝清扫时应解剖清晰，视野显露良好，操作细致，切忌粗暴分离。触及腋动脉搏动后，在其前下方用镊子提起鞘膜，切开一小口，用血管钳插入分离后剪开，在分离和剪开时血管钳或剪刀的尖端应向上，以免误伤血管壁。静脉的所有小分支均应使用蚊式血管钳钳夹、切断、细丝线结扎，不宜用大的血管钳钳夹，以免因血管钳的重力而造成静脉壁撕裂。用于该部位的线剪尽量应用钝头，避免在剪线时误伤静脉壁。

（2）损伤胸内侧神经：胸内侧神经是第 8 对颈神经和第 1 对胸神经组成的下干的内侧束，该神经纤维的 40% 向外绕过胸小肌外缘进入胸大肌，另外 60% 神经纤维穿过胸小肌进入胸大肌，支配胸大肌活动。损伤后引起胸大肌萎缩，影响胸部美观。在清扫胸肌间淋巴结时，因神经纤维纤细易被切断。游离胸小肌外缘时如用手指钝性游离亦可损伤其分支，因此在游离胸小肌外缘和清除胸肌间淋巴结时要用器械细致分离，如胸肌间仅有极少量脂肪组织时则不必刻意清除。

（3）皮瓣下积血，乳腺切除部位和腋窝部积血：皮瓣下积血和乳腺切除部位血肿多因游离皮瓣和乳腺断端止血不彻底或血管结扎线脱落所致，术后压迫不当亦是发生原因之一。腋窝部积血是因淋巴结和脂肪组织清扫范围较大致渗血，术后引流不畅和包扎不当所致，积血少时可穿刺抽吸，若血肿较大，凝血块多或穿刺抽吸无效，可拆除 1 ~ 2 针缝线，清除血肿，置软胶管引流，并适度加压包扎。

预防积血最重要的是彻底止血，尤其乳腺断端的出血点应缝合结扎，以免单纯结扎后结扎线松脱。腋窝部软胶管引流位置应在腋窝部的低位，持续负压吸引。切口部位应适度加压包扎，过紧可引起皮瓣坏死或上肢静脉回流障碍，包扎过松则腋部和乳腺组织切除部渗血。

（4）乳腺组织局部扩大切除后，会形成较大的组织缺损，缝合皮肤后，乳房形成一个凹陷区，或乳房偏斜，直接影响到保乳手术"美"的效果。为改变此种现象，主要采取三种措施：①在切除乳腺组织时，先设定好距肿物 2 ~ 3 cm 的切缘，然后楔形切除乳腺组织，使乳腺缝合后比较平，乳房外形无明显的变化；②若乳房较大，可以尽可能充分地将剩余的乳腺组织与皮肤及胸壁游离，然后拉拢乳腺组织缝合，术后较对侧乳房略小，乳房外形比较好；③若乳房比较小，可以将邻近乳腺组织分离一小部分移转填塞缺损，尤其是对于内上或外下象限的缺损，可将腋尾部保留较多的乳腺组织翻转，部分修复缺损。

（5）在单独做切口清扫腋窝淋巴结时，要设计一个曲线形切口，一方面可以借助切口的弧度向胸大、小肌的外侧缘和腋窝顶部的方向延伸，以利于充分暴露，彻底清除淋巴结；另一方面，伤口愈合时瘢痕收缩少。

（6）腋窝淋巴结清扫过程中如发现有较大的淋巴结并怀疑为癌转移时，应将淋巴结送冷冻切片病理检查，如病理证实为淋巴结转移，应根据淋巴结转移的具体情况决定行改良根治术或行保乳术。

（7）手术的切除范围是术后复发与否的一个关键因素。因此，条件允许时应切除正常组织≥ 2 cm，必要时行象限切除。在切缘及中心基底部多点取材，送冷冻病理检查，确保无癌组织残留。

（8）术中需严格无瘤操作，切除肿瘤的器械要经蒸馏水浸泡等。

（9）术后放疗是降低复发率，提高远期生存率的关键。放疗的部位选择取决于肿瘤的临床分期和肿瘤的发生部位。最新的三维适型 / 调强放疗大大减少了放疗的一些并发症，如放射性肺炎等，使治疗更具靶向性。

（10）外上象限以外的肿瘤切除术：一般来说，乳房部分切除的操作步骤与外上象限肿瘤基本相同，腋窝部廓清需另做切口。其不同之处有：①同一切口无法清扫腋窝淋巴结，因此在进行腋窝淋巴结清扫时应另做皮肤切口，为避免术后腋窝瘢痕的牵拉，可沿腋窝下缘由腋前线到腋后线弧形切开皮肤。经此种皮肤切口的淋巴结清扫与前述在同一切口内淋巴结清扫相比,周围组织的显露及确认较为困难,特别是显露胸大肌外缘时应注意避免损伤其附近的胸内侧肌神经。其他操作与前述操作相同;②乳房的内侧比外侧容量小,皮肤的空余少,为能够一期缝合而不能切除太多的皮肤,皮肤切口到肿瘤边缘的距离应在可能的限度内最小。乳房切除大小与外上象限相同;③不能将乳腺组织与腋窝组织整块切除。

(七)术后放射治疗

1. 辅助放射治疗指征

Ⅰ期、Ⅱ期乳腺癌行保留乳房手术是否均应给予全乳腺放疗,NSABPB-06 研究结果显示,加放疗组可明显降低乳腺内复发率;对原发瘤 ≤ 1 cm 者,区段切除加放疗并未降低乳腺内的复发率;但有淋巴管内浸润、组织学或核分化Ⅲ级肿瘤,不加放疗乳腺内复发增加。加保守性手术不加放疗仅限选择应用于:原发肿瘤 ≤ 1 cm,切缘癌阴性;组织学腋淋巴结阴性,无淋巴管浸润;组织学或核分化良好,年龄 > 50 岁者。

2. 放疗原则

放疗技术与乳腺复发率、美容效果及并发症的发生率有一定的关系。放射不透性的血管夹可以留在肿瘤切除处,以便放射线治疗时作为标记。放疗的目的是清除患侧乳腺内残存癌灶。手术 2 ~ 3 周后,待伤口愈合而患者能够将手臂外展出手术区域外,就开始放射治疗。如果合并化学治疗,则放射线治疗可以等前者做完后再开始。剂量计算按乳腺皮肤至切线野基部中点之间的 2/3 深度计算,这一深度一般为 3 ~ 7 cm。最小剂量为5000 Gy,最大不超过 5300 Gy,每周 1000 Gy,每天 200 Gy,每周 5 d。两个切线野均予照射,每野给 100 Gy。若患者属于第一期肿瘤,则只有部分乳房需接受放射线治疗,以50 Gy 的剂量直照乳房及胸壁。接受第一级和第二级腋下淋巴廓清术的患者,不需要再给腋下放射治疗。只存在广泛性淋巴结外肿瘤或有多发性腋淋巴结侵犯存在时,才需要给腋下放射线治疗。完整的腋下淋巴廓清术若再加上放射线治疗会造成乳房和上臂水肿概率的增高,况且只要其中一者即可控制局部病况,并不需要两种治疗都做。对接受放射治疗的年轻妇女,另一项可能的危机是增加对侧乳房乳腺癌的机会。

在大部分的研究中发现,只要避免过于广泛的腋下淋巴结廓清术及腋下放射线治疗,将放射剂量减至 50 Gy 以下,一般的美观仍可达成,对肿瘤附近的乳房组织,若切除太多也会影响外观。此外,若合并化学治疗时,会使辐射诱发的乳房纤维化更厉害,乳房挛缩更明显,保留乳房和切除乳房在心理层面上的影响,最显著的当然是身体印象方面,但是,在一般的心理适应、焦虑和婚姻满意度方面,则没有差别。照射剂量水平应是杀癌剂量,但不至造成乳腺变形和纤维化。照射范围仅包括皮肤、乳腺组织、胸肌、淋巴组织及整个乳腺切口瘢痕,不包括腋窝、锁骨上窝及乳内淋巴结,肿瘤局部不必加量照射。

二、乳房扇形切除术

乳房扇形切除术式是将包括原发肿瘤上方的皮肤和下方的胸大肌筋膜在内的乳腺做扇形部分切除，是尽可能去除肿瘤细胞的一种术式。术后通过保留乳房的放疗也获得与乳房切除术一样的局部控制率和生存率。

肿瘤位于外上象限者可连同腋窝淋巴结一起整块切除，位于外上象限以外者需行分别切除。淋巴结廓清术若按意大利 Veronesi 的原法，需切除胸小肌，廓清至锁骨下淋巴结。但是目前一般不切除胸小肌，廓清胸小肌里面至内侧缘（Level Ⅱ）。扇形切除的乳腺断端通过充分游离周围组织缝合整形。

（一）体位与切除范围的设定

全身麻醉后患者取仰卧位，患侧上肢外展，肩胛下垫枕，头侧抬高 10°～15°。为使腋窝充分显露，可将患侧向健侧倾斜 10°～15°。

沿肿瘤边缘画线，并确定肿瘤中心部到乳头的连线，将此线与乳晕和乳腺外缘交叉的 2 点作为梭形切除的两端，画出梭形皮肤切开线，根据乳房的大小决定皮肤切除的宽度，但至少应切除肿瘤上方的皮肤。

腋窝清扫的皮肤切口应根据肿瘤部位而定：若肿瘤位于外上象限，将乳腺切口延伸至腋毛生长区边缘；若肿瘤位于其他象限，则于腋毛区的下方，从胸大肌外缘到腋中线另做 8～10 cm 的皮肤切口。画出乳房的预定切除线，扇形切除乳腺的中心角以量角器测定，实际切除的扇形乳腺无须达 90°。乳腺切离缘距肿瘤 > 2 cm 即可。

消毒术野，铺无菌巾，患侧上肢消毒后用无菌巾包裹。

（二）皮肤切开和皮下剥离

以下手术步骤是以肿瘤位于外上象限，在同一切口内进行腋窝清扫的手术。首先沿乳腺切离线向乳腺实质内注入色素（甲紫）数点，标记乳腺切离线。用手术刀切开皮肤显露脂肪组织，用电刀皮下止血，以牵引钳提起皮缘，游离皮瓣，其厚度在皮肤切开处为 5 mm，随后皮瓣逐渐增厚，直至皮瓣根部接近乳腺实质处。皮下剥离范围，头侧至乳腺实质边缘，显露出胸大肌，于乳头附近注意勿损伤乳头下方的主乳管，外侧切离至背阔肌前缘，并向上直至显露背阔肌腱膜。皮下剥离应超过乳腺扇形切除的预定标记线 2～3 cm 以便皮肤缝合。

（三）乳腺扇形切除

乳房皮下剥离后可显露出乳腺整体的 1/3，将事先注入色素的标记线作为乳腺的切离线，于切除乳腺的乳头最近处缝一针黑色丝线作为病理检查的标志。用电刀沿切断线将乳腺垂直切开，注意切离面止血。同时切开胸大肌筋膜，将筋膜连同乳腺组织一起剥离，并将切除的扇形乳腺组织向外侧翻转。切离的乳腺断端及胸大肌筋膜应常规行术中快速病理检查，外上象限以外的肿瘤先作乳腺扇形切除，切口闭合待腋窝清扫后进行。乳腺内侧的胸廓内动静脉有数条穿支，需确切结扎、切断。

（四）廓清腋窝淋巴结

1. 廓清胸肌间淋巴结

将切除的乳腺组织外翻后切开胸大肌外缘，进入胸肌间，探查胸肌间淋巴结。若将患侧上肢上举内旋，可使胸大肌松弛以显露术野，此时可见从胸小肌外侧呈 Y 字形进入胸大肌的外侧血管支及下胸肌神经，均予以保留。用拉钩将胸大肌拉起，显露中胸肌神经和肩峰动静脉并予以保留，清除其周围淋巴结。

2. 廓清腋窝内、外侧淋巴结

纵行切开胸小肌外缘的胸筋膜深层，于头侧显露腋静脉，结扎切断腋动静脉下方包括胸外侧动静脉在内的数条血管分支，同时保留下胸肌神经、肋间神经的外侧皮支。用剪刀将腋窝淋巴结及脂肪组织钝性剥离，即可自胸壁一并切除。然后向腋窝外侧廓清，显露并保留胸长神经、胸背动静脉和胸背神经，结扎其小分支，将腋窝淋巴结整块切除。对无腋窝淋巴结转移者可保留肋间臂神经。

（五）乳腺及皮肤缝合

腋窝淋巴结廓清后，将扇形切除的乳腺组织断端缝合。首先，要充分钝性游离乳腺后间隙，用可吸收线缝合乳腺断端的深层和浅层，深层缝合的线结打在乳腺背侧。若直至乳腺边缘将乳腺完全缝合，可能导致乳腺过度隆起，因此可中途停止缝合。用温生理盐水冲洗创面，腋窝置管引流，用 5-0 不吸收线皮内缝合皮肤，用纱布压迫包扎腋窝。

三、乳房圆形部分切除术

乳房圆形部分切除术式的目的是保留乳房，减少美容及精神损伤，提高生活质量，同时也可获得与乳房切除术相同的治愈效果。欧美女性对乳房尤为珍视，因此欧美国家保留乳房的术式开展较早。乳腺癌是全身性疾病，为控制乳腺癌发展，防止远处转移最为重要：保留乳房的手术是基于可能程度的小范围切除，即可控制乳腺癌的局部进展及即便有少量的癌残余，也可通过治疗技术的进步和放射治疗来控制的新观点建立起来的。

基于上述观点，有人做了大规模的随机对照研究，确认了保留乳房术式的安全性。1990 年，在美国 NIH 会议上认为对 I 期、II 期乳腺癌采用保留乳房的治疗方法（乳腺部分切除术＋腋窝清扫＋放疗）值得推荐。目前，在各种乳腺癌的保留乳房治疗中，根据原发灶的切除范围可分为两大类，即对肿瘤占据一个象限者采用以乳头为顶点，包括皮肤在内的扇形切除术和以确保切离端为阴性采用最小范围切除的乳房圆形切除术，术中均需追加腋窝淋巴结清扫。

乳房圆形切除手术应用较广，美容效果好，但是癌残留的危险性较高，有人报道术后病理检查结果有癌残留者达 20%～30%，其中主要原因为乳腺癌的重要进展方式之一的乳管内浸润及乳腺多发癌灶难以包括在切除范围之内。因此，采用该术式应于术中和术后进行详细的病理检查，而且术后放疗是必不可少的。

（一）适应证

适用于癌瘤长径为 2 cm 以下，腋窝淋巴结无转移者。

（二）麻醉与体位

该术采用气管插管全身麻醉。患者仰卧位，术者立于患侧，第一助手立于健侧，第二助手位于患侧的头侧。患侧上肢消毒后用无菌巾包裹以便腋窝清扫时助手能够将其自由上举、屈曲。

（三）手术步骤

1. 切口选择

为了满足美观的需要，皮肤切口选择的条件是应尽量保持乳房的形态。最好采用肿瘤正上方的沿皮纹的弧形切口，若肿瘤位于乳房的下皱襞处，可采用放射状切口以免乳头被牵向下方。乳腺的切除应在直视下进行，切口要有足够的长度，但考虑皮肤的松紧程度，切口一般在 5 cm 以下。腋窝廓清需另做胸大肌外缘到背阔肌前缘约 7 cm 的横切口。若肿瘤位于外上象限靠近腋窝，可沿胸大肌外缘作纵形切口，于同一切口内进行腋窝淋巴结廓清。

2. 原发肿瘤的切除

一般不需要切除皮肤，但活检后或皮肤有小凹陷者需梭形切除肿瘤正上方的皮肤。以单锐爪钩提起皮肤切缘，用高频手术电刀剥离皮下脂肪，皮瓣上保留 2 ~ 3 mm 的脂肪组织，皮下剥离至略超过乳腺切除范围即可。乳腺切离线应距肿瘤边缘 1 cm 以上，切离线可通过视、触诊确定，还可参考术前的乳腺 X 线照相及 B 超检查来确定。最好术前对预定切离线注入色素进行标记，如在 B 超引导下标记，能更加准确。

在距离肿瘤周边 1 cm 以上的部位用手术刀垂直切离乳腺，将肿瘤及其周围乳腺组织圆形切除。肿瘤位于乳腺深层时应同时切除胸大肌筋膜。用高频手术电刀切离虽可减少出血，但因烧灼可使组织变形，给术后残端的病理检查造成困难。在切除的乳腺组织内外侧用不同颜色或不同长短的缝线为病理检查做出方向标记。乳腺断端用纱布压迫或高频手术电刀止血，也可用可吸收线做全层结节缝合止血，为避免乳房变形，一般不做乳腺断端的对端缝合。在乳腺断端 2 ~ 3 个部位放置金属夹以便术后放疗，可不放置引流，用 5-0 不吸收线缝合皮肤。

3. 切除标本的处理

乳房圆形切除术癌残留的可能性较大，若断端术中快速病理检查为阳性，必须追加切除或更改术式。在乳腺切离面最好事先涂以墨汁等色素，以便病理检查时确定标本方向，断端、病理切片方向应与乳头和肿瘤连线即乳管走行方向垂直，这样有利于乳管内浸润的诊断。

4. 腋窝淋巴结廓清

腋窝淋巴结廓清到 Level Ⅰ、Ⅱ（日本乳腺癌处理规约为Ⅰa和Ⅰb），廓清方法同乳腺癌根治切除术。

首先由胸大肌外缘到背阔肌前缘做一个 7 cm 的斜切口，开始皮下组织剥离，皮瓣上保留 2～3 mm 厚的脂肪组织。头侧至胸大肌起始部，尾侧至胸大肌肋骨附着部（第 4 肋骨），内侧至胸大肌外缘，外侧至背阔肌前缘。显露出胸大肌外缘，将其筋膜从外缘向里侧切离，到达胸小肌前面。显露出胸小肌外缘全长后，即可见到经胸小肌外侧走向胸大肌背侧的下胸肌神经及其伴行的血管，注意勿将其损伤。于胸大肌、胸小肌之间剥离，将胸大肌向上提起后，可见到贯穿胸小肌支配胸大肌的中间胸肌神经及胸大肌内侧的从头侧向尾侧走行的胸肩峰动静脉胸肌支与上胸肌神经。此处为 Rotter 淋巴结和锁骨下淋巴结之所在区域，一般不做廓清，但见到或触及肿大淋巴结时，应行快速病理检查。若证实有转移，应扩大廓清范围至 Level Ⅲ 或改行切除乳房的乳腺癌根治术。

将胸大肌、胸小肌向内上方牵引，开始廓清胸小肌下面的 Level Ⅱ 淋巴结。此时，可向内侧上举上肢以解除胸肌的紧张，显露视野。首先，切离胸筋膜深层，确认腋静脉及汇入腋静脉的胸肩峰静脉起始部，于此处的外侧开始清除腋静脉与胸壁之间的脂肪组织，将腋静脉剥离至露出外膜，腋血管向胸壁有 1～2 支小血管分支，若妨碍清扫可以结扎切断。将包含 Level Ⅱ 淋巴结的脂肪组织从胸小肌下面牵向外侧，到达 Level Ⅰ。

Level Ⅰ 的淋巴结廓清前先将上肢复位，使腋静脉充盈，以便廓清。沿腋静脉向远端剥离，直至显露出背阔肌前缘的腱膜处，结扎切断胸外侧动静脉及向下方走行的血管分支。将廓清的组织从胸壁切离并向外侧牵引，确认肋间臂神经及其伴行小血管。显露由腋静脉后侧沿胸壁向下方走行的胸长神经及外侧与其平行走行的胸背神经和动静脉，予以保护。向头侧牵引腋静脉，将胸长神经与胸背神经之间的脂肪组织从腋窝后壁前锯肌和肩胛下肌的筋膜上剥离，注意勿损伤这些肌肉的血管支，继续显露胸长神经、胸背神经及胸背动静脉，依次结扎切断胸背动静脉的分支。

肋间臂神经由第 2 肋间横过腋窝走向上臂，与胸长神经、胸背神经及胸背动静脉相交叉，因此需将整块切除的包括淋巴结在内的脂肪组织切开，以便显露肋间臂神经。通常肋间臂神经末梢可有 3～4 个分支，保留走向上臂的 1～2 个分支即可。因为保留肋间臂神经操作麻烦，且使廓清组织难以整块切除，故有学者主张不保留肋间臂神经。进一步向外侧廓清，直至已廓清组织仅与背阔肌前缘相连时，将其向外侧翻转，从内侧切离背阔肌前缘。结扎切断数根来自上臂的淋巴管，以便减少腋窝淋巴液的潴留。用温热 0.9% 氯化钠溶液冲洗创腔，严密止血后，创腔内置引流管接负压吸引装置，用 5-0 不吸收线缝合皮肤。

四、腋窝淋巴结清扫术

随着对乳腺癌认识的更新，Fisher 的乳腺癌生物学理论取代了经典的 Halsted 理论，认为乳腺癌在很大程度上是一种具有突出局部表现的全身性疾病的概念，引发了乳腺癌治疗方式的变革。乳腺癌手术范围经历了由小到大，再由大到小的过程。尽管手术范围缩小了，但无论经典根治术，还是改良根治术和保留乳房的手术，都必须切除腋窝淋巴结。虽然前哨淋巴结活检可减少腋窝淋巴结切除术所导致的肩手综合征，但目前乳腺癌前哨淋巴结活检尚不能代替腋窝淋巴结切除术用于临床，乳腺癌腋窝淋巴结切除术仍是评价腋窝淋巴结转移状况最准确的方法。

（一）腋窝淋巴结清扫和检测程度的临床意义

腋窝淋巴结清扫在乳腺癌的标准治疗方案中占有极其重要的地位。由于受不同医院、不同外科和病理科医生的客观条件的限制（如对疾病的认识水平、技术能力等），腋窝淋巴结清扫和检测程度的差异很大。这种差异势必影响对腋窝淋巴结转移情况的准确判断，并进一步影响对预后的判断和治疗方案的合理制定。

1. 判断腋窝淋巴结清扫和检测是否彻底的标准

对腋窝淋巴结状态的评价主要包括两个方面：①腋窝淋巴结是否有转移（是否有阳性淋巴结）；②腋窝淋巴结转移的程度（阳性淋巴结的个数）。两者的精确度不一样，对腋窝淋巴结清扫和检测的彻底程度的要求也有所不同。

（1）用于判断腋窝淋巴结是否有转移的标准：腋窝淋巴结是否转移是判断预后和制定合理的辅助治疗方案的重要参考指标。丹麦一组研究表明，淋巴结阳性率在清扫和检测数 ≥ 10 个时才逐渐上升到平台期。Kiricutta 报道，要使淋巴结阴性的可靠性达到 90%，清扫和检测的腋窝淋巴结数目至少应有 10 个，Siegel 等报道为 9 个。Wilking 对 1622 例患者的研究结果显示，清扫和检测的淋巴结数为 5 ~ 9 个和 ≥ 10 个时，淋巴结阳性率分别为 36% 和 42%，差异显著。可见，清扫和检测的腋窝淋巴结数目应达到 10 个时才能准确判断腋窝淋巴结是否转移。

（2）用于判断腋窝淋巴结转移程度的标准：Willemse 等报道，淋巴结阳性个数随清扫和检测的腋窝淋巴结数目的增加而增加，其中 ≥ 4 个阳性率在淋巴结总数 < 10 个、10 个和 > 10 个组分别为 8.9%、17.4% 和 31%，Willking 等的结果也证实这一点，其 4 个以上淋巴结阳性率在淋巴结总数 < 5 个、5 ~ 9 个和 ≥ 10 个组分别为 7%、9% 和 18%。

Kiricuta 等通过对 1446 例患者的深入分析，采用数学模式建立了一套评价腋窝淋巴结清扫和检测是否彻底的方法。例如对 T_1 患者，清扫和检测的腋窝淋巴结数为 5，未发现淋巴结转移，其可信度（腋窝无阳性淋巴结残留的可能性）为 75.67%，若清扫和检测的淋巴结数目增加至 11 个，可信度上升至 93.16%，如果术后病理检查在 8 个腋窝淋巴结中发现 2 个阳性，其可信度仅为 28.66%；如果在 9 个淋巴结中发现全部转移，其可信度仅为 0.02%。同时，Kiricuta 等还建立了用以推算当知道清扫和检测的淋巴结总数及阳性淋巴结数时，实际上腋窝淋巴结可能转移的最大数目的数学模式，例如 T_1 患者，在 5 个淋巴结中发现 3 个阳性，实际上淋巴结转移数目最多可达 14 个，若在 13 个淋巴结中发现 3 个阳性，淋巴结最多转移数目则下降至 6 个。

Iyer 等通过对 1652 例 I 期、II 期患者的分析，建立了一套更为实用的评价标准，认为腋窝淋巴结转移程度的可信度与原发肿瘤的大小、清扫的腋窝淋巴结数目及病理检查淋巴结阳性个数有关。对于 T_1 肿瘤，若病理检查发现 1 个阳性淋巴结，要使实际上转移淋巴结数 ≥ 4 个的概率低于 10%，至少应清扫和检测 8 个淋巴结，如果病理检查发现 2 个、3 个阳性淋巴结，应清扫和检测的腋窝淋巴结数则分别应上升至 15 个和 20 个以上，T_2 肿瘤对应的腋窝淋巴结清扫和检测数则分别应该是 10 个、16 个和 20 个以上。

可见，腋窝淋巴结清扫和检测不彻底常导致过低估计淋巴结的转移状态，其可能性随淋巴结清扫和检测数目的增加而下降。清扫和检测的淋巴结数要达到多少才能准确评估腋窝的转移程度，目前仍缺乏统一的标准。可以根据实际情况，参照已有的评估模式，对具体的患者加以衡量。

2. 对治疗的影响

腋窝淋巴结阴性与阳性的患者，特别是广泛转移的患者，其术后的辅助治疗方案各不相同。清扫和检测不彻底导致的腋窝淋巴结分期错误，必然影响术后治疗方案的合理制定，并进一步影响疗效。

（1）对放疗的影响：腋窝淋巴结转移情况是制定放疗方案最重要的依据之一：淋巴结转移 ≥ 4 个是术后放疗的适应证，转移 1 ~ 3 个则倾向于不做术后放疗。Willemse 等报道，淋巴结阳性数目随腋窝淋巴结清扫和检测数目的增加而增加，其中 ≥ 4 个阳性淋巴结比率在腋窝淋巴结清扫和检测 < 10 个和 > 10 个组分别为 8.9% 和 31%，即在实际上淋巴结转移 ≥ 4 个的患者中，有 22% 可能因腋窝清扫和检测不彻底而被错误当成 0 ~ 3 淋巴结转移。Willking 等的研究结果相似，4 个以上淋巴结阳性率在腋窝淋巴结清扫和检测 < 5 个和 ≥ 10 个组分别为 7% 和 18%，约有 11% 可能被错误分期。4 个以上淋巴结阳性的患者术后、化疗后局部复发率高达 14% ~ 36%，加用术后放疗可使局部复发率降低 23% 左右。因腋窝清扫和检测不彻底而被降低分期的患者，由于得不到应有的放射治疗，理论上会导致局部复发率相对升高，而且已被相关的临床研究证实。

（2）对化疗的影响：腋窝淋巴结转移情况对制定化疗方案的影响较小。近 10 余年的资料显示，不管腋窝淋巴结是否转移，化疗均能延长无病生存期。所以，目前化疗方案的制定大多依据原发肿瘤的特征，例如，对直径 > 1 cm 的患者，不管腋窝淋巴结是否转移，均应给予化疗（病理类型分化好的除外）。随着新辅助化疗的增多，术后化疗方案的制定更加依赖原发肿瘤的变化特征，腋窝淋巴结受累情况不再影响化疗的实施。对于应该行化疗的患者，化疗的强度是否应该因为腋窝淋巴结转移程度的不同而不同，目前还没有统一的认识，但倾向对高危患者给予以阿霉素为主的方案。对初程化疗抗拒的肿瘤由于缺乏有效的交叉化疗方案，常需加大药物剂量，但目前还未能证实高剂量化疗对延长高危患者的生存有更多的好处。紫杉醇类药物的出现，使抗拒蒽环类药物肿瘤的有效率明显增加，无须再加大药物剂量以提高疗效。可见，原发肿瘤的特征对化疗方案的制定越来越重要，腋窝淋巴结的参考价值日益下降。

3. 对预后的影响

（1）对复发率的影响：腋窝淋巴结清扫和检测不彻底常导致低估腋窝淋巴结转移程度。腋窝、胸壁、锁骨上区等部位的复发率与腋窝淋巴结转移程度成正比，所以，低估淋巴结转移程度会导致这些部位复发率的相对升高。Ragaz 等和 Overgaard 等两个试验组中淋巴结转移 1 ~ 3 个、行术后化疗但未行术后放疗的患者，局部复发率分别为 33% 和 30%，远高于一般试验组，主要原因就是两组的腋窝淋巴结清扫和检测均不彻底，淋巴结清扫和检测平均数分别只有 11 个和 7 个。

Blamey 等报道，腋窝淋巴结活检组淋巴结阳性患者的腋窝复发率高达 12% ~ 29%，在腋窝淋巴结清扫组仅 3%。Willking 等报道，腋窝淋巴结转移 1 ~ 3 个的患者，腋窝淋巴结清扫和检测数目 ≥ 10 个时，腋窝复发率仅 1%，当清扫和检测数下降至 1 ~ 4 个时，复发率则上升至 6%。

Benson 等报道，腋窝淋巴结清扫组和活检组 5 年局部复发率分别为 11.7% 和 19.4%（P=0.001 9），同侧腋窝复发率分别为 2.4% 和 7.1%（P=0.000 8）。Nicolaou 研究了腋窝淋巴结清扫程度对术后局部控制率的影响，其中淋巴结阳性的早期乳腺癌腋窝复发率在清扫数目 ≤ 6 个、7 ~ 10 个和 > 10 个组分别为 33%、0 和 2%（P=0.006 7），清扫数目 ≤ 6 个组复发率明显高于其他两组，说明腋窝淋巴结彻底清扫对腋窝控制很重要。显然，腋窝淋巴结清扫和检测不彻底的患者由于未能清除所有的转移淋巴结，以及对腋窝淋巴结转移程度估计过低，其复发率相对增高。

（2）对生存率的影响：目前关于腋窝淋巴结清扫和检测程度对生存率影响的报道较少。Willking 等报道，腋窝淋巴结清扫和检测 < 5 个、5 ~ 9 个及 ≥ 10 个组远处转移的相对危险度分别为 1.0、0.8 和 0.7（P < 0.05），病死率的相对危险度分别为 1.0、0.9 和 0.8（P < 0.05）。在淋巴结阴性、淋巴结转移 1 ~ 3 个及 ≥ 4 个组，腋窝淋巴结清扫和检测 < 5 个与 ≥ 10 个的患者相比，无病生存率和总生存率均有降低趋势。作者认为原因可能与前者腋窝淋巴结清扫不彻底，未能根除腋窝淋巴结的肿瘤负荷有关。

一般认为，乳腺癌的腋窝淋巴结状态只是转移的信号，不能起到阻止和控制转移的作用，根据这一理论，腋窝淋巴结清除与否并不影响生存。一组多中心早期乳腺癌的综合分析结果显示，腋窝淋巴结清扫与不清扫（加用术后放疗）患者的 10 年生存率相同。

Kahlert 等对 1003 例 Ⅰ ~ Ⅲ 期乳腺癌患者的随访结果显示，腋窝淋巴结清扫和检测 1 ~ 10 个组与 > 10 个组相比，5 年无病生存率、无远处转移生存率及总生存率均无显著统计学差异。腋窝淋巴结清扫和检测 > 10 个组，淋巴结阴性与阳性患者的无病生存率分别为 68% 和 48%，无远处转移生存率分别为 83% 和 55%，总生存率分别为 92% 和 70%，均有显著性差异。但是清扫和检测 1 ~ 10 个组淋巴结阴性与阳性患者的 5 年无病生存率分别为 61% 和 46%，无远处转移生存率分别为 68% 和 53%，总生存率分别为 81% 和 80%，均无显著性差异。由于腋窝清扫和检测不彻底，许多淋巴结阴性患者实际上在残留的组织中含有阳性的淋巴结，可能是造成腋窝淋巴结清扫和检测 1 ~ 10 个组淋巴结阴性与阳性患者生存率无差别的主要原因。

4. 挽救措施

Fowble 认为，对腋窝淋巴结清扫不彻底的患者应予术后放疗。Benson 等报道，对于淋巴结阳性、未行术后放疗的患者，腋窝淋巴结清扫与活检组腋窝复发率分别为 3% 和 12%（P=0.0264），加术后放疗者则分别为 2% 和 4%（P=0.432 3）；对于淋巴结阴性、未行术后放疗的患者，淋巴结清扫与活检组腋窝复发率分别为 3% 和 8%（P=0.024 1），加术后放疗者均未见复发。显然，术后放疗消除了腋窝淋巴结清扫与活检组腋窝复发率的显著性差异。故作者建议，无论淋巴结是否转移，腋窝淋巴结活检后应常规予以放疗。

Blamey 等对行腋窝淋巴结活检、淋巴结阳性、病理Ⅱ级的乳腺癌患者随机研究显示，腋窝术后放疗和未行术后放疗组局部复发率分别为 4% 和 12%，差别显著，故推荐使用术后放疗。Galper 等也认为，腋窝照射是腋窝淋巴结活检后安全有效的治疗方法，腋窝清扫不彻底的患者加用放疗后局部复发率较低。Ragaz 等和 Overgaard 等两组试验患者的平均腋窝淋巴结解剖数目分别为 11 个和 7 个，特别是后组，15% 患者的淋巴结清扫和检测数目少于 3 个，均属于清扫和检测不彻底，这两组患者术后、全身治疗后采用包括腋窝在内的广泛照射技术，均提高了局部控制率和生存率，结果都支持对腋窝清扫不彻底者行腋窝照射。Bland 等报道，行乳腺保全手术的患者，不伴腋窝清扫、伴腋窝清扫、不伴腋窝清扫但行术后放疗组 10 年生存率分别为 66%、85% 和 85%，而且后两组的无瘤生存率、局部复发率和转移率也相近，说明腋窝放疗可以达到与腋窝清扫相同的疗效。

总之，腋窝淋巴结清扫和检测有诊断、治疗和评价预后等作用，但其价值受清扫和检测程度的影响很大。目前仍缺乏判断腋窝淋巴结清扫和检测是否彻底的统一标准。一般认为清扫和检测数目达 10 个以上时才能准确判断淋巴结是否转移，如果想知道转移淋巴结的具体个数，则对淋巴结清扫和检测数目有更严格的要求；淋巴结阳性率及阳性个数随腋窝淋巴结清扫和检测数目的增加而增加，故清扫和检测不彻底常导致低估淋巴结的转移状态，使其局部复发率相对升高，但有关影响生存率的报道较少；腋窝清扫和检测不彻底可能使一部分患者因分期降低而得不到应有的放疗，但对化疗方案的制定影响较小；对清扫不彻底的患者，术后放疗是有效的挽救手段，可以达到与腋窝淋巴结彻底清扫相同的疗效。

（二）清扫腋窝淋巴结的新观点

1. 前哨淋巴结概念的引进

无论是传统的乳腺癌根治术或改良根治术，都需对患者的腋下淋巴结进行较彻底的清扫。但近年来有学者对这一应用已久的治疗方法提出了异议，并提出了一种新的改良手术，有可能帮助乳腺癌患者减少，甚至避免清扫腋下淋巴结。由于对早期乳腺癌诊断的水平不断提高，以致在接受腋下淋巴结清扫的患者中，约有68% ~ 75%的患者被告知，未发现腋下淋巴结转移的情况。

最近，意大利米兰肿瘤研究所的研究人员开展了一项专题研究，其目的是判断乳腺癌癌细胞是否已从原发肿瘤部位先转移到一个前哨淋巴结，如果前哨淋巴结未发生转移，是否可以确认这预示其腋下的其他淋巴结未发生恶性转移。研究人员观察了163名拟接受乳腺癌手术治疗的患者，在手术的前1 d给她们注射了放射性核素的示踪剂，并通过闪烁显像仪检查，确定核素是否已被前哨淋巴结所吸收。手术时用 γ 射线探头寻找有核素的前哨淋巴结，然而再做一小手术切口，把它们取出，接着进行完整的腋下淋巴结清扫手术。研究者对160名乳腺癌患者中的159人（97.5%）清扫了腋下淋巴结，认真地进行了逐一检测，其中包括了原发肿瘤直径 < 1.5 cm 的45例早期乳腺癌患者。在85例有腋窝淋巴结转移的患者中，仅有32例（38%）被发现前哨淋巴结是唯一的阳性淋巴结。

该项研究证明了用淋巴结闪烁显像技术和 γ 射探头可找到大多数乳腺癌患者的前哨淋巴结。研究者认为，对临床上未发现阳性淋巴结转移体征的患者，可以对其施行常规的前哨淋巴结活检手术，如该淋巴结中未发现恶性转移者，则可避免施行全腋窝淋巴结的清扫术，并提出了积极地开展前哨淋巴结活检手术为开展更为保守的保留乳房手术迈出了重要的一步。

2. level Ⅲ淋巴结清扫的相关问题

level Ⅲ淋巴结也是乳腺癌转移的第一站淋巴结，但位置较高，受累较 level Ⅰ、Ⅱ淋巴结晚且单独转移极少见。

Chan 等对203例乳腺癌患者进行了统计，发现95.6%的 T_1 期肿瘤患者没有 level Ⅱ淋巴结的转移，因此，建议对于 T_1 期肿瘤患者仅清扫 level Ⅰ淋巴结就足够了；Tominaga 等对1209例乳腺癌患者进行了统计，发现对于Ⅱ期的乳腺癌患者来说，level Ⅱ淋巴结的清扫并未提高患者的总的生存率和无病生存率。

这些研究均证实了对于Ⅰ期、Ⅱ期的乳腺癌患者，清扫 level Ⅰ、Ⅱ淋巴结就已足够，而清扫 level Ⅱ淋巴结的临床意义不大。作者认为：对于Ⅰ期和部分Ⅱ期（T ≤ 3 cm）的乳腺癌患者，清扫 level Ⅰ、Ⅱ淋巴结就已足够，无须再清扫 level Ⅲ淋巴结。

（三）具体手术步骤

1. 切口

通常切口与腋静脉平行，起自胸大肌外侧缘，横跨腋窝至背阔肌前缘。皮瓣厚度勿超过 8 mm。上方分离至足以显露胸大肌及其内侧腋静脉周围的脂肪组织和臂丛神经、外侧的喙肱肌和背阔肌，下方皮瓣约分离 8 cm。

2. 显露腋窝

清除胸大肌外侧缘筋膜，牵开胸大肌显露喙肱肌，并清除其表面的筋膜和脂肪，直至喙突与胸小肌止点。若准备清除第 Ⅱ 组淋巴结，需游离胸小肌肌腱，并靠近喙突将肌腱切断。切断胸神经进入胸小肌外缘的内侧分支，但必须保护胸神经沿胸小肌内缘行走的主干，该神经大部分均支配胸大肌，切除胸小肌将有助于腋窝的显露和清扫。切开背阔肌前缘脂肪组织，以确认淋巴结清除的外侧界。在相当于腋静脉近侧部位，切开胸喙筋膜，清除疏松脂肪组织、显露出腋静脉。切勿解剖臂丛神经，以免产生永久性疼痛。

3. 腋静脉周围清除

在腋窝外侧区确认腋静脉，打开其静脉鞘膜，边分离边剪开鞘膜直至锁骨下。所遇跨过腋静脉的胸外侧神经小分支和胸肩峰神经及血管均予切断并结扎。汇至腋静脉下方的静脉分支予逐一切断和结扎，保留进入腋静脉后壁的肩胛下静脉。

4. 解剖胸壁

沿腋静脉切开胸锁筋膜，从锁骨下平面至肩胛后间隙。在腋窝顶部的脂肪淋巴结组织上缝一针做标记，在胸廓外缘纵行切开筋膜 4 ~ 6 cm，这时即可将腋静脉周围已解剖和分离的脂肪和淋巴结组织贴胸壁向下、向外侧做清扫。高频手术电刀切断部分胸小肌的肋骨端、显露上胸壁的肋骨和肋间肌；切断第 2 肋间神经进入被清扫组织内的分支，胸壁出血点电凝止血。至此，腋静脉前方和下方，连同上胸壁 6 ~ 10 cm 处的脂肪淋巴结组织已得到彻底清扫。

5. 解剖肩胛后间隙

在肩胛后间隙，用纱布块从上向下钝性推剥肩胛和胸壁外侧间的疏松脂肪结缔组织，即可显露紧贴肋骨的胸长神经及跨过肩胛下静脉并与之一起向外侧进入背阔肌的胸背神经。若此前未完全游离背阔肌前缘，此时应将脂肪结缔组织在背阔肌缘离断，但注意保护胸背神经。至此，已可将清除标本整块从胸壁取下，同时保留了胸长及胸背神经。应于切下标本之外缘做缝扎标记，以便病理医师辨认方位。

在腋窝顶部置多孔硅胶管，于腋窝下 10 cm 的腋前线处皮肤戳引出，皮肤缝线固定引流管后接闭式负压装置。注意引流管尖端勿压迫腋静脉。

间断紧密缝合切口的皮下及皮肤，若缝合过松，将影响负压引流。

（四）术后处理

维持引流管负压吸引，可采用 500 mL 的盐水瓶，利用热胀冷缩原理排出瓶内空气，作为负压瓶，既方便又能达到吸引要求。引流物少于 30 mL/d 即可拔管。

术后数日内，皮瓣下可能积聚血浆渗液，应予穿刺抽吸，加压包扎。

术后 1 周内限制上肢外展活动。之后鼓励做整个患侧肩关节活动训练，如梳头，手指爬墙等。鼓励术后早期下床活动。

（五）手术要点

从锁骨至背阔肌整块切除腋静脉下的脂肪和淋巴结组织。腋窝的充分显露需要将上肢向躯干稍靠近，使胸大肌在清除腋窝内侧时保持松弛；若切除第 3 组淋巴结，少数患者需切断胸小肌。有时胸小肌血供在解剖时被损害，可做部分胸小肌切除；胸长和胸背神经若非肿瘤浸润，应注意保护。

（黄崇植）

病例1　原发性甲状旁腺功能亢进

一、病历摘要

姓名：×××　性别：男　年龄：65 岁

过敏史：无。

主诉：原发性甲状旁腺功能亢进 2 年。

现病史：患者 2 年前因再次泌尿系结石手术时发现高钙低磷，无其他不适症状，于当地医院多次复查仍高钙低磷，未能明确诊断，未重视进行治疗。近期到我科门诊就诊，予以复查 PTH 310 pg/mL，血磷 0.71 mmol/L，血钙 3.2 mmol/L。考虑原发性甲状旁腺功能亢进收入院。患者发病以来，精神、食欲、睡眠可，大小便正常。

既往因肾结石和输尿管结石多次进行手术治疗。

二、查体

体格检查：心肺无特殊。

专科检查：颈部无肿胀，双侧甲状腺未及结节。颈部淋巴结无明显肿大。

辅助检查：门诊复查 PTH310 pg/mL，血磷 0.71 mmol/L，血钙 3.2 mmol/L。颈部彩超：双侧甲状腺无异常。未见甲状旁腺，颈部淋巴结无肿大。

三、诊断

初步诊断：原发性甲状旁腺功能亢进、泌尿系结石、原发性高血压。

鉴别诊断：甲状旁腺良性肿瘤、甲状旁腺恶性肿瘤。

最终诊断：原发性甲状旁腺功能亢进、甲状旁腺腺瘤样增生、泌尿系结石、原发性高血压。

四、诊疗经过

入院后完善相关检查，血常规、肝肾功能、心电图、心脏彩超、颈部增强 CT 和甲状旁腺 ECT 静脉显影。颈部增强 CT 示：右侧甲状腺后方结节，大小 1.2 cm，考虑甲状旁腺增大。甲状腺 ECT 显像：甲状旁腺 ^{99m}Tc-MIBI 双时相显像阳性，左叶甲状腺下极各见 1 枚放射性浓聚影，考虑甲状旁腺瘤或增生。颈部增强 CT 示：左下位甲状旁腺增大，大小 1.5 cm×1.3 cm，位于食管外侧。

完善术前准备：

手术方案：手术探查，寻找左下位甲状旁腺，切除送术中快速冰冻和术中抽血查 PTH。术中探查常规位置未发现甲状旁腺，显露喉返神经后向胸腺方向探查仍未发现。最后向食管深面探查，可见 1 枚孤立结节，大小 1.3 cm×1.5 cm，切除送术中冰冻病理：左下位甲状旁腺腺瘤样增生。切除左下位甲状旁腺后手术台上抽静脉血查 PTH 示：46 pg/mL。术后第二天 PTH 示：7.8 pg/mL。血磷 1.1 mmol/L，血钙 2.1 mmol/L。

五、出院情况

手术顺利，术后患者无声嘶、饮水呛咳、呼吸困难、手足麻木抽搐不适。

术后复查 PTH 15 pg/mL，血磷、血钙正常。

六、讨论

（1）原发性甲旁亢的患者，经常存在延误诊断。很多患者首诊因为胆结石、肾结石，多次手术仍复发。部分患者因为病理性骨折，例如男性年轻患者咳嗽后出肋骨骨折，到骨科住院后才确诊。临床上很多医生认识不足，如何及时诊断仍需提高。

（2）手术是首选的有效治疗方法，若术中病理为甲状旁腺恶性肿瘤，该如何选择手术方案。若术中只切除单个增大的甲状旁腺，病理为良性肿瘤，PTH 未下降，如何调整手术方案。

（3）患者术后仍有其他正常的甲状旁腺，为什么会出现暂时性的甲状旁腺功能减退。术后仍需要短暂预防性的静脉补钙。

（黄崇植）

病例 2 继发性甲状旁腺功能亢进

一、病历摘要

姓名：××× 性别：男 年龄：66 岁

过敏史：无。

主诉：慢性肾衰 6 年，维持性血液透析 6 年。

现病史：6 年前因原发性高血压和肾结石在外院治疗期间发现慢性肾衰竭，且开始透析，2 次/周，偶有少许尿液。逐渐出现全身皮肤瘙痒，伴有全身多处骨骼持续性酸痛，以髋关节为甚。复查：PTH 1500 pg/mL，肌酐 1800 μmol/L，血磷 2.79 mmol/L，患者肾内科就诊后口服碳酸镧后皮肤瘙痒症状无明显缓解。现皮肤瘙痒严重影响睡眠、食欲。遂来我院门诊，拟继发性甲旁亢、肾衰竭、血液透析状态、原发性高血压、泌尿系结石入院。患者发病以来，精神一般，大便正常。现已无尿。

二、查体

体格检查：慢性病容，体质一般，动静脉瘘管在位。

专科检查：颈部无肿胀，全身多处皮肤抓痕；皮疹，双侧甲状腺未及结节；颈部淋巴结无明显肿大。

辅助检查：

甲状腺彩超检：PTH 1500 pg/mL，肌酐 1800 μmol/L，血磷 2.79 mmol/L。

颈部彩超示：右侧甲状腺后外侧方可见结节，大小 1.4 mm×1.0 mm，考虑甲状旁腺增生或腺瘤。

三、诊断

初步诊断：继发性甲旁亢、肾衰竭、血液透析状态、原发性高血压、泌尿系结石。

鉴别诊断：诊断明确，无须鉴别。

最终诊断：继发性甲旁亢、肾衰竭、血液透析状态、原发性高血压、泌尿系结石。

四、诊疗经过

入院后完善相关检查，血常规、肝肾功能、心电图、心脏彩超、颈部增强 CT 和甲状旁腺 ECT 静脉显影。颈部增强 CT 示：右侧甲状腺后方结节，大小 1.2 cm，考虑甲状旁腺增大。甲状腺 ECT 显像：甲状旁腺 ^{99m}Tc-MIBI 双时相显像阳性，双叶甲状腺下极各见 1 枚放射性浓聚影，考虑甲状旁腺瘤或增生。

完善术前准备：经肾内科会诊后，按原方案血液透析，2次／周，并且术前1次血液透用无肝素透析液，术后第二天即刻安排血液透析，同样用无肝素透析液。

经麻醉科和心内科会诊和评估后，安排手术。

手术方案：甲状旁腺全切除术＋右前臂甲状旁腺自体移植术。手术经过，术中探查发现左上位甲状旁腺、左下位甲状旁腺、右上位甲状旁腺和右下位甲状旁腺，均不同程度增大，大小 1.3～1.6 cm，全部甲状旁腺切除后送术中冰冻示：左上位甲状旁腺、左下位甲状旁腺、右上位甲状旁腺和右下位甲状旁腺腺瘤样增生。全部甲状旁腺切除离体后 15 min 手术台上抽静脉血查 PTH 示：160.9 pg/mL，约下降90%。术后第一天复查 PTH 20 pg/mL，血磷 2.0 mmol/L。术后第六天复查 PTH 12 pg/mL，血磷 1.04 mmol/L。术后用静脉泵补钙，葡萄糖酸钙 120 mg/24 h，然后逐渐减量至葡萄糖酸钙 80 mg/24 h，最后过渡到口服钙尔奇＋罗盖全。

五、出院情况

手术顺利。术后患者无声嘶、饮水呛咳、呼吸困难、手足麻木抽搐不适。

术后 1 月复查 PTH 46 pg/mL，血磷正常。右前臂静脉血示 PTH：2000 pg/mL，考虑移植的甲状旁腺已存活并分泌甲状旁腺激素。

六、讨论

（1）肾衰透析的患者，为什么会出现甲状旁腺功能亢进，机制仍不明确，较为公认的是透析改变了体内代谢的平衡，到钙磷代谢紊乱，从而刺激甲状旁腺增大。

（2）患者术前为了检测甲状旁腺是否增大和明确其位置。做了彩超、增强 CT 和 ECT，但是都不能准确发现甲状旁腺的大小和位置，有很多学者进行研究和讨论术前检查的方案组合。

（3）甲状旁腺手术中的定位，手术探查十分重要。对于甲状旁腺的位置，除了常规的解剖位置以外，我们也曾发现异位甲状旁腺，比如位于胸腺内的甲状旁腺、位于甲状腺腺体内的甲状旁腺。甚至，有时候探查未发现，做了颈部中央区淋巴结清扫，病理发现甲状旁腺组织的。

（4）手术的方法，为什么要选择甲状旁腺移植。若是患者出现甲旁亢复发，可门诊局部麻醉下处理。为患者日后可能的肾移植，创造条件。

（黄崇植）

病例 3　甲状腺髓样癌

一、病历摘要

姓名：翁 ××　性别：男　年龄：59 岁

过敏史：无。

主诉：发现颈部肿物 3 月。

现病史：3 月前无明显诱因发现颈部无痛性肿物，随吞咽上下活动，生长缓慢，无伴干咳、怕热多汗、心悸气促、吞咽困难、呼吸困难。在门诊行甲状腺彩超检查示：左叶甲状腺肿物，大小 2.0 cm×2.4 cm，考虑甲状腺癌可能。遂到我院门诊，复查 CEA 和降钙素升高，拟甲状腺肿瘤：髓样癌？收入院。患者发病以来，精神、食欲、睡眠好，大小便正常。体重无明显下降。

二、查体

体格检查：心肺腹部无异常。

专科检查：颈部无肿胀，左叶甲状腺触及肿物，大小 2.0 cm×2.4 cm，质地硬，边界不清，活动度一般。右叶未及甲状腺肿物，双侧颈部无触及肿大淋巴结。喉镜示：双侧声带活动正常。

辅助检查：

甲状腺彩超检查示：左叶甲状腺肿物，大小 2.0 cm×2.4 cm，考虑甲状腺癌可能。

2020-12-02 CEA 41.4 ng/mL。

2021-01-15 CEA 48.1 ng/mL。

2021-01-18 降钙素 103.3 pg/mL。

三、诊断

初步诊断：左叶甲状腺恶性肿瘤。

鉴别诊断：甲状腺良性肿瘤、结节性甲状腺肿。

最终诊断：左叶甲状腺髓样癌。

四、诊疗经过

入院前患者因体检时 CEA 升高，行无痛胃肠镜检查并行肠镜下息肉和腺瘤切除，术后 CEA 仍持续升高。入院后完善相关检查，胸片、腹部彩超未见异常。颈部增强 CT 示：左叶甲状腺肿物，大小 2.4 cm×1.6 cm，颈部淋巴结未见明显肿大。考虑患者甲状腺肿瘤为恶性，病理类型为髓样癌可能，不建议行细针穿刺活检，建议术中切除活检。

手术：左叶甲状腺＋峡部切除术＋左颈部中央区淋巴结清扫术＋左侧颈淋巴结清扫术。

术后病理：左叶甲状腺髓样癌，直径最大 2 cm，间质未见癌栓，神经束膜未见癌侵犯。免疫组化：Calcitonin（＋），Tg（－），TTF-1（＋），Ki-67（3%），Sy（＋），ChromograinA（＋）。左颈部中央区淋巴结 0/5 未见转移。左颈部 Ⅱ 区（0/2）、左颈 Ⅲ 区（0/12）、左颈 Ⅳ 区（0/1）未见淋巴结转移。

五、出院情况

手术顺利。术后患者无声嘶、饮水呛咳、呼吸困难、手足麻木抽搐不适。

术后 1 周复查降钙素 5.76 pg/mL，CEA 44.1 ng/mL；术后 3 月复查降钙素 < 0.5 pg/mL，CEA 2.3 ng/mL。

六、讨论

甲状腺髓样癌起源甲状腺滤泡旁细胞的恶性肿瘤，具有和合成分泌降钙素的功能，被认为是神经内分泌恶性肿瘤之一。50% 的散发型髓样癌有 RET 基因的体细胞突变。

首选甲状腺髓样癌术后的检查和评估，CEA 和降钙素是必选，它们的数据高低会影响手术方案，而且也是术后复查和监测的内容。很多患者也是因为体检时不明原因 CEA 升高，甚至做了胃肠镜排出消化道肿瘤后，才考虑甲状腺髓样癌的可能。

手术是甲状腺髓样的首选治疗方案，手术方案目前仍存在争议。首选是否需要全甲切除，对于家族性的甲状腺髓样癌和甲状腺双侧多病灶的，应选择全甲切除。但是对于单叶单一病灶的是否要行全甲切除仍有争议，缺乏足够的循证医学证据。其次，颈部中央区淋巴结清扫的指征，cN_{1a} 应该行颈部中央区淋巴结清扫，但是 cN_0 的患者，国外各大指南仍建议行预防性中央区淋巴结清扫。最后，对于 cN_{1b} 的患者需行侧颈淋巴结清扫术。而对于 cN_0 患者的预防性侧颈淋巴结清扫仍在争议，对于中央区淋巴结转移大于 4 个或者血清降钙素升高明显的患者，因其侧颈淋巴结转移可能性高，可考虑预防性侧颈淋巴结清扫术。

对于甲状腺髓样癌，术后降钙素能快速下降。当 CEA 代谢慢，需要一定时间缓慢恢复正常。甲状腺髓样癌患者，术后 TSH 抑制治疗和放射性碘治疗均无效。

（黄崇植）

病例 4　甲状腺鳞状细胞癌

一、病历摘要

姓名：×××　性别：女　年龄：30 岁

过敏史：无。

主诉：发现颈部肿物 2 年。

现病史：2 年前无明显诱因发现颈部无痛性肿物，偶尔伴吞咽不适感，生长缓慢，无伴干咳、怕热多汗、心悸气促、吞咽困难、呼吸困难，近期自觉进食后不适感且能自行消失，在当地卫生院门诊行甲状腺彩超检查示：左叶甲状腺肿物，大小 2.0 cm×2.0 cm，考虑甲状腺腺瘤可能。遂到我院门诊，拟左叶甲状腺肿物收入院。患者发病以来，精神、食欲、睡眠好，大小便正常。体重无明显下降。

二、查体

体格检查：心肺腹部无异常。

专科检查：颈部无肿胀，双叶甲状腺无触及肿物，双侧颈部无触及肿大淋巴结。喉镜示：双侧声带活动正常。

辅助检查：甲状腺功能正常。当地卫生院门诊行甲状腺彩超检查示：左叶甲状腺肿物，大小 2.0 cm×2.0 cm，考虑甲状腺腺瘤可能。

三、诊断

初步诊断：颈部肿物，甲状腺肿物。

鉴别诊断：食管憩室，甲状旁腺肿物。

最终诊断：甲状腺鳞状细胞癌。

四、诊疗经过

入院后完善相关检查，我院彩超示：左叶甲状腺结节，5 mm 实质性结节。右叶甲状腺结节，大小 3 mm 实质性结节。颈部未见结节。颈部淋巴结无肿大。术前查颈部 CT 示：左叶甲状腺后方可见类圆形含气密度影，大小 1.2 cm×1.5 cm，考虑颈段食管憩室。食管碘剂造影：颈段食管憩室，食道入口见袋状突出左下方对比剂充盈阴影，大小 13 mm×35 mm，食管对比剂通过顺畅。胃镜示：距离门齿 15 cm 食管上段左侧壁见 1 憩室，食管上段憩室（Zenker 憩室）底部未见明显食管嵌顿。择期送内镜室在全身麻醉下行内镜经黏膜下隧道憩室间脊切开术（STESD）。手术顺利。术后复查食管碘剂造影：食道吞服对比剂所见，对比剂通过顺畅，原食道颈段憩室银夹封闭，少量对比剂可进入憩室，未见对比剂外漏征象，其他未见异常。

五、出院情况

手术顺利。术后患者进食顺利，无吞咽不适。术后恢复顺利。

六、讨论

（1）明确诊断十分关键。该患者外院彩超示：左叶甲状腺肿物，大小 2 cm×2 cm。实际上是食物坠入食管憩室后的彩超所见。入院后查甲状腺彩超示：左叶甲状腺实质性结节 5 mm。颈部专科查体未触及肿物。此时应十分谨慎。不同单位、专科查体结果不一定。需跳出诊断常规思维。

（2）进一步行颈部 CT，明确诊断，可疑食管憩室？再行食管造影，明确诊断。

（3）MDT 讨论，内镜室、普外科、头颈外科会诊后，选择最佳方案：STESD。

（黄崇植）

病例 5　乳腺导管内癌

一、病历摘要

姓名：×××　性别：女　年龄：43 岁，绝经前女性

过敏史：无。

主诉：发现右乳肿物 3 月。

现病史：3 月前无明显诱因出现右乳房肿物，伴乳头溢血，暗红色。无乳房表面皮肤红肿热痛、乳头凹陷、胸闷胸痛、腹痛、头痛、骨痛不适症状，我院门诊查乳腺彩超示：右乳腺近乳头导管内肿物，大小 1.5 cm×2.0 cm，边界不清。左乳未见肿物，双侧腋窝无肿大淋巴结。门诊拟右乳房肿物：导管内癌？收入院。患者发病以来，精神、食欲、睡眠可，大小便正常。体力体重无下降。

二、查体

体格检查：心肺腹部无异常。

专科检查：双乳对称。左乳未及肿物。右乳触及肿物，大小 1.5 cm×2.0 cm，靠近乳头，质硬，边界不清，活动度差，乳头无凹陷。按压肿物，右乳头可见溢血，暗红色。双侧腋窝未及肿大淋巴结。

辅助检查：右乳房肿物，近乳头，大小 1.5 cm×2.0 cm，边界不清，按压后乳头溢血。

左乳未见肿物，双侧腋窝无肿大淋巴结。

三、诊断

初步诊断：左乳肿物。

鉴别诊断：乳腺原位癌，乳腺浸润性癌。

最终诊断："左"乳腺低级别导管原位癌。

四、诊疗经过

入院后完善相关检查，胸部 X 片＋腹部彩超未发现异常。患者无保乳意愿。限期行左乳区段切除术，术中冰冻示："左"乳腺低级别导管原位癌，进一步行左乳全切除术。术后病理："左"乳腺肿物已切除，未见癌组织残留；乳腺上、下、内、外及基底切缘未见癌；皮肤上、下、内、外切缘及乳头未见癌。"左"乳腺癌细胞免疫组化标记：ER（90%＋），PR（90%＋），Ki-67（1%＋），P63（＋），CK5/6（－）。HER2（3＋）

五、出院情况

患者手术顺利，术后恢复正常。查体：左乳缺如。左胸壁皮瓣无积液。

六、讨论

（1）乳腺导管内癌，也称为乳腺导管原位癌，这种病理类型的肿瘤与乳腺浸润性癌的治疗和手术方案截然不同。

（2）乳腺导管原位癌，不需要处理腋窝和不需要术后辅助化疗。

（3）HER2（3＋），为何不需要靶向治疗。

（4）术后内分泌治疗，可以考虑绝经前药物（他莫昔芬或托瑞米芬）。

（黄崇植）

病例 6　乳腺癌

一、病历摘要

姓名：×××　性别：女　年龄：51 岁，绝经后

过敏史：无。

主诉：发现左乳肿物 2 月。

现病史：2 月前无明显诱因出现左乳房肿物，无乳头溢液、乳房表面皮肤红肿热痛、乳头凹陷、胸闷胸痛、腹痛、头痛、骨痛不适症状，外院查乳腺彩超示：左乳房肿物，大

小 2.7 cm×6.5 cm，边界不清，左腋窝淋巴结肿大，大小 6～20 mm，考虑转移癌可能？门诊拟左乳房肿物：癌？收入院。患者发病以来，精神、食欲、睡眠可，大小便正常。体力体重无下降。

二、查体

体格检查：心肺腹部无异常。

专科检查：双乳对称。右乳未及肿物。左乳触及肿物，大小 4 cm×6 cm，质硬，边界不清，活动度差，无固定。左腋窝触及肿大淋巴结，大小 1.5 cm×2.0 cm，无融合，可推动。右腋窝未及肿大淋巴结。

辅助检查：外院查乳腺彩超示：左乳房肿物，大小 2.7 cm×6.5 cm，边界不清，左腋窝淋巴结肿大，大小 6～20 mm，考虑转移癌可能？颈部淋巴结无肿大淋巴结。

三、诊断

初步诊断：左乳肿物。

鉴别诊断：左乳良性肿瘤、左乳肉芽肿性炎。

最终诊断：左乳浸润性癌 $PT_3N_1M_0$ Ⅲ C 期，Luminal B 型。

四、诊疗经过

入院后完善相关检查，胸部＋腹上区增强 CT 未发现异常。全身骨 ECT 未见异常。左乳肿物粗针穿刺活检示：左乳浸润性导管癌。限期行左乳癌改良根治术。术后病理：左乳浸润性导管癌Ⅲ级，未见间质脉管癌栓和神经束侵犯。乳腺上、下、内、外和底部切缘未见癌。皮肤切缘未见癌。左腋窝淋巴结 2/16 可见癌转移。免疫组化：ER（95%）PR（90%）HER2（3+），Ki-67（70%）。

五、出院情况

患者手术顺利，术后恢复正常。查体：左乳缺如。左胸壁皮瓣无积液。左上肢无水肿。

术后需化疗，靶向治疗，内分泌治疗，放疗。

六、讨论

（1）该患者先手术还是先新辅助化疗？该乳腺癌患者属于局部晚期，无远处转移。但乳腺癌改良根治术还是可根治性切除。目前，乳腺癌的指南也推荐患者先新辅助化疗，乳腺病灶缩小后再手术，也可在人体验证化疗方案的有效性。

（2）以前该患者的靶向治疗，用曲妥珠单抗（赫赛汀）治疗 1 年。现在也推荐用双靶向（曲妥珠单抗＋帕托珠单抗）？

（3）该患者术后内分泌治疗，使用 I A 类内分泌药（来曲唑／依西美坦），标准治疗疗程5年。但是新的指南建议可以延长疗程，为10年。

（黄崇植）

病例7　乳腺癌保乳术

一、病历摘要

姓名：×××　性别：女　年龄：45岁，绝经前

过敏史：无。

主诉：发现左乳肿物1月。

现病史：1月前无明显诱因出现右乳房肿物，无乳头溢液、乳房表面皮肤红肿热痛、乳头凹陷、胸闷胸痛、腹痛、头痛、骨痛不适症状，外院查乳腺彩超示：右乳房肿物，大小1.4 cm×1.5 cm，边界不清，考虑乳腺癌可能，左乳房无结节，腋窝无肿大淋巴结？门诊拟右乳房肿物：癌？收入院。患者发病以来，精神、食欲、睡眠可，大小便正常。体力体重无下降。

二、查体

体格检查：心肺腹部无异常。

专科检查：双乳对称。左乳未及肿物。右乳外上象限无痛肿物，距离乳头3 cm，大小1.4 cm×1.5 cm，质硬，边界不清，活动度差，无固定。双侧腋窝未及肿大淋巴结。

辅助检查：外院查乳腺彩超示：右乳房肿物，大小1.4 cm×1.5 cm，边界不清，呈锯齿状，考虑乳腺癌可能？左乳房未见肿物。双侧腋窝淋巴结无明显肿大。

三、诊断

初步诊断：右乳肿物：癌？

鉴别诊断：乳良性肿瘤、乳肉芽肿性炎。

最终诊断：右乳浸润性癌 $PT_1N_0M_0$ I a 期，Luminal A 型。

四、诊疗经过

入院后完善相关检查，胸片、腹部肝胆胰脾彩超无明显异常。CEA 和 CA153 正常。双侧乳腺钼靶常规位（CC位＋MLO位）示：右乳外上象限可见结节，8 mm×15 mm，边界不清，伴钙化，BI-RADS 4 A 类，建议活检。左乳未见异常。双侧腋窝淋巴结未见

肿大。

治疗方案：右乳癌保乳术＋右腋窝前哨淋巴结活检术（0/3），具体手术流程：首先右乳区段切除术，术中冰冻是左乳浸润性导管癌。接着取环周切缘，取右乳切缘1～9点钟、12点钟，送术中快速冰冻病理未见癌，切缘阴性，留置钛夹。最后，乳房注射亚甲蓝，行右腋窝前哨淋巴结活检，术中探查可见蓝染前哨淋巴结3枚，无明显肿大，冰冻病理无转移癌。

术后病理：右乳浸润性导管癌Ⅱ级，最大直径1 cm，右乳切缘1～9点钟、12点钟未见癌。未见间质脉管癌栓和神经束侵犯。免疫组化：ER（90%）PR（100%）HER2（2+），Ki-67（10%）。FISH无扩增。

五、出院情况

患者手术顺利，术后恢复正常。查体：右乳可见手术切口，愈合好。

六、讨论

（1）患者为绝经前年轻女性，有保乳意愿。严格把握乳腺癌保乳的适应证：患者乳腺肿瘤病灶较小，远离乳头。钼靶检查：右乳肿瘤为单病灶，未见其他可疑多病灶。乳房体积和乳腺肿瘤体积比例适合。排除禁忌证：家族性乳腺癌，炎性乳腺癌，放疗禁忌证等。

（2）保乳术后放疗，除了全乳放疗，留置钛夹的瘤腔需局部加量。

（3）HER2（2+），需进一步做HER2基因扩增实验，确定患者是否用靶向治疗。

（4）该患者需术后内分泌治疗5年。内分泌的方案是他莫昔芬/托瑞米芬，还是AI+诺雷德？

（黄崇植）

病例8　乳腺癌术后

一、病历摘要

姓名：×××　性别：女　年龄：51岁，月经情况：停经6个月

过敏史：无。

主诉：发现左乳肿物2月。

现病史：2月前无明显诱因出现2乳房肿物，伴乳头溢血，暗红色。无乳房表面皮肤红肿热痛、乳头凹陷、胸闷胸痛、腹痛、头痛、骨痛不适症状，我院门诊查乳腺彩超示：左

乳腺肿物，大小 4 cm×6 cm，伴左腋窝肿大淋巴结，大小 1.3 ～ 1.5 cm，靠左乳癌伴腋窝淋巴结转移？右乳未见肿物。右侧腋窝无肿大淋巴结。门诊拟左乳腺癌？收入院。患者发病以来，精神、食欲、睡眠可，大小便正常。体力体重无下降。

二、查体

体格检查：心肺腹部无异常。

专科检查：双乳对称，右乳未及肿物。左乳触及肿物，大小约 65 mm×47 mm×27 mm，质硬，边界不清，活动度差，乳头无凹陷。左腋窝肿大淋巴结，大小 1.3 ～ 1.5 cm，可推动，无融合。右侧腋窝未及肿大淋巴结，双侧锁骨上无肿大淋巴结。

辅助检查：

乳腺彩超：左乳外象限可见一个实质性肿块图像，大小约 65 mm×47 mm×27 mm，形状呈不规则形，边界不整，凸凹不平，界限不清，呈锯齿状，内部为低回声，分布不均匀，后方回声有衰减。右侧乳腺内未见明显结节，左侧腋下可见多个大小约 6 ～ 20 mm 的椭圆形低回声结节。右侧腋下未见明显结节。CDFI：左乳实质性肿块可见彩色血流显示。左侧乳腺内实质性肿物（考虑乳腺 Ca）（BI-RADS V 级）左侧腋下多发淋巴结肿大。

乳腺钼靶：双侧乳腺呈不均匀致密型。左乳外上象限见形态不规则密度增高肿块影，病灶内部见散在小钙化灶，范围约 68 mm×39 mm×36 mm，边界不清，边缘呈分叶状、锯齿状改变，可见毛刺。右乳见散在数枚逗点状小钙化灶，未见明显肿块影。双乳皮下脂肪层未见明显异常，皮肤无增厚，双侧乳头无凹陷。左腋下见密度增高、形态不规则肿大淋巴结影，部分未包全。右腋下见淋巴结影。

右乳 BI-RADS：2 类；左乳 BI-RADS：4 C 类。①左乳外上象限形态不规则密度增高肿块影，考虑恶性病变，并有左腋下淋巴结转移可能，建议穿刺活检；②右乳良性小钙化灶；③右腋下淋巴结影。

三、诊断

初步诊断：左乳肿物。

鉴别诊断：乳腺良性肿瘤，乳腺浸润性癌。

最终诊断："左"浸润性导管癌 $pT_3N_1M_0$，分子分型 Luminal B2 型。

四、诊疗经过

入院后完善相关检查，胸部＋腹上区增强 CT 无明显异常。全身骨 ECT 未及骨转移。行左乳肿物穿刺活检病理：左乳浸润性导管癌，限期行左乳癌改良根治术。

术后大体标本："左乳腺"非特殊类型浸润性癌Ⅲ级，最大直径 6 cm，间质脉管及神经未见癌。"左乳腺"肿物已切除，可见少许导管原位癌；间质未见脉管癌栓及神经束侵犯；乳腺上、下、内、外及底部切缘未见癌；皮肤切缘未见癌；乳头未见癌；左腋窝淋巴结（2/16）可见癌转移。"左"乳腺癌细胞免疫组化标记：ER（95%+、中等至强），PR（90%+、中等至强），Her2（3+），Ki-67（70%+），E-cadherin（+）。

五、出院情况

患者手术顺利，术后恢复正常。查体：左乳缺如。左胸壁皮瓣无积液。患者术后需要化疗、放疗、靶向治疗、内分泌治疗。

六、讨论

（1）患者术后辅助化疗的方案选择，该患者属于高危复发风险，蒽环类序贯多西紫杉醇仍是首选。

（2）对于靶向治疗，是单药赫赛汀，还是双靶向（赫赛汀＋帕妥珠单抗）。

（3）该患者的内分泌治疗方案的选择和疗程？患者停经 6 个月，是否已绝经？仍需查雌激素和孕激素明确月经状态。若是围绝经期，该如何选择最佳内分泌方案。该患者内分泌治疗的标准疗程是否延长至 10 年？

（黄崇植）

病例 9　乳腺癌术后辅助治疗

一、病历摘要

姓名：×××　性别：女　年龄：63 岁，绝经后

过敏史：无。

主诉：发现右乳肿物 3 月。

现病史：3 月前无明显诱因出现右乳房肿物，无乳头溢液、乳房表面皮肤红肿热痛、乳头凹陷、胸闷胸痛、腹痛、头痛、骨痛不适症状。外院查乳腺彩超示：右乳房肿物，大小 2.0 cm×2.5 cm，边界不清。左乳未见肿物，双侧腋窝无肿大淋巴结。门诊拟右乳房肿物：癌？收入院。患者发病以来，精神、食欲、睡眠可，大小便正常。体力体重无下降。

二、查体

体格检查：心肺腹部无异常。

专科检查：双乳对称，左乳未及肿物。右乳触及肿物，大小 2 cm×2.5 cm，靠近乳

晕，质硬，边界不清，活动度差，无固定。双侧腋窝未及肿大淋巴结。

辅助检查：右乳房肿物，大小 2.0 cm×2.5 cm，边界不清。左乳未见肿物，双侧腋窝无肿大淋巴结。

三、诊断

初步诊断：右乳肿物。

鉴别诊断：右乳良性肿瘤、右乳癌。

最终诊断：右乳浸润性癌 $pT_2N_0M_0$ Ⅱ a 期，Luminal B 型。

四、诊疗经过

入院后完善相关检查，胸部 X 片 + 腹部彩超未发现异常。患者无保乳意愿。限期行右乳癌改良根治术。术后病理：左乳浸润性导管癌Ⅱ级，未见间质脉管癌栓和神经束侵犯。乳腺上、下、内、外和底部切缘未见癌，右腋窝淋巴结 0/13 未见转移癌，左腋窝淋巴结 2/16 可见癌转移，免疫组化："右"乳腺癌细胞免疫组化标记为 ER（90% 强 +），PR（90% 强 +），Her2（−），Ki-67（20%+），P63（−）。

五、出院情况

患者手术顺利，术后恢复正常。查体：右乳缺如，左胸壁皮瓣无积液，右上肢无水肿。

六、讨论

（1）患者乳腺癌术后是否需要化疗？根据乳腺癌 NCCN 指南患者需进一步行 21 基因检测，评估复发风险，然后确定是否化疗。国内乳腺癌诊疗指南也有复发风险评估，但是两者不一致，需如何选择。

（2）患者绝经后女性，右乳癌术后，分子分型 Luminal B 型，需内分泌治疗，选择绝经后的内分泌药物，比如来曲唑、依西美坦等药物。这类药物容易引起骨质疏松，影响患者血脂。该患者同时合并高血脂、高血压和糖尿病，应如何用药？

（黄崇植）

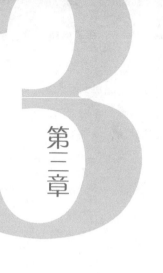

第
三
章

胃部疾病

第一节　消化性溃疡

一、概述

消化性溃疡指穿透至黏膜肌层的胃十二指肠黏膜的局限性损伤，包括胃溃疡与十二指肠溃疡。因溃疡的形成与胃酸、胃蛋白酶的消化作用有关而得名。其病因与发病机制尚未完全明了，一般认为与胃酸、胃蛋白酶、感染、遗传、体质、环境、饮食、神经精神等因素有关，十余年来研究证明，幽门螺杆菌（Hp）是消化性溃疡的主要病因。消化性溃疡是人类常见疾病，我国 20 世纪 50 年代发病率达到高峰，以男性十二指肠溃疡多见，20 世纪 70 年代以后发病率有下降趋势。

二、临床表现

（一）病史要点

（1）长期反复发作的上腹痛，病史可达数月至数年，多有发作与缓解交替的周期性，因溃疡与胃酸刺激有关，故疼痛可呈节律性。胃溃疡多在餐后半小时左右出现，持续 1 ~ 2 h。十二指肠溃疡疼痛多在餐后 2 ~ 3 h 出现，进食后可缓解。胃溃疡的疼痛部位一般在上腹剑突下正中或偏左，十二指肠溃疡疼痛位于上腹正中或偏右。疼痛性质因个体差异可描述为饥饿不适、钝痛、烧灼样疼痛、刺痛等。

（2）可伴有其他消化道症状，如嗳气、反酸、胸骨后灼痛、恶心、呕吐。

（3）频繁的呕吐、腹胀、消瘦等提示球部或幽门部溃疡引起幽门梗阻；溃疡侵蚀基底血管可出现黑便或呕血。

（4）出现剧烈腹痛并有腹膜炎症状往往提示溃疡穿孔。

（二）查体要点

（1）本病在缓解期多无明显体征，溃疡活动期可在剑突下有固定而局限的压痛。

（2）当溃疡穿孔时大多可迅速引起弥漫性腹膜炎，腹壁呈板样硬，有压痛与反跳痛，肝浊音界消失。

（三）辅助检查

1. 常规检查

（1）幽门螺杆菌检测：Hp 检测已成为消化性溃疡的常规检查项目，方法有二：侵入性方法为胃镜下取样做呋塞米素酶试验，聚合酶链式反应（PCR）或涂片染色等；非侵入性方法为呼气采样检测，此方法方便、灵敏，常用的有 ^{14}C 或 ^{13}C 呼气试验。

（2）上消化道钡餐：溃疡在 X 线钡餐时的征象有直接与间接两种，直接征象为龛影，具有确诊价值；间接征象包括局部压痛、大弯侧痉挛切迹、十二指肠激惹、球部变形等，间接征象仅提示有溃疡。

（3）胃镜：胃镜检查可明确溃疡与分期，并可做组织活检与 Hp 检测。内镜下溃疡可分为活动期（A）、愈合期（H）和瘢痕期（S）三种类型。

2. 其他检查

（1）胃液分析：胃溃疡患者胃酸分泌正常或稍低于正常。十二指肠溃疡患者多增高，以夜间及空腹时更明显。但因其检查值与正常人波动范畴有互相重叠，故对诊断溃疡价值不高，目前仅用于促胃液素瘤的辅助诊断。

（2）促胃液素测定：溃疡时血清促胃液素可增高，但诊断意义不大，不列为常规，但可作为促胃液素瘤的诊断依据。

三、诊断

（一）诊断标准

（1）典型的节律性、周期性上腹疼痛，呈慢性过程，少则数年，多则十几年或更长。

（2）大便隐血试验：溃疡活动时可为阳性。

（3）X 线钡餐检查：龛影为 X 线诊断溃疡最直接征象，间接征象为压痛、激惹及大弯侧痉挛切迹。

（4）胃镜检查与黏膜活组织检查：可鉴别溃疡的良、恶性。胃镜下溃疡多呈圆形或椭圆形，一般小于 2 cm，边缘光滑，底平整，覆有白苔或灰白苔，周围黏膜充血水肿，有时可见皱襞向溃疡集中。

（二）鉴别诊断

（1）慢性胆囊炎、胆石症：疼痛位于右上腹，常放射至右肩背部，可伴有发热、黄疸等，疼痛与进食油腻食物有关。B 超可以做出诊断。

（2）胃癌：胃溃疡在症状上难与胃癌做出鉴别，X 线钡餐检查胃癌的龛影在胃腔内，而胃溃疡的龛影在胃壁内，边缘不整，呈结节状；一般良性溃疡的龛影 < 2 cm。胃镜下组织活检是诊断的主要依据。

（3）功能性消化不良：症状酷似消化性溃疡，多见于年轻女性，X 线钡餐与胃镜无溃疡征象。

（4）促胃液素瘤：即 Zollinger-Ellison 综合征，为胰非 B 细胞瘤，可分泌大量促胃液素，使消化道处于高胃酸环境，产生顽固性多发溃疡或异位溃疡，胃大部切除后仍可复发。血清促胃液素测定 > 200 ng/L。

四、治疗

消化性溃疡治疗的主要目的是消除症状、愈合溃疡、防止复发和避免并发症。

（一）一般治疗

饮食定时，避免过饱过饥、过热过冷及有刺激性食物；急性期症状严重时可进流质或半流质。

（二）药物治疗

1. 根除 Hp 治疗

目前，尚无单一药物能有效根治 Hp。根除方案一般分为质子泵抵制剂（PPI）为基础胶体铋剂为基础两类。一种 PPI 或一种胶体铋加上克拉霉素、阿莫西林、甲硝唑 3 种抗生素中的 2 种组成三联疗法，疗程为 7 d。若根治 Hp1 ~ 2 周效果不明显时，应考虑继续使用抵制胃酸药物治疗 2 ~ 4 周。

2. 抑制胃酸分泌药物

氢氧化铝、氢氧化镁等复方制剂对缓解症状效果较好，仅用于止痛时的辅助治疗。目前临床上常用的是 H_2 受体阻滞剂（H_2RA）与 PPI 两大类。胃、十二指肠疾病 H_2RA 能与壁细胞 H_2 受体竞争结合，阻断壁细胞的泌酸作用，常用的有两种：西咪替丁，每日剂量 800 mg（400 mg，2 次 /d）；另一种为雷尼替丁，每日剂量 300 mg（150 mg，2 次 /d），疗程均为 4 ~ 6 周。

3. 胃黏膜保护剂

胃黏膜保护剂有三种，分别为硫糖铝、枸橼酸铋钾和前列腺素类药物（米索前列醇）。

（三）手术治疗

消化性溃疡随着 H_2RA 与 PPI 的广泛使用及根除 Hp 治疗措施的普及，需要手术治疗的溃疡病患者已越来越少，约90% 的十二指肠溃疡及 50% 的胃溃疡患者经内科有效治疗后好转。所需手术干预的病例仅限少数并发症患者。手术适应证为：①溃疡急性穿孔；

②溃疡大出血；③瘢痕性幽门梗阻；④顽固性溃疡；⑤溃疡癌变。

1. 手术方式

胃、十二指肠溃疡的手术目的是针对胃酸过高而采取相应措施，目前，手术方式主要有两种，一种是胃大部切除术，另一种是迷走神经切断术。

（1）胃大部切除术：为我国目前治疗消化性溃疡最为广泛的手术方式，切除范围包括胃体大部、胃窦、幽门和部分十二指肠壶腹部，占全胃的 2/3 ～ 3/4，从而达到抑酸的效果。切除胃大部后的胃肠道吻合方法常用的是毕罗Ⅰ式和毕罗Ⅱ式。

①毕罗Ⅰ式：特点是胃大部切除以后将残胃与十二指肠断端进行吻合。这种吻合方式接近正常生理状态，术后并发症较少，且胆汁反流不多于幽门成形术，近年来多主张在条件允许时采用此种吻合方式。

②毕罗Ⅱ式：特点是胃大部切除后将十二指肠残端关闭，将胃残端与空肠上端吻合。其优点是可切除足够体积的胃而不致吻合口张力过大。同时，即使十二指肠溃疡不能切除也可因溃疡旷置而愈合。

（2）迷走神经切断术：迷走神经切断后胃酸的神经分泌相消失，体液相受到抵制，胃酸分泌减少，从而达到治愈溃疡的目的。

①迷走神经干切断术：约在食管裂孔水平，将左右两支腹迷走神经干分离后切除 5 ～ 6 cm，以免再生。根据情况，再行胃空肠吻合或幽门成形术。由于腹迷走神经干尚有管理肝、胆、胰、肠的分支，均遭到不必要的切断，造成上述器官功能紊乱。胃张力及蠕动随之减退，胃排空迟缓，胃内容物潴留，故需加做幽门成形术。此外可产生顽固性腹泻，可能和食物长期潴留，腐败引起肠炎有关。迷走神经干切断术因缺点多，目前临床上很少应用。

②选择性迷走神经切断术：将胃左迷走神经分离清楚在肝支下切断，同样胃右迷走神经分离出腹腔支，加以切断，从而避免了发生其他器官功能紊乱。为了解决胃潴留问题，则需加胃引流术，常用的引流术有幽门成形术、胃窦部或半胃切除，再行胃十二指肠或胃空肠吻合术。

（3）选择性胃迷走神经切断术：此法是迷走神经切断术的一大改进，目前国内外广泛应用。但此法也还存在不少问题，如由于迷走神经解剖上的变异，切断迷走神经常不完善，有可能神经再生，仍有不少溃疡复发。加以胃窦部或半胃切除时，虽有着更加减少胃酸分泌的优点，但也带来了胃切除术后的各种并发症的缺点。因此该术式亦非理想。

（4）高选择性胃迷走神经切断术：此法仅切断胃近端支配胃体、胃底的壁细胞的迷走神经，而保留胃窦部的迷走神经，因而也称为胃壁细胞迷走神经切断术或近端胃迷走神经切断术。手术时在距幽门 5 ～ 7 cm 的胃小弯处，可以看到沿胃小弯下行的胃迷走神经前支入胃窦部的扇状终末支（鸦爪）作为定位标志，将食管下端 5 ～ 7 cm 范围内进入胃底、胃体的迷走神经一一切断，保留进入胃窦部的扇状终末支。

高选择性胃迷走神经切断术的优点在于消除了神经性胃酸分泌，消除了溃疡病复发的主要因素；保留胃窦部的张力和蠕动，无须附加引流术；保留了幽门括约肌的功能，减少胆汁反流和倾倒综合征的发生机会；保留了胃的正常容积，不影响进食量；手术简单安全。

2. 并发症

（1）术后胃出血：胃大部切除术后，一般在 24 h 以内，从胃管引流出少量暗红色或咖啡色血性内容物，多为术中残留胃内的血液或胃肠吻合创伤面少量渗出的缘故。如短期内自胃管引流出较大量的血液，尤其是鲜血，甚至呕血、黑便或出现出血性休克，是切端或吻合口有小血管结扎、缝合不彻底所致。术后 4～6 d 出血，多因缝合过紧吻合口黏膜坏死脱落引起；严重的早期出血，如量大，甚至发生休克，需要果断再次探查止血。

（2）十二指肠残端破裂：是胃大部切除术毕罗Ⅱ式中最严重的并发症，死亡率很高，约 15%。多因处理十二指肠壶腹部时损伤浆肌层或血液循环；或残端缝合过紧，过稀。输入空肠袢梗阻亦可致残端破裂，一般多发生在术后 4～7 d。表现为右上腹突然发生剧烈疼痛，局部或全腹明显压痛、反跳痛、腹肌紧张等腹膜炎症状，腹穿可抽出胆汁样液体。预防方法妥善缝合十二指肠残端，残端缝合有困难者，可插管至十二指肠腔内做造瘘术，外覆盖大网膜。溃疡病灶切除困难者，选择病灶旷置胃大部切除术式，避免十二指肠残端破裂。一旦发生残端破裂，修补难以成功，应行引流术，在十二指肠残端处放置双腔套管持续负压吸引，同时也要引流残端周围腹腔。以静脉营养法或空肠造瘘来营养支持。

（3）胃肠吻合口破裂或瘘：多发生在术后 5～7 d，如在术后 1～2 d 内发生，则可能是吻合技术的问题。一般原因有缝合不当、吻合口存在张力、局部组织水肿或低蛋白血症等所致组织愈合不良。胃肠吻合口破裂常引起严重的腹膜炎，需及时手术进行修补，术后要保持可靠的胃肠减压，加强营养支持。

（4）吻合口梗阻：发生率为 1%～5%，主要表现为进食后上腹胀痛、呕吐，呕吐物为食物，多无胆汁。梗阻多因手术时吻合口过小；或缝合时胃肠壁内翻过多；吻合口黏膜炎症水肿所致。前两种原因造成的梗阻多为持续性的，不能自行好转，需再次手术扩大吻合口或重新做胃空肠吻合。黏膜炎症水肿造成的梗阻为暂时性的，经过适当的非手术治疗症状可自行消失。梗阻性质一时不易确诊，先采用非手术疗法，暂时停止进食，行胃肠减压，静脉输液，保持水电解质平衡和营养；若因黏膜炎症水肿引起的梗阻，往往数日内即可改善。经两周非手术治疗仍有进食后腹胀、呕吐现象，应考虑手术治疗。

（5）输入空肠袢梗阻：在毕罗Ⅱ式手术后，如输入空肠袢在吻合处形成锐角或输入空肠袢过长发生曲折，使输入空肠袢内的胆汁、胰液、肠液等不易排出，将在空肠内发生潴留而形成梗阻。输入空肠段内液体潴留到一定量时，强烈的肠蠕动克服了一时性的梗阻，将潴留物大量排入残胃内，引起恶心、呕吐。表现为进食后 15～30 min，上腹饱胀，轻者恶心，重者呕吐，呕吐物主要是胆汁，一般不含食物，呕吐后患者感觉症状减轻而舒适。多数患者术后数周症状逐渐减轻而自愈，少数症状严重持续不减轻者需手术治疗，行输入和输出空肠袢之间侧侧吻合术。

在结肠前近端空肠对胃小弯的术式，如近端空肠过短，肠系膜牵拉过紧，形成索带压迫近端空肠，使被压迫的十二指肠和空肠成两端闭合肠袢，且可影响肠壁的血运，而发生坏死。有时过长的输入空肠袢，穿过空肠系膜与横结肠之间的孔隙，形成内疝，也可发生绞窄。主要表现为腹上区疼痛、呕吐，呕吐物不含胆汁，有时偏右上腹可触及包块。这一类梗阻容易发展成绞窄，应及早手术治疗。

（6）输出空肠袢梗阻：输出空肠袢梗阻多为大网膜炎性包块压迫或肠袢粘连成锐角所致。在结肠后吻合时，横结肠系膜的孔未固定在残胃壁上，而因束着空肠造成梗阻。主要表现为呕吐，呕吐物为食物和胆汁。确诊应借助于钡餐检查，以示梗阻的部位，症状严重而持续者，应手术治疗以解除梗阻。

（7）倾倒综合征：倾倒综合征是胃大部分切除术后比较常见的并发症。在毕罗Ⅱ式吻合法中发生机会更多。根据症状在术后和进食后发生的迟早，临床上将倾倒综合征分为早期倾倒综合征和晚期倾倒综合征两类。这两种表现不同、性质各异的倾倒综合征有时同时存在，致临床表现混淆不清。

①早期倾倒综合征：表现为进食后上腹胀闷、心悸、出汗、头晕、呕吐及肠鸣、腹泻等，患者面色苍白、脉搏加速、血压稍增高。上述症状经平卧 30～45 min 即可自行好转消失，如患者平卧位进食则往往不发生倾倒症状。症状的发生与食物的性质和量有关，进甜食及牛奶易引起症状，过量进食往往引起症状发作。原因尚不十分清楚，但根据临床表现，一般认为早期倾倒综合征的原因有两种：一是残胃缺乏固定，进食过量后，胃肠韧带或系膜受到牵拉，因而刺激腹腔神经丛引起症状，所谓机械因素；二是大量高渗食物进入空肠后，在短期内可以吸收大量的液体，致使血容量减少，即渗透压改变因素。

②晚期倾倒综合征：性质与早期综合征不同，一般都发生在手术后半年左右，而多在进食后 2～3 h 发作，表现为无力、出汗、饥饿感、嗜睡、眩晕等。发生的原因为食物过快地进入空肠内，葡萄糖迅速被吸收，血糖过度增高，刺激胰腺产生过多胰岛素，继而发生低血糖现象，故又称低血糖综合征。

预防倾倒综合征的发生，一般认为手术时胃切除不要过多，残胃适当固定，胃肠吻合口不要太大，术后早期应少食多餐，使胃肠逐渐适应。一旦出现症状，多数经调节饮食症状逐渐减轻或消失。极少数患者症状严重而经非手术治疗持续多年不改善者，可考虑再次手术治疗，行胃肠吻合口缩小术，或毕罗Ⅱ改为毕罗Ⅰ式，或行空肠代胃、空肠、十二指肠吻合术。

（8）吻合口溃疡：吻合口溃疡是胃大部切除术后常见的远期并发症。多数发生在十二指肠溃疡术后。吻合口溃疡的原因与原发溃疡相似，80%～90% 的吻合口溃疡者存在胃酸过高现象。症状与原发溃疡病相似，但疼痛的规律性不明显，在上腹吻合口部位有压痛。吻合口溃疡一旦形成，发生并发症机会甚多，如出血、穿孔。预防措施为：避免做单纯胃空肠吻合；胃大部切除时胃切除要足够，应争取做胃十二指肠吻合。吻合口溃疡一般主张采用手术治疗，手术方法是再次行胃大部切除或同时做迷走神经切断术。

（9）碱性反流性胃炎：碱性反流性胃炎常发生于毕罗 Ⅱ 式胃大部切除术后 1～2 年。由于胆汁、胰液反流，胆盐破坏了胃黏膜对氢离子的屏障作用，使胃液中的氢离子逆流弥散于胃黏膜细胞内，从而引起胃黏膜炎症、糜烂，甚至形成溃疡。表现为：腹上区持续性烧灼痛，进食后症状加重，抗酸药物服后无效；胆汁性呕吐，呕吐后症状不减轻，胃液分析胃酸缺乏；食欲差，体重减轻，因长期少量出血而导致贫血。这一并发症非手术治疗效果不佳，症状严重应考虑手术治疗。手术可改行 Roux-en-Y 吻合，以免胆汁反流入残胃内，同时加做迷走神经切断术以防术后吻合口溃疡发生。

（10）营养障碍：胃是容纳食物并进行机械消化和化学消化的场所。食物因胃的运动而与酸性胃液混合成食糜，其蛋白质也在酸性基质中经胃蛋白酶进行消化，食物中的铁质也在胃内转变为亚铁状态以便吸收。当胃大部切除术后，少数患者可能出现消瘦、贫血等营养障碍。

十二指肠溃疡在迷走神经切断 + 胃窦切除后的复发率为 0.8%，比其他术式显著为低，这是其主要优点，特别是对有严重溃疡体质而耐受力好的患者。少数病例术后复发，主要是因迷走神经切断术做得不完全或者是促胃液素瘤所致。

十二指肠溃疡在迷走神经切断 + 胃引流术后的平均复发率为 80%，最高可达 28%，这是其主要缺点；用高选择性迷走神经切断治疗十二指肠溃疡的复发率为 5%～10%；十二指肠溃疡行胃大部切除术而不加做迷走神经切断术者的复发率为 5%～6%，术后并发症较多；用简单的胃空肠吻合术来治疗十二指肠溃疡现已废弃，因复发率可达 40%。

（吴明义）

第二节　应激性溃疡

一、概述

应激性溃疡（SU）又称急性胃黏膜病变（AGML）或急性应激性黏膜病（ASML），是指机体在各类严重创伤或疾病等应激状态下发生的食管、胃或十二指肠等部位黏膜的急性糜烂或溃疡。Curling 最早在 1842 年观察到严重烧伤患者易发急性胃十二指肠溃疡出血，Cushing 于 1932 年报告颅脑损伤患者易伴发 SU，现已证实，SU 在重症患者中很常见，75% ~ 100% 的重症患者在进入 ICU24 h 内发生 SU。约 0.6% ~ 6% 的 SU 并发消化道大出血，而一旦并发大出血，会导致约 50% 患者死亡。SU 病灶通常较浅，很少侵及黏膜肌层以下，穿孔少见。

（一）病因

诱发 SU 的病因较多，常见病因包括严重创伤及大手术后、全身严重感染、多脏器功能障碍综合征和（或）多脏器功能衰竭、休克及心肺脑复苏后、心脑血管意外、严重心理应激等。其中由严重烧伤导致者又称 Curling 溃疡，继发于重型颅脑外伤的又称 Cushing 溃疡。

（二）病理生理

目前认为，SU 的发生是由于胃运动、分泌、血流、胃肠激素等多种因素的综合作用，使损伤因素增强，胃黏膜防御作用减弱，不足以抵御胃酸和胃蛋白酶的侵袭，最终导致胃黏膜损害和溃疡形成。

正常生理状态下，胃十二指肠黏膜具有一系列防御和修复机制，以抵御各种侵袭因素的损害，维持黏膜的完整性。这些防御因素主要包括上皮前的黏液和碳酸氢盐屏障、上皮细胞及上皮后的微循环。

1. 黏液和碳酸氢盐屏障

胃黏液是由黏膜上皮细胞分泌的一种黏稠、不溶性的冻胶状物，其主要成分为糖蛋白，覆盖在胃黏膜表面形成黏液层，此层将胃腔与黏膜上皮细胞顶面隔开，并与来自血流或细胞内代谢产生的 HCO_3^-，一起构成黏液和碳酸氢盐屏障。黏液层是不流动层，H^+ 在其中扩散极慢，其中的 HCO_3^-，可充分与 H^+ 中和，并造成黏液层的胃腔侧与黏膜侧之间存在 pH 梯度，从而减轻胃酸对黏膜上皮细胞的损伤。

2. 胃黏膜屏障

胃黏膜上皮细胞层是保护胃黏膜的重要组成部分，胃腔面的细胞膜由脂蛋白构成，可阻碍胃腔内 H^+ 顺浓度梯度进入细胞内，避免了细胞内 pH 降低。同时上皮细胞能在黏膜受损后进行快速迁移和增生，加快黏膜修复。

3. 黏膜血流

黏膜血流可为黏膜提供氧、营养物质及胃肠肽类激素等以维持其正常功能，还可及时有效清除代谢产物和逆向弥散至黏膜内的 H^+，维持局部微环境稳定。此外，胃黏膜内存在许多具有细胞保护作用的物质，如促胃液素、前列腺素、生长抑素、表皮生长因子等，有保护细胞、抑制胃酸分泌、促进上皮再生的作用。

在创伤、休克等严重应激情况下，黏膜上皮细胞功能障碍，不能产生足够的 HCO_3^- 和黏液，黏液和碳酸氢盐屏障受损；同时交感神经兴奋，使胃的运动功能减弱，幽门功能紊乱，十二指肠内容物返流入胃，加重对胃黏膜屏障的破坏；应激状态下胃黏膜缺血坏死，微循环障碍使黏膜上皮细胞更新减慢；应激时前列腺素（PGs）水平降低，儿茶酚胺大量释放，可激活并产生大量活性氧，其中的超氧离子可使细胞膜脂质过氧化，破坏细胞完整性，并减少核酸合成，使上皮细胞更新速度减慢，加重胃黏膜损伤。活性氧还可与血小板活化因子（PAF）、白三烯（LTC）、血栓素（TXB_2）等相互作用，参与多种原因所致的 SU 发病过程。

二、临床表现

消化道出血是 SU 的主要表现，可出现呕血和（或）黑便，或仅有胃液或大便潜血阳性。出血的显著特点是间歇性，可间隔多天，这种间歇特性可能是由于原有黏膜病灶愈合同时又有新病灶形成所致。消化道出血量大时常有血压下降，心率增快，体位性晕厥，皮肤湿冷，尿少等末梢循环衰竭表现，连续出血可导致血红蛋白下降，血尿素氮增多，甚至出现重要脏器功能衰竭。除出血外，SU 可出现上腹痛、腹胀、恶心、呕吐、反酸等消化道症状，但较一般胃、十二指肠溃疡病轻。由于 SU 常并发于严重疾病或多个器官损伤，其临床表现容易被原有疾病掩盖。

（一）胃镜检查

胃镜检查是目前诊断 SU 的主要方法。病变多见于胃体及胃底部，胃窦部少见，仅在病情发展或恶化时才累及胃窦部。胃镜下可见胃黏膜充血、水肿、点片状糜烂、出血，以及大小不一的多发性溃疡，溃疡边缘整齐，可有新鲜出血或血斑。Curling 溃疡多发生在胃和食管，表现为黏膜局灶性糜烂，糜烂局部可有点片状或条索状出血，或呈现大小不等的瘀点及瘀斑，溃疡常为多发，形态不规则，境界清楚，周围黏膜水肿不明显，直径多在 0.5 ~ 1 cm。Curling 溃疡内镜下表现与其他类型 SU 相似，但病变形态多样，分布较广，病程后期胃黏膜病变处因细菌感染可见脓苔。

（二）介入血管造影

行选择性胃十二指肠动脉造影，当病灶活动性出血量大于 0.5 mL/min 时，可于出血部位见到对比剂外溢、积聚，有助于出血定位。但阴性结果并不能排除 SU。

（三）其他

X 线钡剂造影不适用于危重患者，诊断价值较小，现已很少应用。

三、诊断

SU 的诊断主要靠病史和临床表现。中枢神经系统病变（颅内肿瘤、外伤、颅内大手术等）、严重烧伤、外科大手术、创伤和休克、脓毒血症和尿毒症等患者出现腹上区疼痛或消化道出血时，要考虑到 SU 可能，确诊有赖于胃镜检查。

四、治疗

（一）抑酸治疗

目标是使胃内 pH 值 > 4，并延长 pH 值 > 4 的持续时间，从而降低 SU 的严重程度，治疗和预防 SU 并发的出血。目前，常用的抑酸药物主要有 H_2 受体阻滞剂和质子泵抑制剂。H_2 受体阻滞剂可拮抗胃壁细胞膜上的 H_2 受体，抑制基础胃酸分泌，也抑制组胺、胰岛素、促胃液素、咖啡因等引起的胃酸分泌，降低胃酸，保护胃黏膜，并通过干扰组胺作用，间接影响垂体激素的分泌和释放，从而达到控制 SU 出血的作用。常用药物有雷尼替丁（100 mg 静滴，2 ~ 4 次 /d），法莫替丁（20 mg 静滴，2 次 /d）。质子泵抑制剂能特异性作用于胃黏膜壁细胞中的 H^+–K^+–ATP 酶，使其不可逆性失活，从而减少基础胃酸分泌和各种刺激引起的胃酸分泌，保护胃黏膜，缓解胃肠血管痉挛状态，增加因应激而减少的胃黏膜血流，显著降低出血率和再次出血的发生率。但质子泵抑制剂减少胃酸的同时也降低胃肠道的防御功能，利于革兰阴性杆菌生长，不利于对肺部感染及肠道菌群的控制，长期应用还可引起萎缩性胃炎等，并可能与社区获得性肺炎或医院获得性肺炎相关。常用药物如奥美拉唑和泮妥拉唑，40 mg 静滴，2 次 /d。

（二）保护胃黏膜

前列腺素 E_2 可增加胃十二指肠黏膜的黏液和碳酸氢盐分泌，改善黏膜血流，增强胃黏膜防护作用，同时可抑制胃酸分泌。硫糖铝、氢氧化铝凝胶等可黏附于胃壁起到保护胃黏膜的作用，并可以降低胃内酸度。用法为胃管反复灌注药物。

（三）其他药物

近年研究认为，氧自由基的大量释放是 SU 的重要始动因子之一，别嘌呤醇、维生素 E 及中药复方丹参、小红参等具有拮抗氧自由基的作用，但临床实际效果还需循证医学方法证实。

（四）SU 并发出血的处理

一般先采用非手术疗法，包括输血，留置胃管持续胃肠负压吸引，使用抑酸药物，冰盐水洗胃等。有条件时可行介入治疗，行选择性动脉插管（胃左动脉）后灌注血管升压素。另外，如果患者情况可以耐受，可行内镜下止血，如钛夹止血、套扎止血、局部应用组织黏附剂和药物止血、黏膜内或血管内注射止血剂、高频电和氩离子凝固止血等。若非手术治疗无效，对持续出血或短时间内反复大量出血、范围广泛的严重病变，需及时手术治疗，原则是根据患者全身情况、病变部位、范围大小及并发症等选择最简单有效的术式。病变范围不大或十二指肠出血为主者，多主张行胃大部切除或胃大部切除加选择性迷走神经切断术。若病变范围广泛，弥漫性大量出血，特别是病变波及胃底者，可视情况保留 10% 左右的胃底，或行全胃切除术，但全胃切除创伤大，应谨慎用于 SU

患者。

预防 SU 的基本原则是积极治疗原发病，纠正休克和抑制胃酸。具体措施包括：积极治疗原发病和防治并发症；维护心肺等重要器官正常功能；及时纠正休克，维持有效循环容量；控制感染；维持水、电解质及酸碱平衡；预防性应用抑酸药物；避免应用激素及阿司匹林、吲哚美辛等非甾体消炎药；对有腹胀及呕吐者留置胃管减压，以降低胃内张力，减轻胃黏膜缺血和十二指肠反流液对胃黏膜的损害。

（吴明义）

第三节　胃急性穿孔

一、概述

急性穿孔是胃溃疡的严重并发症，也是外科常见的急腹症之一。起病急、病情重、变化快是其特点，常需紧急处理，若诊治不当，可危及患者生命。

（一）病因及发病机制

胃溃疡穿孔发生在慢性溃疡的基础上，患者有长期溃疡病史，但在少数情况下，急性溃疡也可以发生穿孔。下列因素可促进穿孔的发生。

（1）精神过度紧张或劳累，增加迷走神经兴奋程度，溃疡加重而穿孔。

（2）饮食过量，胃内压力增加，使溃疡穿孔。

（3）应用非甾体抗炎药（NSAIDs）和十二指肠溃疡、胃溃疡的穿孔密切相关，现在研究显示，治疗患者时应用这类药物是主要的促进因素。

（4）免疫抑制，尤其在器官移植患者中应用激素治疗。

（5）其他因素包括患者年龄增加、慢性阻塞性肺疾病、创伤、大面积烧伤和多器官功能障碍。

（二）病理生理

急性穿孔后，有强烈刺激性的胃酸、胆汁、胰液等消化液和食物溢入腹腔，引起化学性腹膜炎，导致剧烈的腹痛和大量腹腔渗出液，甚至可致血容量下降，低血容量性休克。6～8 h 后，细菌开始繁殖，并逐渐转变为化脓性腹膜炎，病原菌以大肠埃希菌及链球菌多见。在强烈的化学刺激，细胞外液丢失的基础上，大量毒素被吸收，可导致感染中毒性休克的发生。胃、十二指肠后壁溃疡可穿透全层，并与周围组织包裹，形成慢性穿透性溃疡。

二、临床表现

（一）症状

患者以往多有溃疡病症状或肯定溃疡病史，而且近期常有溃疡病活动的症状，可在饮食不当后或在清晨空腹时发作。典型的溃疡急性穿孔表现为骤发腹痛，十分剧烈，如刀割或烧灼样，为持续性，但也可有阵发加重，由于腹痛发作突然而猛烈，患者甚至有一时性昏厥感。疼痛初起部位多在上腹或心窝部，迅即延及全腹面，以上腹为重。由于腹后壁及膈肌腹膜受到刺激，有时可引起肩部或肩胛部牵涉性疼痛，可有胃溃疡恶心感及反射性呕吐，但一般不重。

（二）体征

患者仰卧拒动，急性痛苦病容，由于腹痛严重而致面色苍白、四肢凉、出冷汗、脉率快、呼吸浅，腹式呼吸因腹肌紧张而消失。在发病初期，血压仍正常，腹部有明显腹膜炎体征，全腹压痛明显，上腹更重，腹肌高度强直，即所谓板样强直。肠鸣音消失，如腹腔内有较多游离气体，则叩诊时肝浊音界不清楚或消失。随着腹腔内细菌感染的发展，患者的体温、脉搏、血压、血常规等周身感染中毒症状及肠麻痹、腹胀、腹腔积液等腹膜炎症也越来越重。

溃疡穿孔后，临床表现的轻重与漏出至游离腹腔内的胃肠内容物的量有直接关系，亦即与穿孔的大小，穿孔时胃内容物的多少（空腹或饱餐后）以及孔洞是否很快被邻近器官或组织粘连堵塞等因素有关。穿孔小或漏的胃肠内容物少或孔洞很快即被堵塞，则漏出的胃肠液可限于上腹，或顺小肠系膜根部及升结肠旁沟流至右下腹，腹痛程度可以较轻，腹膜刺激征也限于上腹及右侧腹部。

（三）辅助检查

如考虑为穿孔，应做必要的实验室检查，检查项目包括血常规、血清电解质和淀粉酶，穿孔时间较长的需检查肾功能、血清肌酐、肺功能并进行动脉血气分析、监测酸碱平衡。常见白细胞升高及核左移，但在免疫抑制和老年患者中有时没有。血清淀粉酶一般是正常的，但有时升高，通常小于正常的 3 倍。肝功能一般是正常的，除非就诊延迟，血清电解质和肾功能是正常的。

胸部 X 线片和立位及卧位腹部 X 线片是必需的。约 70% 的患者有腹腔游离气体，因此无游离气体的不能排除穿孔。当疑为穿孔但无气腹者，可做水溶性对比剂上消化道造影检查，确立诊断腹膜炎体征者，这种 X 线造影是不需要的。

诊断性腹腔穿刺对于部分患者是有意义的，若抽出液中含有胆汁或食物残渣常提示有消化道穿孔。

三、诊断

（一）诊断标准

胃溃疡急性穿孔后表现为急剧上腹痛，并迅速扩展为全腹痛，伴有显著的腹膜刺激征，结合 X 线检查发现腹部膈下游离气体，诊断性腹腔穿刺抽出液含有胆汁或食物残渣等特点，正确诊断一般不困难。在既往无典型溃疡病者，位于十二指肠及幽门后壁的溃疡小穿孔，胃后壁溃疡向小网膜腔内穿孔，老年体弱反应性差者的溃疡穿孔及空腹时发生的小穿孔等情况下，症状、体征不太典型，较难诊断。另需注意的是，X 线检查未发现膈下游离气体并不能排除溃疡穿孔的可能，因约有 20% 患者穿孔后可以无气腹表现。

（二）鉴别诊断

1. 急性胰腺炎

溃疡急性穿孔和急性胰腺炎都是腹上区突然受到强烈化学性刺激而引起的急腹症，因而在临床表现上有很多相似之处，在鉴别诊断上可能造成困难。急性胰腺炎的腹痛发作虽然也较突然，但多不如溃疡穿孔者急骤，腹痛开始时有由轻而重的过程，疼痛部位趋向于上腹偏左及背部，腹肌紧张程度也略轻。血清及腹腔渗液的淀粉酶含量在溃疡穿孔时已有所增高，但其增高的数值尚不足以诊断。急性胰腺炎 X 线检查无膈下游离气体，B 超及 CT 提示胰腺肿胀。

2. 胆石症、急性胆囊炎

胆绞痛发作以阵发性为主，压痛较局限于右上腹，而且压痛程度也较轻，腹肌紧张远不如溃疡穿孔者显著。腹膜炎体征多局限在右上腹，有时可触及肿大的胆囊，Murphy 征阳性，X 线检查无膈下游离气体，B 超提示有胆囊结石、胆囊炎，如血清胆红素有增高，则可明确诊断。

3. 急性阑尾炎

溃疡穿孔后胃、十二指肠内容物可顺升结肠旁沟或小肠系膜根部流至右下腹，引起右下腹膜炎症状和体征，易被误诊为急性阑尾炎穿孔。仔细询问病史能发现急性阑尾炎开始发病时的上腹痛一般不十分剧烈，阑尾穿孔时腹痛的加重也不以上腹为主，腹膜炎体征则右下腹较上腹明显。

4. 胃癌穿孔

胃癌急性穿孔所引起的腹内病理变化与溃疡穿孔相同，因而症状和体征也相似，术前难以鉴别。老年患者，特别是无溃疡病既往史而近期内有胃部不适或消化不良及消瘦、体力差等症状者，当出现溃疡急性穿孔的症状和体征时，应考虑到胃肠穿孔的可能。

四、治疗

对胃溃疡急性穿孔的治疗原则首先是终止胃肠内容物继续漏入腹腔，使急性腹膜炎好转，以挽救患者的生命。经常述及的三个高危因素是：①术前存在休克；②穿孔时间超过24 h；③伴随严重内科疾病。这三类患者死亡率高，可达 5% ～ 20%；而无上述高危因素者死亡率 < 1%。故对此三类患者的处理更要积极、慎重。具体治疗方法有三种，即非手术治疗、手术修补穿孔及急症胃部分切除和迷走神经切断术，现在认为后者（胃部分切除术和迷走神经切断术）不是溃疡病的合理手术方式，已很少采用。术式选择主要依赖于患者一般状况、术中所见、局部解剖和穿孔损伤的严重程度。

（一）非手术治疗

近年来，特别是在我国，对溃疡急性穿孔采用非手术治疗累积了丰富经验，大量临床实践经验表明，连续胃肠吸引减压可以防止胃肠内容物继续漏向腹腔，有利于穿孔自行闭合及急性腹膜炎好转，从而使患者免遭手术痛苦，其死亡率与手术缝合穿孔者无显著差别。为了能够得到满意的吸引减压，鼻胃管在胃内的位置要恰当，应处于最低位。非手术疗法的缺点是不能去除已漏入腹腔内的污染物，因此只适用于腹腔污染较轻的患者。其适应证有：①患者无明显中毒症状，急性腹膜炎体征较轻，或范围较局限，或已趋向好转，表明漏出的胃肠内容物较少，穿孔已趋于自行闭合；②穿孔是在空腹情况下发生的，估计漏至腹腔内的胃肠内容物有限；③溃疡病本身不是根治性治疗的适应证；④有较重的心肺等重要脏器并存病，致使麻醉及手术有较大风险。但在 70 岁以上、诊断不能肯定、应用甾体激素和正在进行溃疡治疗的患者，不能采取非手术治疗方法。

因为手术治疗的效果确切，非手术治疗的风险并不低（腹内感染、脓毒症等），一般认为非手术治疗要极慎重。在非手术治疗期间，需动态观察患者的全身情况和腹部体征，若病情无好转或有所加重，需及时改用手术治疗。

（二）手术治疗

手术治疗包括单纯穿孔缝合术和确定性溃疡手术。

1. 单纯穿孔缝合术

单纯穿孔缝合术是目前治疗溃疡病穿孔主要的手术方式，只要闭合穿孔不致引起胃出口梗阻，就应首先考虑。缝闭瘘口、中止胃肠内容物继续外漏后，彻底清除腹腔内的污染物及渗出液。术后须经过一时期内科治疗，溃疡可以愈合。缝合术的优点是操作简便，手术时间短，安全性高。一般认为，以下为单纯穿孔缝合术的适应证：穿孔时间超过 8 h，腹腔内感染及炎症水肿较重，有大量脓性渗出液；以往无溃疡病史或有溃疡病史未经正规内科治疗，无出血、梗阻并发症，特别是十二指肠溃疡；有其他系统器质性疾病而不能耐受彻底性溃疡手术。单纯穿孔缝合术通常采用经腹手术，穿孔以丝线间断横向缝合，再用大网膜覆盖，或以网膜补片修补；也可经腹腔镜行穿孔缝合大网膜覆盖修补。一定吸净腹腔内渗液，特别是膈下及盆腔内，吸除干净后，腹腔引流并非必须。对所有的胃溃疡穿孔患者，需做活检或术中快速病理学检查，若为恶性，应行根治性手术。单纯溃疡穿孔缝合术后仍需内科治疗，Hp感染者需根除Hp，以减少复发的机会，部分患者因溃疡未愈合仍需行彻底性溃疡手术。

以下情况不宜选择腹腔镜手术：①存在前述高危因素（术前存在休克、穿孔时间 > 24 h和伴随内科疾病）；②有其他溃疡并发症如出血和梗阻；③较大的穿孔（ > 10 mm）；④腹腔镜实施技术上有困难（腹上区手术史等）。

2. 部分胃切除和迷走神经切断术

随着对溃疡病病因学的深入理解和内科治疗的良好效果，以往所谓的"确定"性手术方法——部分胃切除和迷走神经切断手术已经很少采用，尤其在急性穿孔有腹膜炎的情况下进行手术，其风险显然较穿孔修补术为大，因此需要严格掌握适应证。仅在以下情况时考虑所谓"确定性"手术：①需切除溃疡本身以治愈疾病。如急性穿孔并发出血；已有幽门瘢痕性狭窄等，在切除溃疡时可根据情况考虑做胃部分切除手术；②较大的胃溃疡穿孔，有癌变可能，做胃部分切除；③ Hp感染阴性、联合药物治疗无效或胃溃疡复发时，仍有做迷走神经切断术的报道。

（吴明义）

第四节 胃癌

一、概述

胃癌是我国最常见的恶性肿瘤之一，死亡率居恶性肿瘤首位。胃癌多见于男性，男女之比约为 2 ：1。平均死亡年龄为 61.6 岁。

（一）病因

胃癌的病因尚不十分清楚，应与以下因素有关。

1. 地域环境

地域环境不同，胃癌的发病率也大不相同，发病率最高的国家和最低的国家之间相差可达数十倍。在世界范围内，日本发病率最高，美国则很低；我国的西北部及东南沿海各省的胃癌发病率远高于南方和西南各省；生活在美国的第二三代日本移民由于地域环境的改变，发病率逐渐降低；而苏联靠近日本海地区的居民胃癌的发病率则是苏联中、西部的

2 倍之多。

2. 饮食因素

饮食因素是诱发胃癌的最主要原因，具体因素如下所述。

（1）含有致癌物：如亚硝胺类化合物、真菌毒素、多环烃类等。

（2）含有致癌物前体：如亚硝酸盐，经体内代谢后可转变成强致癌物亚硝胺。

（3）含有促癌物：如长期高盐饮食破坏了胃黏膜的保护层，使致癌物直接与胃黏膜接触。

3. 化学因素

（1）亚硝胺类化合物：多种亚硝胺类化合物均致胃癌。亚硝胺类化合物在自然界存在的不多，但合成亚硝胺的前体物质亚硝酸盐和二级胺却广泛存在，亚硝酸盐及二级胺在 pH 值为 1 ~ 3 或细菌的作用下可合成亚硝胺类化合物。

（2）多环芳烃类化合物：最具代表性的致癌物质是 3，4- 苯并芘。污染、烘烤及熏制的食品中 3，4- 苯并芘含量增高。3，4- 苯并芘经过细胞内粗面内质网的功能氧化酶活化成二氢二醇环氧化物，并与细胞的 DNA、RNA 及蛋白质等大分子结合，致基因突变而致癌。

4. Hp

1994 年，WHO 国际癌症研究机构得出 "Hp 是一种致癌因子，在胃癌的发病中起病因作用" 的结论。Hp 感染率高的国家和地区常有较高的胃癌发病率，且随着 Hp 抗体滴度的升高胃癌的危险性也相应增加。Hp 感染后是否发生胃癌与年龄有关，儿童期感染 Hp 发生胃癌的危险性增加；而成年后感染多不足以发展成胃癌。Hp 致胃癌的机制有如下五种：①促进胃黏膜上皮细胞过度增生；②诱导胃黏膜细胞凋亡；③ Hp 的代谢产物直接转化胃黏膜；④ Hp 的 DNA 转换到胃黏膜细胞中致癌变；⑤ Hp 诱发同种生物毒性炎症反应，这种慢性炎症过程促使细胞增生和增加自由基形成而致癌。

5. 癌前疾病和癌前病变

癌前疾病和癌前病变这是两个不同的概念，胃的癌前疾病指的是一些使胃癌发生危险性明显增加的临床情况，如慢性萎缩性胃炎、胃溃疡、胃息肉、胃黏膜巨大皱襞症、残胃等；胃的癌前病变指的是容易发生癌变的胃黏膜病理组织学变化，但其本身尚不具备恶性改变。现阶段得到公认的是不典型增生，不典型增生的病理组织学改变主要是细胞的过度增生和丧失了正常的分化，在结构和功能上部分地丧失了与原组织的相似性，不典型增生分为轻度、中度和重度三级。一般而言，重度不典型增生易发生癌变。不典型增生是癌变过程中必经的一个阶段，这一过程是一个谱带式的连续过程，即正常→增生→不典型增生→原位癌→浸润癌。

此外，遗传因素、免疫监视机制失调、癌基因（如 C-met、K-ras 基因等）的过度表达和抑癌基因（如 p53、APC、MCC 基因等）突变、重排、缺失、甲基化等变化都与胃癌的发生有一定的关系。

（二）病理

1. 肿瘤位置

（1）初发胃癌：将胃大弯、胃小弯各等分为 3 份，连接其对应点，可分为上 1/3（U）、中 1/3（M）和下 1/3（L）。每个原发病变都应记录其二维的最大值。如果 1 个以上的分区受累，所有的受累分区都要按受累的程度记录，肿瘤主体所在的部位列在最前如 LM 或 UML 等。如果肿瘤侵犯了食管或十二指肠，分别记为 E 或 D。胃癌一般以胃溃疡 L 区最为多见，约占半数，其次为 U 区，M 区较少，广泛分布者更少。

（2）残胃癌：肿瘤在吻合口处（A）、胃缝合线处（S）、其他位置（O）、整个残胃（T）、扩散至食管（E）、十二指肠（D）、空肠（J）。

2. 大体类型

（1）早期胃癌：指病变仅限于黏膜和黏膜下层，而不论病变的范围和有无淋巴结转移。癌灶直径 10 mm 以下称为小胃癌，5 mm 以下称为微小胃癌。早期胃癌分为三型：Ⅰ型，隆起型；Ⅱ型，表浅型，包括三个亚型，Ⅱa 型，表浅隆起型；Ⅱb 型，表浅平坦型；Ⅱc 型，表浅凹陷型；Ⅲ型，凹陷型。如果合并两种以上亚型时，面积最大的一种写在最前面，其他依次排在后面，如Ⅱc + Ⅲ。Ⅰ型和Ⅱa 型鉴别如下：Ⅰ型病变厚度超过正常黏膜的 2 倍，Ⅱa 型的病变厚度不到正常黏膜的 2 倍。

（2）进展期胃癌，指病变深度已超过黏膜下层的胃癌。按 Borrmann 分型法分为四型：Ⅰ型，息肉（肿块）型；Ⅱ型，无浸润溃疡型，癌灶与正常胃界限清楚；Ⅲ型，有浸润溃疡型，癌灶与正常胃界限不清楚；Ⅳ型，弥漫浸润型。

3. 组织类型

（1）WHO（1990 年）将胃癌归类为上皮性肿瘤和类癌两种，其中前者又包括：①腺癌（包括乳头状腺癌、管状腺癌、低分化腺癌、黏液腺癌及印戒细胞癌）；②腺鳞癌；③鳞状细胞癌；④未分化癌；⑤不能分类的癌。

（2）日本胃癌研究会（1999 年）将胃癌分为以下三型：①普通型：包括乳头状腺癌、管状腺癌（高分化型、中分化型）、低分化性腺癌（实体型癌和非实体型癌）、印戒细胞癌和黏液细胞癌；②特殊型：包括腺鳞癌、鳞状细胞癌、未分化癌和不能分类的癌；③类癌。

4. 转移扩散途径

（1）直接浸润是胃癌的主要扩散方式之一。当胃癌侵犯浆膜层时，可直接浸润腹膜、邻近器官或组织，主要有胰腺、肝脏、横结肠及其系膜等，也可借黏膜下层或浆膜下层向上浸润至食管下端、向下浸润至十二指肠。

（2）淋巴转移是胃癌的主要转移途径，早期胃癌的淋巴转移率近 20%，进展期胃癌的淋巴转移率高达 70% 左右。一般情况下按淋巴流向转移，少数情况也有跳跃式转移。胃周淋巴结分为 23 组，除了胃周淋巴结外，还有 2 处淋巴结在临床上很有意义，一是左锁骨上淋巴结，如触及肿大，则为癌细胞沿胸导管转移所致；二是脐周淋巴结，如肿大，则为癌细胞通过肝圆韧带淋巴管转移所致。淋巴结的转移率 = 转移淋巴结数目 / 受检淋巴结数目。

（3）血行转移。胃癌晚期癌细胞经门静脉或体循环向身体其他部位播散，常见的有肝、肺、骨、肾、脑等，其中以肝转移最为常见。

（4）种植转移。当胃癌浸透浆膜后，癌细胞可自浆膜脱落并种植于腹膜、大网膜或其他脏器表面，形成转移性结节，黏液腺癌种植转移最为多见。若种植转移至直肠前凹，直肠指诊可能触到肿块。胃癌卵巢转移占全部卵巢转移癌的 50% 左右，其机制除以上所述外，也可能是经血行转移或淋巴逆流。

（5）胃癌微转移是近几年提出的新概念，定义为治疗时已经存在但目前常规病理学诊断技术还不能确定的转移。

5. 临床病理分期

国际抗癌联盟（UICC）1987 年公布了胃癌的临床病理分期，随后经多年来的不断修改已日趋合理。

（1）肿瘤浸润深度，用 T 来表示。①T_1：肿瘤侵及黏膜和（或）黏膜肌（M）或黏膜下层（SM），SM 又可分为 SM_1 和 SM_2，前者是指癌肿越过黏膜肌不足 0.5 mm，而后者则超过了 0.5 mm；②T_2：肿瘤侵及肌层（MP）或浆膜下（SS）；③T_3：肿瘤浸透浆膜（SE）；④T_1：肿瘤侵犯邻近结构或经腔内扩展至食管、十二指肠。

（2）淋巴结转移：无淋巴结转移用 $N_。$ 表示，其余根据肿瘤的所在部位，区域淋巴结分为三站，即 N_1、N_2、N_3。超出上述范围的淋巴结归为远隔转移（M_1），与此相应的淋巴结清除术分为 D_0、D_1、D_2 和 D_3（表 3-1）。

表 3-1 肿瘤部位与淋巴结分站

肿瘤部位	N_1	N_2	N_3
L/LD	3 4d 5 6	17 8a 9 11p 12a 14v	4sb 8p 12b/p 13 16a2/b
LM/M/ML	1 3 4sb 4d 5 6	7 8a 9 11p 12a	2 4sa 8p 10 11d 12b/p 13 14v 16a2/b1
MU/UM	1 2 3 4sa 4sb 4d 5 6	7 8a 9 10 11p 11d 12a	8p 12b/p 14v 16a2/bi 19 20
U	1 2 3 4sa 4sb	4d 7 8a 9 10 11p 11d	5 6 8p 12a 12b/p 16a2/bi 19 20
LMU/MUL/MLU/UML	1 2 3 4sa 4sb 4d 5 6	7 8a 9 10 11p 11d 12a 14v	8p 12b/p 13 16a2/bi 19 20

表 3-1 中未注明的淋巴结均为 M_1，如肿瘤位于 L/LD 时 4sa 为 M_1。

考虑到淋巴结转移的个数与患者的 5 年生存率关系更为密切，UICC 在新 TNM 分期中（1997 年第 5 版），对淋巴结的分期强调转移的淋巴结数目而不考虑淋巴结所在的解剖位置，规定如下：N_0 无淋巴结转移（受检淋巴结个数须 ≥ 15），N_1 转移的淋巴结数为 1 ~ 6 个，N_2 转移的淋巴结数为 7 ~ 15 个，N_3 转移的淋巴结数在 16 个以上。

（3）远处转移，M_0 表示无远处转移，M_1 表示有远处转移。

（4）胃癌分期（表 3-2）。

表 3-2　胃癌的分期

	N_0	N_1	N_2
T_1	ⅠA	ⅠB	Ⅱ
T_2	ⅠB	Ⅱ	ⅡA
T_3	Ⅱ	ⅡA	ⅢB
T_4	ⅢA	ⅢB	

二、临床表现

（一）症状

早期患者多无症状，以后逐渐出现上消化道症状，包括腹上区不适、心窝部隐痛、食后饱胀感等。胃窦癌常引起十二指肠功能的改变，可以出现类似十二指肠溃疡的症状。如果上述症状未得到患者或医生的充分注意而按慢性胃炎或十二指肠溃疡病处理，患者可获得暂时性缓解。随着病情的进一步发展，患者可逐渐出现腹上区疼痛加重、食欲减退、消瘦、乏力等；若癌灶浸润胃周血管则引起消化道出血，根据患者出血速度的快慢和出血量的大小，可出现呕血或黑便；若幽门被部分或完全梗阻则可致恶心与呕吐，呕吐物多为隔夜宿食和胃液；贲门癌和高位小弯癌可有进食哽噎感。此时虽诊断容易但已属于晚期，治疗较为困难且效果不佳。因此，外科医生对有上述临床表现的患者，尤其是中年以上的患者应细加分析，合理检查以避免延误诊断。

（二）体征

早期患者多无明显体征，腹上区深压痛可能是唯一值得注意的体征。晚期患者可能出现腹上区肿块、左锁骨上淋巴结肿大、直肠指诊在直肠前凹触到肿块、腹腔积液等。

三、诊断

胃镜和 X 线钡餐检查仍是目前诊断胃癌的主要方法，胃液脱落细胞学检查现已较少应用。此外，利用连续病理切片、免疫组化、流式细胞分析、RT-PCR 等方法诊断胃癌微转移也取得了一些进展。

（一）临床诊断

1. 纤维胃镜

纤维胃镜优点在于可以直接观察病变部位，且可以对可疑病灶直接钳取小块组织做病理组织学检查。胃镜的观察范围较大，从食管到十二指肠都可以观察及取活检。检查中利用刚果红、亚甲蓝等进行活体染色可提高早期胃癌的检出率，若发现可疑病灶应进行活检，为避免漏诊，应在病灶的四周钳取 4 ~ 6 块组织，不要集中一点取材或取材过少。

2. X 线钡餐检查

X 线钡餐检查通过对胃的形态、黏膜变化、蠕动情况及排空时间的观察确立诊断，痛苦较小。近年来，随着数字化胃肠造影技术逐渐应用于临床使影像更加清晰，分辨率大为提高，因此 X 线钡餐检查仍是目前胃癌的主要诊断方法之一。其不足是不能取活检，且不如胃镜直观，对早期胃癌诊断较为困难。进展期胃癌 X 线钡餐检查所见与 Borrmann 分型一致，即表现为肿块（充盈缺损）、溃疡（龛影）或弥漫性浸润（胃壁僵硬、胃腔狭窄等）3 种影像。早期胃癌常需借助于气钡双重对比造影。

3. 影像学检查

影像学检查常用的有腹部超声、超声内镜（EUS）、多层螺旋 CT（MSCT）等。这些影像学检查除了能了解胃腔内和胃壁本身（如超声内镜可将胃壁分为 5 层对浸润深度做出判断）的情况外，主要用于判断胃周淋巴结及胃周器官如肝、胰及腹膜等部位有无转移或浸润，是目前胃癌术前 TNM 分期的首选方法。在分期的准确性方面普通腹部超声为50%，EUS 与 MSCT 相近，在 76% 左右，但 MSCT 在判断肝转移、腹膜转移和腹膜后淋巴结转移等方面优于 EUS。此外，MSCT 扫描及三维立体重建模拟内镜技术近年也开始用于胃癌的诊断与分期，但尚需进一步积累经验。

4. 胃癌微转移的诊断

胃癌微转移的诊断主要采用连续病理切片、免疫组化、反转录聚合酶链式反应（RT-PCR）、流式细胞术、细胞遗传学、免疫细胞化学等先进技术，检测淋巴结、骨髓、周围静脉血及腹腔内的微转移灶，阳性率显著高于普通病理检查。胃癌微转移的诊断可为医生判断预后、选择术式、确定淋巴结清扫范围、术后确定分期及建立个体化的化疗方案提供依据。

（二）鉴别诊断

大多数胃癌患者经过外科医师初步诊断后，通过 X 线钡餐或胃镜检查都可获得正确诊断。在少数情况下，胃癌需与胃良性溃疡、胃肉瘤、胃良性肿瘤及慢性胃炎相鉴别。

1. 胃良性溃疡

胃良性溃疡与胃癌相比较，胃良性溃疡一般病程较长，曾有典型溃疡疼痛反复发作史，抗酸剂治疗有效，胃溃疡多不伴有食欲减退。除非合并出血、幽门梗阻等严重的并发症，多无明显体征，不会出现近期明显消瘦、贫血、腹部包块甚至左锁骨上窝淋巴结肿大等。更为重要的是，X 线钡餐和胃镜检查中良性溃疡常小于 2.5 cm，圆形或椭圆形龛影，边缘整齐，蠕动波可通过病灶；胃镜下可见黏膜基底平坦，有白色或黄白色苔覆盖，周围黏膜水肿、充血，黏膜皱襞向溃疡集中。而癌性溃疡与此有很大的不同，详细特征参见胃癌诊断部分。

2. 胃良性肿瘤

胃良性肿瘤多无明显临床表现，X 线钡餐为圆形或椭圆形的充盈缺损，而非龛影。胃镜则表现为黏膜下包块。

四、治疗

（一）手术治疗

手术治疗是胃癌最有效的治疗方法。胃癌根治术应遵循以下三点要求：①充分切除原发癌灶；②彻底清除胃周淋巴结；③完全消灭腹腔游离癌细胞和微小转移灶。

胃癌的根治度分为三级。① A 级：D > N，即手术切除的淋巴结站别大于已有转移的淋巴结站别，除胃组织切缘 1 cm 内无癌细胞浸润；② B 级：D=N，或切缘 1 cm 内有癌细胞浸润，也属于根治性手术；③ C 级：仅切除原发灶和部分转移灶，有肿瘤残余，属于非根治性手术。

1. 早期胃癌

20 世纪五六十年代曾将胃癌标准根治术定为胃大部切除加 DF 淋巴结清除术，小于这一范围的手术不列入根治术。但是，多年来经过多个国家的大宗病例的临床和病理反复实践与验证，发现这一原则有所欠缺，并由此提出对某些胃癌可行缩小手术，包括缩小胃的切除范围、缩小淋巴结的清除范围和保留一定的脏器功能。这样使患者既获得了根治又有效地减小了手术的侵袭、提高了手术的安全性和手术后的生存质量。常用的手术方式有：①内镜或腔镜下黏膜切除术：适用于黏膜分化型癌，隆起型 < 20 mm、凹陷型（无溃疡形成） < 10 mm。该术式创伤小但切缘癌残留率较高，达 10%；②其他手术：根据病情可选择各种缩小手术，常用的有腹腔镜下或开腹胃部分切除术、保留幽门的胃切除术、保留迷走神经的胃部分切除术和 D_1 手术等，病变范围较大的则应行 D_2 手术。早期胃癌经合理治疗后，黏膜癌的 5 年生存率为 98.0%、黏膜下癌为 88.7%。

2. 进展期胃癌

根治术后 5 年生存率一般在 40% 左右。对局限性胃癌未侵犯浆膜或浆膜为反应型、胃周淋巴结无明显转移的患者，以 DF 手术为宜。局限型胃癌已侵犯浆膜、浆膜属于突出结节型，应行 DF 手术。DF 阳性时，在不增加患者并发症的前提下，选择 DF 手术。一些学者认为扩大胃周淋巴结清除能够提高患者术后 5 年生存率，并且淋巴结的清除及病理学检查对术后的正确分期、正确判断预后、指导术后监测和选择术后治疗方案都有重要的价值。

3. 胃癌根治术

胃癌根治术包括根治性远端或近端胃大部切除术和全胃切除术 3 种。根治性胃大部切除术的胃切断线依胃癌类型而定，Borrmann Ⅰ 型和 Borrmann Ⅱ 型可少一些、Borrmann Ⅲ 型则应多一些，一般应距癌外缘 4 ~ 6 cm 并切除胃的 3/4 ~ 4/5；根治性近端胃大部切除术和全胃切除术应在贲门上 3 ~ 4 cm 切断食管；根治性远端胃大部切除术和全胃切除术应在幽门下 3 ~ 4 cm 切断十二指肠。以 L 区胃癌，D_2 根治术为例说明远端胃癌根治术的切除范围：切除大网膜、小网膜、横结肠系膜前叶和胰腺被膜；清除 N_1 淋巴结 3、4d、5、6 组；N_2 淋巴结 1、7、8a、9、11p、12a、14v 组；幽门下 3 ~ 4 cm 处切断十二指肠；距癌边缘 4 ~ 6 cm 切断胃。根治性远端胃大部切除术后消化道重建与胃大部切除术后相同。根治性近端胃大部切除术后将残胃与食管直接吻合，要注意的是其远侧胃必须保留全胃的 1/3 以上，否则残胃将无功能。根治性全胃切除术后消化道重建的方法较多，常用的有：①食管空肠 Roux-en-Y 法：应用较广泛并在此基础上演变出多种变法；②食管空肠祥式吻合法：常用 Schlatter 法，也有多种演变方法。全胃切除术后的主要并发症有食管空肠吻合口瘘、食管空肠吻合口狭窄、反流性食管炎、排空障碍、营养性并发症等。

4. 扩大胃癌根治术与联合脏器切除术

扩大胃癌根治术是指包括胰体、胰尾及脾在内的根治性胃大部切除术或全胃切除术。联合脏器切除术是指联合肝或横结肠等脏器的切除术。联合脏器切除术损伤大、生理干扰重，故不应作为姑息性治疗的手段，也不宜用于年老体弱，心、肺、肝、肾功能不全或营养、免疫状态差的患者。

5. 姑息手术

姑息手术的目的有两方面：一是减轻患者的癌负荷；二是解除患者的症状，如幽门梗阻、消化道出血、疼痛或营养不良等。术式主要有以下几种：①姑息性切除，即切除主要癌灶的胃切除术；②旁路手术，如胃空肠吻合术；③营养造口，如空肠营养造口术。

6. 腹腔游离癌细胞和微小转移灶的处理

术后腹膜转移是术后复发的主要形式之一。已浸出浆膜的进展期胃癌随着受侵面积的增大，癌细胞脱落的可能性也增加，为消灭脱落到腹腔的游离癌细胞，可采取如下措施。

（1）腹腔内化疗：可在门静脉内、肝脏内和腹腔内获得较高的药物浓度，而外周血中的药物浓度则较低，这样药物的不良反应就随之减少。腹腔内化疗的方法主要有两种：①经皮腹腔内置管；②术中皮下放置植入式腹腔泵或 Tenckhoff 导管。

（2）腹腔内高温灌洗：在完成根治术后应用封闭的循环系统，以 42 ～ 45℃ 的蒸馏水恒温下行腹腔内高温灌洗，蒸馏水内可添加各种抗癌药物，如 ADM、DDP、MMC、醋酸氯己定等，一般用 4000 mL 左右的液体，灌洗 3 ～ 10 min。早期胃癌无须灌洗。T_2 期胃癌虽未穿透浆膜，但考虑到胃周淋巴结转移在 40% 以上，转移癌可透过淋巴结被膜形成癌细胞的二次脱落、术中医源性脱落及 T_2 期胃癌患者死于腹膜转移的达 1.2% ～ 1.8%，所以也主张行腹腔内高温灌洗。至于 T_3 期与 T_4 期胃癌，腹腔内高温灌洗则能提高患者的生存期。

（二）化学治疗

胃癌对化疗药物有低度至中度的敏感性。胃癌的化疗可于术前、术中和术后进行，本节主要介绍常用的术后辅助化疗。术后化疗的意义在于在外科手术的基础上杀灭临床癌灶或脱落的癌细胞，以达到降低或避免术后复发、转移的目的。目前对胃癌术后化疗的疗效仍存在较大的争议，一些荟萃分析显示术后化疗患者的生存获益较小。

1. 适应证

（1）根治术后患者：早期胃癌根治术后原则上不必辅以化疗，但具有下列一项以上者应辅助化疗：癌灶面积 > 5 cm^2、病理组织分化差、淋巴结有转移、多发癌灶或年龄 < 40 岁。进展期胃癌根治术后无论有无淋巴结转移，术后均需化疗。

（2）非根治术后患者：如姑息性切除术后、旁路术后、造瘘术后、开腹探查未切除及有癌残留的患者。

（3）不能手术或再发的患者：要求患者全身状态较好、无重要脏器功能不全。4 周内进行过大术、急性感染期、严重营养不良、胃肠道梗阻、重要脏器功能严重受损、血白细胞低于 3.5×10^9/L、血小板低于 80×10^9/L 等不宜化疗。化疗过程中如出现上述情况也应终止化疗。

2. 常用化疗方案

目前已证实胃癌化疗联合用药优于单一用药。临床上常用的化疗方案及疗效如下。

（1）FAM 方案：由 5-FU（氟尿嘧啶）、ADM（多柔比星）和 MMC（丝裂霉素）三药组成，用法为 5-FU（600 mg/m^2），静脉滴注，第 1、8、29、36 d；ADM 30 mg/m^2，静脉注射，第 1、29 d；MMC 10 mg/m^2，静脉注射，第 1 d。每 2 个月重复一次。有效率为 21% ～ 42%。

（2）UFTM 方案：由 UFT（替加氟 / 尿嘧啶）和 MMC 组成，用法为 UFT 600 mg/d，口服；MMC 6 ～ 8 mg，静脉注射，1 次 / 周。以上两药连用 8 周，有效率为 9% ～ 67%。

（3）替吉奥（S-1）方案：由替加氟（FT）、吉莫斯特（CDHP）和奥替拉西钾三药按一定比例组成，前者为 5-FU 前体药物，后两者为生物调节剂。用法为：40 mg/m^2，2 次 /d，口服；6 周为 1 个疗程，其中用药 4 周，停药 2 周。有效率为 44.6%。

近年来，胃癌化疗新药如紫杉醇类（多西他赛）、拓扑异构酶 I 抑制药（伊立替康）、口服氟化嘧啶类（卡培他滨）、第三代铂类（奥沙利铂）等备受关注，含新药的化疗方案呈逐年增高趋势，这些新药单药有效率 > 20%，联合用药疗效更好，可达 50% 以上。此外，分子靶向药物联合化疗也在应用和总结经验中。

（三）放射治疗

胃癌对放射线敏感性较低，因此多数学者不主张术前放疗。因胃癌复发多在癌床和邻近部位，故术中放疗有助于防止胃癌的复发。术中放疗的优点为：①术中单次大剂量（20 ~ 30 Gy）放射治疗的生物学效应明显高于手术前、后相同剂量的分次照射；②能更准确地照射到癌复发危险性较大的部位，即肿瘤床；③术中可以对周围的正常组织加以保护，减少放射线的不良反应。术后放疗仅用于缓解由狭窄、癌浸润等所引起的疼痛及对残癌处（非黏液细胞癌）银夹标志后的局部治疗。

（四）免疫治疗

生物治疗在胃癌综合治疗中的地位越来越受到重视。主要包括：①非特异性免疫增强剂，临床上应用较为广泛的主要有卡介苗、短小棒状杆菌、香菇多糖等；②过继性免疫剂，属于此类的有淋巴因子激活的杀伤细胞（LAK）、细胞毒性 T 细胞（CTL）等及一些细胞因子，如白细胞介素 –2（IL–2）、肿瘤坏死因子（TNF）、干扰素（IFN）等。

（五）中药治疗

中药治疗是通过"扶正"和"驱邪"来实现的，如人参、黄芪、六味地黄丸等具有促进骨髓有核细胞及造血干细胞的再生、激活非特异性吞噬细胞和自然杀伤细胞、加速 T 淋巴细胞的分裂、诱导产生干扰素等"扶正"功能。再如，健脾益肾冲剂具有清除氧自由基的"祛邪"功能。此外，一些中药可用于预防和治疗胃癌化疗中的不良反应，如恶心、呕吐、腹胀、食欲减退，白细胞、血小板减少和贫血等。

（六）基因治疗

基因治疗主要有抑癌基因治疗、自杀基因治疗、反义基因治疗、核酶基因转染治疗和基因免疫治疗等。虽然这些治疗方法目前多数还仅限于动物实验，但正逐步走向成熟，有望将来成为胃癌治疗的新方法。

（吴明义）

第五节　胃肠道异物

胃肠道异物主要见于误食，进食不当或经肛门塞入。美国消化内镜学会 2011 年《消化道异物处理指南》指出，异物摄入和食物嵌塞在临床上并非少见，80% 以上的异物可以自行排出，无须治疗。但故意摄入的异物 63% ～ 76% 需要行内镜治疗，12% ～ 16% 需要外科手术取出。经肛途径异物常见于借助器具的经肛门性行为、医源性（纱布、体温计等）遗留、外伤或遭恶意攻击塞入，绝大多数可通过手法取出，少数需外科手术治疗。下文按两种途径分别阐述。

一、经口吞入异物

（一）病因

1. 发病对象

多数异物误食发生在儿童，好发年龄段在 6 个月至 6 岁之间；成年人误食异物多发生于精神障碍、发育延迟、乙醇中毒及在押人员等，可一次吞入多种异物，也可有多次吞入异物病史；牙齿缺如的老年人易吞入没有咀嚼的大块食物或义齿。

2. 异物种类

异物种类相当多，多为动物骨刺、牙签、果核、别针、鱼钩、食品药品包装、义齿、硬币、纽扣电池等，也有磁铁、刀片、缝针、毒品袋及各种易于拆卸吞食的物品，笔者曾手术取出订书机、门扣、钢笔等。在押人员吞食的尖锐物品较多，常用纸片、塑料等包裹后再吞下，但仍存在风险。

（二）诊断

1. 临床表现

多数病例并无明显症状。完全清醒、有沟通能力的儿童和成人，一般都能确定吞食的异物，指出不适部位。一些患者并不知道他们吞食了异物，而在数小时、数天甚至数年后出现并发症。幼儿及精神病患者可能对病史陈述不清，如果突然出现呛咳、拒绝进食、呕吐、流涎、哮鸣、血性唾液或呼吸困难等症状时，应考虑到吞食异物的可能；颈部出现肿胀、红斑、触痛或捻发音提示口咽部损伤或上段食管穿孔；腹痛、腹胀、肛门停止排气应考虑肠梗阻；发热、剧烈腹痛，腹膜炎体征提示消化道穿孔可能；在极少数情况下可出现脸色苍白、四肢湿冷、心悸、口渴，焦虑不安或淡漠以至昏迷，可能为异物刺破血管，造成失血性休克。

2. 体格检查

对于消化道异物病例，病史、辅助检查远较体格检查重要。多数患者无明显体征。当出现穿孔、梗阻及出血时，相应出现腹膜炎、腹胀或休克等体征。

3. 辅助检查

（1）胸腹正侧位 X 线片：可诊断大多数消化道异物及位置，了解有无纵隔和腹腔游离气体，然而鱼刺、木块、塑料、大多数玻璃和细金属不容易被发现。不推荐常规钡餐检查，因有误吸危险，且对比剂裹覆异物和食管黏膜，可能会给内镜检查造成困难。

（2）CT：可提高异物检出的阳性率，且更好地显示异物位置和与周围脏器的关系，但是对透 X 线的异物为阴性。

（3）手持式金属探测仪：可检测多数吞咽的金属异物，对儿童可能是非常有用的筛查工具。

（4）内镜检查：结肠镜和胃镜是消化道异物诊疗最常用的方法，且可以直接取出部分小异物。

需特别指出的是，一些在押人员为逃避关押，常用乳胶避孕套或透明薄膜包裹尖锐金属异物后吞食，或将金属异物贴于后背造成 X 线片假象，应当予以鉴别。

（三）治疗

首先了解通气情况，保持呼吸道通畅。

1. 非手术治疗

非手术治疗包括等待或促进异物自行排出和内镜治疗。

（1）处理原则：消化道异物一旦确诊，必须决定是否需要治疗、紧急程度和治疗方法。影响处理方法的因素包括患者年龄，临床状况，异物大小、形状和种类，存留部位，内镜医师技术水平等。内镜介入的时机取决于发生误吸或穿孔的可能性。锋利物体或纽扣电池停留在食管内，需紧急进行内镜治疗，异物梗阻食管，为防止误吸，也需紧急内镜处理；圆滑无害的小型异物则很少需要紧急处理，大多可经消化道自发排出。任何情况下异物或食团在食管内的停留时间都不能超过 24 h。儿童患者异物存留于食管的时间可能难以确定，因此可发生透壁性糜烂、瘘管形成等并发症。喉咽部和环咽肌水平的尖锐异物，可用直接喉镜取出；而环咽肌水平以下的异物，则应用纤维胃镜。胃镜诊治可以在患者清醒状态下或是在静脉基础麻醉下进行，取决于患者年龄、配合能力、异物类型和数量。

（2）器械：取异物必须准备的器械包括：鼠齿钳、鳄嘴钳、息肉圈套器、息肉抓持器、Dormier 篮、取物网、异物保护帽等。有时可先用类似异物在体外进行模拟操作，以设计适当的方案。在取异物时使用外套管可以保护气道，防止异物掉入，取多个异物或食物嵌塞时允许内镜反复通过，取尖锐异物时可保护食管黏膜免受损伤。对于儿童，外套管则并不常用，异物保护帽用于取锋利的或尖锐的物体。为确保气道通畅，气管插管是一备选方法。

（3）钝性异物的处理：使用异物钳、鳄嘴钳、圈套器或者取物网，可较容易地取出硬币，光滑的球形物体最好用取物网或取物篮。在食管内不易抓取的物体，可以推入胃中以更易于抓取。有报道在透视引导下使用 Foley 导管取出不透 X 线的钝性物体的方法，但取出异物时 Foley 导管不能控制异物，不能保护气道，亦不能评估食管损伤状况，故价值有限。如果异物进入胃中，大多在 4 ~ 6 d 内排出，有些异物可能需要长达 4 周。在等待异物自行排出的过程中，要指导患者日常饮食，可以增服一些富有纤维素的食物（如韭菜），以利异物排出，并注意观察粪便以发现排出的异物。小的钝性异物，如果未自行排出，但无症状，可每周进行一次 X 线检查，以跟踪其进程。在成人，直径 > 2.5 cm 的圆形异物不易通过幽门，如果 3 周后异物仍在胃内，就应进行内镜处理。异物一旦通过胃，停留在某一部位超过 1 周，也应考虑手术治疗。发热、呕吐、腹痛是紧急手术探查的指征。

（4）长形异物的处理：长度超过 6 ~ 10 cm 的异物，诸如牙刷、汤勺，很难通过十二指肠。可用长型外套管（> 45 cm）通过贲门，用圈套器或取物篮抓住异物拉入外套管中，再将整个装置（包括异物、外套管和内镜）一起拉出。

（5）尖锐异物的处理：因为许多尖锐和尖细异物在 X 线下不易显示，所以，X 线检查阴性的患者必须行内镜检查。停留在食管内的尖锐异物应急诊治疗。环咽肌水平或以上的异物也可用直接喉镜取出。尖锐异物虽然大多数能够顺利通过胃肠道而不发生意外，但其并发症率仍高达 35%，故尖锐异物如果已抵达胃或近端十二指肠，应尽量用内镜取出，否则应每天行 X 线检查确定其位置，并告诉患者在出现腹痛、呕吐、持续体温升高、呕血、黑便时立即就诊。对于连续 3 d 不前行的尖锐异物，应考虑手术治疗。使用内镜取出尖锐异物时，为防止黏膜损伤，可使用外套管或在内镜端部装上保护兜。

（6）纽扣电池的处理：对吞入纽扣电池的患者要特别关注，因纽扣电池可能在被消化液破坏外壳后有碱性物质外泄，直接腐蚀消化道黏膜，很快发生坏死和穿孔，导致致命性并发症，故应急诊处理。通常用内镜取石篮或取物网都能成功，另一种方法是使用气囊，空气囊可通过内镜工作通道，到达异物远端，将气囊充气后向外拉，固定住电池一起取出。操作过程中应使用外套管或气管插管保护气道。如果电池不能从食管中直接取出，可推入胃中用取物篮取出。若电池在食管以下，除非有胃肠道受损的症状和体征，或反复 X 线检查显示较大的电池（直径 > 20 mm）停留在胃中超过 48 h，否则没有必要取出。电池一旦通过十二指肠，85% 会在 72 h 内排出，这种情况下每 3 ~ 4 d 进行一次 X 线检查是适当的。使用催吐药处理吞入的纽扣电池并无益处，还会使胃中的电池退入食管。胃肠道灌洗可能会加快电池排出，泻药和抑酸剂并未证明对吞入的电池有任何作用。

（7）毒品袋的处理："人体藏毒"是现代毒品犯罪的常见运送方法，运送人常将毒品包裹在塑料中或乳胶避孕套中吞入。这种毒品包装小袋在 X 线下通常可以看到，CT 检查也可帮助发现。毒品袋破损会致命，用内镜取出时有破裂危险，所以禁用内镜处理。毒品袋在体内若不能向前运动，出现肠梗阻症状，或怀疑毒品袋有破损可能时，应行外科手术取出。

（8）磁铁的处理：吞入磁铁可引起严重的胃肠道损伤和坏死。磁铁之间或与金属物体之间的引力，会压迫肠壁，导致坏死、穿孔、肠梗阻或肠扭转，因此应及时去除所有吞入的磁铁。

（9）硬币的处理：最常见于幼儿吞食。如果硬币进入食管内，可观察 12 ~ 24 h，复查 X 线检查，通常可自行排出且无明显症状。若出现流涎，胸痛，喘鸣等症状，应积极处理取出硬币。若吞入大量硬币，还需警惕并发锌中毒。

（10）误食所致直肠肛管异物的处理：多因小骨片、鱼刺、小竹签等混在食物中，随进食时大口吞咽而进入消化道，随粪便进入直肠，到达狭窄的肛管上口时，因位置未与直肠肛管纵轴平行而嵌顿，可刺伤或压迫肠壁过久，导致直肠肛管损伤。小骨片等直肠异物经肛门钳夹取出一般不难，但有时异物大部分刺入肠壁，肛窥直视下不易寻找，需用手指仔细触摸确定部位，取出异物后还需仔细检查防止遗漏。

2. 手术治疗

（1）处理原则。需手术治疗的情况包括：①尖锐异物停留在食管内，或已抵达胃或近端十二指肠，内镜无法安全取出者，或已通过近端十二指肠，每天行 X 线检查连续 3 d 不前行；②钝性异物停留胃内 3 周以上，内镜无法取出，或已通过胃，但停留在某一部位超过 1 周；③长形异物很难通过十二指肠，内镜也无法取出；④出现梗阻、穿孔、出血等症状及腹膜炎体征。

（2）手术方式。进入消化道的异物可停留在食管、幽门、回盲瓣等生理性狭窄处，需根据不同部位采取不同手术方式。①开胸异物取出术：尖锐物体停留在食管内，内镜无法取出，或已造成胸段食管穿孔，甚至气管割伤，形成气管 – 食管瘘，继发纵隔气肿、脓肿，肺脓肿等，均应行开胸探查术，酌情可采用食管镜下取出异物加一期食管修补术、食管壁切开取出异物，或加空肠造瘘术。②胃前壁切开异物取出术：适用于胃内尖锐异物，或钝性异物停留胃内 3 周以上，内镜无法取出者，术中全层切开胃体前壁，取出异物后再间断全层缝合胃壁切口，并做浆肌层缝合加固。③幽门切开异物取出术：适用于近端十二指肠内尖锐异物，或钝性异物停留近端十二指肠 1 周以上，或长形异物无法通过十二指肠，内镜无法取出者。沿胃纵轴全层切开幽门，使用卵圆钳探及近端十二指肠内的异物并钳夹取出，过程中注意避免损伤肠壁，不可强行拉出，取出异物后沿垂直胃纵轴方向横行全层缝合幽门切口，并做浆肌层缝合加固，行幽门成形术。④小肠切开异物取出术：适用于尖锐异物位于小肠内，连续 3 d 不前行，或钝性异物停留小肠内 1 周以上时。术中于异物所在部位沿小肠纵轴全层切开小肠壁，取出异物后，垂直小肠纵轴全层缝合切口，并做浆肌层缝合加固。⑤结肠异物取出术：适用于尖锐异物位于结肠内连续 3 d 不前行，或钝性异物停留结肠内 1 周以上，肠镜无法取出者。绝大多数结肠钝性异物可推动，对于降结肠、乙状结肠的钝性异物多可开腹后顺肠管由肛门推出，对于升结肠、横结肠的钝性异物可挤压回小肠，再行小肠切开异物取出术。对于结肠内尖锐异物，可在其所处部位切开肠壁取出，根据肠道准备情况决定是否一期缝合，也可将缝合处外置，若未愈合则打开成为结肠造瘘，留待以后行还瘘手术，若顺利愈合则可避免结肠造瘘，3 个月后再将外置肠管还纳腹腔。⑥特殊情况：对于梗阻、穿孔、出血等并发症，如梗阻严重，术中可行肠减压术、肠造瘘术等；穿孔至腹腔者，需行肠修补术（小肠）或肠造瘘术（结肠），并彻底清洗腹腔，放置引流；肠坏死较多者需切除坏死肠段，酌情一期吻合（小肠）或肠造瘘（结肠）；尖锐异物刺破血管者予相应止血处理。

二、经肛门置入异物

（一）病因

1. 发病对象

多由非正常性行为引起，患者多见为 30 ～ 50 岁之间的男性。偶有外伤造成异物插入，体内藏毒，或因排便困难用条状物抠挖过深难以取出等，极少数为医疗操作遗留。

2. 异物种类

多为条状物和瓶状物，种类繁多，曾见于临床的有按摩棒、假阳具、黄瓜、衣架、茄子、苹果、雪茄、灯泡、圣诞饰品、啤酒瓶、扫帚、钢笔、木条等，也有因外伤插入的钢条，极少数情况为医源性纱布、体温计等。

（二）诊断

1. 临床表现

异物部分或全部进入直肠，造成肛门疼痛，腹胀，直肠黏膜和肛门括约肌损伤者有疼痛及出血，若导致穿孔可出现剧烈腹痛、会阴坠胀、发热等症状，合并膀胱损伤者有血尿、腹痛、排尿困难等症状。一部分自行取出异物的患者，仍有可能出现出血和穿孔，此类患者往往羞于讲述病因，可能为医生诊断带来困难。较轻的异物性肛管直肠损伤，由于就诊时间晚，多数发生局部感染症状。

2. 体格检查

由于患者多羞于就医，就医前多自行反复试图取出异物，就医后也可能隐瞒部分病史，因此体格检查尤为重要。腹部体检有腹膜炎体征者，应怀疑穿孔和腹腔脏器损伤，肛门指诊为必需项目，可触及异物，探知直肠和括约肌损伤情况。

3. 辅助检查

体格检查怀疑穿孔可能时，血常规检查白细胞计数和中性粒细胞比值升高有助于帮助判断。放射学检查尤为重要，腹部立卧位 X 线片可显示异物形状、位置，CT 有助于判断是否穿孔及发现其他脏器损伤。

（三）治疗

1. 处理原则

（1）对直肠异物病例首先需明确是否发生直肠穿孔，向腹腔穿孔将造成急性腹膜炎，腹膜返折以下穿孔将引起直肠周围间隙严重感染。X 线腹平片可显示异物位置和游离气体，可帮助诊断穿孔。若患者出现低血压，心动过速，严重腹痛或会阴部红肿疼痛，发热，体查发现腹膜炎体征，X 线腹平片存在游离气体，可诊断为直肠穿孔，应立即抗休克和抗生素治疗，尽快完善术前准备，放置尿管，急诊手术。若病情稳定，生命体征正常，但不能排除穿孔，可行 CT 检查以协助诊断。此类穿孔通常发生于腹膜返折以下，CT 可发现直肠系膜含气、积液，周围脂肪模糊。当异物被取出或进入乙状结肠，行肛门镜或肠镜检查可明确乙状结肠直肠损伤或异物位置。

（2）对于没有穿孔和腹膜炎，生命体征稳定的患者，大多数异物可在急诊室或手术室内取出，近肛门处异物可直接或在骶麻下取出。对远离肛门进入直肠上段或乙状结肠的异物不可使用泻剂和灌肠，这可能造成直肠损伤，甚至可能将异物推至更近端的结肠，可尝试在肛门镜或肠镜下取出，否则只能手术取出异物。

（3）取出异物后，应再次检查直肠，以排除缺血坏死或肠壁穿孔。

（4）应当指出的是，直肠异物患者中同性恋者较多，为 HIV 感染高危人群，在处理直肠异物尤其是尖锐异物时，医务人员应注意自身防护。

2. 经肛异物取出

经肛异物取出多采用截石位，有利于暴露肛门，而且便于下压腹部，以助取出异物。

使直肠和肛门括约肌放松是经肛异物取出的关键，可以用腰麻、骶麻或静脉麻醉，配合充分扩肛，以利于暴露和观察。如果异物容易被手指触到，可在扩肛后使用 Kocher 钳或卵环钳夹持住异物，将其拉至肛缘取出。之后需用乙状结肠镜或肠镜检查远端结肠和直肠有无损伤。直肠异物种类很多，需根据具体情况设计不同方式取出。

（1）钝器：如前所述，在患者充分镇静、扩肛、异物靠近肛管的情况下，使用器械钳夹或手指可较为容易地取出异物。在操作过程中可要求患者协助作用力排便动作，使异物下降靠近肛管，以便取出。

（2）光滑物体：光滑物体如酒瓶、水果等不易抓取，水果等破碎后无伤害的物体可以破碎后取出，但酒瓶、灯泡等破裂后可造成损伤的物体应小心避免其破碎。光滑异物与直肠黏膜紧密贴合，将异物向下拉扯时可形成真空吸力妨碍取出，此时可尝试放置 Foley 尿管在异物与直肠壁之间，扩张尿管球囊，使空气进入，去除真空状态，取出异物。

（3）尖锐物体：尖锐物体的取出比较困难，而且存在黏膜撕裂、出血、穿孔等风险，需要外科医生在直视或内镜下仔细、耐心操作。异物取出后应再次检查直肠以排除损伤。

3. 肠镜下异物取出

肠镜下异物取出适用于上段直肠或中下段乙状结肠，肠镜可提供清晰的画面，可观察到细小的直肠黏膜损伤。有报道使用肠镜可顺利取出 45% 的乙状结肠异物和 76% 的直肠异物，而避免了外科手术，常用方法是用息肉圈套套住异物取出。使用肠镜还可起到去除真空状态的作用，适用于光滑异物的取出。成功取出异物后应在肠镜下再次评估结直肠损伤情况。

4. 手术治疗

经肛门或内镜多次努力仍无法取出异物时需手术取出。有穿孔、腹膜炎等情况也是明确的手术适应证。在开腹或腹腔镜手术中，可尝试将异物向远端推动，以尝试经肛门取出。不能成功则须开腹切开结肠取出异物，之后可根据结肠清洁程度一期缝合，或将缝合处外置。若异物已导致结直肠穿孔，则按结直肠损伤处理。还应注意勿遗漏多个异物，或已破碎断裂的异物部分。

（四）并发症及术后处理

直肠异物最危险的并发症是直肠或乙状结肠穿孔，接诊医生应作三方面的判断：①患者全身情况；②是否存在穿孔，穿孔部位位于腹腔还是腹膜返折以下；③腹腔穿刺是否存在粪样液体。治疗的 4D 原则是：粪便转流，清创，冲洗远端和引流。

若发现直肠黏膜撕裂，最重要的是确认有否肠壁全层裂伤，若排除后，较小的撕裂出血一般为自限性，无须特殊处理，而撕裂较大时需在麻醉下缝合止血，或用肾上腺素生理盐水纱布填塞。术后 3 d 内应调整饮食或经肠外营养支持，尽量减少大便。

开腹取异物术后易发切口感染，对切口的处理可采用甲硝唑冲洗、切口内引流，或采用全层减张缝合关腹，并预防性使用抗生素。

若因肛门括约肌损伤或断裂导致不同程度大便失禁，需进行结肠造瘘术、括约肌修补或成形术和造瘘还纳术的多阶段治疗。

（吴明义）

病例　胃癌

一、病历摘要

姓名：文 ×　性别：女　年龄：50 岁

过敏史：无。

主诉：腹上区隐痛半年余，加重 3 月。

现病史：患者于半年前无明显诱因出现腹上区隐痛不适，无恶心呕吐，无反酸嗳气，无胃灼热及吞咽困难，进食后隐痛减轻，服用"奥美拉唑、硫糖铝"后好转，未予重视；近 3 月来，患者感腹上区隐痛明显，无恶心呕吐，无反酸嗳气，无胃灼热及吞咽困难，进食后隐痛减轻，遂来我院就诊，行"电子胃镜示胃窦体交界隆起病变。十二指肠降段隆起病变，食管乳头状瘤，电子肠镜示大肠多发息肉、内痔。病理结果显示（胃窦体交界）低分化腺癌，部分为印戒细胞癌。病理结果显示（回盲部）炎性息肉伴灶性腺瘤样改变"，门诊拟以"胃恶性肿瘤"收住我科。患者近来精神食纳可，二便正常。起病以来体重无明显减轻。

二、查体

体格检查：体温 36.3℃，脉搏 75 次/min，呼吸 20 次/min，血压 120/70 mmHg，心肺未见明显异常。

专科检查：腹部外形正常，腹式呼吸正常，未见胃肠形及蠕动波，无腹壁静脉曲张，无手术瘢痕。腹软，腹上区轻压痛，无反跳痛，未触及液波震颤，肝脾肋下未触及，胆囊未触及，Murphy 征阴性，肾脏未触及，肝浊音界正常，肝上界位于锁骨中线第五肋间，移动浊音阴性，肾区无叩痛，肠鸣音正常，未闻及血管杂音及振水音。肛诊未触及异常。

辅助检查：（2020-07-13 外院）电子胃镜示胃窦体交界隆起病变，十二指肠降段隆起病变，食管乳头状瘤，电子肠镜示大肠多发息肉、内痔。

病理结果显示：（胃窦体交界）低分化腺癌，部分为印戒细胞癌。

病理结果显示：（回盲部）炎性息肉伴灶性腺瘤样改变。

三、诊断

初步诊断：①胃窦胃体交界低分化腺癌并印戒细胞癌；②大肠多发炎性息肉伴腺瘤样改变；③原发性高血压（3 级 高危）。

鉴别诊断：胃炎、肠梗阻、胆囊结石。

最终诊断：胃窦胃体交界低分化腺癌并印戒细胞癌（$pT_3N_{3a}M_0$），低蛋白血症，轻度贫血，大肠多发炎性息肉伴腺瘤样改变，原发性高血压（3 级 高危），右肺上叶尖段微小结节性质待查，子宫多发肌瘤，脂肪肝。

四、诊疗经过

患者入院后及时完善相关检查，排除手术禁忌后给予 2020-08-01 07：30 在气管插管全身麻醉下行腹腔镜探查备远端胃切除 +D_2 淋巴结清扫 +Roux-en-Y 胃空肠吻合术，术后给予抗感染、抑酸护胃、止痛、补充营养、补液、理疗等对症支持治疗。病理提示：（胃大部）胃溃疡型低分化腺癌，部分印戒细胞癌（约 50%），大小约 3 cm×2 cm×0.6 cm，侵及浆膜下脂肪组织，未见明确脉管癌栓，可见神经侵犯，两切端及网膜组织未见癌，余胃黏膜慢性炎症伴灶性腺上皮肠腺化生、间质淋巴滤泡形成。小弯侧淋巴结未见癌（0/3），大弯侧淋巴结见癌转移（1/3），幽门上淋巴结未见癌（0/1），幽门下淋巴结见癌转移（1/5）。

另送淋巴结见癌转移（6/34），具体分组如下：LN11 P（0/2），LN4d（2/5），LN3（0/1），LN6（2/3），LN8a（0/2），LN12a（1/3），LN7（0/5），LN9（1/2），

LN5（0/2），LN4sb（0/5），LN1（0/4）。免疫组化染色结果显示：CK（+），CK7（+），CK20（−），P53（野生型表达），CEA（+），Her-2（−），Ki-67（热点区约40%+）；特染：AB-PAS（+）。pTNM 分期：$T_3N_{3a}M_x$。患者术后恢复好，予安排出院。

五、出院情况

患者一般情况好，饮食、睡眠可，无特殊不适主诉。腹平软，无压痛、反跳痛及肌紧张，肠鸣音正常。

六、讨论

胃癌为消化道常见疾病，也是恶性肿瘤常见死因，本病例诊断明确。南方医科大学附属南方医院李国新团队主导的临床研究中已证实，腹腔镜在进展期胃癌治疗上与常规开腹手术在术中并发症、术后并发症、术后恢复及远期生存无明显差异，创伤、术后胃肠恢复时间（术后肠鸣音恢复时间、术后排气时间、术后排便时间）、住院时间、疼痛评分上有明确的优势。本病例常规行腹腔镜下胃癌根治，效果佳。

（吴明义）

第四章

肝胆胰脾疾病

第一节　肝脓肿

一、细菌性肝脓肿

（一）概述

细菌性肝脓肿通常指由化脓性细菌引起的感染，故亦称化脓性肝脓肿。本病病原菌可来自胆管疾病（占16%～40%），门静脉血行感染（占8%～24%），经肝动脉血行感染报道不一，最多者为45%，直接感染者少见，隐匿感染占10%～15%。致病菌以革兰阴性菌最多见，其中2/3为大肠埃希菌，粪链球菌和变形杆菌次之；革兰阳性球菌以金黄色葡萄球菌最常见。临床常见多种细菌的混合感染。细菌性肝脓肿70%～83%发生于肝右叶，这与门静脉分支走行有关，左叶者占10%～16%；左右叶均感染者为6%～14%。脓肿多为单发且大，多发者较少且小。少数细菌性肝脓肿患者的肺、肾、脑及脾等亦可有小脓肿。尽管目前对本病的认识、诊断和治疗方法都有所改进，但病死率仍为30%～65%，其中多发性肝脓肿的病死率为50%～88%，而孤立性肝脓肿的病死率为12.5%～31%。本病多见于男性，男女比例约为2：1。但目前的许多报道指出，本病的性别差异已不明显，这可能与女性胆管疾患发生率较高，而胆源性肝脓肿在化脓性肝脓肿发生中占主导地位有关。本病可发生于任何年龄，但中年以上者约占70%。

肝由于接受肝动脉和门静脉双重血液供应，并通过胆管与肠道相通，发生感染的机会很多。但是在正常情况下由于肝的血液循环丰富和单核吞噬细胞系统的强大吞噬作用，可以杀伤入侵的细菌并且阻止其生长，不易形成肝脓肿。但是如各种原因导致机体抵抗力下降时，或当某些原因造成胆管梗阻时，入侵的细菌便可以在肝内重新生长引起感染，进一步发展形成脓肿。化脓性肝脓肿是一种继发性病变，病原菌可由下列途径进入肝。

1. 胆管系统

胆管系统是目前最主要的侵入途径，也是细菌性肝脓肿最常见的原因。当各种原因导致急性梗阻性化脓性胆管炎，细菌可沿胆管逆行上行至肝，形成脓肿。胆管疾病引起的肝脓肿占肝脓肿发病率的 21.6% ~ 51.5%，其中肝胆管结石并发肝脓肿更多见。胆管疾病引起的肝脓肿常为多发性，以肝左叶多见。

2. 门静脉系统

腹腔内的感染性疾病，如坏疽性阑尾炎、内痔感染、胰腺脓肿、溃疡性结肠炎及化脓性盆腔炎等均可引起门静脉属支的化脓性门静脉炎，脱落的脓毒性栓子进入肝形成肝脓肿。近年来由于抗生素的应用，这种途径的感染已大为减少。

3. 肝动脉

体内任何部位的化脓性疾患，如急性上呼吸道感染、亚急性细菌性心内膜炎、骨髓炎和痈等，病原菌由体循环经肝动脉侵入肝。当机体抵抗力低下时，细菌可在肝内繁殖形成多发性肝脓肿，多见于小儿败血症。

4. 淋巴系统

与肝相邻部位的感染如化脓性胆囊炎、膈下脓肿、肾周围脓肿、胃及十二指肠穿孔等，病原菌可经淋巴系统进入肝，亦可直接侵及肝。

5. 肝外伤后继发感染

开放性肝外伤时，细菌从创口进入肝或随异物直接从外界带入肝引发脓肿。闭合性肝外伤时，特别是中心型肝损伤患者，可在肝内形成血肿，易导致内源性细菌感染。尤其是合并肝内小胆管损伤，则感染的机会更高。

6. 医源性感染

近年来，由于临床上开展了许多肝脏手术及侵入性诊疗技术，如肝穿刺活检术、经皮肝穿刺胆管造影术（PTC）、内镜逆行胰胆管造影术（ERCP）等，操作过程中有可能将病原菌带入肝形成肝的化脓性感染。肝脏手术时由于局部止血不彻底或术后引流不畅，形成肝内积血积液时均可引起肝脓肿。

7. 其他

有一些原因不明的肝脓肿，如隐源性肝脓肿，可能肝内存在隐匿性病变。当机体抵抗力减弱时，隐匿病灶"复燃"，病菌开始在肝内繁殖，导致肝的炎症和脓肿。Ranson 指出，25% 隐源性肝脓肿患者伴有糖尿病。

（二）临床表现

细菌性肝脓肿并无典型的临床表现，急性期常被原发性疾病的症状所掩盖，一般起病较急，全身脓毒性反应显著。

1. 寒战和高热

寒战和高热多为最早也是最常见的症状。患者在发病初期骤感寒战，继而高热，热型呈弛张型，体温在 38 ～ 40℃，最高可达 41℃，伴有大量出汗，脉率增快，一日数次，反复发作。

2. 肝区疼痛

由于肝增大和肝被膜急性膨胀，肝区出现持续性钝痛；出现的时间可在其他症状之前或之后，亦可与其他症状同时出现，疼痛剧烈者常提示单发性脓肿；疼痛早期为持续性钝痛，后期可呈剧烈锐痛，随呼吸加重者提示脓肿位于肝膈顶部；疼痛可向右肩部放射，左肝脓肿也可向左肩部放射。

3. 乏力、食欲缺乏、恶心和呕吐

由于伴有全身毒性反应及持续消耗，患者可出现乏力、食欲缺乏、恶心、呕吐等消化道症状。少数患者还出现腹泻、腹胀及顽固性呃逆等症状。

4. 体征

肝区压痛和肝增大最常见。右下胸部和肝区叩击痛；若脓肿移行于肝表面，则其相应部位的皮肤呈红肿，且可触及波动性肿块。右上腹肌紧张，右季肋部饱满，肋间水肿并有触痛。左肝脓肿时上述症状出现于剑突下。并发于胆管梗阻的肝脓肿患者常出现黄疸。其他原因的肝脓肿，一旦出现黄疸，表示病情严重，预后不良。少数患者可出现右侧反应性胸膜炎和胸腔积液，可查及肺底呼吸音减弱、啰音和叩诊浊音等。晚期患者可出现腹腔积液，这可能是由于门静脉炎及周围脓肿的压迫影响门静脉循环及肝受损，长期消耗导致营养性低蛋白血症引起。

（三）诊断

1. 病史及体征

在急性肠道或胆管感染的患者中，突然发生寒战、高热、肝区疼痛、压痛和叩击痛等，应高度怀疑本病的可能，做进一步详细检查。

2. 实验室检查

白细胞计数明显升高，总数达（1 ～ 2）×10^{10}/L 或以上，中性粒细胞在 90% 以上，并可出现核左移或中毒颗粒，谷丙转氨酶、碱性磷酸酶升高，其他肝功能检查也可出现异常。

3. B 超检查

B 超检查是诊断肝脓肿最方便、简单又无痛苦的方法，可显示肝内液性暗区，区内有"絮状回声"并可显示脓肿部位、大小及距体表深度，并用以确定脓腔部位作为穿刺点和进针方向，或为手术引流提供进路。此外，还可供术后动态观察及追踪随访。能分辨肝内直径 2 cm 以上的脓肿病灶，可作为首选检查方法，其诊断阳性率可达 96% 以上。

4. X 线片和 CT 检查

X 线片检查可见肝阴影增大、右侧膈肌升高和活动受限，肋膈角模糊或胸腔少量积液，右下肺不张或有浸润，以及膈下有液气面等。肝脓肿在 CT 图像上均表现为密度减低区，吸收系数介于肝囊肿和肝肿瘤之间。CT 可直接显示肝脓肿的大小、范围、数目和位置，但费用昂贵。

5. 其他

如放射性核素肝扫描（包括 ECT）、选择性腹腔动脉造影等对肝脓肿的诊断有一定价值。但这些检查复杂、费时，因此在急性期患者最好选用操作简便、安全、无创伤性的 B 超检查。

（四）鉴别诊断

1. 阿米巴性肝脓肿

阿米巴性肝脓肿的临床症状和体征与细菌性肝脓肿有许多相似之处，但两者的治疗原则有本质上的差别，前者以抗阿米巴和穿刺抽脓为主，后者以控制感染和手术治疗为主，故在治疗前应明确诊断。阿米巴肝脓肿常有阿米巴肠炎和脓血便的病史，发生肝脓肿后病程较长，全身情况尚可，但贫血较明显。肝显著增大，肋间水肿，局部隆起和压痛较明显。若粪便中找到阿米巴原虫或滋养体，则更有助于诊断。此外，诊断性肝脓肿穿刺液为"巧克力"样，可找到阿米巴滋养体。

2. 胆囊炎、胆石症

胆囊炎、胆石症这类病有典型的右上部绞痛和反复发作的病史，疼痛放射至右肩或肩胛部，右上腹肌紧张，胆囊区压痛明显或触及增大的胆囊，X 线检查无膈肌抬高，运动正常。B 超检查有助于鉴别诊断。

3. 肝囊肿合并感染

肝囊肿合并感染患者多数在未合并感染前已明确诊断。对既往未明确诊断的患者合并感染时，需详细询问病史和仔细检查，亦能加以鉴别。

4. 膈下脓肿

膈下脓肿往往有腹膜炎或腹上区手术后感染史，脓毒血症和局部体征较化脓性肝脓肿为轻，主要表现为胸痛，深呼吸时疼痛加重。X 线检查见膈肌抬高、僵硬、运动受限明显，或膈下出现气液平面。B 超可发现膈下有液性暗区。但当肝脓肿穿破合并膈下感染者，鉴别诊断就比较困难。

5. 原发性肝癌

巨块型肝癌中心区液化坏死而继发感染时易与肝脓肿相混淆。但肝癌患者的病史、发病过程及体征等均与肝脓肿不同，如能结合病史、B 超和 AFP 检测，一般不难鉴别。

6. 胰腺脓肿

有急性胰腺炎病史，脓肿症状之外尚有胰腺功能不良的表现；肝无增大，无触痛；B 超及 CT 等影像学检查可辅助诊断并定位。

（五）并发症

细菌性肝脓肿如得不到及时、有效的治疗，脓肿破溃后向各个脏器穿破可引起严重并发症。右肝脓肿可向膈下间隙穿破形成膈下脓肿；亦可再穿破膈肌而形成脓肿；甚至能穿破肺组织至支气管，脓液从气管排出，形成支气管胸膜瘘；如脓肿同时穿破胆管则形成支气管胆瘘。左肝脓肿可穿破入心包，发生心包积脓，严重者可发生心脏压塞。脓肿可向下穿破入腹腔引起腹膜炎。有少数病例，脓肿穿破入胃、大肠，甚至门脉、下腔静脉等；若同时穿破门静脉或胆管，大量血液由胆管排出十二指肠，可表现为上消化道大出血。细菌性肝脓肿一旦出现并发症，病死率成倍增加。

（六）治疗

细菌性肝脓肿是一种继发疾病，如能及早重视治疗原发病灶可起到预防的作用。即便在肝脏感染的早期，如能及时给予大剂量抗生素治疗，加强全身支持疗法，也可防止病情进展。

1. 药物治疗

对急性期，已形成而未局限的肝脓肿或多发性小脓肿，宜采用此法治疗。即在治疗原发病灶的同时，使用大剂量有效抗生素和全身支持治疗，以控制炎症，促使脓肿吸收自愈。全身支持疗法很重要，由于本病的患者中毒症状严重，全身状况较差，故在应用大剂量抗生素的同时应积极补液，纠正水、电解质紊乱，给予维生素 B、维生素 C、维生素 K，反复多次输入少量新鲜血液和血浆以纠正低蛋白血症，改善肝功能和输注免疫球蛋白。目前多主张有计划地联合应用抗生素，如先选用对需氧菌和厌氧菌均有效的药物，待细菌培养和药敏结果明确再选用敏感抗生素。多数患者可望治愈，部分脓肿可局限化，为进一步治疗提供良好的前提。多发性小脓肿经全身抗生素治疗不能控制时，可考虑在肝动脉或门静脉内置管滴注抗生素。

2. B 超引导下经皮穿刺抽脓或置管引流术

B 超引导下经皮穿刺抽脓或置管引流术适用于单个较大的脓肿，在 B 超引导下以粗针穿刺脓腔，抽吸脓液后反复注入生理盐水冲洗，直至抽出液体清亮，拔出穿刺针。亦可在反复冲洗吸净脓液后，置入引流管，以备术后冲洗引流之用，至脓腔直径小于 1.5 cm 时拔除。这种方法简便、创伤小、疗效亦满意。特别适用于年老体虚及危重患者。操作时应注意以下三点：①选择脓肿距体表最近点穿刺，同时避开胆囊、胸腔或大血管；②穿刺的方向对准脓腔的最大径；③多发性脓肿应分别定位穿刺。但是，这种方法并不能完全替代手术，因为脓液黏稠，会造成引流不畅，引流管过粗易导致组织或脓腔壁出血，对多分隔脓腔引流不彻底，不能同时处理原发病灶，厚壁脓肿经抽脓或引流后，脓壁不易塌陷。

3. 手术疗法

（1）脓肿切开引流术：适用于脓肿较大或经非手术疗法治疗后全身中毒症状仍然较重或出现并发症者，如脓肿穿入腹腔引起腹膜炎或穿入胆管等。常用的手术途径有以下几种。①经腹腔切开引流术：取右肋缘下斜切口，进入腹腔后，明确脓肿部位，用湿盐水垫保护手术野四周以免脓液污染腹腔。先试穿刺抽得脓液后，沿针头方向用直血管钳插入脓腔，排出脓液，再用手指伸进脓腔，轻轻分离腔内间隔组织，用生理盐水反复冲洗脓腔。吸净后，脓腔内放置双套管负压吸引，脓腔内及引流管周围用大网膜覆盖，引流管自腹壁戳口引出，脓液送细菌培养。这种入路的优点是病灶定位准确，引流充分，可同时探查并处理原发病灶，是目前临床最常用的手术方式。②腹膜外脓肿切开引流术：位于肝右前叶和左外叶的肝脓肿，与前腹膜已发生紧密粘连，可采用前侧腹膜外入路引流脓液。方法是做右肋缘下斜切口或右腹直肌切口，在腹膜外间隙，用手指推开肌层直达脓肿部位，此处腹膜有明显的水肿，穿刺抽出脓液后处理方法同上。③后侧脓肿切开引流术：适用于肝右叶膈顶部或后侧脓肿。患者左侧卧位，左侧腰部垫一沙袋。沿右侧第 12 肋稍偏外侧做一切口，切除一段肋骨，在第 1 腰椎棘突水平的肋骨床区做一横切口，显露膈肌，有时需将膈肌切开到达肾后脂肪囊区。用手指沿肾后脂肪囊向上分离，显露肾上极与肝下面的腹膜后间隙直达脓肿。将穿刺针沿手指方向刺入脓腔，抽得脓液后，用长弯血管钳顺穿刺方向插入脓腔，排出脓液。用手指扩大引流口，冲洗脓液后，置入双套管或多孔乳胶管引流，切口部分缝合。

（2）肝叶切除术适用于以下几种：①病期长的慢性厚壁脓肿，切开引流后脓肿壁不塌陷，长期留有无效腔，伤口经久不愈合者；②肝脓肿切开引流后，留有窦道长期不愈者；③合并某肝段胆管结石，因肝内反复感染、组织破坏、萎缩，失去正常生理功能者；④肝左外叶内多发脓肿致使肝组织严重破坏者。肝叶切除治疗肝脓肿应注意术中避免炎性感染扩散到术野或腹腔，特别对肝断面的处理要细致妥善，术野的引流要通畅，一旦局部感染，将导致肝断面的胆瘘、出血等并发症。肝脓肿急诊切除肝叶，有使炎症扩散的危险，应严格掌握手术指征。

（七）预后

本病的预后与年龄、身体素质、原发病、脓肿数目、治疗及时与合理及有无并发症等密切相关。有人报道多发性肝脓肿的病死率明显高于单发性肝脓肿；年龄超过 50 岁者的病死率为 79%，而 50 岁以下则为 53%；手术病死率为 10% ~ 33%；全身情况较差，肝明显损害及合并严重并发症者预后较差。

二、阿米巴性肝脓肿

（一）概述

阿米巴性肝脓肿是肠阿米巴病最多见的主要并发症。本病常见于热带与亚热带地区。好发于 20 ～ 50 岁的中青年男性，男女比例约为 10 ∶ 1。脓肿以肝右后叶最多见，占 90% 以上，左叶不到 10%，左右叶并发者亦不罕见。脓肿单腔者为多。国内临床资料统计，肠阿米巴病并发肝脓肿者占 1.8% ～ 20%，最高者可达 67%。综合国内外报道 4819 例中，男性为 90.1%，女性为 9.9%。农村高于城市。

阿米巴性肝脓肿是由溶组织阿米巴原虫所引起，有的在阿米巴痢疾期间形成，有的发生于痢疾之后数周或数月。据统计，60% 发生在阿米巴痢疾后 4 ～ 12 周，但也有在长达 20 ～ 30 年或之后发病者。溶组织阿米巴是人体唯一的致病型阿米巴，在其生活史中主要有滋养体型和虫卵型。前者为溶组织阿米巴的致病型，寄生于肠壁组织和肠腔内，通常可在急性阿米巴痢疾的粪便中查到，在体外自然环境中极易破坏死亡，不易引起传染；虫卵仅在肠腔内形成，可随粪便排出，对外界抵抗力较强，在潮湿低温环境中可存活 12 d，在水中可存活 9 ～ 30 d，在低温条件下其寿命可为 6 ～ 7 周。虽然没有侵袭力，但为重要的传染源。当人吞食阿米巴虫卵污染的食物或饮水后，在小肠下段，由于碱性肠液的作用，阿米巴原虫脱卵而出并大量繁殖成为滋养体，滋养体侵犯结肠黏膜形成溃疡，常见于盲肠、升结肠等处，少数侵犯乙状结肠和直肠。寄生于结肠黏膜的阿米巴原虫，分泌溶组织酶，消化溶解肠壁上的小静脉，阿米巴滋养体侵入静脉，随门静脉血流进入肝；也可穿过肠壁直接或经淋巴管到达肝内。进入肝的阿米巴原虫大多数被肝内单核 - 吞噬细胞消灭；仅当侵入的原虫数目多、毒力强而机体抵抗力降低时，其存活的原虫才可繁殖，引起肝组织充血炎症，继而原虫阻塞门静脉末梢，造成肝组织局部缺血坏死；又因原虫产生溶组织酶，破坏静脉壁，溶解肝组织而形成脓肿。

（二）临床表现

本病的发展过程一般比较缓慢，急性阿米巴肝炎期较短暂，如不能及时治疗，继之为较长时期的慢性期。其发病可在肠阿米巴病数周至数年之后，甚至可长达 30 年后才出现阿米巴性肝脓肿。

1. 急性肝炎期

在肠阿米巴病过程中，出现肝区疼痛、肝增大、压痛明显，伴有体温升高（持续在 38 ～ 39℃），脉速、大量出汗等症状亦可出现。此期如能及时、有效地治疗，炎症可得到控制，避免脓肿形成。

2. 肝脓肿期

临床表现取决于脓肿的大小、位置、病程长短及有无并发症等。但大多数患者起病比较缓慢，病程较长，此期间主要表现为发热、肝区疼痛及肝增大等。

（1）发热：大多起病缓慢，持续发热（38～39℃），常以弛张热或间歇热为主；在慢性肝脓肿患者体温可正常或仅为低热；如继发细菌感染或其他并发症时，体温可高达40℃以上；常伴有畏寒、寒战或多汗。体温大多晨起低，在午后上升，夜间热退时有大汗淋漓；患者多有食欲缺乏、腹胀、恶心、呕吐，甚至腹泻、痢疾等症状；体重减轻、虚弱乏力、消瘦、精神不振、贫血等亦常见。

（2）肝区疼痛：常为持续性疼痛，偶有刺痛或剧烈疼痛；疼痛可随深呼吸、咳嗽及体位变化而加剧。疼痛部位因脓肿部位而异，当脓肿位于右膈顶部时，疼痛可放射至右肩胛或右腰背部；也可因压迫或炎症刺激右膈肌及右下肺而导致右下肺肺炎、胸膜炎，产生气急、咳嗽、肺底湿啰音等。如脓肿位于肝的下部，可出现腹上区疼痛症状。

（3）局部水肿和压痛：较大的脓肿可出现右下胸、腹上区膨隆，肋间饱满，局部皮肤水肿发亮，肋间隙因皮肤水肿而消失或增宽，局部压痛或叩痛明显。右腹上区可有压痛、肌紧张，有时可扪及增大的肝脏或肿块。

（4）肝增大：肝往往呈弥漫性增大，病变所在部位有明显的局限性压痛及叩击痛。右肋缘下常可扪及增大的肝，下缘钝圆有充实感，质中坚，触痛明显，且多伴有腹肌紧张。部分患者的肝有局限性波动感，少数患者可出现胸腔积液。

（5）慢性病例：慢性期疾病可迁延数月甚至1～2年。患者呈消瘦、贫血和营养不良性水肿甚至胸腔积液和腹腔积液；如不继发细菌性感染，发热反应可不明显。腹上区可扪及增大坚硬的包块，少数患者由于巨大的肝脓肿压迫胆管或肝细胞损害而出现黄疸。

（三）并发症

1. 继发细菌感染

继发细菌感染多见于慢性病例，致病菌以金黄色葡萄球菌和大肠埃希菌多见。患者表现为症状明显加重，体温上升至40℃以上，呈弛张热，白细胞计数升高，以中性粒细胞为主，抽出的脓液为黄色或黄绿色，有臭味，光镜下可见大量脓细胞。但用抗生素治疗难以奏效。

2. 脓肿穿破

巨大脓肿或表面脓肿易向邻近组织或器官穿破。向上穿破膈下间隙形成膈下脓肿；穿破膈肌形成脓胸或肺脓肿；也有穿破支气管形成肝 - 支气管瘘，常突然咳出大量棕色痰，伴胸痛、气促，胸部 X 线检查可无异常，脓液自气管咳出后，增大的肝可缩小；肝右叶脓肿可穿破至心包，呈化脓性心包炎表现，严重时引起心脏压塞；穿破胃时，患者可呕吐出血液及褐色物；肝右下叶脓肿可与结肠粘连并穿入结肠，表现为突然排出大量棕褐色黏稠脓液，腹痛轻，无里急后重症状，肝迅速缩小，X 线显示肝脓肿区有积气影；穿破至腹腔引起弥漫性腹膜炎。Warling 等报道 1122 例阿米巴性肝脓肿，破溃 293 例，其中穿入胸腔 29%，肺 27%，心包 15.3%，腹腔 11.9%，胃 3%，结肠 2.3%，下腔静脉 2.3%，其他 9.25%。国内资料显示，发生破溃的 276 例中，破入胸腔 37.6%，肺 27.5%，支气管 10.5%，腹腔 16.6%，其他 7.6%。

3. 阿米巴原虫血行播散

阿米巴原虫经肝静脉、下腔静脉到肺，也可经肠道至静脉或淋巴道入肺，双肺呈多发性小脓肿。在肝或肺脓肿的基础上易经血液循环至脑，形成阿米巴性脑脓肿，其病死率极高。

（四）辅助检查

1. 实验室检查

（1）血液常规检查：急性期白细胞总数可达（10 ~ 20）× 10^9/L，中性粒细胞在 80% 以上，明显升高者应怀疑合并有细菌感染。慢性期白细胞升高不明显。病程长者贫血较明显，血沉可增快。

（2）肝功能检查：肝功能多数在正常范围内，偶见谷丙转氨酶、碱性磷酸酶升高，清蛋白下降。少数患者血清胆红素可升高。

（3）粪便检查：仅供参考，因为阿米巴包囊或原虫阳性率不高，仅少数患者的新鲜粪便中可找到阿米巴原虫，国内报道阳性率约为 14%。

（4）血清补体结合试验：对诊断阿米巴病有较大价值。有报道结肠阿米巴期的阳性率为 15.5%，阿米巴肝炎期为 83%，肝脓肿期可为 92% ~ 98%，且可发现隐匿性阿米巴肝病，治疗后即可转阴。但由于在流行区内无症状的带虫者和非阿米巴感染的患者也可为阳性，故诊断时应结合具体患者进行分析。

2. 超声检查

超声检查对肝脓肿的诊断有肯定的价值，准确率在 90% 以上，能显示肝脓性暗区。同时 B 超定位有助于确定穿刺或手术引流部位。

3. X 线检查

由于阿米巴性肝脓肿多位于肝右叶膈面，故在 X 线透视下可见到肝阴影增大，右膈肌抬高，运动受限或横膈呈半球形隆起等征象。有时还可见胸膜反应或积液，肺底有云雾状阴影等。此外，如在 X 线片上见到脓腔内有液气面，则对诊断有重要意义。

4. CT 检查

CT 可见脓肿部位呈低密度区，造影强化后脓肿周围呈环形密度增高带影，脓腔内可有气液平面。囊肿的密度与脓肿相似，但边缘光滑，周边无充血带；肝肿瘤的 CT 值明显高于肝脓肿。

5. 放射性核素肝扫描

放射性核素肝扫描可发现肝内有占位性病变，即放射性缺损区，但直径小于 2 cm 的脓肿或多发性小脓肿易被漏诊或误诊，因此仅对定位诊断有帮助。

6. 诊断性穿刺抽脓

诊断性穿刺抽脓是确诊阿米巴肝脓肿的主要证据，可在 B 超引导下进行。典型的脓液呈巧克力色或咖啡色，黏稠无臭味。脓液中查滋养体的阳性率很低（为 3% ~ 4%），若将脓液按每毫升加入链激酶 10 U，在 37 ℃条件下孵育 30 min 后检查，可提高阳性率。从脓肿壁刮下的组织中，几乎都可找到活动的阿米巴原虫。

7. 诊断性治疗

如上述检查方法未能确定诊断，可试用抗阿米巴药物治疗。如果治疗后体温下降，肿块缩小，诊断即可确立。

（五）诊断及鉴别诊断

中年男性患有长期不规则发热、出汗、食欲缺乏、体质虚弱、贫血、肝区疼痛、肝增大并有压痛或叩击痛，特别是伴有痢疾史时，应疑为阿米巴性肝脓肿。但缺乏痢疾史，也不能排除本病的可能性，因为 40% 阿米巴肝脓肿患者可无阿米巴痢疾史，应结合各种检查结果进行分析。应与以下疾病相鉴别。

1. 原发性肝癌

同样有发热、右上腹痛和肝肿大等，但原发性肝癌常有传染性肝炎病史，并且合并肝硬化占 80% 以上，肝质地较坚硬，并有结节。结合 B 超检查、放射性核素肝扫描、CT、肝动脉造影及 AFP 检查等，不难鉴别。

2. 细菌性肝脓肿

细菌性肝脓肿病程急骤，脓肿以多发性为主，且全身脓毒血症明显，一般不难鉴别（表 4-1）。

表 4-1　细菌性肝脓肿与阿米巴性肝脓肿的鉴别

	细菌性肝脓肿	阿米巴性肝脓肿
病史	常先有腹内或其他部位化脓性疾病，但近半数不明	40% ~ 50% 有阿米巴痢疾或 "腹泻" 史
发病时间	与原发病相连续或隔数日至 10 d	与阿米巴痢疾相隔 1 ~ 2 周，数月至数年
病程	发病急并突然，脓毒症状重，衰竭发生较快	发病较缓，症状较轻，病程较长
肝	肝增大一般不明显，触痛较轻，一般无局部隆起，脓肿多发者多	增大与触痛较明显，脓肿多为单发且大，常有局部隆起
血液检查	白细胞和中性粒细胞计数显著增高，少数血细菌培养阳性	血细胞计数增高不明显，血细菌培养阴性，阿米巴病血清试验阳性
粪便检查	无溶组织阿米巴包囊或滋养体	部分患者可查到溶组织内阿米巴滋养体
胆汁	无阿米巴滋养体	多数可查到阿米巴滋养体

续表

	细菌性肝脓肿	阿米巴性肝脓肿
肝穿刺	黄白或灰白色脓液能查到致病菌，肝组织为化脓性病变	棕褐色脓液可查到阿米巴滋养体，无细菌，肝组织可有阿米巴滋养体
试验治疗	抗阿米巴药无效	抗阿米巴药有效

3. 膈下脓肿

膈下脓肿常继发于腹腔继发性感染，如溃疡病穿孔、阑尾炎穿孔或腹腔手术之后。本病全身症状明显，但腹部体征轻；X 线检查肝向下推移，横膈普遍抬高和活动受限，但无局限性隆起，可在膈下发现液气面；B 超提示膈下液性暗区而肝内则无液性区；放射性核素肝扫描不显示肝内有缺损区；MRI 检查在冠状切面上能显示位于膈下与肝间隙内有液性区，而肝内正常。

4. 胰腺脓肿

本病早期为急性胰腺炎症状。脓毒症状之外可有胰腺功能不良，如糖尿、粪便中有未分解的脂肪和未消化的肌纤维。肝增大亦甚轻，无触痛；胰腺脓肿时膨胀的胃挡在病变部前面；B 超扫描无异常所见；CT 可帮助定位。

（六）治疗

本病的病程长，患者的全身情况较差，常有贫血和营养不良，故应加强营养和支持疗法，给予高糖类、高蛋白、高维生素和低脂肪饮食，必要时可补充血浆及蛋白，同时给予抗生素治疗，最主要的是应用抗阿米巴药物，并辅以穿刺排脓，必要时采用外科治疗。

1. 药物治疗

（1）甲硝唑（灭滴灵）：甲硝唑为首选治疗药物，视病情可给予口服或静滴，该药疗效好，毒性小，疗程短，除妊娠早期均可适用，治愈率 70% ~ 100%。

（2）依米丁（吐根碱）：由于该药毒性大，目前已很少使用。对阿米巴滋养体有较强的杀灭作用，可根治肠内阿米巴慢性感染。本品毒性大，可引起心肌损害、血压下降、心律失常等。此外，还有胃肠道反应、肌无力、神经疼痛、吞咽和呼吸肌麻痹。故在应用期间，每天测量血压，若发现血压下降应停药。

（3）氯喹：本品对阿米巴滋养体有杀灭作用。口服后肝内浓度高于血液 200 ~ 700 倍，毒性小，疗效佳，适用于阿米巴性肝炎和肝脓肿。成人口服第 1、第 2 d 每天 0.6 g，以后每天服 0.3 g，3 ~ 4 周为 1 个疗程，偶有胃肠道反应、头痛和皮肤瘙痒。

2. 穿刺抽脓

经药物治疗症状无明显改善者，或脓腔大，或合并细菌感染病情严重者，应在抗阿米巴药物应用的同时，进行穿刺抽脓。穿刺应在 B 超检查定位引导下和局部麻醉后进行，取距脓腔最近部位进针，严格无菌操作。每次尽量吸尽脓液，每隔 3 ~ 5 d 重复穿刺，穿刺术后应卧床休息。如合并细菌感染，穿刺抽脓后可于脓腔内注入抗生素。近年来，也加用脓腔内放置塑料管引流，收到良好疗效。患者体温正常，脓腔缩小为 5 ~ 10 mL 后，可停止穿刺抽脓。

3. 手术治疗

常用术式有以下两种。

（1）切开引流术：下列情况可考虑该术式。①经抗阿米巴药物治疗及穿刺抽脓后症状无改善者；②脓肿伴有细菌感染，经综合治疗后感染不能控制者；③脓肿穿破至胸腔或腹腔，并发脓胸或腹膜炎者；④脓肿深或由于位置不好不宜穿刺排脓治疗者；⑤左外叶肝脓肿，抗阿米巴药物治疗不见效，穿刺易损伤腹腔脏器或污染腹腔者。在切开排脓后，脓腔内放置多孔乳胶引流管或双套管持续负压吸引。引流管一般在无脓液引出后拔除。

（2）肝叶切除术：对慢性厚壁脓肿，引流后腔壁不易塌陷者，遗留难以愈合的无效腔和窦道者，可考虑做肝叶切除术。手术应与抗阿米巴药物治疗同时进行，术后继续抗阿米巴药物治疗。

本病预后与病变的程度、脓肿大小、有无继发细菌感染或脓肿穿破及治疗方法等密切相关。根据国内报道，抗阿米巴药物治疗加穿刺抽脓，病死率为 7.1%，但在兼有严重并发症时，病死率可增加 1 倍多。本病是可以预防的，主要在于防止阿米巴痢疾的感染。只要加强粪便管理，注意卫生，对阿米巴痢疾进行彻底治疗；即使进展到阿米巴肝炎期，如能早期诊断、及时彻底治疗，也可预防肝脓肿的形成。

（杜志勇）

第二节　原发性肝癌

一、概述

目前认为肝炎病毒有 A、B、C、D、E、G 等数种及 TTV。已经有大量的研究证明，与肝癌有关的肝炎病毒为乙、丙型肝炎病毒，即 HBV 与 HCV 慢性感染是肝癌的主要危险因素。

（一）病因

1. 乙型肝炎病毒与肝癌发病密切相关

HBV 与肝癌发病间的紧密联系已得到公认，国际癌症研究中心已经确认了乙型肝炎在肝癌发生中的病因学作用。据估计，全球有 3.5 亿慢性 HBV 携带者。世界范围的乙型肝炎表面抗原（HBsAg）与肝癌关系的生态学研究发现，HBsAg 的分布与肝癌的地理分布较为一致，即亚洲、非洲为高流行区。当然在局部地区，HBsAg 的分布与肝癌的地理分布不一致，例如格陵兰 HBsAg 的流行率很高，但肝癌发病率却很低。病例研究发现，80% 以上的肝癌患者都有 HBV 感染史。分子生物学研究发现，与 HBV 有关的 HCC 中，绝大多数的病例可在其肿瘤细胞 DNA 中检出 HBV DNA 的整合。研究发现，慢性 HBV 感染对肝癌既是启动因素，也是促进因素。

2. 丙型肝炎病毒（HCV）与肝癌发病的关系

据估计全球有 1.7 亿人感染 HCV。丙型肝炎在肝癌发生中的重要性首先是由日本学者提出的，IARC 的进一步研究也显示了肝癌与丙型肝炎的强烈联系。

但有研究发现，HCV 在启动 HCC 及正常人群中的感染率并不高，因此 HCV 可能不是启动肝癌的主要病因。最近启动的病例对照研究显示，HCV 在启动 HBsAg 携带者中的流行率也不高（2.02%），HBsAg 携带者中肝癌病例与对照的 HCV 阳性率并无显著差别。

（二）分期

原发性肝癌的临床表现因不同的病期而不同，其病理基础、对各种治疗的反应及预后相差较大，故多年来许多学者都曾致力于制定出一个统一的分型分期方案，以利于选择治疗、评价结果和估计预后。与其他恶性肿瘤一样，对肝癌进行分期的目的是：①指导临床制定合理的治疗计划；②根据分期判断预后；③评价治疗效果并在较大范围内进行比较。

因此，理想的分期方案应满足以下两个要求：①分期中各期相应的最终临床结局差别明显；②同一分期中临床结局差别很小。

（1）Okuda 分期标准：日本是肝癌发病率高的国家。Okuda 等根据 20 世纪 80 年代肝癌研究和治疗的进展，回顾总结了 850 例肝细胞肝癌病史与预后的关系，认为肝癌是否已占全肝的 50%、有无腹腔积液、清蛋白是否大于 30 g/L 及胆红素是否少于 30 mg/L 是决定生存期长短的重要因素，并以此提出三期分期方案（表 4-2）。

与非洲南部的肝癌患者情况不同，日本肝癌患者在确诊前大多已经合并了肝硬化，并有相应的症状。而且随着 20 世纪 80 年代诊断技术的提高，小肝癌已可被诊断和手术切除。因此 Okuda 等认为以清蛋白指标替代 Primack 分期中的门脉高压和体重减轻来进行分期的方案更适用于日本的肝癌患者。Okuda 称 I 期为非进展期，II 期为中度进展期，III 期为进展期。对 850 例肝癌患者的分析表明，I、II、III 期患者中位生存期分别为 11.5 个月、3.0 个月和 0.9 个月，较好地反映了肝癌患者的预后。

表 4-2 Okuda 肝癌分期标准

分期	肿瘤大小 >50%（+）	肿瘤大小 <50%（-）	腹水 （+）（-）	清蛋白 <30 g/L（3 g/dL）（+）	清蛋白 >30 g/L（3 g/dL）（-）	胆红素 >0.175μmol/L（3 mg/dL）（+）	胆红素 <0.175μmol/L（3 mg/dL）（-）
I	（-）		（-）	（-）		（-）	
II	1 或 2	项（+）					
III	3 或 4	项（+）					

（2）国际抗癌联盟制定的 TNM 分期：根据国际抗癌联盟（UICC）20 世纪 80 年代中期制定并颁布的常见肿瘤的 TNM 分期，肝癌的 TNM 分期如表 4-3。

表 4-3 UICC 肝癌 TNM 分期

分期	T	N	M_0
I	T_1	N_0	M_0
II	T_2	N_0，N_1	M_0
ⅠA	T_3	N_0，N_1	M_0
ⅡB	$T_1 \sim T_3$	N_1	M_0
ⅣA	T_4	N_0，N_1	M_0
ⅣB	$T_1 \sim T_4$	N_0，N_1	M_1

表中，T- 原发肿瘤、适用于肝细胞癌或胆管（肝内胆管）细胞癌。

T_x：原发肿瘤不明。

T_0：无原发病证据。

T_1：孤立肿瘤，最大直径在 2 cm 或以下，无血管侵犯。

T_2：孤立肿瘤，最大直径在 2 cm 或以下，有血管侵犯；或孤立的肿瘤，最大直径超过 2 cm，无血管侵犯；或多发的肿瘤，局限于一叶，最大的肿瘤直径在 2 cm 或以下，无血管侵犯。

T_3：孤立肿瘤，最大直径超过 2 cm，有血管侵犯；或多发肿瘤，局限于一叶，最大的肿瘤直径在 2 cm 或以下，有血管侵犯；或多发肿瘤，局限于一叶，最大肿瘤直径超过 2 cm，有或无血管侵犯。

T_4：多发肿瘤分布超过一叶；或肿瘤侵犯门静脉或肝静脉的一级分支；或肿瘤侵犯除胆囊外的周围脏器；或穿透腹膜。

注：依胆囊床与下腔静脉之投影划分肝脏之两叶。

N- 区域淋巴结，指肝十二指肠韧带淋巴结。

N_x：区域淋巴结不明。

N_0：区域淋巴结无转移。

N_1：区域淋巴结有转移。

M– 远处转移。

M_x：远处转移不明。

M_0：无远处转移。

M_1：有远处转移。

（3）我国通用的肝癌分型分期方案：根据肝癌的临床表现，1977 年全国肝癌防治研究协作会议上通过了一个将肝癌分为 3 期的方案。该方案如下。

Ⅰ期：无明确的肝癌症状与体征者。

Ⅱ期：介于Ⅰ期与Ⅲ期之间者。

Ⅲ期：有黄疸、腹腔积液、远处转移或恶病质之一者。

此项方案简单明了，便于掌握，在国内相当长的时间内被广泛采用，并于 1990 年被收录入中华人民共和国卫生部医政司编制的《中国常见恶性肿瘤诊治规范》，作为我国肝癌临床分期的一个标准。

二、临床表现

1. 首发症状

原发性肝癌患者首先出现的症状多为肝区疼痛，其次为食欲缺乏、上腹肿块、腹胀、乏力、消瘦、发热、腹泻、急腹症等。也有个别患者以转移灶症状为首发症状，如肺转移出现咯血，胸膜转移出现胸痛，脑转移出现癫痫、偏瘫，骨转移出现局部疼痛，腹腔淋巴结或胰腺转移出现腰背疼痛等。肝区疼痛对本病诊断具有一定的特征性，而其他症状缺乏特征性，常易与腹部其他脏器病变相混淆而延误诊断。

2. 常见症状

（1）肝区疼痛：最为常见的症状，主要为肿物不断增长，造成肝被膜张力增大所致，肿瘤侵及肝被膜或腹壁、膈肌是造成疼痛的直接原因。肝区疼痛与原发性肝癌分期早晚有关，早期多表现为肝区隐痛或活动时痛，中、晚期疼痛多为持续性胀痛、钝痛或剧痛。疼痛与肿瘤生长部位有关，右叶肿瘤多表现为右上腹或右季肋部痛，左叶肿瘤可表现为上腹偏左或剑突下疼痛。当肿瘤侵及肝被膜时，常常表现为右肩背疼痛。当肿瘤突然破裂出血时，肝区出现剧痛，迅速波及全腹，表现为急腹症症状，伴有生命体征变化。

（2）消化道症状：可出现食欲减退、腹胀、恶心、呕吐、腹泻等。食欲减退和腹胀较为常见。食欲减退多为增大的肝脏或肿物压迫胃肠道及患者肝功能不良所致；全腹胀往往为肝功能不良伴有腹腔积液所致；腹泻多较为顽固，每日次数可较多，为水样便或稀软便，易与慢性肠炎相混淆。大便常规检查常无脓血。

（3）发热：大多为肿瘤坏死后吸收所致的癌热，表现为午后低热，无寒战，小部分患者可为高热伴寒战，吲哚美辛可暂时退热。部分患者发热为合并胆管、腹腔、呼吸道或泌尿道感染所致，经抗生素治疗多可控制。

（4）消瘦、乏力、全身衰竭：早期患者可无或仅有乏力，肿瘤组织大量消耗蛋白质及氨基酸，加之患者胃肠道功能失调特别是食欲减退、腹泻等，使部分患者出现进行性消瘦才引起注意。当患者进入肿瘤晚期，可出现明显的乏力，进行性消瘦，直至全身衰竭出现恶病质。

（5）呕血、黑便：较为常见，多与合并肝炎后肝硬化、门静脉高压有关，也可为肿瘤侵入肝内门静脉主干造成门静脉高压所致。食管、胃底静脉曲张破裂出血可引起呕血，量较大。门脉高压所致脾大、脾亢引起血小板减少是产生出血倾向的重要原因。

（6）转移癌症状：肝癌常见的转移部位有肺、骨、淋巴结、胸膜、脑等。肿瘤转移到肺，可出现咯血；转移至胸膜可出现胸痛、血性胸腔积液；骨转移常见部位为脊柱、肋骨和长骨，可出现局部明显压痛、椎体压缩或神经压迫症状；转移至脑可有神经定位症状和体征。肿瘤压迫下腔静脉的肝静脉开口时可出现 Budd-Chiari 综合征。

3. 常见体征

（1）肝大与肿块：肝大与肿块是原发性肝癌最主要、最常见的体征。肿块可以在肝脏局部，也可全肝大。肝表面常局部隆起，有大小不等的结节，质硬。当肝癌突出于右肋下或剑突下时，可见上腹局部隆起或饱满。当肿物位于膈顶部时，X 线可见膈局部隆起，运动受限或固定。少数肿物向后生长，在腰背部即可触及肿物。

（2）肝区压痛：当触及肿大的肝脏或局部性的肿块时，可有明显压痛，压痛的程度与压迫的力量成正比。右叶的压痛有时可向右肩部放射。

（3）脾大：常为合并肝硬化所致。部分为癌栓进入脾静脉，导致脾瘀血而肿大。

（4）腹腔积液：多为晚期征象。当肝癌伴有肝硬化或癌肿侵犯门静脉时，可产生腹腔积液，多为漏出液。当肿瘤侵犯肝被膜或癌结节破裂时，可出现血性腹腔积液。肝癌组织中的肝动脉－门静脉瘘引起的门脉高压症临床表现以腹腔积液为主。

（5）黄疸：多为晚期征象。当肿瘤侵入或压迫大胆管时，或肿瘤转移至肝门淋巴结而压迫胆总管或阻塞时，可出现梗阻性黄疸，黄疸常进行性加重，B 超或 CT 可见肝内胆管扩张。当肝癌合并较重的肝硬化或慢性活动性肝炎时，可出现肝细胞性黄疸。

（6）肝区血管杂音：肝区血管杂音是肝癌较特征性的体征。肝癌血供丰富，癌结节表面有大量网状小血管，当粗大的动脉突然变细，可听到相应部位连续吹风样血管杂音。

（7）胸腔积液：常与腹腔积液并存，也可为肝肿瘤侵犯膈肌，影响膈肌淋巴回流所致。

（8）Budd-Chiari 综合征：当肿物累及肝静脉时，可形成癌栓，引起肝静脉阻塞，临床上可出现肝大、腹腔积液、下肢肿胀等，符合 Budd-Chiari 综合征。

（9）转移灶体征：肝癌的肝外转移以肺、骨、淋巴结、脑、胸膜常见，转移至相应部位可出现相应体征。

三、诊断

1. 肝癌的超声诊断

肝癌根据回声强弱（与肝实质回声相比）可分为如下 4 型。①弱回声型：病灶回声比肝实质为低，常见于无坏死或出血、质地相对均匀的肿瘤，提示癌组织血供丰富，一般生长旺盛。该型较常见，约占 32.1%。②等回声型：病灶回声强度与同样深度的周围肝实质回声强度相等或相似，在其周围有明显包膜或者晕带围绕，或出现邻近结构被推移或变形时，可有助于病灶的确定。该型最少见。约占 5.6%。③强回声型：其内部回声比周围实质高。从组织学上可有两种不同的病理学基础，一种是回声密度不均匀，提示肿瘤有广泛非液化性坏死或出血，或有增生的结缔组织；另一种强回声密度较均匀，是由其内弥漫性脂肪变性或窦状隙扩张所致。强回声型肝癌最常见，约占 42.7%。④混合回声型：瘤体内部为高低回声混合的不均匀区域，常见于体积较大的肝癌，可能是在同一肿瘤中出现各种组织学改变所致。此型约占 15.5%。

肝癌的特征性图像：①晕征。大于 2 cm 的肿瘤随着肿瘤的增大，周边可见无回声晕带，一般较细而规整，晕带内侧缘清晰是其特征，是发现等回声型肿块的重要指征。声晕产生的原因之一为肿瘤周围的纤维结缔组织形成的假性包膜所致；也可能是肿块膨胀性生长，压迫外周肝组织形成的压缩带；或肿瘤本身结构与正常肝组织之间的声阻差所致。彩超检查显示，有的晕圈内可见红、蓝彩色动静脉血流频谱，故有的声晕可能由血管构成。声晕对于提示小肝癌的诊断有重要价值。②侧方声影。上述晕征完整时，声束抵达小肝癌球体的侧缘容易发生折射效应而构成侧方声影。③镶嵌征。在肿块内出现极细的带状分隔，把肿瘤分成地图状，有时表现为线段状，此特征反映了癌组织向外浸润性生长与纤维结缔组织增生包围反复拮抗的病理过程，多个癌结节也可形成这样的图像。镶嵌征是肝癌声像图的重要特征，转移癌则罕见此征象。④块中块征。肿块出现回声强度不同、质地不同的似有分界的区域，反映了肝癌生长发育过程中肿块内结节不同的病理组织学表现，如含肿瘤细胞成分、脂肪、血供等不同的结构所形成的不同回声的混合体。

2. 肝癌的 CT 表现

以下从小肝癌和进展期肝癌的 CT 表现分别讲述。

（1）小肝癌的 CT 表现：小肝癌在其发生过程中，血供可发生明显变化。增生结节、增生不良结节及早期分化好的肝癌以门脉供血为主，而明确的肝癌病灶几乎均仅以肝动脉供血。其中，新生血管是肝癌多血供的基础。因此，肝脏局灶性病变血供方式的不同是 CT 诊断及鉴别诊断的基础。小的明确的肝癌表现为典型的高血供模式：在动脉期出现明显清晰的增强，而在门静脉期对比剂迅速流出。早期分化好的肝癌、再生结节或增生不良结节均无此特征，而表现为与周围肝组织等密度或低密度。

形态学上，小肝癌直径小于 3 cm，呈结节状，可有假包膜。病理上 50% ~ 60% 的病例可见假包膜，由于假包膜较薄，其 CT 检出率较低。CT 上假包膜表现为环形低密度影，在延迟的增强影像上表现为高密度影。

（2）进展期肝癌的 CT 表现：进展期肝癌主要可分为三种类型（巨块型、浸润型和弥漫型）。①巨块型肝癌边界清楚，常有假包膜形成。CT 可显示 70% ~ 80% 的含有假包膜的病例，表现为病灶周围环形的低密度影，延迟期可见其增强；癌肿内部密度不均，尤其在分化较好的肿瘤有不同程度的脂肪变性；②浸润型肝癌表现为不规则、边界不清的肿瘤，肿瘤突入周围组织，常侵犯血管，尤其是门静脉分支，形成门脉瘤栓。判断有无门脉瘤栓对于肝癌的分期及预后至关重要；③弥漫型肝癌最为少见，表现为肝脏多发的、弥漫分布的小癌结节，这些结节大小和分布趋向均匀，彼此并不融合，平扫为低密度灶。

3. 肝癌的 MRI 表现

肝癌可以是新发生的，也可以由不典型增生的细胞进展而来。在肝硬化的肝脏，肝癌多由增生不良结节发展而来。近来，一个多中心的研究结果显示，增生不良结节为肝癌的癌前病变。过去肝癌在诊断时多已为进展期病变，但近年来随着对肝硬化及病毒性肝炎患者的密切监测、定期筛查，发现了越来越多的早期肝癌。

组织学上，恶性细胞通常形成不同厚度的梁或板，由蜿蜒的网状动脉血管腔分隔。肝癌多由肝动脉供血，肝静脉和门静脉沿肿瘤旁增生，形成海绵状结构。

肝癌的 MRI 表现可分为三类。孤立结节 / 肿块的肝癌占 50%，多发结节 / 肿块的肝癌占 40%，而弥漫性的肝癌占不到 10%。肿瘤内部有不同程度的纤维化、脂肪变、坏死及出血等使肝癌 T_1、T_2 加权像的信号表现多种多样。肝癌最常见的表现是在 T_1 加权像上为略低信号，在 T_2 加权像上为略高信号，有时在 T_1 加权像上也可表现为等信号或高信号。有文献报道，T_1 加权像上表现为等信号的多为早期分化好的肝癌，而脂肪变、出血、坏死、细胞内糖原沉积或铜沉积等均可在 T_1 加权像上表现为高信号。此外，在肝血色病基础上发生的肝癌亦表现为在所有序列上相对的高信号。T_2 加权像上高信号的多为中等分化或分化差的肝癌。有文献报道，T_2 加权像上信号的高低与肝硬化结节的恶性程度相关。肝癌的继发征象有门脉瘤栓或肝静脉瘤栓、腹腔积液等，在 MRI 上均可清晰显示。

早期肝癌常在 T_1 加权像上表现为等 / 高信号，在 T_2 加权像上表现为等信号。可能是由于其中蛋白含量较高所致。直径小于 1.5 cm 的小肝癌常在 T_1 加权像和 T_2 加权像上均为等信号，因此只有在针剂动态增强的早期才能发现均匀增强的病变。肝动脉期对于显示小肝癌最为敏感，该期小肿瘤明显强化，但此征象并不特异，严重的增生不良结节也表现为明显强化。比较特异的征象是增强后 2 min 肿瘤信号快速降低，低于正常肝脏的信号，并可在晚期显示增强的假包膜。有学者报道，肝硬化的实质中出现结节内结节征象提示早期肝癌，表现为结节外周低信号的铁沉积和等信号的含铁少的中心。

肝癌多血供丰富。对比剂注射早期的影像观察有助于了解肿瘤的血管结构。由于 MRI 对钆剂比 CT 图像对碘剂更加敏感，所以 MRI 有助于显示肝癌，尤其是直径小于 1.5 cm 的肿瘤。Oi 等比较了多期螺旋 CT 和动态钆剂增强的 MRI，结果显示早期钆剂增强影像检出 140 个结节，而早期螺旋 CT 发现 106 个结节。在动态增强的 MRI 检查中，肝细胞特异性对比剂的应用改善了病变的显示情况。如 Mn-DPDP 的增强程度与肝癌的组织分化程度相关，分化好的比分化差的病变强化明显，良性的再生结节也明显强化。而在运用单核 - 吞噬细胞系统特异性对比剂 SPIO 时，肝实质的信号强度明显降低，肝癌由于缺乏 Kupffer 细胞，在 T_2 加权像不出现信号降低，相对表现为高信号。

4. 肝癌的 DSA 表现

我国原发性肝癌多为肝细胞癌（HCC），多数有乙肝病史并合并肝硬化。肝癌大多为富血管性的肿块，少数为乏血管性。全国肝癌病理协作组依据尸检大体病理表现，将肝癌分为三型。①巨块型：为有完整包膜的巨大瘤灶，或是由多个结节融合成的巨块，直径多在 5 cm 以上，占 74%；②结节型：单个小结节或是多个孤立的大小不等的结节，直径小于 3 cm 者称为小肝癌，约占 22%；③弥漫型：病灶占据全肝或某一叶，肝癌常发生门静脉及肝静脉内瘤栓，分别占 65% 和 23%，也可长入肝胆管内。

肝脏 DSA 检查可以确定肿块的形态、大小和分布，显示肝血管的解剖和供血状态，为外科切除或介入治疗提供可靠的资料。由于肝癌的供血主要来自肝动脉，故首选肝动脉 DSA，对已疑为结节小病变者可应用慢注射法肝动脉 DSA，疑有门静脉瘤栓者确诊需门静脉造影。

肝癌的主要 DSA 表现是：①异常的肿瘤血管和肿块染色。这是肝癌的特征性表现。肿瘤血管表现为粗细不等、排列紊乱、异常密集的形态，主要分布在肿瘤的周边。对比剂滞留在肿瘤毛细血管内和间质中，则可见肿块"染色"，密度明显高于周边的肝组织。肿瘤较大时，由于瘤体中心坏死和中央部分的血流较少，肿瘤中心"染色"程度可减低。②动脉分支的推压移位。瘤体较大时可对邻近的肝动脉及其分支造成推移，或形成"握球状"包绕。瘤体巨大时甚至造成胃十二指肠动脉、肝总动脉或腹腔动脉的推移。弥漫型肝癌则见血管僵直、间距拉大。③"血管湖"样改变。其形成与异常小血管内的对比剂充盈有关，显示为肿瘤区域内的点状、斑片状对比剂聚积、排空延迟，多见于弥漫型肝癌。④动 - 静脉瘘形成：主要是肝动脉 - 门静脉瘘，其次是肝动脉 - 肝静脉瘘。前者发生率很高，有学者统计高达 50% 以上，其发生机制在于肝动脉及分支与门静脉相伴紧邻，而肿瘤导致二者沟通。DSA 可检出两种类型。一是中央型，即动脉期见门脉主干或主支早期显影；二是外周型，即肝动脉分支显影时见与其伴行的门脉分支显影，出现"双轨征"。下腔静脉的早期显影提示肝动－静脉瘘形成。⑤门静脉瘤栓：依瘤栓的大小和门静脉阻塞程度出现不同的征象，如腔内局限性的充盈缺损、门脉分支缺如、门脉不显影等。

上述造影征象的出现随肿瘤的病理分型而不同。结节以肿瘤血管和肿瘤染色为主要表现，肿块型则还有动脉的推移，而弥漫型则多可见到血管湖和动－静脉瘘等征象。

5. 并发症

（1）上消化道出血：原发性肝癌多合并有肝硬化，当肝硬化或门静脉内癌栓引起门静脉高压时，常可导致曲张的食管胃底静脉破裂出血。在手术应激状态下或化疗药物作用下，门静脉高压性胃黏膜病变可表现为大面积的黏膜糜烂及溃疡出血。上消化道出血往往加重患者的肝性脑病，成为肝癌患者死亡的原因之一。上消化道出血经保守治疗可有一部分患者症状缓解，出血得到控制。

（2）肝癌破裂出血：为肿瘤迅速增大或肿瘤坏死所致，部分为外伤或挤压所致，肿瘤破裂出血，常出现肝区突发剧痛。肝被膜下破裂可出现肝脏迅速增大、肝区触痛及局部腹膜炎体征，B 超或 CT 可证实。肝脏完全破裂则出现急腹症，可引起休克，出现移动性浊音，腹穿结合 B 超、CT 检查可证实。肝癌破裂出血是一种危险的并发症，多数患者可在短时间内死亡。

（3）肝性脑病：常为终末期表现，多由肝硬化或肝癌多发引起门静脉高压、肝功能失代偿所致，也可因上消化道出血、感染或电解质紊乱引起肝功能失代偿所致，常反复发作。

（4）旁癌综合征：原发性肝癌患者由于肿瘤本身代谢异常而产生或分泌的激素或生物活性物质引起的一组症候群，称为旁癌综合征。了解这些症候群，对于肝癌的早期发现有一定现实意义。治疗这些症候群，有利于缓解患者痛苦，延长患者生存期。当肝癌得到有效治疗后，这些症候群可恢复正常或减轻。

（5）低血糖症：原发性肝癌并发低血糖的发生率达 8% ~ 30%。按其临床表现和组织学特征大致分为两型。A 型为生长快、分化差的原发性肝癌病程的晚期，患者有晚期肝癌的典型临床表现，血糖呈轻中度下降，低血糖易控制；B 型见于生长缓慢、分化良好的原发性肝癌早期，患者无消瘦、全身衰竭等恶病质表现，但有严重的低血糖，而且难以控制，临床上需长期静点葡萄糖治疗。发生低血糖的机制尚未完全明确，可能包括以下两种：①葡萄糖利用率增加。如肿瘤释放一些体液性因素具有类似胰岛素样作用，或肿瘤摄取过多的葡萄糖。②肝脏葡萄糖产生率降低。如肿瘤置换大部分正常肝组织或肝癌组织，葡萄糖代谢改变，并产生抑制正常肝脏代谢活性的物质。

（6）红细胞增多症：原发性肝癌伴红细胞增多症，发生率为 2% ~ 12%，肝硬化患者出现红细胞生成素增多症被认为是发生癌变的较敏感指标。其与真性红细胞增多症的区别在于白细胞与血小板正常、骨髓仅红系增生、动脉血氧饱和度减低。红细胞增多症患者，外周血象红细胞（男性高于 6.5×10^{12}/L，女性高于 6.0×10^{12}/L）、血红蛋白（男性高于 175 g/L，女性高于 160 g/L）、血细胞比容（男性超过 54%，女性超过 50%）明显高于正常人。少数肝硬化伴晚期肝癌患者红细胞数不高，但血红蛋白及血细胞比容相对增高，可能与后期血清红细胞生成素浓度增高，反馈抑制红细胞生成有关，患者预后较差。原发性肝癌产生红细胞增多症机制不明，可能的解释为：①肝癌细胞合成胚源性红细胞或红细胞生成素样活性物质；②肝癌产生促红细胞生成素原增多，并释放某种酶，把促红细胞生成素转变为有生物活性的红细胞生成素。

（7）高钙血症：肝癌伴高血钙时，血钙浓度大多超过 2.75 mmol/L，表现为虚弱、乏力、口渴、多尿、畏食、恶心，如血钙超过 3.8 mmol/L 时，可出现高血钙危象，造成昏迷或突然死亡。此高血钙与肿瘤骨转移时的高血钙不同，后者伴有高血磷，临床上有骨转移征象。高钙血症被认为是原发性肝癌旁癌综合征中最为严重的一种。高血钙产生的可能原因为：①肿瘤分泌甲状旁腺激素或甲状旁腺激素样多肽，它通过刺激成骨细胞功能，诱导骨吸收增强，使骨钙进入血流；它能使肾排泄钙减少而尿磷增加，因此出现高血钙与低磷血症；②肿瘤和免疫炎症细胞产生的许多细胞活素具有骨吸收活性；③肿瘤可能制造过多的活性维生素 D 样物质，它们促进肠道钙的吸收而导致血钙增高。

（8）高纤维蛋白原血症：高纤维蛋白原血症可能与肝癌有异常蛋白合成有关，约有 1/4 可发生在 AFP 阴性的肝癌患者中。当肿瘤被彻底切除后，纤维蛋白原可恢复正常血清水平，故可以作为肿瘤治疗彻底与否的标志。

（9）血小板增多症：血小板增多症的产生机制可能与促血小板生成素增加有关。它和原发性血小板增多症的区别在于血栓栓塞、出血不多见，无脾大，红细胞计数正常。

（10）高脂血症：高脂血症可能与肝癌细胞自主合成胆固醇有关。伴有高脂血症的肝癌患者，血清胆固醇水平与 AFP 水平平行，当肿瘤得到有效治疗后，血清胆固醇与 AFP 可平行下降，当肿瘤复发时，可再度升高。

（11）降钙素增高：肝癌患者血清及肿瘤中降钙素含量可增高，可能与肿瘤异位合成降钙素有关。当肿瘤切除后，血清降钙素可恢复至正常水平。肿瘤分化越差，血清降钙素水平越高。伴高血清降钙素水平的肝癌患者，生存期较短，预后较差。

（12）性激素紊乱综合征：肝癌组织产生的绒毛膜促性腺激素，导致部分患者血清绒毛膜促性腺激素水平增高。原发性肝癌合并的性激素紊乱综合征主要有肿瘤性青春期早熟、女性化和男性乳房发育。性早熟可见于儿童患者，几乎均发生于男性，其血清及尿中绒毛膜促性腺激素活性增高。癌组织中可检出绒毛膜促性腺激素，血中睾酮达到成人水平，睾丸正常大小或轻度增大，Leydig 细胞增生，但无精子形成。女性化及乳房发育的男性患者，血中催乳素及雌激素水平可增高，这与垂体反馈调节机制失常有关。当肿瘤彻底切除后，患者所有女性的特征均消失，血清中性激素水平恢复正常。

四、治疗

（一）治疗原则

原发性肝癌采用以手术为主的综合治疗。

（二）具体治疗方法

（1）手术切除是目前治疗肝癌最有效的方法。

①适应证：肝功能无显著异常，肝硬化不严重，病变局限，一般情况尚好，无重要器官严重病变。

②禁忌证：黄疸、腹腔积液、明显低蛋白血症和肝门静脉或肝静脉内癌栓的晚期肝癌患者。

③手术方式：局限于一叶，瘤体直径小于 5 cm，行超越癌边缘 2 cm、非规则的肝切除与解剖性肝切除，可获得同样的治疗效果。伴有肝硬化时，应避免肝三叶的广泛切除术。全肝切除原位肝移植术不能提高生存率。非手术综合治疗后再行二期切除或部分切除，可以获得姑息性效果。

（2）肝动脉插管局部化疗和栓塞术，目前多采用单次插管介入性治疗方法。

①适应证及禁忌证：癌灶巨大或弥散不能切除；或术后复发的肝癌，肝功能尚可，为最佳适应证；或作为可切除肝癌的术后辅助治疗。对不可切除的肝癌先行局部化疗及栓塞术，肿瘤缩小后再争取二期手术切除。亦可用于肝癌破裂出血的患者。严重黄疸、腹腔积液和肝功能严重不良应视为禁忌证。

②插管方法：经股动脉，选择性肝动脉内置管。

③联合用药：顺铂（80 mg/m^2）、多柔比星（50 mg/m^2）、丝裂霉素（10 mg/m^2）、替加氟（500 mg/m^2）等。

④栓塞剂：采用碘油或吸收性明胶海绵并可携带抗癌药物，或用药物微球做栓塞剂。

⑤局部效应：治疗后肿瘤可萎缩（50% ~ 70%）。癌细胞坏死，癌灶有假包膜形成，瘤体或变为可切除，术后患者可有全身性反应，伴有低热，肝区隐痛和肝功能轻度异常，一周内均可恢复。

（3）放射治疗适用于不宜切除、肝功能尚好的病例。有一定姑息疗效，或结合化疗提高疗效，对无转移的局限性肿瘤也有根治的可能。亦可作为转移灶的对症治疗。

（4）微波、射频、冷冻及乙醇注射治疗。这些方法适用于肿瘤较小而又不宜手术切除者。在超声引导下进行，优点是安全、简便、创伤小。

（5）生物学治疗主要是免疫治疗。方法很多，疗效均不确定，可作为综合治疗中的一种辅助疗法。

（三）治疗注意事项

（1）肝癌术后是否给予预防性介入治疗，存在争议。

（2）目前手术是公认的治疗肝癌最有效的方法，要积极争取手术机会，可以和其他治疗方法配合应用。

（3）肝癌的治疗要遵循适应患者病情的个体化治疗原则。

（4）各种治疗方法要严格掌握适应证，综合应用以上治疗方法可以取得更好的疗效。

（5）肝癌患者治疗后要坚持随访，定期行 AFP 检测及超声检查，以早期发现复发转移病灶。

（杜志勇）

第三节　肝脏良性血管淋巴性肿瘤

一、海绵状血管瘤

肝海绵状血管瘤是最常见的肝脏良性肿瘤，发病率为 1% ~ 7%，约占肝脏良性肿瘤的 74%。该病可发生于任何年龄，通常从儿童期开始发病，于成年期得到诊断，多见于女性，男女比例为 1：5。

（一）概述

本病的病因有多种说法，有人认为是先天性病变，可能与血管发育迷路有关；也有人强调本病为后天发生，与服用甾体激素、避孕药及妇女怀孕有关。最近的研究还发现，肥大细胞与本病的发生有关。

肿瘤多为单发病灶，约 10% 病例为多发，肝左、右两叶发生率无明显差别。病灶大小不一，最大者重 18 kg，最小者需在显微镜下才能确定。肝海绵状血管瘤呈膨胀性生长，表面为红色、暗红色或紫红色，可分叶，表面只有纤维包膜包裹，质软，或兼有硬斑区。切面呈海绵状或蜂窝状，组织相对较少，部分患者若有血栓形成则常有炎症改变，偶尔可见钙化灶，进一步纤维化，海绵状血管瘤可形成纤维硬化结节，称为"硬化性血管瘤"。光镜下肝海绵状血管瘤由众多大小不等、相互交通的血管腔组成，管腔衬以扁平的内皮细胞，腔内充满血液。血管之间有厚度不等的纤维隔，为细长条束状，血管腔中可见新鲜或机化血栓，少数血栓有成纤维细胞长入，瘤体外围常有一纤维包膜，与正常肝组织形成明显的分界。免疫组化检查 CD34 及 F Ⅷ 阳性。

（二）临床表现

大多数肝海绵状血管瘤即使瘤体较大也无临床症状，常因体检或其他疾病做 B 超、CT 或放射性核素扫描及剖腹探查时发现。有症状者仅表现为一些非特异性的症状，如腹胀、上腹钝痛、餐后饱胀、恶心、呕吐或长期低热，极少表现为梗阻性黄疸或自发破裂出血。根据临床表现及瘤体大小，临床上可将其归纳为四种类型。①无症状型：肿瘤小于 4 cm，B 超、CT 等影像检查或剖腹手术发现；②腹块型：肿瘤增长至一定大小，虽未产生自觉症状，但患者无意中发现肿块；③肿瘤压迫型：占 50% ～ 60%，肿瘤生长至相当程度，压迫邻近脏器及组织，出现上腹胀满、疼痛，有时食欲缺乏、恶心、乏力等，值得注意的是疼痛往往并非因肝血管瘤直接引起；④内出血型：肿瘤发生破裂，腹腔内出血，心悸、出汗、头昏、低血压、休克等症状，同时伴有剧烈腹痛、腹肌紧张，此型死亡率相当高，偶有肿瘤带蒂者，当发生扭转时也可出现急腹症症状。

血管瘤患者体检可扪及肿大的肝脏，表面光滑，质地柔软，触及肿块有囊性感，压之能回缩，有时可闻及血管杂音。实验室检查肝功能试验多正常，对于诊断无明显价值。

1. B 超检查

典型的小血管瘤，因血管组织较为致密，呈中等回声光团，密度均匀，界线清晰，形状规则。而海绵状血管瘤内部回声强弱不等，可呈条索状或蜂窝状，并有形态不规则、大小不等的无回声区，如有钙化灶可见强回声伴声影。彩色多普勒检查于病变中间可见散在斑点状彩色血流信号，较大血管瘤可见周围血管受压、移位现象。

2. ECT 检查

ECT 检查对肝海绵状血管瘤诊断有重要价值，用 ^{99m}Tc 标记红细胞，有血流的地方即可显像，血流丰富或淤积者放射性核素浓聚，即肝血流 – 血池显像，能检出小至 1 cm 的病灶。肝海绵状血管瘤在血池扫描上表现为，5 min 开始在血管瘤部位有放射性浓聚，逐渐增浓充填，1 h 后仍不消散，这种缓慢的放射性过度填充现象是诊断肝海绵状血管瘤的特征性依据，对血管瘤的诊断符合率可达 90%，目前认为其效率要优于 CT、B 超。

3. CT 扫描

平扫时为低密度病灶，境界清楚，外形光滑或轻度分叶，多数密度均匀，但血管瘤较大时，中心部可见不规则形更低密度区，CT 值在 4.7 ～ 10 Hu，少数中心有钙化影。

增强扫描有以下特点：①增强早期（60 s 内），低密度的血管瘤边缘出现分散的、高密度的增强灶，增强灶的密度与同层的主动脉相等；②随着时间的推移，增强灶的范围逐渐扩大，而密度逐渐降低；③延迟期，分散的增强灶逐渐融合，最后整个低密度灶变为等密度。

4. MRI

MRI 能检出小于 1 cm 的肿瘤，T_1 加权像表现为内部均匀的低信号结构，质子加权像表现为稍高于肝实质的信号，T_2 加权像呈高密度信号区，称"灯泡征"。

5. 肝动脉造影

肝动脉造影检查对肝血管瘤的敏感性达 96.9%，特异性 100%，准确性 97.7%。其特征性表现为显影早，消失慢。即早期注药后 2 ~ 3 s 病灶周边即有致密染色，但对比剂清除缓慢，可充盈持续达 30 s，对比剂的这种充盈快而排出慢的现象是血管瘤的典型图像，称之为"早出晚归征"。

（三）诊断

肝血管瘤的诊断主要依赖于影像诊断，目前认为凡 B 超检查发现肝内有直径约 3 cm大小的局灶占位，应以 CT 或 MRI 来验证，必要时可进一步行血池扫描或血管造影检查。

（四）治疗

肝海绵状血管瘤的治疗取决于肿瘤的大小、部位、生长速度、有无临床症状及诊断的准确性。对于巨大的肝海绵状血管瘤，应手术切除。目前多认为直径大于 5 cm 才能称之为巨大血管瘤，但也有不同的观点。黄志强将海绵状血管瘤分为三级：①瘤体直径小于 4 cm者称小海绵状血管瘤；②瘤体直径在 5 ~ 10 cm 者称大海绵状血管瘤；③巨大海绵状血管瘤的瘤体直径应在 10 cm 以上。而对于小血管瘤，无临床症状的可暂不做处理。但若有下列情况应考虑手术治疗：①不能排除恶性病变者；②有明显症状者；③生长速度较快者；④位于肝门部的血管瘤。对于肿瘤极度生长侵犯主要血管或多发性血管瘤无法手术切除的病例可考虑肝动脉结扎、肝动脉栓塞或放射治疗。

切除血管瘤的最大困难是控制出血，为了防止术中发生难以控制的大出血，可采用以下三点措施：①切线处先做大的褥式缝合或手持压迫控制出血；②可考虑全肝或半肝血流阻断；③采用吸刮法断肝，所遇管道可在直视下一一结扎切断。对于手术中意外发现的肝小血管瘤在不影响其主要治疗的前提下，可一并切除。肝海绵状血管瘤切除范围应视瘤体大小及其所占据的肝脏部位而定。局限于肝段、肝叶的血管瘤采取相应肝段、肝叶的切除，对于病变占据整个肝叶或半肝或近三个主叶而健侧肝叶代偿正常时，可做规则性肝切除术。不宜手术或不愿手术者可选用肝动脉栓塞、冷冻治疗、微波固化或放射治疗等。

本病发展较慢，预后良好，但妊娠可促使瘤体迅速增大，如此时遇意外分娩或分娩时腹压上升因素，有增加自发性破裂的机会，但肝海绵状血管瘤自发性破裂的病例极为罕见，国外多为肝穿刺活检所致。肝海绵状血管瘤切除术后复发较为常见，主要原因是肿瘤为再发性或术中切除未尽。复发后可再手术或选用动脉栓塞、放射或局部注射硬化治疗。

二、婴儿血管内皮瘤

婴儿血管内皮瘤又称毛细胞血管瘤，是婴儿中一种常见的肝良性肿瘤，多数患者发生于 1 岁以下，有自愈倾向，有严重并发症，经久不愈可发生恶变。

（一）概述

本病与皮肤的毛细胞血管瘤一样，由毛细血管内皮细胞所组成，若经正常的增生、成熟及退化阶段后发生消退，则不会形成肝脏的占位性病变。此外本病还可与一些疾病相伴出现，如 Kasabach-Merritt 综合征、一些先天性心脏病、21- 三体综合征、肝左位胸腔异位等。

55% 的肿瘤为单发，以右叶多见，直径为 0.5 ~ 15 cm，45% 的肿瘤为多发，弥漫性，散布于肝内。肿瘤切面可见暗红色富含血液的毛细血管腔，发生坏死时为黄白色。肿瘤与周围组织分界不清，局部可有浸润。

病理上可分为二型，Ⅰ型：肿瘤的周边区由密集增生的不规则薄壁毛细血管样腔隙组成，管腔内衬以单层内皮细胞，细胞形态较为一致，肿瘤间质成分少，可含残留的胆管、肝细胞及门管区，肿瘤的中央部分可为大片纤维间质区。肿瘤内可见坏死、出血及钙化。Ⅱ型：大体结构与Ⅰ型相似，肿瘤细胞为多形性内皮细胞，可多层排列，缺少整齐一致，细胞异型，胞核不规则，深染，此型侵袭性强。免疫组化检查 CD34、CD31、UEA-1 及 FⅦ阳性。

（二）临床表现

小的血管内皮瘤一般无症状，大者可在出生后一周出现腹上区肿块，肝大，腹部膨隆伴腹痛，个别患儿有发热、黄疸、溶血性贫血、血小板减少及肝功能衰竭等。30% 的患儿可同时伴有皮肤、淋巴结、脾、胃肠道、胸膜、前列腺、肺和骨的血管内皮瘤。此外，血管内皮瘤可出现动 - 静脉交通，部分患者还可出现高排出量型的心力衰竭。

实验室检查 AFP 可升高，可高达 $400 \mu g/L$。X 线腹部平片可见肝区阴影，膈肌抬高及结肠、胃移位，偶见瘤体钙化点。B 超见肝大，肝区内有流动缓慢或不规则的液性暗区，多数为边界光滑的低回声占位，较大的瘤体则为均匀的强回声。CT 检查肿瘤多为低密度影，多伴有钙化。SPECT 扫描可出现病灶的早期充填，对诊断有一定帮助。

（三）诊断

临床上发现新生儿皮肤血管瘤在几周内迅速增大，然后退变，伴有进行加深的黄疸，以及肝大、肝区震颤及血管杂音、心力衰竭等体征应考虑该病的存在。进一步行 X 线腹部平片、B 超、CT、MRI、血管造影可明确诊断。

（四）治疗

本病为良性肿瘤，5% ~ 10% 的肿瘤可能自然消退，但伴有严重并发症者未经及时治疗多数于数月内死亡。因此对于已确诊的患者，无论是单发或者多发，均应对患者行手术切除治疗。对于部分不可手术切除的患者，采用冷冻治疗法和放射治疗法也可改善患者预后。

此外，大剂量激素疗法对病程的改善也起到一定的作用。对于心力衰竭患者，最直接有效的办法是阻断动 - 静脉瘘，方法有肝动脉栓塞或肝动脉结扎，对于极为衰竭或瘤体巨大难以手术切除的患儿，可使瘤体缩小，心力衰竭得以控制，且此项治疗损伤小，可重复进行，可有效阻断新生的侧支循环。

本病预后大多数良好，未经治疗的患儿可死于心力衰竭、弥散性血管内凝血、肝功能衰竭等，部分患者还有转变为肝血管肉瘤的报道。

三、淋巴管瘤

淋巴管瘤为含淋巴液的管腔构成的良性肿瘤，多发生于颈部及腋窝，身体其他部位的发生率仅占 5%，淋巴管瘤原发于肝脏更是罕见，多与其他脏器合并发病。

（一）概述

淋巴管瘤是淋巴系统先天性畸形及局部淋巴管梗阻所致的淋巴系统良性肿瘤，十分罕见。单独发生于肝脏者称为肝淋巴管瘤。肝淋巴管瘤缺少典型的大体形态学特征，肝脏明显增大，肿瘤可弥漫分布，瘤体多呈海绵状或囊状改变，其内充满浆液或乳糜样液体。镜下可见肝实质内出现大量囊性扩张的淋巴管，管腔大小不一，内含淋巴细胞，无红细胞，瘤体囊壁由网状淋巴管组成，腔内衬以扁平内皮细胞，基质多为疏松的黏液样结缔组织。临床上还可见肝淋巴管瘤与血管瘤并存的病例，免疫组化提示 CD34、CD31 及 F Ⅷ因子阳性。

（二）临床表现

本病多见于儿童及青年人，男女比为 1 ：2。临床上缺少特异性表现，与病变累及的器官数量及部位有关。若肿瘤生长过大可引起上腹不适或肝区疼痛，部分患者可有胸腔积液、腹腔积液和受累器官的功能障碍。体检可表现为肝、脾大，外生型可扪及柔软的肿块。影像学检查可出现类似肝囊肿性病变的表现。

（三）诊断

术前不易确诊，主要依赖影像检查，B 超及 CT 扫描可显示肝脏囊性占位病灶，典型的肝淋巴管瘤表现为囊性或多个囊性病灶组合成的中央有分隔的块影。肝淋巴管瘤应与转移性肝肿瘤伴液化坏死及肝包虫囊肿相鉴别，特别是后者与肝淋巴管瘤有时在影像学上表现相似，易于混淆，应引起重视，肝穿刺活检可以明确诊断，但仍应慎重进行。

（四）治疗

本病无恶变趋势，预后良好，对已确诊且无明显临床症状的患者，可以不做特殊处理，为防止感染、出血及肿瘤的增大，对局限于肝脏的淋巴管瘤，可以手术切除治疗。若淋巴管瘤累及多个脏器，尤其是胸膜和肺时，预后较差。

（杜志勇）

第四节　急性胆囊炎

急性胆囊炎是胆囊发生的急性炎症疾病，在我国腹部外科急症中位居第二，仅次于急性阑尾炎。

一、概述

（一）病因

多种因素可导致急性胆囊炎，如胆囊结石、缺血、胃肠道功能紊乱、化学损伤、微生物感染、寄生虫、结缔组织病、过敏性反应等。急性胆囊炎中 90% ~ 95% 为结石性胆囊炎，5% ~ 10% 为非结石性胆囊炎。

（二）病理生理

胆囊结石阻塞胆囊颈或胆囊管是大部分急性结石性胆囊炎的病因，其病变过程与阻塞程度及时间密切相关。结石阻塞不完全且时间较短者，仅表现为胆绞痛，阻塞完全且时间较长者，则发展为急性胆囊炎，按病理特点可分为四期：水肿期为发病初始 2 ~ 4 d，由于黏膜下毛细血管及淋巴管扩张，液体外渗，胆囊壁出现水肿；坏死期为发病后 3 ~ 5 d，随着胆囊内压力逐步升高，胆囊黏膜下小血管内形成血栓，堵塞血流，黏膜可见散在的小出血点及坏死灶；化脓期为发病后 7 ~ 10 d，除局部胆囊壁坏死和化脓，病变常波及胆囊壁全层，形成壁间脓肿甚至胆囊周围脓肿，镜下见有大量中性粒细胞浸润和纤维增生。如果胆囊内压力持续升高，胆囊壁血管因压迫导致血供障碍，出现缺血坏疽，则发展为坏疽性胆囊炎，此时常并发胆囊穿孔；慢性期主要指中度胆囊炎反复发作以后的阶段，镜下特点是黏膜萎缩和胆囊壁纤维化。

严重创伤、重症疾病和大手术后发生的急性非结石性胆囊炎由胆囊的低血流量灌注引起，胆囊黏膜因缺血缺氧损害和高浓度胆汁酸盐的共同作用而发生坏死，继而发生胆囊化脓、坏疽甚至穿孔，病情发展迅速，并发症率和死亡率均高。

二、临床表现

（一）症状

急性结石性胆囊炎患者以女性多见，起病前常有高脂饮食的诱因，也有学者认为与劳累、精神因素有关。其首发症状多为右上腹阵发性绞痛，可向右肩背部放射，伴恶心、呕吐、低热。当胆囊炎病变发展时，疼痛转为持续性并有阵发性加重。出现化脓性胆囊炎时，可有寒战、高热。在胆囊周围形成脓肿或发展为坏疽性胆囊炎时，腹痛程度加剧，范围扩大，呼吸活动及体位改变均可诱发腹痛加重，并伴有全身感染症状。约 1/3 患者可出现轻度黄疸，多与胆囊黏膜受损导致胆色素进入血液循环有关，或因炎症波及肝外胆管阻碍胆汁排出所致。

（二）体征

体检可见腹式呼吸受限，右上腹有触痛，局部肌紧张，Murphy 征阳性，大部分患者可在右肋缘下扪及肿大且触痛的胆囊。当胆囊与大网膜形成炎症粘连，可在右上腹触及边界欠清、固定压痛的炎症包块。严重时胆囊发生坏疽穿孔，可以出现弥漫性腹膜炎体征。

（三）实验室检查

实验室检查主要有白细胞计数和中性粒细胞比值升高，程度与病情严重程度有一定的相关性。当炎症波及肝组织可引起肝细胞功能受损，血清 GPT、GOT 和碱性磷酸酶（AKP）升高，当血总胆红素升高时，常提示肝功能损害较严重。

（四）超声检查

超声检查是目前诊断肝胆道疾病最常用的一线检查方法，对急性结石性胆囊炎诊断的准确率高达85% ~ 90%。超声检查可显示胆囊肿大，囊壁增厚，呈现"双边征"，胆囊内可见结石，胆囊腔内充盈密度不均的回声斑点，胆囊周边可见局限性液性暗区。

（五）CT 扫描检查

CT 扫描检查可见胆囊增大，直径常 > 5 cm；胆囊壁弥漫性增厚，厚度 > 3 mm；增强扫描动脉期明显强化；胆囊内有结石和胆汁沉积物；胆囊四周可见低密度水肿带或积液区。CT 扫描可根据肝内外胆管有无扩张、结石影鉴别是否合并肝内外胆管结石。

（六）核素扫描检查

核素扫描检查可应用于急性胆囊炎的鉴别诊断。经静脉注入 ^{99m}Tc–EHIDA，被肝细胞摄取并随胆汁从胆道排泄清除。因急性胆囊炎多有胆囊管梗阻，故核素扫描检查时一般胆总管显示而胆囊不显影，若造影能够显示胆囊，可基本排除急性胆囊炎。

三、诊断

结合临床表现、实验室检查和影像学检查，即可诊断。注意与上消化道溃疡穿孔、急性胰腺炎、急性阑尾炎、右侧肺炎等疾病鉴别。当合并黄疸时，注意排除继发性胆总管结石。

四、治疗

（一）非手术治疗

非手术治疗为入院后的急诊处理措施，也为随时可能进行的急诊手术做准备。包括禁食，液体支持，解痉止痛，使用覆盖革兰阴性菌和厌氧菌的抗生素，纠正水电解质平衡紊乱，严密观察病情，同时处理糖尿病、心血管疾病等并发症。60% ~ 80% 的急性结石性胆囊炎患者可经非手术治疗获得缓解而转入择期手术治疗。而急性非结石性胆囊炎多病情危重，并发症率高，倾向于早期手术治疗。

（二）手术治疗

急性结石性胆囊炎最终需要切除病变的胆囊，但应根据患者情况决定择期手术、早期手术或紧急手术。手术方法首选腹腔镜胆囊切除术，其他还包括开腹手术、胆囊穿刺造瘘术。

1. 择期手术

对初次发病且症状较轻的年轻患者，或发病已超过 72 h 但无紧急手术指征者，可先行选择非手术治疗。治疗期间密切观察病情变化，尤其是老年患者，还应注意其他器官的并存疾病，如病情加重，需及时手术。大部分患者通过非手术治疗病情可获得缓解，再行择期手术治疗。

2. 早期手术

对发病在 72 h 内的急性结石性胆囊炎，经非手术治疗病情无缓解，并出现寒战、高热、腹膜刺激征明显、白细胞计数进行性升高者，应尽早实施手术治疗，以防止胆囊坏疽穿孔及感染扩散。对于 60 岁以上的老年患者，症状较重者也应早期手术。

3. 紧急手术

对急性结石性胆囊炎并发穿孔应进行紧急手术。术前应尽量纠正低血压、酸中毒、严重低钾血症等急性生理紊乱，对老年患者还应注意处理高血压、糖尿病等并发症，以降低手术死亡率。

（三）手术方法

1. 腹腔镜胆囊切除术

腹腔镜胆囊切除术（LC）为首选术式。术前留置胃管、尿管，采用气管插管全身麻醉。患者取头高脚低位，左倾 15°。切开脐部皮肤 1.5 cm，用气腹针穿刺腹腔建立气腹，CO_2 气腹压力 12 ~ 14 mmHg。经脐部切口放置 10 mm 套管及腹腔镜，先全面探查腹腔。手术采用三孔或四孔法，四孔法除脐部套管外，再分别于剑突下 5 cm 置入 10 mm 套管，右锁骨中线脐水平和腋前线肋缘下 5 cm 各置入 5 mm 套管，三孔法则右锁骨中线和腋前线套管任选其一。

探查胆囊，急性胆囊炎常见胆囊肿大，呈高张力状态。结石嵌顿于胆囊颈部，胆囊壁炎症水肿，甚至化脓、坏疽，与网膜和周围脏器形成粘连。先用吸引器结合电钩分离胆囊周围粘连，电钩使用时一定要位于手术视野中央。

胆囊减压，于胆囊底部做一小切口吸出胆汁减压，尽可能取出颈部嵌顿的结石。

处理胆囊动脉，用电钩切开胆囊浆膜，大部分急性胆囊炎的胆囊动脉已经栓塞并被纤维束包裹，不需刻意骨骼化显露，在钝性分离中碰到索条状结构，紧贴壶腹部以上夹闭切断即可。

处理胆囊管，沿外侧用吸引器钝性剥离寻找胆囊管，尽量远离胆总管，确认颈部与胆囊管连接后，不必行骨骼化处理，确认"唯一管径"后，靠近胆囊用钛夹或结扎锁夹闭胆囊管后离断，对于增粗的胆囊管可用阶梯施夹法或圈套器处理。胆囊管里有结石嵌顿则需将胆囊管骨骼化，当结石位于胆囊管近、中段时，可在结石远端靠近胆总管侧胆囊管施夹后离断；当结石嵌顿于胆囊管汇入胆总管时，需剪开胆囊管大半周，用无创伤钳向切口方向挤压，尝试将结石挤出，不能直接钳夹结石，以避免结石碎裂进入胆总管。确认结石完整挤出后，夹闭胆囊管远端。处理胆囊壶腹内侧，急性炎症早期，组织水肿不严重，壶腹内侧一般容易剥离。但一些肿大的胆囊壶腹会延伸至胆总管或肝总管后壁形成致密粘连无法分离，此时不能强行剥离，可试行胆囊大部分或次全切除，切除的起始部位应选择壶腹－胆囊管交接稍上方，要保持内侧与后壁的完整，切除胆囊体和底部。残留的壶腹部黏膜仍保留分泌功能，需化学烧灼或电灼毁损，防止术后胆漏，电灼时间宜短。

剥离胆囊，胆囊炎症可波及肝脏，损伤肝脏易出现难以控制的出血，应"宁破胆囊，勿损肝脏"，可允许部分胆囊黏膜残留于胆囊床，予电凝烧灼即可。剥离胆囊后，胆囊床渗血广泛，可用纱块压迫稍许，然后电凝止血。单极电凝无效可改用双极电凝。

取出胆囊，将胆囊及结石装入标本袋，由剑突下或脐部套管孔取出，亦可放置引流管后才取出胆囊。遇到巨大结石时，可使用扩张套管。

放引置流管，冲洗手术创面，检查术野无出血、胆漏，于 Winslow 孔放置引流管，由腋前线套管孔引出并固定。解除气腹并缝合脐部套管孔。

术中遇到下列情况应中转开腹：①胆囊组织质地偏硬，不排除癌变可能；②胆囊三角呈冰冻状，组织致密难以分离，或稍做分离即出现难以控制的出血；③胆囊壶腹内侧粘连紧密，分离后出现胆汁漏，怀疑肝总管、左右肝管损伤；④胆囊管－肝总管汇合部巨大结石嵌顿，有 Mirrizi 综合征可能；⑤胆肠内瘘；⑥胆管解剖变异。

术后处理包括继续抗生素治疗，外科营养支持，治疗并存疾病等。24 ~ 48 h 后观察无活动性出血、胆漏、肠漏等情况后拔除引流管。

2. 其他手术方法

（1）部分胆囊切除术：术中胆囊床分离困难或可能出现大出血者，可采用胆囊部分切除法，残留的胆囊黏膜应彻底电凝烧灼或化学损毁，防止残留上皮恶变、形成胆漏或包裹性脓肿等。

（2）超声或 CT 引导下经皮经肝胆囊穿刺引流术（PTGD）：适用于心肺疾患严重，无法接受胆囊切除术的急性胆囊炎患者，可迅速有效地降低胆囊压力，引流胆囊腔内积液或积脓，待急性期过后再择期手术。禁忌证包括急性非结石性胆囊炎、胆囊周围积液（穿孔可能）和弥漫性腹膜炎。穿刺后应严密观察患者，警惕导管脱落、胆汁性腹膜炎、败血症、胸腔积液、肺不张、急性呼吸窘迫等并发症。

（金立鹏）

第五节　急性梗阻性化脓性胆管炎

一、概述

急性梗阻性化脓性胆管炎（AOSC）为急性胆管炎的严重阶段，病程进展迅速，是良性胆管疾病死亡的主要原因。

（一）病因

许多疾病可导致 AOSC，如肝内外胆管结石、胆道肿瘤、胆道蛔虫、急性胰腺炎、胆管炎性狭窄、胆肠或肝肠吻合口狭窄、医源性因素等，临床以肝内外胆管结石为最常见。近年来，随着内腔镜和介入技术的普及，经皮肝穿刺胆管造影（PTC）、经皮肝穿胆管引流（PTCD）、经内镜逆行胰胆管造影（ERCP）、经 T 管胆道镜取石等操作所致的医源性 AOSC 发生率有所上升。

（二）病理生理

AOSC 的发生和发展与多个因素相关，其中起主要作用的是胆道梗阻和感染，两者互为因果、互相促进。当胆道存在梗阻因素时胆汁淤积，细菌易于繁殖，引起的感染常为需氧菌和厌氧菌混合感染，需氧菌多为大肠埃希菌、克雷伯菌、肠球菌等。胆汁呈脓性，胆管壁充血水肿，甚至糜烂。如果梗阻因素不解除，胆道压力将持续上升，当压力超过 2.94 kPa（30 cmH$_2$O）时，肝细胞停止分泌胆汁，脓性胆汁可经毛细胆管 – 肝窦返流进肝静脉。此外，脓性胆汁还可经胆管糜烂创面进入相邻的门静脉分支，或经淋巴管途径进入体循环。进入血液循环的胆汁含有大量细菌和毒素，可引起败血症、全身炎症反应、感染性休克。病情进一步发展，将出现肝肾综合征、DIC、MODS 而导致死亡。

因梗阻位置不同，其病理特点也不一致。当梗阻位于胆总管时，整个胆道系统易形成胆道高压，梗阻性黄疸出现早。当梗阻位于肝内胆管时，局部胆管出现胆道高压并扩张，虽然局部胆血屏障遭受破坏，内毒素也会进入血内，但发生败血症、黄疸的概率较小。

二、临床表现

（一）分类

根据梗阻部位的不同，可分为肝外型 AOSC 和肝内型 AOSC。

1. 肝外型 AOSC

随致病原因的不同，临床表现有所差别。胆总管结石所致的 AOSC，表现为腹痛、寒战高热、黄疸、休克、神经中枢受抑制（Reynold 五联征），常伴有恶心、呕吐等消化道症状。胆道肿瘤所致的 AOSC，表现为无痛、进行性加重的黄疸，伴寒战高热。医源性 AOSC 常常没有明显腹痛，而以寒战高热为主。体检可见患者烦躁不安，体温高达 39 ~ 40℃，脉快，巩膜皮肤黄染，剑突下或右上腹有压痛，可伴腹膜刺激征，多可触及肿大胆囊，肝区有叩击痛。

2. 肝内型 AOSC

梗阻位于一级肝内胆管所致的 AOSC 与肝外型相类似，位于二级胆管以上的 AOSC 常仅表现为寒战发热，可无腹痛及黄疸，或较轻，早期可出现休克，伴有精神症状。体检见患者神情淡漠或神志不清，体温呈弛张热，脉搏细速，黄疸程度较轻或无，肝脏呈不对称性肿大，患侧叩击痛明显。

（二）辅助检查

1. 实验室检查

外周静脉血白细胞计数和中性粒细胞比值明显升高，血小板数量减少，血小板聚集率明显下降；有不同程度的肝功能受损；可伴水电解质紊乱及酸碱平衡失调；糖类抗原 CA19-9 可升高。

2. 影像学检查

B 超、CT、MRCP 检查对明确胆道梗阻的原因、部位及性质有帮助，可酌情选用。

三、诊断

AOSC 诊断标准：胆道梗阻的基础上出现休克，或有以下两项者：①精神症状；②脉搏 > 120 次 /min；③白细胞计数 > 20×10^9/L；④体温 > 39℃；⑤血培养阳性。结合影像学检查确定分型及梗阻原因，注意了解全身重要脏器功能状况。

四、治疗

AOSC 治疗的关键是及时胆道引流，降低胆管内压力。

（一）支持治疗

及时改善全身状况，为进一步诊治创造条件。主要措施有以下几项：①监测生命体征，禁食水，吸氧，高热者予物理或药物降温；②纠正休克，包括快速输液，有效扩容，积极纠正水电解质紊乱及酸碱平衡失调，必要时可应用血管活性药物；③联合使用针对需氧菌和厌氧菌的抗生素；④维护重要脏器功能。

（二）胆道引流减压

只有及时引流胆道、降低胆管内压力，才能终止脓性胆汁向血液的反流，阻断病情进一步恶化，减少严重并发症的发生。根据不同分型，可选择内镜、介入或手术等方法，以简便有效为原则。

1. 肝外型 AOSC

肝外型 AOSC 可选择内镜或手术治疗。

（1）经内镜鼻胆管引流术（ENBD）：内镜治疗 AOSC 具有创伤小、迅速有效的优点，对病情危重者可于急诊病床边进行。在纤维十二指肠镜下找到十二指肠乳头，在导丝引导下行目标管腔插管，回抽见脓性胆汁，证实进入胆总管后，内置鼻胆管引流即可。如病情允许，可行常规 ERCP，根据造影情况行内镜下括约肌切开术（EST），或用网篮取出结石或蛔虫，去除梗阻病因，术后常规留置鼻胆管引流。ERCP 主要并发症有出血、十二指肠穿孔及急性胰腺炎等，合并食管胃底静脉曲张者不宜应用。

（2）手术治疗：注意把握手术时机，应在发病 72 h 内行急诊手术治疗，如已行 ENBD 但病情无改善者也应及时手术。已出现休克的患者应在抗休克同时进行急诊手术治疗。手术以紧急减压为目的，不需强求对病因做彻底治疗。手术方法为胆总管切开并结合 T 管引流。胆囊炎症较轻则切除胆囊，胆囊炎症严重，与四周组织粘连严重则行胆囊造瘘术。单纯行胆囊造瘘术不宜采用，因其不能达到有效引流目的。

术后常见的并发症有：胆道出血、胆瘘、伤口感染、肺部感染、应激性溃疡、低蛋白血症等。

2. 肝内型 AOSC

肝内型 AOSC 可选用介入或手术治疗。

（1）PTCD：对非结石性梗阻导致的肝内型 AOSC 效果较好，适用于老年、病情危重难以耐受手术，或恶性梗阻无手术条件的患者。可急诊进行，能及时减压并缓解病情。主要并发症包括导管脱离或堵塞、胆瘘、出血、败血症等。凝血功能严重障碍者禁用。

（2）手术治疗：手术目的是对梗阻以上胆道进行迅速有效的减压引流。梗阻在一级胆管，可经胆总管切开疏通，并经 T 管引流；梗阻在一级胆管以上，根据情况选用肝管切开减压和经肝 U 管引流、肝部分切除 + 断面引流或经肝穿刺置管引流术等。

（三）后续治疗

待患者病情稳定，一般情况恢复 1 ~ 3 个月后，再针对病因进行彻底治疗。

（金立鹏）

第六节　肝胆管结石

一、概述

肝胆管结石亦即肝内胆管结石，是指肝管分叉部以上原发性胆管结石，绝大多数是以胆红素钙为主要成分的色素性结石。虽然肝内胆管结石属于原发性胆管结石的一部分，有其特殊性，但若与肝外胆管结石并存，则常与肝外胆管结石的临床表现相似。由于肝内胆管深藏于肝组织内，其分支及解剖结构复杂，结石的位置、数量、大小不定，诊断和治疗远比单纯肝外胆管结石困难，至今仍然是肝胆系统难以处理、疗效不够满意的疾病。

（一）病因和发病情况

原发性肝内胆管结石的病因和成石机制，尚未完全明了。目前比较肯定的主要因素为胆系感染、胆管梗阻、胆汁淤滞、胆管寄生虫病、代谢因素，以及胆管先天性异常等。

几乎所有肝内胆管结石患者都有不同程度的胆管感染，胆汁细菌培养阳性率达95% ~ 100%。细菌谱以大肠埃希菌、克雷白菌属和脆弱类杆菌等肠道细菌为主。这些细菌感染时所产生的细菌源性 β – 巩膜血管膜部苷酶（ β –glucuronidase， β –G）和由肝组织释放的组织源性 β –G，可将双结合胆红素分解为单结合胆红素，再转变成非结合胆红素。它与胆汁中的钙离子结合，形成不溶解的胆红素钙。当胆管中的胆红素钙浓度增加处于过饱和状态，则可沉淀并形成胆红素钙结石。在胆红素钙结石形成的过程中，尚与胆汁中存在的大分子物质黏蛋白、酸性黏多糖和免疫球蛋白等形成支架结构并与钙、钠、铜、镁、铁等金属阳离子聚合有关。

胆管寄生虫病与肝胆管结石形成的关系，已得到确认。已有许多资料证实在一些胆管结石的标本内见到蛔虫残体。显微镜下观察，在结石的核心中找到蛔虫的角质层残片或蛔虫卵等。1983—1985 年的全国调查资料中，26% ~ 36% 的原发性胆管结石患者有胆管蛔虫病史。推测蛔虫或肝吸虫的残骸片段、虫卵等为核心，由不定型的胆色素颗粒或胆红素钙沉淀堆积，加上炎症渗出物、坏死组织碎片、脱落细胞、黏蛋白和胆汁中其他固定成分沉淀形成结石。

胆管梗阻，胆流不畅，胆汁淤滞，是发生肝内胆管结石的重要因素和条件。胆汁淤滞、积聚或流速减慢，一方面为成石物质的聚集、沉淀提供了条件，另一方面也是发生和加重感染的重要因素。正常情况下，胆管内胆汁的流动呈层流状态，胆汁中的固体质点沿各自流线互相平行移动，胆汁中的固体成分不易发生聚合。当肝内胆管发生狭窄或汇合异常等，上端胆管扩张，胆汁停滞；胆管狭窄或扩张后胆汁流动可出现环流现象，有利于成石物质集结，聚合形成结石。胆汁淤滞的原因，多为胆管狭窄、结石阻塞、胆管或血管的先天异常，如肝内胆管的解剖变异，血管异位压迫胆管导致胆流不畅。结石和炎症往往并发或加重狭窄，互为因果，逐渐加重病理和病程进展。

我国各地肝内胆管结石的调查结果，农民所占的比例较多，达 50% ~ 70%。提示肝内胆管结石的发生可能与饮食结构、机体代谢、营养水准和卫生条件等因素有关。

我国和东亚、东南亚一些国家和地区，均属肝内胆管结石的高发区。据 1983—1985 年全国调查结果和近年收集的资料，我国肝内胆管结石占胆系结石病的 16.1% ~ 18.2%，但存在明显的地区差别：华北和西北地区仅 4.1% 和 4.8%，华中和华南地区高达 25.4% 和 30.5%。虽然目前我国尚缺乏人群绝对发病率的资料，但就近年国内文献表明，肝内胆管结石仍然是肝胆系统多见的、难治性的主要疾病之一。

（二）病理生理改变

肝内胆管结石的基本病理改变是由于结石引起胆管系统的梗阻、感染，导致胆管狭窄、扩张，肝脏纤维组织增生、肝硬化、萎缩，甚至癌变等病理改变。

肝内胆管结石约 2/3 以上的患者伴有肝门或肝外胆管结石。据全国调查资料，78.3% 合并肝外胆管结石，昆明某医院 559 例肝内胆管结石的资料中有 3/4（75.7%）同时存在肝外胆管结石，因此有 2/3 ~ 3/4 的病例可以发生肝门或肝外胆管不同程度的急性或慢性梗阻，导致梗阻以上的胆管扩张，肝脏淤胆，肝大、肝功能损害，并逐渐加重肝内汇管区纤维组织增生。胆管梗阻后，胆管压力上升，当胆管内压力高达 2.94 kPa（300 mmH$_2$O）时肝细胞停止向毛细胆管内分泌胆汁。若较长时间不能解除梗阻，最后难免出现胆汁性肝硬化、门静脉高压、消化道出血、肝功障碍等。若结石阻塞发生在肝内某一叶、段胆管，则梗阻引发的改变主要局限于相应的叶、段胆管和肝组织，最后将导致相应的叶、段组织由肥大、纤维化至萎缩、丧失功能。相邻的叶、段肝脏可发生增生代偿性增大，如左肝萎缩则右肝代偿性增大，由于右肝占全肝的 2/3，右肝严重萎缩则左肝及尾叶常发生极为明显的代偿增大。这种不对称性的增生、萎缩，常发生以下腔静脉为中轴的肝脏转位，增加外科手术的困难。

感染是肝内胆管结石难以避免的伴随病变和临床主要表现之一。炎症改变累及肝实质，胆管结石与胆系感染多同时并存，急性、慢性的胆管炎症往往交替出现、反复发生。若结石严重阻塞胆管并发感染，即成梗阻性化脓性胆管炎，并可累及毛细胆管，甚至并发肝脓肿。较长时间的严重梗阻、炎症，感染的胆汁、胆沙、微小结石，可经小胆管通过坏死肝细胞进入肝中央静脉，造成胆沙血症、败血症、肺脓肿和全身性脓毒血症、多器官衰竭等严重后果。反复急、慢性胆管炎的结果，多为局部或节段性胆管壁纤维组织增生，管壁增厚。逐渐发生纤维瘢痕组织收缩，管腔缩小，胆管狭窄。这种改变多发生在结石部位的附近或肝的叶、段胆管汇合处，如肝门胆管、左右肝管或肝段胆管口等部位。我国 4197 例肝内胆管结石手术病例的资料，合并胆管狭窄平均占 24.28%，高者达 41.96%。

昆明某医院 1448 例中合并胆管狭窄者占 43.8%，日本 59 例肝内胆管结石合并胆管狭窄占 62.7%。可见肝胆管结石合并胆管狭窄的发生率很高。狭窄部位的上端胆管多有不同程度的扩张，胆汁停滞，进一步促进结石的形成、增大、增多。往往在狭窄、梗阻胆管的上端大量结石堆积，加重胆管感染的程度和频率。肝内胆管结石的病情发展过程中结石、感染、狭窄互为因果，逐渐地、不断地加重胆管和肝脏的病理改变，肝功能损毁，最终导致肝叶或肝段纤维化或萎缩。

长期慢性胆管炎或急性炎症反复发生，有些病例的整个肝胆管系统，直至末梢胆管壁及其周围组织炎性细胞浸润，胆管内膜增生，管壁增厚纤维化，管腔极度缩小甚至闭塞，形成炎性硬化性胆管炎的病理改变。

肝内胆管结石合并胆管癌，是近年来才被广泛重视的一种严重并发症。其发生率各家报告的差别较大，为 0.36% ~ 10%。这可能与诊断和治疗方法不同、病程长短等因素有关。

二、临床表现

肝内胆管结石虽然以 30 ~ 50 岁的青壮年多发，但亦可发生在不满 10 岁的儿童等任何年龄。女性略多于男性，男性与女性比例约为 0.72 ∶ 1，50% 以上的病例为农民。

1. 合并肝外胆管结石表现

肝内胆管结石的病例中有 2/3 ~ 3/4 与肝门或肝外胆管结石并存。因此大部分病例的临床表现与肝外胆管结石相似。常表现为急性胆管炎、胆绞痛和梗阻性黄疸，其典型表现按严重程度，可出现 Charcot 三联征（疼痛、畏寒发热、黄疸）或 Reynolds 五联征（前者加感染性休克和神志改变）、肝大等。有些患者在非急性炎症期可无明显症状，或仅有不同程度的右上腹隐痛，偶有不规则的发热或轻、中度黄疸，消化不良等症状。

2. 不合并肝外胆管结石表现

不伴肝门或肝外胆管结石，或虽有肝外胆管结石，而胆管梗阻、炎症仅发生在部分叶、段胆管时，临床表现多不典型，常不被重视，容易误诊。单纯肝内胆管结石、无急性炎症发作时，患者可以毫无症状或仅有轻微的肝区不适、隐痛，往往在 B 超、CT 等检查时才被发现。

一侧肝内胆管结石发生部分叶、段胆管梗阻并急性感染，引起相应叶、段胆管区域的急性化脓性胆管炎（AOSHC）。其临床表现，除黄疸轻微或无黄疸外，其余与急性胆管炎相似。严重者亦可发生疼痛、畏寒、发热、血压下降、感染性休克或神志障碍等重症急性胆管炎的表现。右肝叶、段胆管感染、炎症，则以右上腹或肝区疼痛并向右肩、背放散性疼痛和右肝大为主。左肝叶、段胆管梗阻、炎症的疼痛则以中上腹或剑突下疼痛为主，多向左肩、背放散，左肝大。由于一侧肝叶、段胆管炎，多无黄疸或轻微黄疸，甚至疼痛不明显，或疼痛部位不确切，常被忽略，延误诊断，应予警惕。一侧肝内胆管结石并急性感染，未能及时诊断有效治疗，可发展成相应肝脏叶、段胆管积脓或肝脓肿。长时间消耗性弛张热，逐渐体弱、消瘦。

反复急性炎症必将发生肝实质损害，肝包膜、肝周围炎和粘连。急性炎症控制后，亦常遗留长时间不同程度的肝区疼痛或向肩背放散痛等慢性胆管炎症的表现。

3. 腹部体征

非急性肝内胆管梗阻、感染的肝内胆管结石患者，多无明显的腹部体征。部分患者可有肝区叩击痛或肝大。左右肝内存在广泛多发结石，长期急慢性炎症反复交替发作者，可有肝、脾大，肝功能障碍，肝硬化，腹腔积液或上消化道出血等门静脉高压征象。

肝内胆管急性梗阻并感染患者，多可扪及右上腹及右肋缘下明显压痛、肌紧张或肝大。同时存在胆总管结石和梗阻，有时可扪及肿大的胆囊或 Murphy 征阳性。

三、诊断

由于肝内胆管解剖结构复杂，结石多发，分布不定，治疗困难，因此对于肝内胆管结石的诊断要求极高。应在手术治疗之前全面了解肝内胆管解剖变异，结石在肝内胆管具体位置、数量、大小、分布及胆管和肝脏的病理改变。如肝内胆管狭窄与扩张的部位、范围、程度、肝叶、段增大、缩小、硬化、萎缩或移位等状况，以便合理选择手术方法，制订手术方案。

肝内胆管结石常可落入胆总管，形成继发于肝内胆管的胆总管结石或同时伴有原发性胆总管结石。故所有胆总管结石患者都有肝内胆管结石可能，均应按肝内胆管结石的诊断要求进行各种影像学检查。

（一）病史

要详细询问病史，重视临床表现。

（二）实验室检查

慢性期可有贫血、低蛋白血症。急性感染期多有白细胞计数升高，血清转氨酶、胆红素增高。严重急性感染菌血症者，血液培养常有致病菌生长。

（三）影像学检查

最后确定诊断并明确结石和肝胆系统的病理状况，主要依靠现代影像学检查。

1. B 超检查

简便、易行、无创。对肝内胆管结石的阳性率为 70% 左右。影像特点是沿肝胆管分布的斑点状或条索状、圆形或不规则的强回声、多数伴有声影，其远端胆管多有不同程度的扩张。但不足之处是难以准确了解结石在胆管内的具体位置、数量和胆管系统的变异和病理状况，并易与肝内钙化灶混淆，难以满足外科治疗的要求。

2. CT 扫描

肝内胆管结石 CT 检查的敏感性和准确率平均为 80%，略高于超声波检查。一般结石密度高于肝组织，对于一些含钙少，散在、不成型的泥沙样胆色素结石可成低密度。在扩张胆管内的结石容易发现，但不伴胆管扩张的小结石不易与钙化灶区别。对于伴有肝内胆管明显扩张、肝脏局部增大、缩小、萎缩或并发脓肿甚至癌变者，CT 检查有很高的诊断价值。但不能准确了解肝胆管的变异和结石在肝胆管内的准确位置和分布。

3. 经皮肝穿刺胆道造影（PTC）和经内镜逆行胆胰管造影（ERCP）

PTC 成功后肝胆管的影像清晰，对肝胆管的狭窄、扩张、结石的诊断准确率达 95% 以上。伴有肝胆管扩张者穿刺成功率为 90% 以上，但无胆管扩张者成功率较低，为 70% 左右。此检查有创，平均有 4% 较严重的并发症及 0.13% 的死亡率，不适于有凝血机制障碍、肝硬化和腹腔积液的病例。ERCP 的成功率为 86% ~ 98%，并发症约 6%，但一般比 PTC 的并发症轻，死亡率约 8/100 000。相比之下，ERCP 比 PTC 安全。但若肝门或肝外胆管狭窄者，肝内胆管显影不良或不显影，因此 ERCP 还不能完全代替 PTC。

阅读分析胆系造影片时应特别注意肝胆管的正常典型分支及变异，仔细辨明各叶、段胆管内结石的具体位置、数量、大小、分布及肝胆管狭窄、扩张的部位、范围、程度和移位等。若某一叶段胆管不显影或突然中断，很可能因结石阻塞或严重狭窄，应在术中进一步探明。因此显影良好的胆系造影是诊断肝内胆管结石病不可缺少的检查内容。

4. 磁共振胆系成像

磁共振胆系成像（MR cholangiography，MRC）可以清楚显示肝胆管系统的影像，无创。用于胆管肿瘤等梗阻性黄疸的影像诊断很有价值。但对于胆固醇和钙质含量少的结石，仅表现为低或无 MR 信号的圆形或不规则形阴影。对肝胆管结石的诊断不如 PTC 和 ERCP 清晰。

5. 影像检查鉴别结石和钙化灶

目前，B 超和 CT 已广泛用于肝胆系统的影像诊断，或一般体检的检查内容。由于肝内胆管结石和钙化灶在 B 超和 CT 的影像表现相似，常引起患者不安，需要鉴别。一般情况下肝内钙化无胆管梗阻、扩张及感染症状，鉴别不难。但遇无明显症状和无明显胆管扩张的肝内胆管结石或多发成串排列的钙化灶，在 B 超、CT 影像中难以准确区别。昆明某医院曾总结 B 超或 CT 检查报告为肝内胆管结石或钙化灶的 225 例进行了 ERCP 或肝区 X 线平片检查，结果证实有 73.8%（166/225）属肝内胆管结石，26.2%（59/225）为肝内钙化病灶。ERCP 显示钙化灶在肝胆管外、结石在肝胆管内。钙化灶多可在 X 线平片上显示，肝内胆管结石 X 线平片为阴性，因此最终需要显影良好的胆系造影和（或）X 线平片才能区别。

6. 术中诊断

由于肝内胆管的解剖结构、结石状况、复杂病情因素或设备条件限制，有时未能在术前完成准确定位诊断的检查。有的术前虽已进行 ERCP 或 PTC 等影像检查，但结果并不满意，或术中发现新的病理状况或定位诊断与术前诊断不相符合等情况时，则需在术中进行胆系影像学检查，进一步明确诊断。胆管探查取石后，不能确定结石是否取净或疑有其他病理因素者，最好在术中重复影像检查，以求完善术中措施。

术中常用的影像检查方法有术中胆管造影、术中胆管镜检查和术中 B 超检查，可根据具体情况和设备条件选择。一般常用术中胆管造影，影像清晰，准确率高。术中胆管镜检查发现结石，可随即取出，兼有诊断与治疗两者的功能。

四、治疗

由于肝内胆管的解剖结构和结石的部位与分布复杂多样，并发胆管狭窄的发生率高，取石困难。残留和再发结石率高，迄今治疗效果尚不够满意。目前仍然是肝胆系统难治性疾病之一。

（一）术前准备

肝内胆管结石，特别是复杂性肝内胆管结石，病情复杂，手术难度大，时间长，对全身各系统功能的影响和干扰较大。除按一般常规手术的术前准备外，还应特别注意下列问题。

1. 改善全身营养状况

肝内胆管结石常反复发作胆管炎或多次手术，长期慢性消耗，多有贫血、低蛋白等营养状况不佳。术前应给予高蛋白、高糖类饮食，补充维生素。有低蛋白血症或贫血者应从静脉补充人体清蛋白、血浆或全血，改善健康状况，提高对手术创伤的耐受性和免疫功能。

2. 充分估计和改善肝、肾功能、凝血机制

术前要求肝、肾功能基本正常，无腹腔积液。凝血酶原时间和凝血酶时间在正常范围。

3. 重视改善肺功能

肝胆系统手术，对呼吸功能影响较大，易发生肺部并发症。术前应摄胸片，必要时检查肺功能。有慢性支气管炎或肺功能较差，应在术前治疗基本恢复后进行手术。

4. 抗感染治疗

肝内胆管结石，多有肠道细菌的感染因素存在，术前应使用对革兰阴性细菌和厌氧菌有效的抗菌药物，控制感染。

（二）麻醉

可根据病情、术前诊断、估计手术的复杂程度选择麻醉。若为单纯切开肝门或肝外胆管取石，连续硬膜外麻醉多可完成手术。但肝内胆管结石多为手术复杂、时间较长，术中

需要严密监控呼吸、循环状况，选择气管内插管全身麻醉比较安全。

（三）体位和切口

一般取仰卧位或右侧抬高 20°～30° 的斜卧位，若遇体形宽大或肥胖患者，适当垫高腰部或升高肾桥以便操作。切口最好选择右肋缘下斜切口，必要时向左肋缘延伸呈屋顶式。如果术前能够准确认定右肝内无胆管狭窄等病变存在，手术不涉及右肝者，也可采用右上腹经腹直肌切口，必要时向剑突方向延长，亦可完成左肝切除或左肝内胆管切开等操作。

（四）手术方式的选择

肝内胆管结石手术治疗的原则和目的是：取净结石、解除狭窄、去除病灶、胆流通畅和防止感染。为了达到上述目的，需要根据结石的部位、大小、数量、分布范围和肝胆管系统、肝脏的病理改变及患者的全身状况综合分析，选择合理、效果佳的手术方式。治疗肝内胆管结石的术式较多，目前较常用的主要术式有：胆管切开取石、引流，胆管整形，胆肠吻合，肝叶、肝段切除等基本术式和这几种术式基础上的改进式，或几种术式的联合手术。

1. 单纯肝外胆管切开取石引流术

单纯肝外胆管切开取石引流术仅适用于不伴肝内外胆管狭窄，Oddi 括约肌功能和乳头正常，局限于肝门和左右肝管并容易取出的结石。取石后放置 T 形管引流。

2. 肝外胆管切开、术中、术后配合使用纤维胆管镜取石引流术

肝外胆管切开、术中、术后配合使用纤维胆管镜取石引流术适用于肝内 Ⅱ、Ⅲ 级以上胆管结石并有一定程度的胆管扩张，允许胆管镜到达结石部位附近，而无明显肝胆管狭窄或肝组织萎缩者。取石后放置 T 形管引流，若术后经 T 形管造影发现残留结石，仍可用纤维胆管镜通过 T 形管的窦道取石。昆明某医院按此适应证的 461 例，平均随访 5 年半的优良效果达 85.7%。

3. 肝叶、肝段切除术

1957 年，我国首次报道用肝叶切除术治疗肝内胆管结石，今已得到确认和普遍采用。肝切除可以去除病灶，效果最好，优良达 90%～95%。其最佳适应证为局限性的肝叶肝段胆管多发结石，合并该叶、段胆管明显狭窄或已有局部肝组织纤维化、萎缩者。对于肝内胆管广泛多发结石或合并多处肝胆管狭窄者，则需与其他手术方法联合使用，才能充分发挥其优越性。

4. 狭窄胆管切开取石、整形

单纯胆管切开取石、整形手术，不改变胆流通道，保留 Oddi 括约肌的生理功能为其优点。但此法仅适于肝门或肝外胆管壁较薄、瘢痕少、范围小的单纯环状狭窄。取石整形后应放置支撑管半年以上。对于狭窄部胆管壁厚或其周围结缔组织增生、瘢痕多、狭窄范

围大者，日后瘢痕收缩、容易再狭窄。因此大多数情况下，胆管狭窄部整形应与胆肠吻合等联合应用，才能获得远期良好的效果。

5. 胆管肠道吻合术

胆肠吻合的目的是解除胆管狭窄、重建通畅的胆流通道，并有利于残留或再发结石排入肠道，目前已广泛应用于治疗肝胆管结石并狭窄者。胆肠吻合的手术方式包括胆总管十二指肠吻合、胆管空肠 Roux-en-Y 吻合、胆管十二指肠空肠间置三种基本形式，或在此基础上设置空肠皮下盲瓣等改进的术式。

胆总管十二指肠吻合术会不可避免地发生明显的十二指肠内容物向胆管反流。此术式用于肝内胆管结石的优良效果仅为 42% ~ 70%。不适于难以取净的肝内胆管结石或合并肝门以上的肝内胆管狭窄、肝萎缩者。对于无肝门、肝内胆管狭窄或囊状扩张、不伴肝纤维化、肝萎缩、肝脓肿，并已确认结石取净无残留结石，仅单纯合并胆总管下段狭窄者，可以酌情选用。总之肝内胆管结石在多数情况下不宜采用这一术式，应当慎重。

胆管空肠 Roux-en-Y 吻合术：空肠襻游离性好、手术的灵活度大，几乎适用于各部位的胆管狭窄。肝外、肝门和肝内胆管狭窄段切开，取出结石后均可将切开的胆管与空肠吻合。可以达到解除狭窄、胆流通畅的目的，辅于各种形式的防反流措施，可以减轻胆管反流，减少反流性胆管炎。优良效果为 85% ~ 90%。

胆管十二指肠空肠间置术：适应证和效果与胆管空肠 Roux-en-Y 吻合相近，但其胆管反流和胆汁淤积比 Roux-en-Y 吻合明显，较少采用。

6. 游离空肠通道式胆管造口成形术

切取带蒂的空肠段 12 ~ 15 cm，远侧端与切开的肝胆管吻合，近端缝闭成盲瓣留置于腹壁皮下，既可解除肝胆管狭窄又保留 Oddi 括约肌的正常功能。日后再发结石，可通过皮下盲瓣取石。适于胆总管下段、乳头无狭窄和 Oddi 括约肌正常者。

7. 肝内胆管结石并感染的急诊手术

肝内胆管结石并发梗阻性的重症急性胆管炎，出现高热、休克或全身性严重中毒症状，非手术治疗不能缓解者，常需急诊手术。急诊情况下，不宜进行复杂手术。一般以解除梗阻、疏通胆管引流胆汁为目的。应根据梗阻部位选择手术方式。肝外胆管、肝门胆管或左右肝管梗阻，一般切开肝外或肝门胆管可以取出结石，放置 T 形管引流有效。肝内叶、段胆管梗阻，切开肝外或肝门胆管取石困难者，可在结石距肝面的浅表处经肝实质切开梗阻的肝胆管，取出结石后放置引流管。待病情好转、恢复后三个月以上再行比较彻底的根治性手术为妥。

（杜志勇）

第七节　胆总管结石

一、概述

胆总管结石多位于胆总管的中下段。但随着结石增多、增大和胆总管扩张、结石堆积或上下移动，常累及肝总管。胆总管结石的含义实际上应包括肝总管在内的整个肝外胆管结石。胆总管结石的来源分为原发性和继发性。原发性胆总管结石为原发性胆管结石的组成部分，它可在胆总管中形成，或原发于肝内胆管的结石下降落入胆总管。继发性胆总管结石是指原发于胆囊内的结石通过胆囊管下降到胆总管。

继发性胆总管结石的发生率，各家报道有较大的差异。国内报道胆囊及胆总管同时存在结石者占胆石症例的 5% ~ 29%，平均 18%。我国 1983—1985 年和 1992 年的两次调查，胆囊及胆总管均有结石者分别占胆石癌的 11% 和 9.2%，分别占胆囊结石病例的 20.9% 和 11.5%。国外报告胆囊结石患者的胆总管含石率为 10% ~ 15%，并随胆囊结石的病程延长，继发性胆总管结石相对增多。

原发性胆总管结石，西方国家很少见，东方各国多发。我国 20 世纪 50 年代原发性胆管结石约占胆石症的 50%。1983—1985 年全国 11 307 例胆石症手术病例调查结果显示，胆囊结石相对构成比平均为 52.8%，胆囊与胆管均有结石的为 10.9%，肝外胆管结石占 20.1%，肝内胆管结石占 16.2%，实际的原发性胆管结石应为 36.3%。1992 年我国第二次调查结果相对构成比有明显变化：胆囊结石平均为 79.9%，胆囊、胆管结石为 9.2%，肝外胆管结石为 6.1%，肝内胆管结石为 4.7%，原发性胆管结石平均为 10.8%。这与我国 20 世纪 80 年代以后生活水平提高、饮食结构改变和卫生条件改善密切相关。不过这两次调查资料主要来自各省、市级的大医院，对于农村和基层医院的资料尚觉不足。我国幅员辽阔、人口众多，地理环境、饮食结构和卫生条件的差异很大，其发病构成比亦有较大差别。总的状况为我国南方地区和农村的原发性胆管结石发病率要比西北地区和城市的发病率高。如广西地区 1991—1999 年胆石症调查的构成比为：肝外胆管结石和肝内胆管结石仍分别占 23.6% 和 35.8%，农民占 36.7% 和 53.1%。因此，目前我国原发性胆管结石仍然是肝胆外科的重要课题。

原发性胆总管结石，可在胆总管内形成或原发于肝内胆管的结石下降至胆总管。全国 4197 例肝内胆管结石病例同时存在肝外胆管结石者占 78.3%。提示在诊治胆总管结石过程中要高度重视查明肝内胆管的状况。

（一）继发性胆总管结石

形状、大小、性状基本上与同存的胆囊结石相同或相似。数量多少不一，可为单发或多发，若胆囊内多发结石的直径较小、并有胆囊管明显扩张者，结石可以大量进入胆总管、肝总管或左右肝管。

（二）原发性胆总管结石

原发性胆总管结石是发生在胆总管的原发性胆管结石。外观多呈棕黑色、质软、易碎、形状各异、大小及数目不一。有的状如细沙或不成形的泥样，故有"泥沙样结石"之称。这种结石的组成是以胆红素钙为主的色素性结石。经分析其主要成分为胆红素、胆绿素和少量胆固醇及钙、钠、钾、磷、镁等矿物质和多种微量元素。在矿物质中以钙离子的含量最高并易与胆红素结合成胆红素钙，此外尚有多种蛋白质及黏蛋白构成网状支架，有的在显微镜下可见寄生虫的壳皮、虫卵和细菌聚集等。

原发性胆管结石的病因和形成机制尚未完全明了。目前研究结果认为这种结石的生成与胆管感染、胆汁淤滞、胆管寄生虫病有密切关系。

胆总管结石患者，绝大多数都有急性或慢性胆管感染病史。胆汁细菌培养的阳性率达80% ~ 90%，细菌谱以肠道细菌为主，其中85% 为大肠埃希菌，绝大多数源于上行感染。带有大量肠道细菌的肠道寄生虫进入胆管是引起胆管感染的重要原因，这是我国农民易发胆管结石的主要因素。此外，Oddi 括约肌功能不全，肠内容物向胆管反流，乳头旁憩室等都是易发胆管感染的因素。胆管炎症水肿，特别是胆总管末端炎症水肿，容易发生胆汁淤滞。感染细菌和炎症脱落的上皮可以成为形成结石的核心。

肠道寄生虫进入胆管，一方面引起感染炎症，另一方面虫卵和死亡的虫体或残片可以成为结石的核心。青岛市立医院先后报告胆石解剖结果，以蛔虫为核心者占69.86% ~ 84.00%。

胆汁淤滞是结石生成和增大、增多的必需条件。如果胆流正常通畅，没有足够时间的淤滞积聚，即使胆管内存在感染、寄生虫等成石因素，胆管内的胆红素或胆红素钙等颗粒，可随胆流排除，不至增大形成结石病。反复胆管感染、胆总管下段或乳头慢性炎症、管壁纤维组织增生管腔狭窄、胆管和 Oddi 括约肌功能障碍等因素都可影响胆流通畅，导致胆总管胆汁淤滞，利于结石形成。但临床常可遇见胆总管结石患者经胆管造影或手术探查，虽有胆总管扩张而无胆总管下段明显狭窄，有的患者 Oddi 括约肌呈松弛状态，通畅无阻甚至可以宽松通过直径 1 cm 以上的胆管探子。此种情况，可能与 Oddi 括约肌功能紊乱，经常处于痉挛状态有关。胆管结石形成之后又容易成为胆管梗阻的因素，因此，梗阻 – 结石 – 梗阻，互为因果，致使结石增大、增多甚至形成铸形结石或成串堆积。

二、临床表现

胆总管结石的临床表现比较复杂，其临床症状和体征主要表现为胆管梗阻和炎症并存。由于结石的生成、增大和增多为一缓慢过程，其病史往往长达数年、数十年之久。

在长期的病理过程中，多为急、慢性的梗阻、炎症反复发生。病情和表现的轻、重、缓、急，均取决于胆管梗阻是否完全和细菌感染的严重程度。

胆总管结石患者的典型临床表现多为反复发生胆绞痛、梗阻性黄疸和胆管感染的症状。常为餐后无原因的突然发生剧烈的胆绞痛，疼痛以右上腹为主，可向右侧腰背部放散，多伴恶心呕吐，常需口服或注射解痉止痛类药物才能缓解。绞痛发作之后往往伴随出现四肢冰冷、寒战、高热等感染症状，体温可达 39 ~ 41℃。持续数小时后全身大汗，体温逐渐降低。一般在绞痛发作后 12 ~ 24 h 出现黄疸、尿色深黄或浓茶样。如不及时给予有力的抗感染等措施，则可每天发作寒战、高热，甚至高热不退、黄疸加深、疼痛不止。有的很快发展成急性梗阻化脓性重症胆管炎、胆源性休克、肝脓肿、器官衰竭等严重并发症，预后凶险。

结石引起胆总管梗阻，除非结石嵌顿，其他多属不完全性。梗阻发生后，胆管内压力增高，胆总管多有不同程度扩张，随着炎症消退或结石移动，胆流通畅，疼痛减轻，黄疸很快消退，症状缓解，病情好转。

继发性胆总管结石的临床表现特点一般为较小的胆囊结石通过胆囊管进入胆总管下端，突然发生梗阻和 Oddi 括约肌痉挛，故多为突然发生胆绞痛和轻中度黄疸，较少并发明显胆管炎。用解痉挛、止痛等对症处理，多可在 2 ~ 3 d 缓解。如果结石嵌顿于胆总管下端或壶腹部而未并发胆管感染者，疼痛可以逐渐减轻，但黄疸加深。若长时间梗阻，多数患者将会继发胆管感染。

原发性胆总管结石由于胆管感染因素长期存在，一旦急性发作，多表现为典型的疼痛、寒战高热和黄疸三联征（Charcot's triad）等急性胆管炎的症状。急性发作缓解后，可呈程度不同的慢性胆管炎的表现，常为反复出现右上腹不适、隐痛、不规则低热、消化紊乱，时轻时重，并可在受冷、疲劳时症状明显，颇似"感冒"。有的患者可以从无胆管炎的病史，在体检或首次发作胆管炎进行检查时发现胆总管多发结石并胆管扩张，或已明确诊断后数年无症状。这种情况可能因为 Oddi 括约肌功能良好，结石虽多但间有空隙、胆管随之扩张，没有发生明显梗阻和感染，说明胆总管虽有结石存在，若不发生梗阻或感染，可以不出现临床症状。

三、诊断

腹部检查在胆总管梗阻、感染期，多可触及右上腹压痛、肌紧张或反跳痛等局限性腹膜刺激征，有时可扪到肿大的胆囊或肝脏边缘或肝区叩击痛。胆管炎恢复后的缓解期或慢性期，可有右上腹深部压痛或无明显的腹部体征。

实验室检查在急性梗阻性胆管炎时主要为白细胞增多和中性粒细胞增加等急性炎症的血液像，血胆红素增高和转氨酶增高等梗阻性黄疸和肝功受损的表现。若较长时间的胆管梗阻、黄疸或短期内反复发作胆管炎，肝功明显受损，可出现低蛋白血症和贫血征象。

四、治疗

胆总管结石患者多因出现疼痛、发热或黄疸等急性胆管炎发作时就诊。急性炎症期手术，难以明确结石位置、数量和胆管系统的病理改变，不宜进行复杂的手术处理，需要再手术的机会较多。但若梗阻和炎症严重，保守治疗常难以奏效，因此急诊情况下恰当掌握手术与非手术治疗的关系，具有重要意义。

一般情况下，应尽量避免急诊手术。采用非手术措施，控制急性炎症期，待症状缓解后，择期手术为宜。经强有力的抗感染、抗休克、静脉输液保持水、电解质和酸碱平衡、营养支持和对症治疗，PTCD 或经内镜乳头切开取石，放置鼻胆管引流减压，多能奏效。经非手术保守治疗 12 ～ 24 h，不见好转或继续加重，如持续典型的 Charcot's 三联征或出现休克，神志障碍等严重急性梗阻性化脓性重症胆管炎表现者，应及时行胆管探查减压。

胆总管结石外科的治疗原则和目的主要是取净结石、解除梗阻，胆流通畅，防止感染。

（一）经内镜 Oddi 括约肌切开术或经内镜乳头切开术

经内镜 Oddi 括约肌切开术（EST）或经内镜乳头切开术（EPT）适于数量较少和直径较小的胆总管下段结石。特别是继发性结石，多因结石小、数量少，容易嵌顿于胆总管下段、壶腹或乳头部。直径 1 cm 以内的结石可经 EPT 或 EST 取出，此法创伤小，见效快，更适于年老、体弱或已做过胆管手术的患者。

经纤维内镜用胆管子母镜取石，需先行 EST，然后放入子母镜，用取石网篮取石。若结石较大，应先行碎石才能取出。此法可以取出较高位的胆管结石，但操作比较复杂。

（二）开腹胆总管探查取石

目前仍然是治疗胆总管结石的主要手段。采用右上腹经腹直肌切口或右肋缘下斜切口都能满意显露胆总管。开腹后应常规触扪探查肝、胆、胰、胃和十二指肠等相关脏器。对于择期手术，有条件者在切开胆总管之前最好先行术中胆管造影或术中 B 超检查，进一步明确结石和胆管系统的病理状况。尤其原发性胆总管结石，多数伴有肝内胆管结石或胆管狭窄等改变，需要在术中同时解决。

切开胆总管取出结石后，最好常规用纤维胆管镜放入肝内外胆管检查和取石。直视下观察肝胆管系统有无遗留结石、狭窄等病变，并尽可能取净结石。然后用 F10 ～ 12 号导尿管，若能顺利通过乳头进入十二指肠并从导尿管注入 10 mL 左右的生理盐水，表明乳头无明显狭窄。如果 F10 导尿管不能进入十二指肠，可用直径 2 ～ 3 mm 的 Bakes 胆管扩张器试探。正常 Oddi 乳头可通过直径 3 ～ 4 mm 以上的扩张器，使用金属胆管扩张器应从直径 2 ～ 3 mm 的小号开始，能顺利通过后逐渐增大一号的扩张器。随胆总管的弯度轻柔缓慢放入，不可猛力强行插入，以免穿破胆总管下端形成假道，发生严重后果。胆总管明显扩张者可将手指伸入胆总管探查。有时质软、泥样的结石可以黏附在扩张胆管一侧的管壁或壶腹部，不阻碍胆管探子和导尿管通过，此时手感更为准确。还应再次强调，无论采用导尿管、Bakes 扩张器，或手指伸入探查，都不能准确了解有无胆管残留结石或狭窄，特别是肝内胆管的状况。而术中胆管镜观察和取石，可以弥补这一不足，有效减少或避免残留结石。北京大学第三医院手术治疗 1589 例原发性肝胆管结石病例，单纯外科手术未使用胆管镜检查取石的 683 例中，残留结石达 42.8%（292/683），术中术后联合使用胆管镜检查碎石取石的 906 例中，残留结石仅 2.1%（19/906）。因此，择期胆管探查手术，常规进行胆管镜检查取石具有重要意义。

胆总管切开探查后，是否放置胆管引流意见不一致。目前认为不放置胆管引流，仅适于单纯性胆总管内结石（主要是继发结石），胆管系统基本正常。确切证明无残留结石、无胆管狭窄（特别是无胆总管下段或乳头狭窄）、无明显胆管炎等少数情况。可以缩短住院时间，避免胆管引流的相关并发症。严格掌握适应证的情况下可以即期缝合胆总管，在缝合技术上最好使用无创伤的带针细线，准确精细严密缝合胆总管切口，预防胆汁溢出。但应放置肝下腹腔引流，以便了解和引出可能发生的胆汁溢出，胆总管探查取石放置"T"形管引流，是多年来传统的方法。这一方法可以有效防止胆汁外渗，避免术后胆汁性腹膜炎和局部淤胆感染，安全可靠，并可在术后通过"T"管了解和处理胆管残留结石等复杂问题。特别是我国原发性胆管结石发病率高，并存肝内胆管结石和肝内外胆管扩张狭窄等复杂病变者较多，很难保证在胆总管探查术中都能完善处理。因此，大多数情况下仍应放置"T"形管引流为妥，"T"形管材料应选择乳胶管，容易引起组织反应，一般在 2～3 周可因周围粘连形成窦道。用硅胶管或聚乙烯材料的 T 形管，组织反应轻，不易形成窦道，拔管后发生胆汁性腹膜炎的机会较多，不宜采用。"T"形管的粗细，应与胆总管内腔相适应。经修剪后放入胆总管的短臂直径不宜超过胆管内径，以免缝合胆管时有张力，因为张力过大、过紧，有可能导致胆管壁血供不足或裂开、胆汁溢出和日后发生胆管狭窄。若有一定程度胆总管扩张者，最好选用 22～24 F 的"T"管，以便术后用纤维胆管镜经窦道取石。缝合胆总管切口，以 00 或 000 号的可吸收线为好，因为丝线等不吸收线的线结有可能进入胆总管内成为结石再发的核心。胆总管缝合完成后，可经 T 管长臂，轻轻缓慢注入适量生理盐水试验是否缝合严密，若有漏水应加针严密缝合，以免术后发生胆汁渗漏。关腹前将"T"管长臂和肝下腹腔引流管另戳孔引出体外，以免影响腹壁切口一期愈合。

（三）腹腔镜胆总管探查取石

腹腔镜胆总管探查取石主要适于单纯性胆总管结石，并经术前或术中胆管造影证明确无胆管系统狭窄和肝内胆管多发结石者。因此这一方法多数为继发性胆总管结石行腹腔镜胆囊切除术时探查胆总管。切开胆总管后多数需要经腹壁戳孔放入纤维胆管镜用取石网篮套取结石，难度较大，需要有熟练的腹腔镜手术基础。取出结石后可根据具体情况决定直接缝合胆总管切口或放置"T"管引流。

（四）胆总管下段狭窄、梗阻的处理

无论原发性或继发性胆总管结石并胆总管明显扩张者，常有并存胆总管下端狭窄梗阻的可能。术中探查证实胆总管下端明显狭窄、梗阻者，应同时行胆肠内引流术，建立通畅的胆肠通道。

1. 胆总管十二指肠吻合术

手术比较简单、方便、易行，早期效果较好，过去常被采用。但因这一术式不可避免发生胆管反流或反流性胆管炎，反复炎症容易导致吻合口狭窄，复发结石，远期效果欠佳。特别是吻合口上端胆管存在狭窄或肝内胆管残留结石未取净者，往往反复发生严重胆管炎或胆源性肝脓肿。有学者总结 72 例胆总管十二指肠吻合术后平均随访 5 年半的效果，优良仅占 70.8%，死于重症胆管炎或肝脓肿者占 6.3%。分析研究远期效果不良的原因为：吻合口上端胆管存在不同程度的狭窄或残留结石占 52.7%，吻合口狭窄占 21%，单纯反流性胆管炎占 26.3%。因此，胆总管十二指肠吻合术今已少用。目前多主张仅用于年老、体弱、难以耐受较复杂的手术并已明确吻合口以上胆管无残留结石、无狭窄梗阻者。吻合口径应在 2 ~ 3 cm 以上，防止日后回缩狭窄。

2. 胆总管十二指肠间置空肠吻合术

将一段长 20 ~ 30 cm 带血管的游离空肠两端分别与胆总管十二指肠吻合，形成胆总管与十二指肠间用空肠架桥式的吻合通道。虽然在与十二指肠吻合处做成人工乳头或延长空肠段达 50 ~ 60 cm，仍难以有效防止胆管反流并易引起胆汁在间置空肠段内滞留、增加感染因素。手术过程也比较复杂，远期效果和手术操作并不优于胆总管空肠吻合术。目前较少采用。

3. 胆总管空肠 Roux-en-Y 吻合术

利用空肠与胆总管吻合，容易实现 3 ~ 5 cm 以上的宽大吻合口，有利于防止吻合口狭窄。空肠的游离度大、操作方便、灵活，尤其并存肝总管、肝门以上肝胆管狭窄或肝内胆管结石者，可以连续切开狭窄的肝门及左右肝管乃至Ⅲ级肝胆管，解除狭窄，取出肝内结石，建立宽畅的大口吻合。适应范围广、引流效果好，辅以各种形式的防反流措施，防止胆管反流和反流性胆管炎，是目前最常用的胆肠内引流术式。

4. Oddi 括约肌切开成形术

早年较多用于胆总管末端和乳头狭窄患者，切开十二指肠行 Oddi 括约肌切开、成形。实际上如同低位胆总管十二指肠吻合，而且操作较十二指肠吻合复杂、较易发生再狭窄，远期效果并不优于胆总管十二指肠吻合术。特别是近年来 EST 成功用于临床和逐渐普及，

不开腹、创伤小、受欢迎。适于 Oddi 括约肌切开的病例，几乎均可采用 EST 代替，并能获得同样效果，因此开腹 Oddi 括约肌切开成形术已极少采用。

（杜志勇）

第八节　原发性胆囊癌

一、概述

1777 年 Stoll 首先报道了尸检发现的 3 例胆囊癌。1890 年 Hochengy 成功地进行了第一例胆囊癌切除术。1894 年 Aimes 综述分析了胆囊癌的病史、临床特点及凶险预后。1932 年报道了胆囊癌经扩大切除邻近肝脏后生存 5 年的病例。国内自 1941 年首次报道，到目前报道病例已达 2400 多例。近些年，原发性胆囊癌（PGC）越来越多地受到关注。

（一）发病机制

1. 发病率

受多种因素的影响，目前胆囊癌尚无确切的发病率统计数字。不同国家、不同地区及不同种族之间发病率有着明显差异。

世界上发病率最高的国家为玻利维亚和墨西哥等。美国胆囊癌的发病率为 2.2 ~ 2.4/100 000 人，占消化道恶性肿瘤发病率及病死率第 5 位，每年有 4000 ~ 6500 人死于胆囊癌。法国胆囊癌的发病率为男性 0.8/100 000 人，女性 1.5/100 000 人。欧美等国胆囊癌手术占同期胆管手术的 4.1% ~ 5.6%。而同在美国，白人发病率明显高于黑人，印第安人更高。

原发性胆囊癌发病在我国占消化道肿瘤第 5 ~ 6 位，胆管肿瘤的首位，但目前其发病率的流行病学调查仍无大宗资料。第七届全国胆管外科学术会议 3875 例的资料表明，胆囊癌手术占同期胆管手术的 0.96% ~ 4.90%；近 10 ~ 15 年的患病调查显示，我国大部分地区呈递增趋势，尤以陕西、河南两省较高，而国外有报道近年发病率无明显变化。

2. 发病年龄和性别

胆囊癌的发病率随年龄增长而增大。我国胆囊癌的发病年龄分布在 25 ~ 87 岁，平均 57 岁，50 岁以上者占 70% ~ 85%，发病的高峰年龄为 50 ~ 70 岁，尤以 60 岁左右居多。同国外相比，发病高发年龄与日本（50 ~ 60 岁）相近，比欧美（68 ~ 72 岁）年轻。有文献报道，国外发病年龄最小者 12 岁，国内最小者 15 岁。

胆囊癌多见于女性，女性与男性发病率之比为 2.5 ~ 6：1。有研究认为与生育次数、雌激素及口服避孕药无关，但另有研究发现胆囊癌的发病与生育次数有关。

3. 种族和地理位置分布

不同人种的胆囊癌发病率亦不相同。美籍墨西哥人及玻利维亚人发病率高。在玻利维亚的美洲人后裔中，种族是胆囊癌的一个非常危险的因素，其中 Aymara 人比非 Aymara 人的发病率高 15.9 倍。美洲印第安人也是高发种族。

不同地域胆囊癌的发病情况各有不同。在我国西北和东北地区发病率比长江以南地区高，农村比城市高。智利是胆囊癌死亡率最高的国家，约占所有肿瘤死亡人数的 6.7%，胆囊癌是发病率仅次于胃癌的消化道肿瘤。该病在瑞士、捷克、墨西哥、玻利维亚发病率较高，而在尼日利亚和新西兰毛利人中极其罕见。

4. 与职业和生活习惯的关系

调查表明，与胆囊癌发病有关的职业因素包括印染工人、金属制造业工人、橡胶工业从业人员、木材制成品工人。以上职业共同的暴露因素是芳香族化合物。

国外病例对照研究表明，总热量及糖类摄入过多与胆囊癌的发生呈正相关，而纤维素、VitC、VitBs、VitE 及蔬菜水果能减少胆囊癌发病的危险性。还有研究表明，常吃烧烤肉食者患胆囊癌的危险性增高。

调查还显示了随着肥胖指数增加，胆囊癌发病危险性增高。

（二）病因

胆囊癌的病因尚未完全清楚，可能与下列因素有关。

1. 胆囊结石与胆囊癌

（1）流行病学研究：原发性胆囊癌和胆囊结石患者在临床上有密切联系，40% ~ 100% 的胆囊癌患者合并胆囊结石，引起了临床医师和肿瘤研究人员的高度重视。一项国际协作机构调查表明，在校正混杂因素如年龄、性别、调查单位影响、受教育程度、饮酒和抽烟以后，胆囊癌的高危因素最重要的是胆囊临床症状史，另外还有体重增加、高能量饮食、高糖类摄入和慢性腹泻，这些危险因素均与胆囊结石发病相关，提示胆囊结石是胆囊癌发病的主要危险因素。从胆囊结石方面分析，胆囊结石患者有 1% ~ 3% 合并胆囊癌，老年女性患者的 20 年累积发病危险率为 0.13% ~ 1.5%。

综合流行病学资料可以看出，胆囊结石发生胆囊癌以下列情况多见：①老年人；②女性；③病程长；④结石直径大于 2 cm；⑤多发结石或充满型结石；⑥胆囊壁钙化；⑦胆囊壁明显增厚或萎缩；⑧合并胆囊息肉样病变；⑨ Mirrizi 综合征。以上情况可视为原发性胆囊癌的高危因素，要积极治疗胆囊结石。

（2）临床病理学研究：流行病学调查结果使得人们认识到有必要探讨胆囊结石和胆囊癌发病关系的病理学机制，已经确认正常黏膜向癌的发展过程中，黏膜上皮的不典型增生是重要的癌前病变，在消化道肿瘤发生中占重要地位。于是，有学者从这方面着手研究。Duarte 等对 162 例结石病胆囊标本的研究发现，不典型增生占 16%，原位癌占 2.7%。类似的一些研究也提示胆囊癌的发生是由单纯增生、不典型增生、原位癌到浸润癌的渐进过程，胆囊癌与黏膜上皮的不典型增生高度相关，而有结石患者胆囊黏膜不典型增生发生率显著高于非结石性胆囊炎，结石慢性刺激可能是这种癌前病变的重要诱因。

（3）分子生物学等基础研究：胆囊结石所引起的黏膜不典型增生和胆囊癌组织中，有 K-ras 基因的突变和突变型 p53 基因蛋白的过表达。从正常黏膜、癌前病变到癌组织，突变型 p53 蛋白表达逐渐增高。对多种肿瘤基因产物和生长因子（如 ras、p21、c-myc、erbB-2、表皮生长因子、转化生长因子 β ）表达的研究表明，不仅胆囊癌组织中有多种肿瘤相关基因和生长因子的改变，而且在结石引起的慢性胆囊炎组织中，同样也有多种值得重视的变化。但是，也有观点认为炎症改变的程度与癌基因的活化并无正相关关系。

在慢性结石性胆囊炎中受损伤的细胞如果不能通过凋亡及时清除，损伤修复反复发生，长期可引起基因突变，胆囊癌发生。在对胆囊癌的研究中发现，从单纯性增生到轻、中、重度不典型增生及原位癌、浸润癌，AgNOR 颗粒计数、面积和 DNA 倍体含量、非倍体细胞百分比均逐渐升高。说明结石引起的黏膜损害细胞增生旺盛，有癌变的倾向。

胆囊结石患者胆汁中细菌培养阳性率明显高于无结石者，胆囊结石核心中发现细菌的基因片段，说明了胆囊结石的生成中有细菌参与，而研究发现胆囊癌组织中有细菌的基因片段，与结石中的菌谱相同。应该考虑某些细菌如厌氧菌、细菌 L 型在结石性胆囊炎向胆囊癌转化中的作用，强调胆囊结石治疗中的抗菌问题。

胆石所引起的胆囊黏膜损伤与胆囊癌发生发展之间存在着极密切的关系。虽然从本质上未能直接找到结石致癌的证据，但是合理治疗胆囊结石对预防胆囊癌无疑是有价值的。

2. 胆囊腺瘤与胆囊癌

Kozuka 等根据 1605 例手术切除的胆囊标本行病理组织学检查，提出以下六点证明腺瘤是癌前病变：①组织学可见腺瘤向癌移行；②在腺癌组织中有腺瘤成分；③随着腺瘤的增大，癌发生率明显增加；④患者的发病年龄从腺瘤到腺癌有递增的趋势；⑤良性肿瘤中有 94% 的肿瘤直径小于 10 mm，而恶性肿瘤中有 88% 的肿瘤直径大于 10 mm；⑥腺瘤或浸润癌的患者中女性居多。我们的研究发现，腺瘤的恶变率为 28.5%，其中直径大于 1.5 cm 的占 66.6%，大于 1.0 cm 的占 92.9%，合并结石的占 83.3%，并发现腺肌增生症及炎性息肉癌变 1 例。研究表明胆囊腺瘤无论单发还是多发，都具有明显的癌变潜能，一般认为多发性、无蒂、直径大于 1 cm 的腺瘤和伴有结石的腺瘤及病理类型为管状腺瘤者，癌变概率更大。但是，对胆囊腺瘤癌变也有不同的观点，理由是在其研究中发现胆囊腺瘤与胆囊癌的基因方面的异常改变并不相同。

3. 胆囊腺肌病与胆囊癌

胆囊腺肌病以胆囊腺体和平滑肌增生为特征，近年来的临床观察和病理学研究发现其为癌前病变，或认为其具有癌变倾向。因此，即使不伴有胆囊结石也应行胆囊切除术。

4. 异常胆胰管连接与胆囊癌

异常胆胰管连接（AJPBD）是一种先天性疾病，主胰管和胆总管在十二指肠壁外汇合。由于结合部位过长及缺少括约肌而造成两个方向的反流，相应地引起了多种病理改变。Babbit 于 1969 年发现，AJPBD 且无胆管扩张的患者常合并胆囊癌。以后的临床研究大多证实了，AJPBD 患者中胆囊癌的发病率显著高于胆胰管汇合正常者。AJPBD 患者胆系肿瘤高发的机制尚不清楚，近年来对 AJPBD 患者的胆管上皮的基因改变研究甚多，结果发现 AJPBD 患者胆胰混合液对胆管上皮细胞具有诱变性，胆囊黏膜上皮增生活跃且 K-ras 基因突变，使其遗传性改变，最终发生癌变，并且在胆管上皮细胞形态学变化之前遗传物质已经发生变化。

5. Mirrizi 综合征与胆囊癌

Mirrizi 综合征是因胆囊管或胆囊颈部结石嵌顿或合并炎症所致梗阻性黄疸和胆管炎，是胆囊结石的一种少见并发症，约占整个胆囊切除术的 0.7% ～ 1.4%。Redaelli 等对 1759 例行胆囊切除术的患者进行回顾性研究，发现了 18 例 Mirrizi 综合征，其中有 5 例（27.8%）伴发胆囊癌，而所有标本中有 36 例（2%）发现胆囊癌，二者间有显著差异。18 例患者中有 12 例肿瘤相关抗原 CA19-9 上升，而 5 例合并胆囊癌者更为明显，与无 Mirrizi 综合征者有显著差异。大多数学者认为胆囊结石可以引起胆囊黏膜持续性损害，并可导致胆囊壁溃疡和纤维化，上皮细胞对致癌物质的防御能力降低，加上胆汁长期淤积有利于胆汁酸向增生性物质转化，这可能是胆囊癌高发的原因，而 Mirrizi 综合征包含了上述所有的病理变化。

6. 其他

有研究证明腹泻是胆结石的危险因素，有腹泻者患胆囊癌的危险性是无腹泻者的 2 倍；手术治疗消化性溃疡与胆囊癌的发病有关，有手术史者患胆囊癌的危险性是对照组的 3 倍，而内科治疗者较对照组无明显增加；胆囊癌的发生还与家族史、伤寒杆菌、溃疡性结肠炎、接触对比剂及"瓷样"胆囊有关。胆总管囊肿行内引流术后患者有较高的胆管癌肿发生率。

还有一些因素被认为与胆囊癌的发生有关，溃疡性结肠炎的患者，胆管肿瘤的发生率约为一般人群的 10 倍，其发病机制尚不清楚，可能与胆汁酸代谢的异常有关。胆管梗阻感染，可能使胆汁中的胆酸转化成去氧胆酸和石胆酸，后者具有致癌性。胃肠道梭形芽孢杆菌可将肝肠循环中的胆汁酸还原成化学结构上与癌物质相似的 3- 甲基胆蒽，这也可能是胆管癌诱发因素之一。

二、临床表现

原发性胆囊癌早期无特异性症状和体征，常表现为患者已有的胆囊或肝脏疾病，其至是胃病的临床特点，易被忽视。大多数以上腹疼痛、不适为主诉，继而发生黄疸、体重减轻等。西安某医院的资料显示有 34.3% 的患者查体时可触及胆囊包块，黄疸发生率为 38.8%，有 45.8% 的病例体重明显下降。以上表现往往是肝胆系统疾病所共有的，而且一旦出现，常常已到胆囊癌的中晚期，故在临床上遇到这些表现时要考虑到胆囊癌的可能性，再做进一步的检查。

胆囊癌起病隐匿，无特异性表现，但并非无规律可循。按出现频率由高至低，临床表现依次为腹痛、恶心呕吐、黄疸和体重减轻等。临床上可将其症状群归为五大类疾病的综合表现：①急性胆囊炎，某些病例有短暂的右上腹痛、恶心、呕吐、发热和心悸病史，提示急性胆囊炎。约 1% 因急性胆囊炎手术的病例有胆囊癌存在，此时病变常为早期，切除率高，生存期长。②慢性胆囊炎，许多原发性胆囊癌的患者症状与慢性胆囊炎类似，很难区分，要高度警惕良性病变合并胆囊癌，或良性病变发展为胆囊癌。③胆管恶性肿瘤，一些患者可有黄疸、体重减轻、全身情况差、右上腹痛等，肿瘤病变常较晚，疗效差。④胆管外恶性肿瘤征象，少数病例可有恶心、体重减轻、全身衰弱，以及内瘘形成或侵入邻近器官症状，本类肿瘤常不能切除。⑤胆管外良性病变表现，少见，如胃肠道出血或上消化道梗阻等。

1. 慢性胆囊炎症状

30% ~ 50% 的病例有长期右上腹痛等慢性胆囊炎或胆结石症状，在鉴别诊断上比较困难。慢性胆囊炎或伴结石的患者，年龄在 40 岁以上，近期右上腹疼痛变为持续性或进行性加重并有较明显的消化障碍症状者；40 岁以上无症状的胆囊结石，特别是较大的单个结石患者，近期出现右上腹持续性隐痛或钝痛；慢性胆囊炎病史较短，局部疼痛和全身情况有明显变化者；胆囊结石或慢性胆囊炎患者近期出现梗阻性黄疸或右上腹可扪及肿块者。以上均应高度怀疑胆囊癌的可能性，应做进一步检查以明确诊断。

2. 急性胆囊炎症状

急性胆囊炎症状占胆囊癌的 10% ~ 16%，这类患者多系胆囊颈部肿瘤或结石嵌顿引起急性胆囊炎或胆囊积脓。此类患者的切除率及生存率均较高，其切除率为 70%，但术前几乎无法诊断，有些患者按急性胆囊炎行药物治疗或单纯胆囊造瘘而误诊。故对老年人突然发生的急性胆囊炎，尤其是以往无胆管系统疾病者，应特别注意胆囊癌的可能性，争取早行手术治疗，由于病情需要必须做胆囊造瘘时，亦应仔细检查胆囊腔以排除胆囊癌。

3. 梗阻性黄疸症状

部分患者是以黄疸为主要症状而就诊，胆囊癌患者中有黄疸者占 40% 左右。黄疸的出现提示肿瘤已侵犯胆管或同时伴有胆总管结石，这两种情况在胆囊癌的切除病例中都可遇到。因此胆囊癌患者不应因单纯黄疸而放弃探查。

4. 右上腹肿块

肿瘤或结石阻塞发生在胆囊颈部，可引起胆囊积液、积脓，使胆囊胀大，这种光滑而有弹性的包块多可切除，且预后较好。但硬而呈结节状不光滑的包块，为不能根治的晚期癌肿。

5. 其他

肝大、消瘦、腹腔积液、贫血都可能是胆囊癌的晚期征象，表明已有肝转移或胃十二指肠侵犯，可能无法手术切除。

三、诊断

（一）症状和体征

前已述及，胆囊癌临床表现缺乏特异性，其早期征象又常被胆石癌及其并发症所掩盖。除了首次发作的急性胆囊炎便得以确诊外，一般情况根据临床表现来做到早期诊断非常困难。因而，无症状早诊显得甚为重要。而要做到此点，必须对高危人群密切随访，如静止性胆囊结石、胆囊息肉、胆囊腺肌增生病等患者，必要时积极治疗以预防胆囊癌。

（二）影像学检查

1. X线造影检查

早年的X线造影检查常用口服法胆管造影，胆囊癌患者往往表现为胆囊不显影或显影很差，现在由于更多快速、先进的方法普及，已基本不用。血管造影诊断准确率高，但胆囊动脉显影并不常见，需要通过超选择性插管，胆囊动脉可有僵硬、增宽、不规则而且有间断现象，出现典型的肿瘤血管时可确诊，但此时大多是晚期，肿瘤不能切除。

2. 超声诊断

超声诊断是诊断本病最常用也是最敏感的检查手段，包括常规超声、内镜超声、彩色多普勒等，能检出绝大多数病变，对性质的确定尚有局限。B超检查目前仍是应用最普遍的方法，它简便、无创、影像清晰，对微小病变识别能力强，可用于普查及随访。但对定性诊断和分期帮助不大，易受到肥胖和胃肠道气体干扰，有时有假阳性和假阴性结果。因胆囊癌的病理类型以浸润型为多，常无肿块，易漏诊，故要警惕胆囊壁不规则增厚的影像特征。近年发展的超声内镜检查法（EUS）通过内镜将超声探头直接送入胃十二指肠检查胆囊，不受肥胖及胃肠道气体等因素干扰，对病灶的观察更细微。其分辨率高，成像更清晰，可显示胆囊壁的三层结构，能弥补常规超声的不足，对微小病变确诊和良恶性鉴别诊断价值高，但设备较昂贵，而且作为侵入性检查，难免有并发症发生。彩色多普勒检查可显示肿瘤内部血供，根据病变中血流状况区别胆囊良恶性病变，敏感度和特异性较高。超声血管造影应用也有报告，通过导管常规注入二氧化碳微泡，在胆囊癌和其他良性病变中有不同的增强表现，可以区分增厚型的胆囊癌与胆囊炎，亦可鉴别假性息肉、良性息肉与息肉样癌。

3. 计算机断层成像（CT）诊断

CT 在发现胆囊的小隆起样病变方面不如 B 超敏感，但在定性方面优于 B 超。CT 检查不受胸部肋骨、皮下脂肪和胃肠道气体的影响，而且能用对比剂增强对比及薄层扫描，是主要诊断方之一。其早期诊断要点有以下三点：①胆囊壁局限或整体增厚，多超过 0.5 cm，不规则，厚薄不一，增强扫描有明显强化；②胆囊腔内有软组织块，基底多较宽，增强扫描有强化，密度较肝实质低而较胆汁高；③合并慢性胆囊炎和胆囊结石时有相应征象。厚壁型胆囊癌需与慢性胆囊炎鉴别，后者多为均匀性增厚；腔内肿块型需与胆囊息肉和腺瘤等鉴别，后者基底部多较窄。CT 越来越普遍用于临床，对胆囊癌总体确诊率高于 B 超，结合增强扫描或动态扫描适用于定性诊断、病变与周围脏器关系的确定，利于手术方案制订。但对早期诊断仍无法取代 B 超。

4. 磁共振（MRI）诊断

胆囊癌的 MRI 表现与 CT 相似，可有厚壁型、腔内肿块型、弥漫型等。MRI 价值和 CT 相仿，但费用更昂贵。近年出现的磁共振胰胆管成像（MRCP），是根据胆汁含有大量水分且有较长的 T_2 弛豫时间，利用 MRI 的重 T_2 加权技术效果，突出长 T_2 组织信号，使含有水分的胆管、胰管结构显影，产生水造影结果的方法。胆汁和胰液作为天然的对比剂，使得磁共振造影在胆管胰管检查中具有独特的优势。胆囊癌表现为胆囊壁的不规则缺损、僵硬，或胆囊腔内软组织肿块。MRCP 在胆胰管梗阻时有很高的价值，但对无胆管梗阻的早期胆囊癌效果仍不如超声检查。

5. 经皮肝穿刺胆管造影（PTC）应用

PTC 在肝外胆管梗阻时操作容易，诊断价值高，对早期诊断帮助不大，对早期诊断的价值在于如果需要细胞学检查时可用来取胆汁。

6. 内镜逆行胆胰管造影（ERCP）应用

ERCP 对胆囊癌常规影像学诊断意义不大，仅有一半左右的病例可显示胆囊，早期诊断价值不高，适用于鉴别肝总管或胆总管的占位病变或采集胆汁行细胞学检查。

（三）细胞学检查

术前行细胞学检查的途径有 ERCP 收集胆汁、B 超引导下经皮肝胆囊穿刺抽取胆汁或肿块穿刺抽吸组织细胞活检，通常患者到较晚期诊断相对容易，故细胞学检查应用较少。但早期诊断确有困难时可采用，脱落细胞检查有癌细胞可达到定性目的。

（四）肿瘤标志物检测

迄今为止，未发现对胆囊癌有特异性的肿瘤标志物，故肿瘤标志物检测只能作为诊断参考，要结合临床具体分析。对胆囊癌诊断肿瘤标志物检查可包括血清和胆汁两方面。恶性肿瘤的常用标志如广谱肿瘤标志物 DR-70 可见于 20 多种肿瘤患者血液中，大部分阳性率在 90% 以上，对肝胆肿瘤的敏感性较高。肿瘤相关糖链抗原 CA19-9 和癌胚抗原（CEA）

在胆囊癌病例有一定的阳性率，升高程度与病期相关，对诊断有一定帮助，在术前良恶性病变鉴别困难时可采用。检测胆汁内的肿瘤标志物较血液中更为敏感，联合检测能显著提高术前确诊率，提示我们术前可应用一些手段采集胆汁做胆囊癌的检测。近年来有报道通过血清中的游离 DNA 检测，可发现某些肿瘤基因的异常改变，已经在临床用于其他肿瘤。通过现代分子生物学发展，深入研究开发适用于临床的新指标是研究的方向。

（五）早期诊断的时间和意义

术前若能确诊原发性胆囊癌最为理想，据此可制订合理的手术方案，避免盲目的 LC，因为胆囊癌早期 LC 术后种植转移时有报告。

术前怀疑而不能确诊的原发性胆囊癌，术中应对切除标本仔细地观察，必要时结合术中冰冻病理检查，条件许可时可应用免疫组化等方法检查一些肿瘤相关基因的突变表达，对发现胆囊癌、及时调整手术方式有很大帮助。

因良性病变行胆囊切除术，而术后病检确诊的早期病例，如属 Nevin Ⅰ 期则单纯胆囊切除术已足够；对Ⅱ期病例，应该再次手术行肝脏楔形切除及区域淋巴结清扫或扩大根治术。

四、治疗

（一）外科治疗

多年来，人们对胆囊癌临床病理分期与预后关系的认识逐渐加深，影像学检查日益普及使得胆囊癌术前诊断率有所提高，原发性胆囊癌的外科治疗模式产生了一定的发展和变革。

1. 外科治疗原则

胆囊癌的手术治疗方式主要取决于患者的临床病理分期。经典的观念认为，对于 Nevin Ⅰ 、Ⅱ期的病例，单纯胆囊切除术已足够，对Ⅱ期病例应采用根治性手术，范围包括胆囊切除术和距胆囊 2 cm 的肝脏楔形切除术、肝十二指肠韧带内淋巴结清扫术，而对于Ⅳ、Ⅴ期的晚期病例，手术治疗已无价值。过去胆囊癌的诊断多为进行其他胆管良性病变手术时意外发现，随着人们对胆囊癌的重视程度提高，术前确诊的胆囊癌病例逐渐增多，加上近年对胆囊癌转移方式的研究深入，使许多学者对胆囊癌的经典手术原则提出了新的看法，基本包括两方面：①对于 Nevin Ⅰ 、Ⅱ期的病例应做根治性胆囊切除术；②对于 Nevin Ⅳ 、Ⅴ期的病例应行扩大切除术。这些观点均包括了肝脏外科的有关问题，尚存有一定争论，以下分别叙述。

2. 早期胆囊癌的根治性手术

（1）早期胆囊癌手术方式评价：早期胆囊癌是指 Nevin Ⅰ 、Ⅱ期或 TNM 分期 0、Ⅰ期，对此类患者以往以为认为仅行胆囊切除术可达治疗目的。近年研究表明，由于胆囊壁淋巴管丰富，胆囊癌可有极早的淋巴转移，并且早期发生肝脏转移也不少见，因而尽管是早期病例，亦有根治性切除的必要。许多学者的实践证明，对 Nevin Ⅰ、Ⅱ期病例行根治性胆囊切除术的长期生存率显著优于单纯胆囊切除术，故强调包括肝楔形切除在内的胆囊癌根治手术的重要性。目前基本认可的看法是，术前确诊为胆囊癌者应该做根治性的手术，因良性病变行胆囊切除术后病检意外发现胆囊癌者，如为 Nevin Ⅰ期不必再次手术，如为 Nevin Ⅱ期应当再次手术清扫区域淋巴结并楔形切除部分肝脏。

（2）手术方法：应用全身麻醉。体位可根据切口不同选取仰卧位或右侧抬高的斜卧位。手术步骤如下。

①开腹：可依手术医师习惯，取右上腹长直切口，自剑突起至脐下 2 ~ 4 cm，亦可采用右侧肋缘下斜切口，利于暴露，切除肝组织更为方便，作者多用后者。

②探查：探查腹膜及腹腔内脏器，包括胆囊淋巴引流区域的淋巴结有无转移，以决定手术范围。

③显露手术野：以肋缘牵开器将右侧肋弓尽量向前上方拉开，用湿纱布垫将胃及小肠向腹腔左侧和下方推开，暴露肝门和肝下区域。

④游离十二指肠和胰头：剪开十二指肠外侧腹膜，适当游离十二指肠降段及胰头，以便于清除十二指肠后胆总管周围淋巴结。

⑤显露肝门：在十二指肠上缘切开肝十二指肠韧带的前腹膜，依次分离出肝固有动脉、胆总管、门静脉主干，分别用橡皮片将其牵开以利于清除肝十二指肠韧带内淋巴组织。清除肝门淋巴结：向上方逐步地解剖分离肝动脉、胆总管、门静脉以外的淋巴、神经、纤维、脂肪组织，直至肝横沟部。

⑥游离胆囊：切断胆囊管并将断端送冰冻病理切片检查。沿肝总管向上分离胆囊三角处的淋巴、脂肪组织，妥善结扎、切断胆囊动脉。至此，需要保存的肝十二指肠韧带的重要结构便与需要切除的组织完全分开。

⑦切除胆囊及部分肝：楔形切除肝中部的肝组织连同在位的胆囊。在预计切除线上用电凝器烙上印记，以肝门止血带分别控制肝动脉及门静脉，沿切开线切开肝包膜，钝性分离肝实质，所遇肝内管道均经钳夹后切断，将肝组织、胆囊连同肝十二指肠韧带上的淋巴组织一同整块切除。肝切除也可用微波刀凝固组织止血而不必阻断肝门。

⑧处理创面：缝扎肝断面上的出血处，经仔细检查，不再有漏胆或出血，肝断面可对端合拢缝闭，或用就近大网膜覆盖缝合固定。

⑨放置引流：肝断面处及右肝下间隙放置硅橡胶管引流，腹壁上另做戳口引出体外。

3. 中晚期胆囊癌的扩大切除术

（1）中晚期胆囊癌手术方式的评价：因为中晚期的概念范围较大，临床常用的 Nevin 分期和 TNM 分期中包括的情况在不同病例中也有很大差别，故对此类患者不能一概而论。如有些位于肝床面的胆囊癌很早发生了肝脏浸润转移，而此时尚无淋巴结转移，这种患者按临床病理分期已属晚期，但经过根治性胆囊切除术可能取得良好效果。由于胆囊的淋巴引流途径很广，更为常见的是一些病例无肝转移，但淋巴结转移已达第三站，这时虽然分期比前面例子早，但治疗效果却明显要差。通常所谓的扩大切除术基本是指在清扫肝十二指肠韧带淋巴结、胰十二指肠后上淋巴结、腹腔动脉周围淋巴结和腹主动脉下腔静脉淋巴结的同时，做肝中叶、扩大的右半肝或肝三叶切除，仅做右半肝切除是不合适的，因为胆囊的位置在左右叶之间，胆囊癌常见的转移包括肝左内叶的直接浸润和血行转移。目前有人加做邻近的浸润转移脏器的切除，甚至加做胰头十二指肠切除术，这些手术创伤大、并发症多、死亡率高，尽管在某些病例中取得较好疗效，但还是应该谨慎选择。

（2）扩大切除术的方法：麻醉选用全身麻醉，体位取右侧抬高的斜卧位。手术步骤以扩大的右半肝切除并淋巴结清扫为例做简要介绍。

①切口：采取右侧肋缘下长的斜切口，或双侧肋缘下的"A"形切口。

②显露：开腹后保护切口，用肋缘牵开器拉开一侧或双侧的肋弓，使肝门结构及肝十二指肠韧带、胰头周围得以良好暴露。

③探查：探查腹腔，包括腹膜和肝、胆、胰、脾及胆囊引流区域的淋巴结有无转移，必要时取活组织行冰冻病理切片检查，如果转移范围过广，需同时做肝叶切除和胰头十二指肠切除时应权衡患者的全身状况和病变的关系，慎重进行。

④肝门部清扫：决定行淋巴结清扫和肝叶切除后，在十二指肠上缘切开肝十二指肠韧带的前腹膜，分离出胆总管、肝固有动脉、门静脉主干。由此向上清除周围淋巴、神经、纤维和脂肪组织直至肝脏横沟处。

⑤清除胰头后上淋巴结：切开十二指肠侧腹膜，将十二指肠及胰头适度游离，紧靠胆总管下端切断胆总管，两端予以结扎。暴露胰头十二指肠周围淋巴结，清除胰头后、上的淋巴及其他软组织。

⑥清除腹腔动脉系统淋巴结：沿胃小弯动脉弓外切断小网膜向上翻起，贴近肝固有动脉向左分离肝总动脉至腹腔动脉，清除周围淋巴等软组织。

⑦处理肝门部胆管和血管：将切断游离的近侧胆总管向上翻开，在肝横沟处分离出部分左肝管，距肝实质 1 cm 切断，近端预备胆肠吻合，远端结扎。在根部切断结扎肝右动脉及门静脉右支。

⑧游离肝右叶：锐性分离肝右叶的冠状韧带和右三角韧带，分开肝脏与右侧肾上腺的粘连，将肝右叶向左侧翻转，暴露下腔静脉前外侧面。

⑨切除肝右叶：在镰状韧带右侧拟切除的肝脏表面用电凝划一切线至下腔静脉右侧，切开肝包膜，分离肝实质内的管道系统分别结扎。尤其要注意肝静脉系统应妥善结扎或缝扎，在进入下腔静脉之前分别切断结扎肝中静脉、肝右静脉及汇入下腔静脉的若干肝短静脉。切除肝脏时可行肝门阻断，方法如上文所述。

⑩整块去除标本：至此切除的肝脏与下腔静脉分离，将肝右叶、部分左内叶、胆囊、胆总管及肝十二指肠韧带内的软组织整块去除。

⑪检查肝脏创面：将保留的肝左叶切面的胆管完全结扎并彻底止血。肝脏切除后的创面暂时用蒸馏水纱垫填塞。

⑫胆管空肠吻合：保留第 1 根空肠血管弓，距 Treitz 韧带约 20 cm 切断空肠，远端缝合关闭。按 Roux-en-Y 胆管空肠吻合术的方法处理空肠，将空肠远侧由横结肠前提起，行左肝管空肠端 – 侧吻合，再行空肠近端与远端的端 – 侧吻合，一般旷置肠袢约 50 cm。间断缝合关闭空肠袢系膜与横结肠系膜间隙。

⑬处理肝脏创面：取出创面填塞的纱垫，检查创面无渗血及漏胆后，用大网膜覆盖肝左叶的断面。

⑭引流：在右侧膈下及肝脏断面处放置双套管引流，由腹壁另做戳口引出。

不需做扩大的肝右叶切除，而行肝中叶切除者按照相应的肝脏切除范围做肝切除的操作，余步骤相同；有必要做胰头十二指肠切除术的病变可按 Whipple 方式进行操作。

4. 无法切除的胆囊癌肝转移的外科治疗

胆囊癌肝转移方式多样，有些情况下无法行切除手术，多见于：①肝内转移灶广泛；②转移灶过大或侵犯肝门；③肝转移合并其他脏器广泛转移；④全身状况较差，不能耐受肝切除手术；⑤合并肝硬化等。

不能切除的原发性肝癌和其他肝转移癌的治疗方法同样适用于胆囊癌肝转移。主要有经股动脉穿刺插管肝动脉化疗栓塞、经皮 B 超引导下无水乙醇注射等。全身化疗毒性反应大、疗效差，无太大价值。有时手术中发现不能切除的胆囊癌肝转移时，可采用动脉插管和（或）肝动脉选择结扎，也可联合应用门静脉插管化疗，放入皮下埋置式化疗泵。术中病灶微波固化、冷冻治疗等亦可考虑。对于合并肝门或远端胆管侵犯所致的各种梗阻性黄疸，应积极采取多种方式引流术以减轻痛苦，提高生存质量。

（二）非手术治疗

1. 放射治疗

为防止和减少局部复发，可将放疗作为胆囊癌手术的辅助治疗。有学者对一组胆囊癌进行了总剂量为 30 Gy 的术前放疗，结果发现接受术前放疗组的手术切除率高于对照组，而且不会增加组织的脆性和术中出血量。但由于在手术前难以对胆囊癌的肿瘤大小和所累及的范围做出较为准确的诊断，因此，放疗的剂量难以控制。而术中放疗对肿瘤的大小及其所累及的范围可做出正确的判断，具有定位准确、减少或避免了正常组织器官受放射损伤的优点。西安某医院的经验是，术中一次性给予肿瘤区域 20 Gy 的放射剂量，时间 10 ~ 15 min，可改善患者的预后。临床上应用最多的术后放射治疗，手术中明确肿瘤的部位和大小，并以金属夹对术后放疗的区域做出标记，一般在术后 4 ~ 5 周开始，外照射

4 ~ 5 周，总剂量 40 ~ 50 Gy。综合各家术后放疗结果报道，接受术后放疗的患者中位生存期均高于对照组，尤其是对于 Nevin Ⅲ、Ⅳ期或非根治性切除的病例，相对疗效更为明显。近年亦有报道通过 PTCD 的腔内照射与体外照射联合应用具有一定的效果。

2. 化学治疗

胆囊癌的化疗仍缺少系统的研究和确实有效的化疗方案，已经使用的化疗方案效果并不理想。我们对正常胆囊和胆囊癌标本的 P- 糖蛋白含量进行了测定，发现胆囊自身为 P-糖蛋白的富集器官，所以需要合理选用化疗药物，常用的是氟尿嘧啶、阿霉素、卡铂和丝裂霉素等。

目前胆囊癌多采用 FAM 方案（5-FU 1.0 g，ADM 40 mg，MMC 20 mg）和 FMP 方案（5-FU 1.0 g，MMC 10 mg，卡铂 500 mg）。国外一项应用 FAM 方案的多中心临床随机研究表明，对丧失手术机会的胆囊癌患者，化疗后可使肿瘤体积明显缩小，生存期延长，甚至有少部分病例得到完全缓解。选择性动脉插管灌注化疗药物可减少全身毒性反应，我们一般在手术中从胃网膜右动脉置管入肝动脉，经皮下埋藏灌注药泵，于切口愈合后，选用 FMP 方案，根据病情需要间隔 4 周重复使用。此外，通过门静脉注入碘化油（加入化疗药物），使其微粒充分进入肝窦后可起到局部化疗和暂时性阻断肿瘤扩散途径的作用。临床应用取得了一定效果，为无法切除的胆囊癌伴有肝转移的患者提供了可行的治疗途径。腹腔内灌注顺铂和 5-FU 对预防和治疗胆囊癌的腹腔种植转移有一定的疗效。目前正进行 5-FU、左旋咪唑与叶酸联合化疗的研究，可望取得良好的疗效。

3. 其他治疗

近年来的研究发现，K-ras、c-erbB-2、c-myc、p53、p15、p16 和 nm^{2}3 基因与胆囊癌的发生、发展和转归有密切关系，但如何将其应用于临床治疗仍在积极的探索中。免疫治疗和应用各种生物反应调节剂如干扰素、白细胞介素等，常与放射治疗和化学治疗联合应用以改善其疗效。此外，温热疗法亦尚处于探索阶段。

在目前胆囊癌疗效较差的情况下，积极探索各种综合治疗的措施是合理的，有望减轻患者的症状和改善预后。

（杜志勇）

第九节　胰岛素瘤

一、概述

胰岛素瘤是一种罕见肿瘤，但在胰腺内分泌瘤中却最常见。约95%为良性，男女之比约为2：1。胰岛素瘤是起源于胰岛B细胞的肿瘤。B细胞分泌胰岛素，大量的胰岛素进入血流，引起以低血糖为主的一系列症状。

胰岛素瘤90%以上是单发的圆形肿瘤，直径多在1～2 cm之间，在胰头、胰体和胰尾三部分的发生率基本相等。但胰岛素瘤的大小，以及数目可以有很大变异，与其他内分泌肿瘤一样，肿瘤的大小和功能不一定呈平行关系。胰岛素瘤常有完整的包膜，呈红色或褐色，与正常胰腺组织分界较清楚。它主要由B细胞构成，间质一般很少，常有淀粉样变，电镜下瘤细胞内可见B细胞分泌颗粒。从形态学上鉴别良性和恶性胰岛细胞瘤有一定困难，诊断恶性胰岛素瘤的最可靠的指标是发现有转移灶。

二、临床表现

胰岛素瘤可发生在任何年龄，平均年龄40岁，男性较女性多见（2：1）。常在空腹时发作，主要表现为低血糖引起的中枢神经系统和自主神经系统方面的症状。

（一）意识障碍

意识障碍为低血糖时大脑皮质受到不同程度抑制的表现，如嗜睡、精神恍惚以至昏睡不醒，也可表现为头脑不清，反应迟钝，智力减退等。

（二）交感神经兴奋

交感神经兴奋为低血糖引起的代偿反应，如出冷汗、面色苍白、心慌、四肢发凉、手足颤软等。

（三）精神异常

精神异常为反复多次发作低血糖，大脑皮质受到损害的结果。

（四）癫痫样发作

癫痫样发作为最严重的神经精神症状，发作时意识丧失，牙关紧闭，四肢抽搐，大小便失禁等。

三、诊断

胰岛素瘤的诊断首先要依靠医务人员，如果他们能意识到本病的可能性，及时检查血糖，则多数患者可得到早期诊断。空腹血糖一般在2.8 mmol/L（50 mg/dL）以下，Whipple

三联征对提示本病有重要的意义。Whipple 三联征表现为以下三点：

（1）症状往往在饥饿或劳累时发作；

（2）重复测定血糖在 2.8 mmol/L（50 mg/dL）以下；

（3）口服或静脉注射葡萄糖后症状缓解。

现代的诊断手段可以提供定性和定位诊断，B 超、CT、MRI 以及选择性腹腔动脉造影对胰岛素瘤的发现和定位均有帮助。经皮经肝门静脉内置管，分段采血，测定胰岛素浓度，可达到定性和定位的目的，且可发现多发性胰岛素瘤的部位，有助于术中找到和不致遗漏多发的肿瘤。

四、治疗

一旦诊断明确，应及早进行手术治疗，以免引起脑细胞进一步损害。如为恶性肿瘤，延迟手术将会增加转移的机会，手术应注意以下四点。

（1）彻底检查胰腺各部分，特别注意胰腺背部、钩突部肿瘤。术中 B 超帮助瘤体定位非常有效。

（2）摘除一个肿瘤后，仍应警惕有多发肿瘤存在的可能，要避免遗漏，术中可连续测血糖以了解肿瘤组织是否切净。

（3）应以冰冻切片检查手术中摘除物是否为肿瘤组织。

（4）如病理检查证实为胰岛增生，则往往需要切除 80% 以上的胰腺组织。对于微小而数量众多不能切除干净的胰岛素瘤和已有转移的恶性胰岛素瘤可采用药物如二氮嗪、链佐霉素等，但这些药物长期应用均有一定不良反应。

（杜志勇）

第十节　胰腺囊肿

一、胰腺真性囊肿

（一）诊断

（1）症状：胰腺先天性囊肿常伴发肝肾等多发囊肿，很少见，常无明显症状。潴留性囊肿常有腹上区胀痛或钝痛，囊肿增大压迫胃肠道可出现消化道症状，还可以出现体重下降等症状。

（2）体征：部分患者在腹上区可扪及肿块，常为单发、圆形、界限清楚的囊性肿块，可有不同程度的压痛。

（3）实验室检查：部分潴留性囊肿患者可出现血液白细胞计数增加、血清淀粉酶升高。穿刺检查可发现囊液淀粉酶含量高，囊壁活检可以发现上皮样囊壁结构。

（4）辅助检查：B超检查先天性囊肿，一般较小，常伴有肝肾等多发囊肿；潴留性囊肿多为沿主胰管或其分支处出现单房无回声区。CT检查能明确肿物为囊性及其与周围器官的关系，了解胰腺的情况。

（二）鉴别诊断

（1）胰腺囊性疾病：如胰腺假性囊肿、胰腺囊性肿瘤，仅能通过手术切除后的病理诊断进行确诊。

（2）胰腺脓肿：胰腺脓肿可出现发热、畏寒等脓毒血症表现，腹上区可出现腹膜刺激征，血液中白细胞计数显著增加，腹平片和CT上有时可见气体影。

（3）胰腺癌：部分胰腺癌出现中心区坏死液化，可出现小囊肿，影像学检查有助于鉴别诊断。

（三）治疗原则

如无禁忌证需行手术探查，明确病理诊断。对于较大的囊肿，尤其是突出于胰腺表面的囊肿应尽量予以切除。难以切除的囊肿可考虑行胰腺囊肿空肠Roux-en-Y吻合术。

二、胰腺假性囊肿

（一）诊断

（1）症状：病史多有急、慢性胰腺炎或胰腺外伤史。有不同程度的腹胀和腹部隐痛，常放射至右肩部。有胃肠道症状；压迫胆管可引起胆管扩张和黄疸；胰腺外分泌功能受损引起吸收不良。并发感染、消化道梗阻、破裂和出血时，可出现相应的症状。

（2）体征：可在腹上区扪及肿块，圆形或椭圆形，边界不清，较固定，不随呼吸移动，有深压痛，巨大囊肿可测出囊性感。

（3）实验室检查：在早期囊肿未成熟时部分患者可有血尿淀粉酶升高。囊壁活检无上皮细胞覆盖，囊液一般混浊，淀粉酶一般很高。

（4）辅助检查：腹平片可见胃和结肠推挤移位，胃肠钡餐造影则可见到胃、十二指肠、横结肠移位及压迹。B超可显示分隔或不分隔的囊性肿物。CT检查对假性囊肿影像更清晰明确，并可了解胰腺破坏的情况。必要时行逆行胰胆管造影（ERCP），观察囊肿与胰管是否相通。

（二）鉴别诊断

术前不易与其他胰腺囊性疾病（胰腺真性囊肿、胰腺囊性肿瘤）进行鉴别诊断，仅能通过手术切除后的病理诊断进行确诊。

（三）治疗原则

（1）胰腺假性囊肿形成早期（＜6周），囊壁较薄或较小时，如无明显并发症，无全身中毒症状，可在B超或CT随诊下观察。

（2）急性假性囊肿，特别是在伴有感染时，以及不适于手术的慢性胰腺假性囊肿，可在B超和CT引导下行囊肿的穿刺外引流。

（3）囊肿直径超过6 cm，且有症状的胰腺假性囊肿，特别是胰头部假性囊肿而又不适宜手术的患者，可选择内镜进行囊肿造瘘或十二指肠囊肿造瘘。

（4）手术疗法是治疗胰腺假性囊肿的主要方法，对非手术疗法无效的病例，均应在囊壁充分形成后进行手术疗法，一般在发病后3个月以上手术为宜。

外引流术作为急症手术用以治疗囊肿破裂，出血及感染。术后多形成胰瘘或囊肿复发，而需再次行内引流术。

内引流术有囊肿胃吻合和囊肿空肠Roux-en-Y吻合术，吻合口应尽可能足够大，宜切除一块假性囊肿壁，而不是切开囊壁。吻合口应尽量选择在囊肿的最低点，以便重力引流。术中应注意以下三方面：①先行囊肿穿刺，抽取部分囊液送淀粉酶测定；②对囊腔应做全面探查，发现赘生物应冰冻切片检查，同时切取部分囊壁做冰冻切片，确定是否囊腺瘤和有无恶变，并除外腹膜后肿瘤或恶性肿瘤坏死后囊性变；③如发现囊内有分隔，应将其分开，变成单囊后再做引流术。

对于一些多房性胰腺假性囊肿，估计内引流术的引流效果不彻底，可选择切除，如假性囊肿位于胰腺尾部，可以连同脾脏一并切除，胰头部囊肿可行胰十二指肠切除术。

三、胰腺囊腺瘤和胰腺囊腺癌

（一）诊断

1. 症状

早期多无症状，生长慢，随肿瘤生长和病情发展可能出现腹上区持续性隐痛或胀痛。位于胰头部的囊腺瘤可压迫胆总管下端，发生梗阻性黄疸。病变广泛时，胰腺组织受损范围大，部分患者出现糖尿病；压迫胃肠道可发生消化道梗阻。位于胰尾部的囊性肿瘤，可压迫脾静脉导致脾大、腹腔积液、食管静脉曲张。恶性变时体重减轻，胰腺囊性癌可发生远处转移。

2. 体征

腹上区可有压痛，程度不一，多不伴有肌紧张。腹上区可扪及无压痛的肿块，稍活动，可出现腹腔积液和脾大。

3. 实验室检查

穿刺囊液测定的淀粉酶一般正常，囊液涂片发现富有糖原的浆液或黏液细胞，对囊腺瘤的诊断具有较高的特异性。囊液中 CEA 等肿瘤标志物有助于鉴别诊断。

4. 辅助检查

（1）B 超发现病变部位的液性暗区，囊腔内为等回声或略强回声光团，并有粗细不等的分隔光带及等回声漂浮光点，囊壁厚薄不均或有乳头状突起，常提示恶性病变的可能。多数胰管不扩张，胰腺组织本身形态回声正常。

（2）CT 和 MRI 检查：可了解肿瘤的大小，部位和内部情况。进行增强扫描后出现囊壁结节提示囊性癌可能性大。

（3）X 线检查：腹平片可见腹上区肿块影，胃肠钡餐检查可出现周围肠管、胃等脏器受压移位。囊壁出现钙化灶影提示恶变的可能。

（4）术中必须进行全面探查，囊肿外观无特异性，良性病变和恶性病变可以并存，并多点多次取材才能避免误诊。

（二）鉴别诊断

1. 胰腺假性囊肿

胰腺假性囊肿多发生在胰腺外伤或胰腺炎后，囊壁无上皮覆盖，而由囊肿与周围脏器共同构成。B 超和 CT 多显示单腔囊肿，呈水样密度，腔内无分隔。囊壁薄而均匀无强化，无囊壁结节。ERCP 检查常发现胰管变形，大部分囊肿与胰管相通，囊液淀粉酶明显增高。

2. 乳头状囊性肿瘤

乳头状囊性肿瘤为极少见疾病，极易与黏液性囊腺瘤或囊性癌混淆。瘤体部分较黏液性囊腺瘤更多，壁厚而不规则，可见乳头伸入，囊内充斥血块和坏死组织，CT 值较高，内无分隔。恶性程度低，根治术后可长期存活。

3. 胰腺导管扩张症

胰腺导管扩张症多发生于胰腺钩突部，是由主胰管及其分支局限性囊状扩张所致，瘤体约 3 mL 大小，早葡萄串状，囊内无分隔。ERCP 的典型表现是囊腔与主胰管相通，充满对比剂。

（三）治疗原则

胰腺囊腺癌对放疗化疗不敏感，手术切除是其唯一的治疗方法，彻底切除肿瘤可获长期存活。肿瘤一般与周围组织粘连较少，切除不难。因囊腺癌的囊腔较大并且呈多房性，故不可做外引流术和内引流术，以免引发感染或贻误手术切除时机。手术中注意进行全面探查并行病理检查，如怀疑胰腺囊腺瘤，则应多处取材送病理检查，注意局部恶变的可能。手术方式为：位于胰体尾者可行胰体尾切除，一般同时行脾切除术；位于胰头者可行胰头十二指肠切除术。除非病变范围广泛，患者不能耐受根治性手术，或肿瘤已经有转移外，一般不作单纯肿瘤切除。

（杜志勇）

第十一节　胰腺癌

一、概述

胰腺癌是一种较常见的恶性肿瘤，其发生率有逐年增加的趋势。本病 40 岁以上好发，男性多见，男女之比为 1.6：1。胰腺癌恶性程度高，不易早期发现，切除率低，预后差。癌肿 70% ~ 80% 发生于胰头部，少数为多中心癌肿。Vater 壶腹周围癌是指 Vater 壶腹部、十二指肠乳头周围及胆总管下端所发生的癌肿。胰头部的恶性肿瘤与壶腹周围恶性肿瘤在临床上有很多相似之处，故在本节中一并予以叙述。

胰腺癌的病因尚不十分清楚，慢性胰腺炎和糖尿病可能和胰腺癌的发生有一定关系。胰腺癌可以发生在胰腺的任何部位，胰头癌较胰体、胰尾癌约多一倍，胰体癌又较胰尾癌多见，也有少数癌弥散于整个腺体，而难于确定其部位。胰腺癌常位于胰腺实质的深部，边界不清，与周围组织不可分开。胰腺癌多数起源于导管上皮，只有少数发生于腺泡。这种癌的特点为长成致密的纤维性硬癌或硬纤维癌，肿瘤硬实，浸润性强，切面常呈灰白色。胰头癌常早期侵犯胆总管。壶腹周围癌一般在发现时较胰头癌小，1 ~ 2 cm 直径，为实质性，可侵入胰头组织，也可向十二指肠腔内生长，显微镜下多为分化较好的乳头状腺癌。

二、临床表现

（一）症状

1. 黄疸

黄疸为梗阻性黄疸，是胰腺癌、特别是胰头癌的重要症状。约 1/3 的患者黄疸为最初症状，伴有小便深黄及陶土样大便。黄疸为进行性加重，虽可以有轻微波动，但不可能完全消退。壶腹癌所产生的黄疸因肿瘤的坏死脱落，较容易出现波动。约 1/4 的患者合并顽固性皮肤瘙痒，往往为进行性的。

2. 腹痛

2/3 ~ 3/4 胰腺癌的患者会有腹痛表现，以往认为胰头癌的特点是无痛性进行性加重的黄疸，这是不完全符合实际情况的。一般表现为腹上区深在的疼痛，根据肿瘤部位的不同可偏左或偏右，开始为隐痛，多伴有胀满不适。腹痛为持续性，逐渐加重，常有后背牵涉痛。典型的胰腺疼痛是平卧时诱发腹上区疼痛或原有的腹痛加重，夜间上腹尤其是腰背疼痛是胰腺癌的特征性表现。

3. 体重减轻

在消化道肿瘤中，胰腺癌造成的体重减轻最为突出，发病后短期内即出现明显消瘦，伴有衰弱乏力等症状。

4. 消化道症状

胰腺癌常有不同程度的各种消化道症状，最常见的是消化不良和食欲缺乏，有时伴有恶心、呕吐。也有发生腹泻、上消化道出血者。

5. 精神症状

胰腺癌患者往往有郁闷、急躁、焦虑、失去信心等情绪变化，且常自觉有身患重病感。

（二）体征

胰腺癌早期一般无明显体征，患者出现症状而就诊时，多已有显著的消瘦、巩膜及皮肤黄染，皮肤可见抓痕。胆囊肿大是胰头癌或壶腹周围癌的一个重要体征，部分患者可在腹上区摸到结节状或硬块状肿物。晚期患者出现腹腔积液，少数患者出现锁骨上淋巴结肿大。

（三）实验室检查

（1）血、尿和粪便常规检查：可发现贫血、尿糖、尿胆红素，以及大便潜血阳性或大便中有脂肪滴。血生化检查，血清胆红素有不同程度的升高，以直接胆红素升高为主。转氨酶会有不同程度升高；碱性磷酸酶升高提示胆管梗阻；凝血酶原时间可以延长。

（2）癌胚抗原（CEA）、胰腺肿瘤胎儿抗原（POA）和用人结肠癌细胞制备的单克隆抗体的对应抗原物质 CA19-9 均可升高，但它们对胰腺癌的诊断缺乏特异性。

（四）影像学检查

1. B 超

B 超是怀疑胰腺癌患者的首选检查方法。可发现胰腺有无占位，肝内外胆管是否扩张，胆囊是否肿大，肝脏是否有转移灶。

2. CT 和 MRI

CT 和 MRI 能够提供与 B 超基本类似的信息，但能发现更小的病灶。可以了解胰腺的外形、质地和与周围组织的关系，有无胰腺外浸润，肠系膜上静脉和门静脉是否受到侵犯，腹膜后有无肿大的淋巴结等。

3. 超声内镜检查

经纤维十二指肠镜（带有 B 超探头），在接近病变的部位进行扫描，对乳头肿瘤的诊断很有帮助。

4. 钡剂造影

上消化道低张造影可发现十二指肠曲增宽，十二指肠降部可见"反 3 字征"等。

5. 逆行胰胆管造影（ERCP）

ERCP 可发现壶腹部有无肿瘤，通过造影可发现胆管有无占位、胰管是否有扩张、狭窄、扭曲或中断。

6. 经皮肝穿刺胆管造影（PTC）

胰腺癌并发较重的黄疸时，静脉胆管造影多不显影，PTC 可显示胆总管下端梗阻的情况，同时可确定梗阻的部位及与结石鉴别。

7. 选择性动脉造影

选择性动脉造影可了解肿物的血供情况及肿物与周围血管的关系，尤其是肠系膜上动脉是否受到侵犯。

（五）细胞学检查

可在 B 超或 CT 引导下用细针穿刺肿瘤，吸取活组织做病理检查。对疑难患者可提供有意义的证据。

三、诊断

胰腺癌早期无明显症状，患者就诊时多属晚期，因此早期诊断十分困难。对中老年突然患有糖尿病、不明原因腹泻等的患者应有所警惕。临床上出现明显黄疸等症状的患者，借助上述辅助检查等手段，进行全面检查和综合分析，诊断不难做出。在鉴别诊断方面要注意与肝炎、胆石症、慢性胰腺炎等疾病进行鉴别。还要注意鉴别恶性肿瘤的部位，是胰头癌还是壶腹癌，或者是胆管癌、胆囊癌等。

四、治疗

（一）手术治疗

手术治疗效果虽不满意，但仍然是胰腺癌的主要治疗方法。适应证包括：凡临床症状明显，不能排除胰腺癌，但经过各种检查仍不能确定诊断的患者，均应手术探查；诊断比较明确，患者一般情况较好，无晚期转移体征的患者应手术探查，争取施行根治术。如有锁骨上淋巴结转移、肝转移或出现腹腔积液则放弃探查。术前应给予积极的准备，如输血、补充蛋白质、改善肝功能等。黄疸患者应用维生素 K 以改善凝血机制。有的学者主张黄疸患者，特别是重症黄疸患者术前应做胆管内引流或外引流，以降低血清胆红素水平，改善肝肾功能，从而降低术后并发症及手术死亡率。但该方法增加了再次手术的难度，并使切除率降低。胰体尾癌一般施行包括脾切除在内的胰体尾切除术。现重点叙述胰头癌的手术方法。

1. 胰十二指肠切除术（Whipple 手术）

切除范围包括胰头部、十二指肠全部及胆囊、胆总管远侧段，然后将近侧胆总管、胰体部断端及胃体部的断端和空肠吻合，恢复胃、胆管、胰管和肠道的连续。做此手术应严格掌握如下适应证。

（1）胰腺癌的诊断已肯定。

（2）患者一般情况尚好，可以耐受这种手术。

（3）肿瘤局限于胰头，或仅侵及十二指肠，其周围的重要器官如门静脉、下腔静脉、肠系膜上动脉和静脉未受侵犯。

（4）无腹腔内组织如肝、腹主动脉周围淋巴结或腹膜、大网膜的广泛转移。

2. 全胰腺十二指肠切除术

为了提高手术治愈率及减少胰瘘这一最常见并发症的发生，有学者主张施行全胰腺十二指肠切除术，但该手术死亡率并不低于胰十二指肠切除术，5 年生存率无显著提高，且术后丧失了胰腺的全部内分泌和外分泌功能，故多数报告不主张施行这种术式。

3. 胰腺癌扩大根治术

切除范围包括全胰腺、十二指肠，还切除胰腺后方的一段门静脉，甚至切除一段肠系膜上动脉、腹腔动脉及肝动脉，并清扫区域淋巴结。切除的血管用吻合或移植的方法重建。对这种手术的价值也尚难做出结论。

4. 姑息性手术

晚期患者合并较严重的黄疸而又无法行根治术时，可以做胆囊空肠，或胆总管空肠吻合内引流术，以减轻黄疸及有关症状。并可经动脉插管术后行区域性灌注化疗。

5. 疼痛的对症处理

晚期胰腺癌可引起顽固而剧烈的疼痛，开腹探查时可在腹腔神经丛处注射 95% 乙醇。也可应用 X 线照射的方法。

（二）放疗和化疗

胰腺癌对于放疗和化疗均不敏感，但可以作为辅助治疗手段。

（杜志勇）

第十二节 脾脏肿瘤

一、脾脏良性肿瘤

（一）分类

脾脏良性肿瘤临床罕见。根据起源组织的不同，主要分为以下三大类型。

1. 脾错构瘤

脾错构瘤极罕见，在脾切除术中发生率约 3/200 000，国内报道不足 10 例。其构成成分和脾正常成分相一致，又称脾内副脾、脾结节状增生，也有文献称之为脾脏缺陷瘤，其病因是脾脏胚基的早期发育异常，使脾正常构成成分的组合比例发生混乱，瘤内主要是由失调的脾窦构成，脾小体很少见到，脾小梁缺如或偶尔可见。肉眼见瘤体切面呈圆形或椭圆形，边界清楚，无包膜，呈灰白色和浅红色。文献中脾错构瘤既有单发也有多发的报道。

2. 脾血管瘤

脾血管瘤由海绵样扩张的血管构成，又称海绵状血管瘤、脾海绵状错构瘤、脾末梢血管扩张性血管瘤及脾血管瘤病，其发生基础系脾血管组织的胎生发育异常所致，亦罕见。

3. 脾淋巴管瘤

脾淋巴管瘤在三种良性肿瘤中常见，占 2/3，系由囊性扩张的淋巴管构成，又称脾海绵状淋巴管瘤或脾囊性淋巴管瘤。其发生基础是先天性局部发育异常，阻塞的淋巴管不断扩张。

（二）临床表现与诊断

脾良性肿瘤常常单发，大小不一，形态各异，因其症状隐匿，临床诊断较困难，常常在尸检或剖腹探查时偶然发现，少数病例因巨脾引起左上腹肿块、疼痛、食后饱胀、气急及心悸等症状，或因脾功能亢进引起贫血及出血倾向而于就诊时发现，也有部分病例因肿块囊性变及钙化而被临床检查发现。

影像诊断在脾肿瘤的诊断及鉴别诊断中具有重要价值。腹部 X 线平片可发现脾影增大及局部压迫征象，如左膈上抬、胃底及大弯受压、结肠脾曲右移等；肾盂静脉造影可显示左肾下移；B 型超声显示脾实质不均或结节状的低回声改变；CT 扫描可显示肝、肝圆韧带、镰状韧带、脾门及脾本身的变化；选择性脾动脉造影可显示周围组织的压迫性改变，亦可显示脾实质的缺损。

脾良性肿瘤应与寄生虫性脾囊肿、原发性恶性脾肿瘤及转移性脾肿瘤相鉴别。寄生虫性脾囊肿常系包囊虫病，X 线检查易见囊壁钙化，血象示嗜酸性粒细胞增多及特异性血清试验阳性可确诊。原发性恶性肿瘤往往症状较良性肿瘤突出，肿块增长速度快，全身进行性消瘦等有助于鉴别。转移性脾肿瘤常源于肺癌、乳腺癌、恶性黑色素瘤及脾周围脏器癌等，只要详细检查，不难发现原发癌灶及多脏器损害的表现。

（三）处理

由于脾脏的良恶性肿瘤临床鉴别较为困难，目前主张一经发现，即应施行全脾切除术。对于肯定系良性肿瘤者，亦可考虑节段性脾切除或全脾切除后予以健康脾组织自体异位移植，尽可能保留脾脏的功能。也有人认为对于脾良性肿瘤可不作任何治疗，但应密切随访，定期复查。

脾良性肿瘤预后良好，但部分病例，尤其是脾血管瘤，因其动静脉交通的作用，易发生自发性脾破裂，引起致死性腹腔内出血。也有少数病例可发生恶变（如脾血管瘤恶变），引起肿瘤播散而导致患者死亡。

二、脾脏原发性恶性肿瘤

脾原发性非淋巴网织细胞恶性肿瘤罕见。国外 Das Gupla 1965 年报道了 198 例脾原发肿瘤之后，只有零星报告。国内自 1986 年收集 41 例后，1997 年又报告 9 例原发脾肿瘤。文献大多为脾脏原发淋巴瘤的报告，据统计脾原发性恶性肿瘤仅占恶性肿瘤的 0.64%。

（一）病因与发病

脾脏肿瘤的起因至今尚未完全阐明。但近 30 年的研究发现了一些脾肿瘤发生的可能相关因素，如感染因素（某些病毒、分枝杆菌、疟原虫等）、遗传因素及其他脾脏慢性疾病等。Cecconi 等研究一组病例，认为 57% 的脾脏淋巴瘤与感染有关，特别是与分枝杆菌的流行有关，也就是说它们的 B 超下表现，一部分是结节状的，另一部分是非典型的。Wakasugi 报告一例慢性丙型肝炎病毒感染患者暴发 B 细胞淋巴瘤；Ozaki 等也证实，乙型肝炎病毒感染与脾脏 T/8T 细胞淋巴瘤相关；Kraus 报告一例心脏移植患者在 EB 病毒感染致淋巴组织异常增生后发生 T/8T 细胞淋巴瘤；Bates 等报告，在西非具绒毛状淋巴细胞的脾脏淋巴瘤和高度反应性疟疾性脾大有许多临床和免疫学的共同点，这一点为淋巴瘤发病机制的研究提供了线索。有学者在综合这些文献后分析认为，脾脏在受到病毒、细菌等病原体感染后，发生了非特异性的免疫反应，刺激了脾脏炎症区域内 B 淋巴细胞或 T 淋巴细胞的积聚和增生，在身体内部某些因素失去平衡的情况下，这种增生可能会变得不受限制而发展成肿瘤。另外，遗传因素及脾脏的一些慢性疾病与脾脏肿瘤的发病也可能有一定的关系。

（二）分类与病理

根据起源组织的不同，脾脏恶性肿瘤分为三大类。

1. 脾血管肉瘤

脾血管肉瘤是脾窦内皮细胞呈恶性增生所形成的肿瘤，又称恶性血管内皮瘤或内皮肉瘤。自 1879 年 Langhans 首例报告以来，国内外文献至 1997 年仅收集到 140 例。男女之比为 1.4 : 1，一般见于成年人，平均年龄 52 岁。多数患者于就诊时就有脾脏的肿大且常同时有肝脏的肿大。约 1/3 的患者发生脾破裂伴有血性腹腔积液，其中多数病例发生肝、肺、骨或局部淋巴结的转移。

肉眼可见脾脏肿大，被膜紧张，脾脏实质内有多个结节。结节呈紫红色、坚实、并可见出血、坏死、囊性变及纤维化的区域。

镜下可见组织学变化多端，有的区域呈实性的梭形细胞或多角形细胞的增生，其中可见被挤压的裂隙样管腔。有的区域可见相互吻合的小血管结构，在血管的腔内见有成堆的内皮细胞向管腔呈乳头样增生，内皮细胞胞体肥大，向管腔内突出呈钉突状。核大，富含染色质，核染色质和核仁呈粗团块状，核分裂象多见。肿瘤组织内可见出血和坏死，有时在原发肿瘤内见到髓外造血现象。

2. 纤维肉瘤、梭形细胞肉瘤和恶性纤维组织细胞瘤

纤维肉瘤在脾原发性恶性肿瘤中最为少见。纤维肉瘤、梭形细胞肉瘤指脾脏本身纤维组织的恶性增生，镜下见瘤细胞多呈束状排列或弥漫成片，瘤细胞呈梭形，有明显异形性，形态极不规则，多核瘤巨细胞及核分裂象多见，核多呈枣核状，粗颗粒，分布不均，核仁多较明显，胞质淡伊红色，间质胶原纤维多，瘤细胞间有较多网状纤维，V、G 染色胞质呈红色。

恶性纤维性组织细胞瘤又称恶性纤维黄色瘤、纤维黄色肉瘤，为近年来逐渐被人们注意的一种独立类型的恶性肿瘤。较多发生于四肢，极罕见于脾脏。本瘤较多发生于老年人，但也见于青年人。Mayo 所报道的 3 例分别为 48 岁、51 岁和 54 岁。男女无明显的差异。

肉眼可见脾脏肿大，被膜紧张，脾内肿瘤呈分叶状，肿瘤的质地较为坚实，切面灰白、灰红、灰黄和黄褐色不一，呈多彩状。中心可有坏死和囊性变。一般难见编织样结构。

镜下可见瘤组织内有多种细胞成分，即成纤维细胞、组织细胞、多核巨细胞、黄色瘤细胞及不等量的炎性细胞的浸润。

成纤维细胞及组织细胞有一定程度的异形性，表现为核肥大、深染，核膜增厚，外形不规则，核仁明显。成纤维细胞呈梭形，形成胶原纤维束，作车幅状排列，这点在诊断上非常重要。

3. 脾原发性恶性淋巴瘤

脾原发性恶性淋巴瘤是指原发于脾脏淋巴组织的恶性肿瘤，主要包括脾原发性霍奇金病和脾原发性非霍奇金淋巴瘤，而晚期恶性淋巴瘤的脾脏侵犯则不属此范畴。脾恶性淋巴瘤的发生率相对较高，占脾恶性肿瘤的 2/3 以上。脾恶性淋巴瘤的分期，一般采用 Ahmann 的三期分级法，即 I 期，瘤组织完全局限于脾内；II 期，累及脾门淋巴结；III 期，累及肝或淋巴结。

（三）症状与体征

脾原发性恶性肿瘤早期常无特殊症状，患者就诊时往往呈现晚期癌肿状态，具体表现如下。

1. 脾脏自身的表现

肿大的脾脏大多在脐水平以下，最大可达脐下 7.5 cm，呈渐进性增大，质硬，表面凹凸不平，活动度差，触痛明显。

2. 肿块所产生的局部压迫症状

肿块所产生的局部压迫症状如胃区饱胀、纳减、腹胀、心悸及气促等，甚至可引起泌

尿系统的症状。

3. 恶性肿瘤的毒性表现

恶性肿瘤的毒性表现如低热、乏力、贫血、消瘦等。

部分病例可表现高热、白细胞减少，近 1/4 的病例可伴有肝脏肿大，也有部分病例因癌肿自发性破裂，以腹腔内出血作为就诊的首发症状。而脾脏不规则肿大，无长期发热，无脾功能亢进等，系脾原发性恶性肿瘤的特征。

（四）诊断与鉴别诊断

1. 诊断标准

（1）最早的临床症状和体征表现在脾脏部位。

（2）血液生化及影像学检查有足够证据排除肾、肾上腺、结肠、腹膜、肠系膜和网膜的肿瘤。

（3）术中肝脏活检无肿瘤生长，肠系膜和腹主动脉旁淋巴结未见淋巴瘤病变。

影像检查在脾肿瘤的诊断中有举足轻重的作用。X 线检查可发现脾影增大及局部压迫征象，但不具特殊性。B 超检查可确定脾脏有无肿块，系实质或囊性，但不能区分良恶性。经皮穿刺活检，危险性较大，且穿刺部位难以定准。CT 及磁共振不仅显示脾脏本身的病变，尚可显示肿块与邻近脏器的关系、淋巴结或肝脏的侵犯及腹腔和胸腔的其他病变。选择性脾动脉造影可显示脾实质缺损等征象。

2. 鉴别诊断

鉴于恶性肿瘤的早期征象不明显，甚至部分晚期病例也无特异表现，鉴别诊断更为重要，常需与下列疾病相鉴别。

（1）伴有脾大的全身性疾病：如门脉高压所致瘀血性脾大、恶性淋巴瘤和慢性白血病侵及脾脏等。

（2）脾本身的良性疾患：如脾脓肿、脾结核、脾囊肿及脾脏其他的良性肿瘤。

（3）脾邻近器官的疾患：如腹膜后肿瘤、肾脏肿瘤、胰腺肿瘤等。

上述这些疾患，往往借助于病史、体检、实验室检查及影像学诊断、淋巴结穿刺活检等手段可资鉴别。同良性肿瘤一样，脾脏原发性恶性肿瘤有相当的病例确诊仍需手术探查及病理学检查。

（五）处理与预后

脾脏原发性恶性肿瘤的治疗应首选脾切除加放疗或化疗，以延长患者生命，其中部分病例可有较长的存活期。治疗效果决定于病期、有否转移和肿瘤的生物学特性。早期病例手术治疗效果尚可，手术应行全脾切除，术中注意脾包膜的完整及脾门淋巴结的清扫。据文献报告，全脾切除后辅以放疗及化疗，5 年生存率可达 30%，部分病例术后生存长达 23 ～ 27 年。Ahmann 报告 49 例脾淋巴瘤，Ⅰ、Ⅱ期 3 年生存率达 60%，5 年生存率

45%。国内曲度收集了 47 例脾原发性恶性肿瘤，手术切除率达 87.8%，但因诊治较晚，根治性切除率低，综合治疗措施不当，效果欠佳。

脾的恶性肿瘤诊治晚，预后较差，尤其是脾血管肉瘤，容易经血行转移，往往同时累及肝脏及其他器官，85% 的患者在确诊前已有转移，也有人认为这种现象系肉瘤多中心性发生的结果。脾恶性肿瘤较易破裂，除外伤性破裂外，尚有自发性破裂，均可形成致死性腹腔内出血，并且可引起肿瘤的迅速播散。

（杜志勇）

病例 1　肝内外胆管结石

一、病历摘要

姓名：卢 ××　性别：男　年龄：58 岁

过敏史：无。

主诉：右上腹痛半月余。

现病史：患者诉半月前无明显诱因出现右腹上区疼痛不适，呈持续性胀痛，与进食无明显关系，无背部放射痛，无恶心呕吐，无腹泻腹胀，无畏寒发热，无大便带血及黑便，小便正常；就诊于外院，诊断胆总管上段结石，左肝管多发结石，予消炎利胆片治疗，建议手术治疗，患者拒绝；现患者为手术治疗，转来我院，门诊拟"胆总管结石"收入我科。起病以来，患者精神一般，睡眠、胃纳可，大便正常，体重无变化。

二、查体

体格检查：无特殊。

专科检查：腹部平坦，未见胃肠型及蠕动波，未见浅表静脉曲张。腹壁未见手术瘢痕，脐部正常，腹式呼吸存在。腹部柔软，无液波震颤，无震水音，未触及腹部肿块。右上腹可及压痛，无反跳痛，无肌紧张，Murphy 征阴性。肝脏肋下未触及。胆囊肋下未触及。脾脏未触及。肾未触及。叩诊：肝浊音界存在，肝上界位于右锁骨中线第 6 肋间，移动性浊音阴性，肝区、双肾区无叩痛。肠鸣音正常，无气过水声，未闻及腹部血管杂音。

辅助检查。我院腹上区增强 CT：①肝左外叶萎缩，肝内、肝外胆管明显扩张，以肝左外叶为著，肝左外叶及肝门部胆管多发结石，胆总管多发结石，胆管炎；②附见：双肾多发囊肿，部分复杂囊肿。腹上区 MRI+MRCP：肝左外叶肝内胆管、肝门部胆管及胆总管内多发结石并肝内外胆管扩张，肝左外叶萎缩。胆囊少许泥沙样结石可能。

三、诊断

初步诊断：胆总管结石伴胆管炎，胆囊结石，高血压。

最终诊断：肝内外胆管结石，胆总管结石伴胆管炎，胆囊结石，胆囊腺肌症，双肾囊肿，高血压。

四、诊疗经过

入院后完善术前常规检查，未见明显手术禁忌证，于 2021-07-13 手术室在插管麻醉下行"经腹腔镜左半肝切除术＋中转开腹高位胆肠吻合术＋胆道镜胆管取石术＋经腹腔镜胆囊切除术＋肠粘连松解术＋胆管修补成形术＋胆道冲洗术"，术程顺利，术后安返病房；术后予抗感染、解痉、护胃、护肝、退黄等对症支持治疗；现患者恢复好，已拔除左肝面引流管及胆肠吻合口后引流管，今日已拆线，术后病理结果显示：①（左半肝）送检肝组织肝内胆管高度扩张，胆管上皮增生伴胆管上皮轻度异型增生，部分区域纤维组织增生伴小胆管增生，结合临床，符合肝内胆管结石改变。IHC：S-100（－）、P16（灶+）、P53（－）。②（胆囊）慢性胆囊炎伴胆囊腺肌症。③（肝外胆管）送检胆管组织内见小胆管增生，伴多量淋巴细胞、浆细胞及中性粒细胞浸润，呈炎症性改变，请结合临床。经请示上级医师，予 2021-07-23 出院，嘱定期复查，不适随诊。

五、出院情况

今日查房，患者未诉特殊不适，查体：神清，巩膜不黄，心肺（－），切口愈合良好，全腹无明显压痛反跳痛，肠鸣音正常。

六、讨论

本病例特殊之处在于右肝管开口针尖样狭窄，但右肝内胆管无结石，结石集中在左肝内，腔镜下循肝中静脉完成左半肝切除，术中行造影证实右肝管开口狭窄，再行右肝管整形后胆肠吻合术，彻底解决问题，患者随访至今状态良好。

（杜志勇）

病例 2　右肝内胆管乳头状瘤

一、病历摘要

姓名：陈××　性别：女　年龄：62 岁

过敏史：无。

主诉：全身皮肤、巩膜黄染半年余，PTCD 术后 10 余天。

现病史：患者半年余前无明显诱因开始出现全身皮肤及巩膜黄染，伴有食欲缺乏、尿黄，伴有皮肤瘙痒，遂至外院就诊，予护肝及胆道引流治疗，经治疗黄疸消失。4 月余前黄疸复发，再次至外院就诊，予药物治疗后症状有所缓解。3 月余前至我院门诊就诊，建议患者住院治疗，患者拒绝住院，予护肝药物治疗，症状稍有缓解。近 2 月来患者黄疸有所加重，症状大致同前，遂至外院住院治疗，查腹上区 CT 提示肝内外胆管扩张，汇管区及肝右胆管近端结节，较前增大，肝门部及贲门周围多发肿大淋巴结，右心膈角区肿大淋巴结。腹上区 MRI 提示汇管区及右肝段近端占位较前增大，肝内外胆管扩张，较前明显，肝门部、贲门周围及右侧心膈角区多发肿大淋巴结。予抗肿瘤护肝等治疗，建议患者上级医院治疗。1 月余前患者至我院就诊，予行 PTCD 术、护肝等对症支持治疗。今患者为进一步诊治，拟诊"梗阻性黄疸 PTCD 术后"收入我科。起病以来，患者精神一般，睡眠、胃纳一般，大便正常，小便如前，体重无变化。

二、查体

体格检查：无特殊。

专科检查：腹部平坦，未见胃肠型及蠕动波，未见浅表静脉曲张。腹部可见留置右肝前叶胆管引流管、左肝胆管引流管。全腹软，无液波震颤，无震水音，未触及腹部肿块。全腹未及压痛、反跳痛，Murphy 征阴性。肝脏肋下未触及。胆囊肋下未触及。脾脏未触及。肾未触及。叩诊：肝浊音界存在，肝上界位于右锁骨中线第 6 肋间，移动性浊音阴性、肝区、双肾区无叩痛。肠鸣音正常，无气过水声，未闻及腹部血管杂音。

辅助检查：2020-05-18 查肝功能提示"谷草转氨酶 57 ↑ U/L，碱性磷酸酶 189 ↑ U/L，人血白蛋白 31.1 ↓ g/L，总胆红素 388.9 ↑ μmol/L，直接胆红素 329.0 ↑ μmol/L，间接胆红素 59.90 ↑ μmol/L"，经 PTCD 穿刺减黄后，下降到（2020-07-03）：谷丙转氨酶 39.5U/L，谷草转氨酶 48.2 ↑ U/L，碱性磷酸酶 220 ↑ U/L，人血白蛋白 42.9 g/L，总胆红素 56.0 ↑ μmol/L，直接胆红素 50.0 ↑ μmol/L，CA199 由术前（2020-05-18）：52.81 ↑ U/mL，下降到（2020-07-03）8.62 U/mL。

2020-05-18 我院腹部 CT 提示：①左右肝管汇合处及肝右胆管内软组织密度灶较前相仿，请结合临床进一步明确。肝内外胆管扩张，胆总管下端狭窄不能除外，请结合临床明确。②腹腔及腹膜后多枚小淋巴结及肿大淋巴结；胆囊未见显示。③脾大。④腹腔积液，较前减少；腹腔脂肪间隙模糊，腹腔肝内引流管留置。2020-05-18 我院腹部彩超提示：左右肝管汇合处实质性占位，性质待查，考虑胆管癌，合并肝内胆管扩张，胆总管扩张。胆囊已切除。副脾。2020-06-15 复查增强 CT 提示：①左右肝管汇合处及肝右胆管内软组织密度灶较前相仿，请结合临床进一步明确。肝内外胆管扩张，胆总管下端狭窄不能除外，请结合临床明确。②腹腔及腹膜后多枚小淋巴结及肿大淋巴结；胆囊未见显示。③脾大。④腹腔积液，较前减少；腹腔脂肪间隙模糊，腹腔肝内引流管留置。⑤附见：左肾小囊肿；右心膈角见肿大淋巴结"。

患者心肺功能等未见异常。

三、诊断

初步诊断：胆管占位性病变，梗阻性黄疸 PTCD 术后，胆总管扩张，肝内外胆管扩张，胆囊切除术后；阑尾切除术后。

鉴别诊断：胆管癌。

最终诊断：右肝内胆管乳头状肿瘤，梗阻性黄疸 PTCD 术后，胆总管扩张，肝内外胆管扩张，胆囊切除术后，阑尾切除术后，双肺结节，肠粘连。

四、诊疗经过

患者入院后完善相关检查，未见明显手术禁忌证，于 2020-07-06 在插管麻醉下行"右半肝切除术＋肝外胆道切除＋淋巴结清扫＋左肝管空肠 R-Y 吻合术＋胆道镜检查术"，术程顺利，术后患者安返病房。术后给予抗感染护肝补液等支持对症治疗，患者恢复顺利，2020-07-15 复查腹上区增强 CT 提示"①右半肝切除术、左肝管空肠吻合术后改变，肝周少许积液，腹腔引流管留置；胆囊术后缺如；②腹腔及腹膜后多枚小淋巴结；右心膈角肿大淋巴结，较前缩小；③附见：右侧胸腔少量积液；双肾小囊肿"。现患者恢复好，病理诊断提示"①（右半肝）肝脏胆管开口处：导管内乳头状肿瘤，胰胆管型，伴高度异型增生；肿瘤大小 4 cm×3 cm×2 cm，未见明确脉管及神经累犯，肝脏切缘未见肿瘤；②（第 2-04-12.7 组，第 8a，第 13 组）淋巴结未见肿瘤（0/25、0/2、0/4）"。于 2020-07-30 出院，嘱定期复查，不适随诊。

五、出院情况

主诉，患者无不适，饮食睡眠可。查体：生命体征平稳，巩膜无黄染，腹部手术切口愈合良好，全腹无压痛反跳痛，肠鸣音正常。

六、讨论

肝内胆管乳头状瘤病较少，主要发生于老年人，病程缓慢，本例患者 3 年余前曾在外院行胆囊切除术＋胆总管切开局部摘除胆管腔内肿瘤手术，后再出现黄疸，本次行根治手术，随访一年余，无复发，状态良好。

（杜志勇）

病例 3　肝细胞癌

一、病历摘要

姓名：谢××　性别：男　年龄：54 岁

过敏史：无。

主诉：检查发现肝脏占位 10 d 余。

现病史：患者于 10 d 前行腹部彩超检查提示"肝脏多发无回声区，脂肪肝"。无腹痛、腹胀，无恶心、呕吐，无畏寒、发热，无身目黄染，无反酸、嗳气，未予治疗。4 d 余前至我院门诊就诊，查 CT 提示"①肝 S_5、S_6 段占位，考虑多中心型肝癌可能大，请结合前片考虑；②动脉期肝左叶多发片状不均匀明显强化影，异常灌注？肿瘤？建议 MRI 增强进一步检查；③肝硬化，肝内多发小囊肿，胆囊多发结石"。建议患者住院进一步治疗。患者进一步治疗，拟"肝癌？"收入我科。起病以来，患者精神，睡眠、胃纳一般，大、小便正常，体重无变化。

二、查体

体格检查：无特殊。

专科检查：腹部平坦，未见胃肠型及蠕动波，未见浅表静脉曲张。脐部正常，腹式呼吸存在。无液波震颤，无震水音，未触及腹部肿块。全腹腹肌软，剑突下稍压痛，Murphy 征阴性。肝脏肋下未触及。脾脏未触及。肾未触及。肝浊音界存在，肝上界位于右锁骨中线第 6 肋间，移动性浊音阴性，肝区、双肾区无叩痛。肠鸣音正常，无气过水声，未闻及腹部血管杂音。

辅助检查：2020-06-18 我院 CT 提示"①肝 S_5、S_6 段占位，考虑多中心型肝癌可能大，请结合前片考虑；②动脉期肝左叶多发片状不均匀明显强化影，异常灌注？肿瘤？建议 MRI 增强进一步检查；③肝硬化；肝内多发小囊肿，胆囊多发结石。"

三、诊断

初步诊断：肝占位性质待查：肝癌？慢性乙型肝炎。

鉴别诊断：肝脓肿。

最终诊断：肝细胞癌；肝囊肿；胆囊结石伴慢性胆囊炎；肝硬化；慢性乙型肝炎。

四、诊疗经过

入院后完善相关检查，腹部 MR：①肝 S_5、S_6 占位，考虑肝 CA；②肝硬化，肝内多发囊肿；胆囊结石。进一步明确诊断为"肝占位病变；胆囊结石伴慢性胆囊炎"，未见手术禁忌证，于2020-07-03在插管麻醉下行"经腹腔镜肝癌切除术＋经腹腔镜胆囊切除术"，术程顺利，术后患者安返病房。现患者恢复好，病理诊断提示"①（右肝肿物）肝细胞肝癌，中－低分化，肿瘤大小6 cm×6 cm×4.5 cm，局灶见脉管内癌栓，手术切缘未见癌。周围肝组织可见肝细胞脂肪变性，汇管区淋巴细胞浸润。IHC：Hepatocyte（部分＋）、GPC-3（＋）、HSP70（＋）、GS（＋）、CD34（＋，显示毛细血管化）、CK19（－）、Ki-67（热点区约20%＋）、CK7（－）。特殊染色：网银染色（示肝板增厚）；②（胆囊）慢性胆囊炎。"经请示上级医师，予2020-07-12出院，嘱定期复查，不适随诊。

五、出院情况

患者无不适主诉；饮食睡眠可；查体：生命体征平稳，巩膜无黄染，腹部手术切口愈合良好，全腹无压痛反跳痛，肠鸣音正常。

六、讨论

本例患者行腹腔镜下肝癌根治术（5、6、7段）＋胆囊切除术，术后恢复顺利，术后一月给予介入治疗，严密随访至今，未见肿瘤复发，出院至今一直给予抗病毒药物治疗，肝癌患者术后一定要予以规范的随访及抗病毒治疗，巩固疗效。

（杜志勇）

病例4　胆囊癌侵犯第一肝门

一、病历摘要

姓名：唐×　性别：男　年龄：47岁

过敏史：无。

主诉：皮肤、巩膜黄染1月。

现病史：患者1月前无明显诱因出现皮肤、巩膜黄染，小便黄，伴腹泻，排白色便。无腹痛腹胀，无反酸、嗳气，无胸闷，胸痛，无恶心、呕吐，无畏寒、发热，就诊于我院，查腹上区MR提示：肝门区、肝左内叶及右前叶不规则肿块，与胆囊关系密切，肝内胆管梗阻扩张，考虑胆囊癌并肝脏受累可能大，门脉左支可疑受累；腹上区CT提示：①肝门区、肝左内叶及右前叶不规则占位，拟胆管恶性肿瘤可能，肝门部胆管壁增厚并肝内胆管梗阻扩张；完善术前检查后于2020-08-04在局部麻醉下行"经皮肝穿胆道引流术（PTCD）"，术程顺利。术后予抗感染、护肝、补液等对症支持治疗。现患者黄疸较前减轻。今为求进一步治疗就诊于我院，门诊拟"肝门部胆管癌"收入我科。起病以来，患者精神一般，睡眠、胃纳欠佳，体重无变化。

二、查体

体格检查：无特殊。

专科检查：PTCD 管在位，引流胆汁通畅，腹部平坦，未见胃肠型及蠕动波，未见浅表静脉曲张。全腹软，无液波震颤，无震水音，未触及腹部肿块。全腹未及压痛、反跳痛，Murphy 征阴性。肝脏肋下未触及。胆囊肋下未触及。脾脏未触及。肾未触及。叩诊：肝浊音界存在，肝上界位于右锁骨中线第 6 肋间，移动性浊音阴性，肝区、双肾区无叩痛。肠鸣音正常，无气过水声，未闻及腹部血管杂音。

辅助检查：我院腹上区 MR 提示：肝门区、肝左内叶及右前叶不规则肿块，与胆囊关系密切，肝内胆管梗阻扩张，考虑胆囊癌并肝脏受累可能大，门脉左支可疑受累。我院腹上区 CT 示：①肝门区、肝左内叶及右前叶不规则占位，拟胆管恶性肿瘤可能，肝门部胆管壁增厚并肝内胆管梗阻扩张。

三、诊断

初步诊断：肝门部胆管癌？ PTCD 术后，原发性高血压。

鉴别诊断：胆囊癌。

最终诊断：胆囊癌，肝门部侵犯，肠粘连，双侧胸腔积液，双肺不张，双下肺慢性炎症，原发性高血压，左肾小囊肿，右肾上腺结节。

四、诊疗经过

患者首次入院时（2020-07-25）：糖基抗原 19-9 311.00 ↑ U/mL，癌胚抗原 120.300 ↑ μg/L，谷丙转氨酶 114 ↑ U/L，谷草转氨酶 91 ↑ U/L，碱性磷酸酶 233 ↑ U/L，γ 谷氨酰转肽酶 1502 ↑ U/L，总胆红素 306.8 ↑ μmol/L，直接胆红素 256.41 ↑ μmol/L，间接胆红素 50.39 ↑ μmol/L。第一次穿刺失败后复查肝功提示（2020-08-03）：谷丙转氨酶 56.5 ↑ U/L，谷草转氨酶 61.0 ↑ U/L，碱性磷酸酶 487 ↑ U/L，总胆红素 1071.9 ↑ μmol/L，直接胆红素 879.3 ↑ μmol/L，间接胆红素 192.60 ↑ μmol/L。于 2020-08-04 在局部麻醉下行"经皮肝穿胆道引流术（PTCD）"，术程顺利，术后患者安返病房。术后予抗感染、护肝、补液等对症支持治疗。于 2020-08-13 在局部麻醉下行"经皮肝胆道引流管更换术"，本次手术前复查肝功提示：（2020-09-12）：谷丙转氨酶 51.7 ↑ U/L，总胆红素 34.0 ↑ μmol/L，直接胆红素 25.7 ↑ μmol/L；（2020-09-08）：糖基抗原 19-9 12.55 U/mL，糖基抗原 125 110.20 ↑ U/mL，癌胚抗原

76.400 ↑ μg/L。复查腹上区 CT 示：①肝左叶包膜下新见囊性低密度灶，考虑包裹性积液可能；肝门区、肝左内叶及右前叶不规则占位，病灶范围同前，其内部分囊性低密度灶较前减小。②肝门部胆管壁增厚显示欠佳，肝内胆管梗阻扩张较前改善；胆囊显示不清；肝左外叶上段囊肿同前。于 2020-09-14 送手术室在插管麻醉下行高位胆管癌根治术＋肠粘连松解术＋腹腔镜探查术＋胆道镜探查术，术程顺利，术后患者安返病房。术后出现胸闷、气促行床边彩超提示双侧胸腔积液，于 2020-09-18 行床边彩超引导下双侧胸腔积液穿刺引流术。术后胸闷气促缓解。术后予抗感染、护肝、抑酸、补液、营养支持等对症治疗。复查胸腹部 CT 示：①双侧胸腔可见少量积液。②肝门区、肝左内叶及右前叶不规则占位术后改变，术区积液，并见肠管积聚；原肝左叶包膜下囊性低密度灶，较前稍缩小，考虑包裹性积液；少量腹腔积液，腹腔脂肪密度增高，右侧明显。③肝内外胆管未见明显梗阻及壁增厚，胆囊未见显示，肝左外叶上段囊肿同前。术后病理：①（肝门部肿瘤＋胆囊肿瘤＋肝 $S_{4、6}$ 段 ＋$S_{5、8}$ 段）黏液腺癌，中－低分化；肿瘤大小 5 cm×5 cm×3.5 cm，肿瘤侵犯肝实质，可见脉管及神经累犯。周围肝组织汇管区见多量淋巴细胞浸润。肿瘤主体位于肝实质内，考虑胆管或胆囊来源可能性大。肝组织手术切缘未见癌。②（第 13 组）淋巴结见癌转移（1/6）。③（第 12a 组、第 12 组、8 组）淋巴结未见癌（0/3、0/3）；④（第 12 组淋巴结）送检为纤维、脂肪组织，未见淋巴结，未见癌。现患者恢复好，经请示上级医师，予 2020-09-27 出院，嘱定期复查，不适随诊。

五、出院情况

患者无不适主诉，饮食睡眠可。查体：生命体征平稳，腹部手术切口愈合可，全腹无压痛反跳痛，肠鸣音正常。

六、讨论

本例患者手术艰难，术中及术后病理都很难判断是胆囊癌侵犯肝门部还是肝门部胆管癌侵犯胆囊，左侧胆管三个开口成型后行胆肠吻合，右侧胆管单独行胆肠吻合，术后恢复顺利，对于此类患者，术前 PTCD 减黄尤为重要。

（杜志勇）

病例 5　胰腺体尾部导管腺癌

一、病历摘要

姓名：邓 ×× 　性别：男　年龄：61 岁

过敏史：无。

主诉：腹痛 3 月余。

现病史：3 月前患者无明显诱因出现腹上区隐痛，部分表现为左上腹剧烈疼痛，伴肩背部放射痛及大汗淋漓，否认与进食、体位相关，弯腰不能缓解，否认发热、畏寒、寒战，恶心、呕吐，皮肤黏膜黄染，排气排便停止，呕血，腹泻、黑便，反酸、嗳气。遂于 3 周前（2021-02-26）就诊于外院，完善胃镜"慢性浅表性胃炎、钩虫病、胃底黏膜隆起（黏膜来源可能性大）"。考虑"钩虫病"，予药物治疗（具体治疗），未复查。症状未缓解，遂于 6 d 前（2021-03-12）于我院门诊完善超声胃镜示"胃底见一黏膜下隆起，表面光滑。超声内镜所见：胃底病灶处见一低回声病灶，呈椭圆形，截面约 6.5 mm×3.6 mm，内部回声均匀，向腔内突出，起源于固有肌层"，2021-03-09 ^{14}C 呼气试验检验报告幽门螺旋杆菌（Hp）阳性，目前根治治疗中。现为行进一步治疗，特收入我科，近 3 月来，患者精神稍差、胃纳、睡眠可、二便如常，体重无明显变化。

二、查体

体格检查：无特殊。

专科检查：神清，双肺呼吸音清，双肺未闻及干湿啰音，心律齐，各瓣膜听诊区未及病理性杂音，腹软，左上腹及剑突下压痛、无反跳痛，未及包块，肝脾肋下未及，移动性浊音阴性，肠鸣音正常，双下肢无水肿。

辅助检查。我院 2021-03-31 腹上区增强 CT 提示：①胰体部占位性病变，其远端胰管扩张，考虑胰腺 Ca 可能，请结合临床相关检查；②胃腔充盈尚可，胃壁未见异常密度。请结合临床，肝右叶钙化灶，胰头部稍饱满并钙化灶，前列腺钙化灶；脐尿管囊肿并结石，同前相仿。

三、诊断

初步诊断：腹痛查因，胃底黏膜下隆起，幽门螺旋杆菌感染，钩虫病（治疗后），前列腺增生症。

鉴别诊断：消化道恶性肿瘤，慢性胰腺炎。

最终诊断：胰腺导管腺癌，胃底黏膜下隆起，幽门螺旋杆菌感染，钩虫病（治疗后），前列腺增生症。

四、诊疗经过

患者 2021-03-18 入我院消化内科，完善常规检查，于 2021-03-31 消化内科在静脉全身麻醉下行 EUS-guided FNA，穿刺活检病理示：（胰腺占位）穿刺样本，送检组织见极少许腺上皮，细胞具异型性，伴坏死形成，不除外肿瘤性病变可能，建议将肿物完整切除后进一步评价。为进一步手术治疗，于 2021-04-02 转入我科。完善相关术前检查后，于 2021-04-08 手术室在插管麻醉下行腹腔镜探查＋胰体尾部癌根治术，术程顺利，术后患者安返病房。术后病理示：①（胰体尾）胰腺导管腺癌，中－低分化，肿瘤大小约为 2.5 cm×1.5 cm×1.5 cm，未见明确脉管癌栓，可见神经累犯；胰腺周围检出淋巴结未见癌（0/9）；各手术切缘未见癌。IHC：CK20（－）、CK7（＋）、CK8-18（＋）、MUC-1（＋）、MUC-2（－）、MUC-6（部分＋）、P53（野生型，－）、Trypsin（部分＋）。②（脾脏）未见癌。③（左肾动脉根部淋巴结、第 7 组、8 组淋巴结）未见癌（0/1、0/10、0/17）。④（第 14 组淋巴结）送检为神经、脂肪及纤维组织，未见淋巴结，未见癌。术后复查腹部增强 CT 示：①胰体部术后改变，术区局限性积液及积气，腹腔引流管留置；②肝 S_4 边缘低密度灶，性质待定，建议随诊复查，肝右叶钙化灶同前；③附见：左侧胸腔积液。现患者恢复好，经请示上级医师，予 2021-04-20 带管出院，嘱定期复查，不适随诊。

五、出院情况

患者无特殊不适主诉，饮食睡眠可。查体：生命体征平稳，巩膜无黄染，腹部手术切口愈合良好。胰腺断面引流管引流通畅，每日引流出约 100 mL 乳糜样引流液。全腹无压痛反跳痛，肠鸣音正常。

六、讨论

胰腺体尾部癌早期症状不典型，若出现不明原因腹痛及腰背痛，要警惕胰腺肿瘤可能，尽早完善腹上区增强 CT 或 MRI 检查，有助于早期诊断；本例患者腹痛数月后才确诊，及时完成根治性手术，手术后出现乳糜漏，带管出院后两周再返院拔除引流管，完全康复后到肿瘤科行化疗治疗，目前已行八次 FOLFIRINOX 方案化疗，状态良好。

（杜志勇）

病例 6　胰头黏液腺癌

一、病历摘要

姓名：康×　性别：男　年龄：49 岁

过敏史：无。

主诉：反复腹痛半年余，加重 1 月。

现病史：患者于半年余前无明显诱因出现腹痛不适，为持续性钝痛，呕吐一次，为胃内容物，伴有黑便，量少，1~3次/d，无伴恶心，无发热，无身目黄染，无反酸嗳气，无腹胀腹泻，曾至外院就诊，予止痛等对症治疗，症状缓解。近一月来腹痛有所加重，性质大致同前，1d前患者腹痛加剧，遂至外院就诊，查CT提示胰腺占位，予止痛等对症处理，症状缓解。患者为求进一步治疗，于我院就诊，门诊拟"胰腺占位"收入我科。起病以来，患者精神、睡眠、胃纳较差，大、小便如上所述，体重无变化。

二、查体

体格检查：无特殊。

专科检查：腹部平坦，未见胃肠型及蠕动波，未见浅表静脉曲张。脐部正常，腹式呼吸存在。无液波震颤，无震水音，未触及腹部肿块。全腹腹肌软，剑突下稍压痛，Murphy征阴性。肝脏肋下未触及。脾脏未触及。肾未触及。肝浊音界存在，肝上界位于右锁骨中线第6肋间，移动性浊音阴性，肝区、双肾区无叩痛。肠鸣音正常，无气过水声，未闻及腹部血管杂音。

辅助检查。2020-04-26外院CT提示：胰腺占位。

三、诊断

初步诊断：胰腺占位，便血查因。

鉴别诊断：胰腺脓肿。

最终诊断：胰头黏液腺癌，胰腺癌十二指肠侵犯，慢性胆囊炎，肠粘连，2型糖尿病，双肾小囊肿，脂肪肝，慢性浅表性胃炎，胃体隆起样病变。

四、诊疗经过

入院查电解质测定组合＋肾功能测定组合＋空腹血糖＋心脑血管风险因子组合＋肝功能九项＋血淀粉酶检测：谷丙转氨酶，77 U/L，谷草转氨酶，68 U/L，直接胆红素，8.02μmol/L，超敏C反应蛋白测定，29.87 mg/L，γ谷氨酰转肽酶，170 U/L，葡萄糖（空腹），6.80 mmol/L；血常规、尿常规、凝血四项、免疫四项、甲胎蛋白定量＋癌胚抗原定量＋糖基抗原125＋糖基抗原19-9未见明显异常。大便常规＋隐血提示隐血阳性。糖化血红蛋白：糖化血红蛋白，6.75%。胸部CT平扫提示右中叶小结节性质待定，建议随访观察。附见：胰头低密度占位。腹上区MRI＋MRCP提示胰头部囊性肿块，导管内乳头状瘤？囊腺癌？肝内、外胆管扩张，胆囊扩大。双肾小囊肿。腹部CT平扫＋增强提示胰头区占位并肝内外胆管、胰管扩张，考虑胰腺癌，十二指肠降段及水平段受累可能，需与十二指肠癌相鉴别，腹膜后及系膜多个小淋巴结。脂肪肝，左肾多发小囊肿。电子胃镜提示：食管黏膜病变？胃体隆起样病变，慢性浅表性胃炎。食管黏膜病理提示送检少许鳞状上皮轻度增生，细胞分化尚好。电子结肠镜未见明显异常。入院完善相关检查后，于 2020-05-11 在复合全身麻醉下行胰十二指肠切除术（Whipple 手术）＋肠粘连松解术＋胆囊切除术，术程顺利，术后患者安返病房，术后予抗感染、抑酸、护肝、补液、加强营养、留置引流管等治疗。术后病理提示，①（胰十二指肠切除标本）黏液腺癌，肿物大小为 7.5 cm×5 cm×5 cm，侵犯十二指肠肌层及周围胰腺组织，见有脉管内癌栓，未见明确神经累犯；胃切缘、小肠切缘、肝总管切缘及胰腺切缘未见癌。胆囊未见癌，呈慢性胆囊炎改变。十二指肠周围自检淋巴结 8 枚，未见癌转移（0/8）。IHC：MUC-2（＋）、Trypsin（－）、MUC-1（＋）、CDX-2（＋）、Syn（－）、CK7（部分＋）；②（大网膜）未见癌。③（第 7 组，第 7、8、9、12a 组，第 9 组，第 12 组，第 14 A 组，第 16 组淋巴结）送检淋巴结未见癌转移（0/3，0/6，0/1，0/7，0/2，0/7）。术后复查腹上区 CT 平扫＋增强提示：①"胆囊、胰十二指肠切除术后"，右上腹术区见节段性肠管（空肠？）壁增厚水肿，术区渗出、肠系膜间隙多发小淋巴结，腹腔少量积液积气，请结合临床及随访；②脂肪肝，肝门区胆管壁增厚强化，左肾多发小囊肿，同前；③附见：双侧少许胸腔积液，两肺下叶背侧少许膨胀不全。患者术后恢复可，顺利拔除引流管，诉有腰背部疼痛，余无明显不适，予请脊柱外科会诊，会诊意见建议完善胸腰椎核磁共振检查。现患者要求出院，经请示上级医师，予 2020-05-26 出院，嘱定期复查，不适随诊。

五、出院情况

今日查房，患者诉腰痛，查体：神清，巩膜不黄，心肺（－），切口愈合良好，全腹无明显压痛反跳痛，肠鸣音正常。胸腰背部多处棘突有轻度叩击痛，腰椎活动受限，双下肢活动自如。

六、讨论

患者出院后行吉西他滨 1.5 g 单药化疗，完成所有疗程，目前全身情况好，恢复工作，对于不明原因的腹痛，要警惕胰腺癌可能，本例患者腹痛达半年之久，完善检查明确胰头占位，肿瘤大，紧贴血管，行规范的根治性胰十二指肠切除术很关键，精细手术为后续恢复奠定基础，以尽早接受化疗，巩固疗效。

（杜志勇）

病例 7　胰腺钩突癌

一、病历摘要

姓名：方×　性别：女　年龄：77 岁

过敏史：无。

主诉：皮肤、巩膜黄染 4 d。

现病史：患者 4 d 前无明显诱因出现皮肤、巩膜黄染，伴间断性上腹闷痛，无伴腰背部放射痛，无反酸、嗳气，恶心、呕吐，无胸闷，胸痛，无腹胀、腹泻，无畏寒、发热，就诊于我院急诊科。行腹部 CT 检查提示：①胆总管、肝内胆管及胰管扩张，胆总管下端阻塞性病变不能除外；②胆囊壁不规则增厚，性质待定；③胆囊结石并急性胆囊炎；④右肾结石，左肾低密度灶，予抗感染、补液等对症处理，症状无明显缓解。急诊科请我科会诊后，拟诊"梗阻性黄疸"收入我科。起病以来，患者精神、睡眠、胃纳一般，大便次数少，小便黄，体重无变化。

二、查体

体格检查：无特殊。

专科检查：全身皮肤及巩膜黄染，腹部平坦，未见胃肠型及蠕动波，未见浅表静脉曲张。全腹软，无液波震颤，无震水音，未触及腹部肿块。腹上区深压痛，无明显反跳痛，Murphy 征阴性。肝脏肋下未触及。胆囊肋下未触及。脾脏未触及。肾未触及。叩诊：肝浊音界存在，肝上界位于右锁骨中线第 6 肋间，移动性浊音阴性，肝区叩痛，双肾区无叩痛。肠鸣音正常。

辅助检查：我院腹部 CT 检查提示"①胆总管、肝内胆管及胰管扩张，胆总管下端阻塞性病变不能除外；②胆囊壁不规则增厚；③胆囊结石并急性胆囊炎；④右肾结石，左肾低密度灶"。

三、诊断

初步诊断：梗阻性黄疸，胆囊结石伴急性胆囊炎，右肾结石，2 型糖尿病。

鉴别诊断：胆管结石，壶腹部周围癌。

最终诊断：中低分化胰腺导管腺癌伴十二指肠侵犯，梗阻性黄疸，慢性化脓性胆囊炎伴胆囊结石，胆总管结石伴胆总管狭窄，十二指肠狭窄，肠粘连，急性心力衰竭，冠心病，陈旧性心肌梗死，2 型糖尿病，电解质紊乱，低蛋白血症，右肾结石，左肾囊肿，双肺结节，双侧胸腔积液。

四、诊疗经过

入院后完善常规检查，查心脑血管风险因子组合＋血清 β－羟丁酸（血酮）：总胆固醇 6.94 mmol/L，血清 β－羟基丁酸 0.29 mmol/L；血液常规分析：血红蛋白浓度 105 g/L，中性粒细胞比值 90.8%；血糖＋电解质五项＋肾功能二项＋肝功能九项＋血淀粉酶＋心肌酶四项＋B 型钠尿肽前体 proBNP＋超敏 C 反应蛋白＋降钙素原（PCT）：降钙素原 0.91 ng/mL，超敏 C－反应蛋白定量 36.59 mg/L，谷草转氨酶 131.2 U/L，谷丙转氨酶 177.4 U/L，人血白蛋白 25.3 g/L，碱性磷酸酶 840 U/L，γ 谷氨酰转肽酶 839 U/L，钾 3.01 mmol/L，钠 134 mmol/L，总胆红素 253.0 μmol/L，直接胆红素 233.7 μmol/L，葡萄糖 22.01 mmol/L；血乳酸：乳酸 2.19 mmol/L；尿化学定性＋尿沉渣定量＋尿沉渣镜检：葡萄糖 17 mmol/L；糖化血红蛋白 9.37%，甲胎蛋白定量＋癌胚抗原定量＋糖基抗原 125＋糖基抗原 19-9＋C－肽（空腹）：糖基抗原 19-9，5085.00 U/mL，予抗感染、护肝、降血糖、纠正电解质紊乱等对症处理，并进一步完善术前检查，腹部 MR 示"①胆囊形态失常，明显增大，囊壁明显不规则增厚，考虑胆囊癌与黄色肉芽肿性胆囊炎鉴别，胆囊结石；②胆总管下段狭窄段增强后管壁轻度强化，12 指肠乳突亦稍大强化，伴肝内、外胆管及胰管明显扩张，腹膜后及肝门区数个淋巴结影"。腹部彩超示"胰头处实质性占位病变，考虑壶腹部癌。胆总管、肝内胆管及主胰管扩张。胆囊肿大，胆囊内结石、胆囊炎。肝脏、脾脏及门静脉系统：未见明显异常声像"。胸腹部 CT 示"①胰头可疑低强化灶，并胆管、胰管扩张，需考虑胰腺癌；②胆囊多发结石，胆囊壁不规则增厚，炎症可能大、肿瘤不能完全除外，请结合临床；③结肠肝曲肠壁增厚，请结合相关检查，附见右肾结石，左肾囊肿；④双下肺慢性炎症，双侧少量胸腔积液，双肺多发小结节，请结合临床及随访"。经科室讨论决定先行内镜下减黄，积极完善术前准备后于 2020-12-10 送外科内镜室行"ERC/EST/ERBD/细胞刷检"。术中见胆总管下段狭窄；十二指肠狭窄。术后胆总管下段刷检物见异型细胞。术后复查血糖＋电解质五项＋肾功能二项＋肝功能九项＋血淀粉酶：钠 131 mmol/L，钙 1.91 mmol/L，淀粉酶 105 U/L，谷丙转氨酶 78.0 U/L，谷草转氨酶 92.9 U/L，碱性磷酸酶 787 U/L，人血白蛋白 21.7 g/L，γ 谷氨酰转肽酶 827 U/L，总胆红素 207.0 μmol/L，直接胆红素 185.7 μmol/L；血液常规分析：中性粒细胞比值 93.7%，血红蛋白浓度 87 g/L。术后予输注白蛋白、抗感染、制酸、护肝、补液等对症支持治疗。予进一步完善术前准备，输注同型红悬液 4 u 后复查血红蛋白浓度 109 g/L。于 2020-12-21 送手术室在插管全身麻醉下行"胰十二指肠切除术＋肠粘连松解术"，术中快速病理提示"慢性化脓性胆囊炎"，术后复查血液常规分析：白细胞计数 $11.52×10^9$/L，血红蛋白浓度 100 g/L，中性粒细胞比值 85.5%；血糖＋电解质五项＋肾功能二项＋肝功能九项＋血淀粉酶：直接胆红素 34.2 μmol/L，总胆红素 45.9 μmol/L，葡萄糖 13.36 mmol/L，碱性磷酸酶 251 U/L，人血白蛋白 31.6 g/L，γ谷氨酰转肽酶 205 U/L。予雾化祛痰、输注白蛋白、抗感染、护肝、制酸、补液等对症支持治疗。术后再次复查血液常规分析：血红蛋白浓度 77 g/L，中性粒细胞比值 86.7%；血糖＋电解质五项＋肾功能二项＋肝功能九项＋血淀粉酶＋心肌酶四项＋B型钠尿肽前体 proBNP＋肌钙蛋白 I：氯 110.8 mmol/L，钙 1.95 mmol/L，二氧化碳结合力 17.4 mmol/L，直接胆红素 29.0 μmol/L，总胆红素，33.9 μmol/L，葡萄糖 12.66 mmol/L，B型钠尿钛前体 pro-BNP3158 pg/mL，肌钙蛋白 I 测定 0.31 μg/L，人血白蛋白 32.0 g/L；患者术后贫血，予输注红悬液 2 U，定期复查血常规，肌钙蛋白升高明显，予急查床边心电图，并请心内科会诊示"①完善床旁胸片、胸腔积液 B 超、血气分析、D-二聚体等检查；②患者 TNI 稍高考虑与心衰有关，动态监测心肌酶、TNI、NT-proBNP 及心电图变化。记 24 h 出入量，继续利尿，出入量适当负平衡，注意补钾，血钾维持至 4.0 mmol/L 以上。纠酸维持内环境稳定"。床边心电图示"陈旧性下壁及前间壁心肌梗死"。嘱心内科会诊意见，予利尿，控制补液，纠正电解质紊乱后，查胆肠引流液胆红素测定＋血淀粉酶：总胆红素 32.6，淀粉酶 17 U/L，直接胆红素 25.2；胰肠引流液胆红素测定＋血淀粉酶：总胆红素 30.4，淀粉酶 34 U/L，直接胆红素 19.9，予拔除腹主动脉旁引流管及胃管。复查腹部 CT 示"①胰十二指肠术后改变：术区见渗出，肝淋巴水肿；肝内胆管少量积气，上腹腔少许积液。腹腔引流管留置；②双肺新见炎症，双侧胸腔积液较前增多，双下肺膨胀不全较前明显；③双肺多发结节，左肾囊肿，右肾结石"。予增加补液量，予急查血红蛋白浓度 90 g/L，中性粒细胞比值 79.1%；血糖＋电解质五项＋肾功能二项＋肝功能九项＋血淀粉酶＋心肌酶四项＋B型钠尿肽前体 proBNP＋肌钙蛋白 I＋肌钙蛋白 T＋超敏 C 反应蛋白：钠 133.1 mmol/L，钙 1.97 mmol/L，乳酸脱氢酶 286 U/L，直接胆红素 11.8 μmol/L，总胆红素 22.5 μmol/L，超敏 C-反应蛋白定量 28.82 mg/L，葡萄糖 13.49 mmol/L，肌钙蛋白 T 0.134 ng/mL，B型钠尿钛前体 pro-BNP10 211 pg/mL，肌钙蛋白 I 测定 0.14 μg/L，人血白蛋白 33.7 g/L；稀释 10 倍胰肠吻合口引流液胆红素测定＋血淀粉酶：直接胆红素 0.1，总胆红素 1.3，淀粉酶 950 U/L，可疑吻合口瘘，予积极引流。术后第 10 d，患者突发呕吐，呕吐物为食物小米粥，床边心电图示"窦性心动过速，前间壁异常 Q 波"。血液常规分析：红细胞计数 3.36×10^{12}/L，血红蛋白浓度 99 g/L，中性粒细胞比值 76.3%；血糖＋电解质五项＋肾功能二项＋肝功能九项＋血淀粉酶＋心肌酶四项＋B型钠尿肽前体 proBNP＋肌钙蛋白 I＋肌钙蛋白 T＋超敏 C 反应蛋白＋降钙素原（PCT）：直接胆红素 17.1 μmol/L，总胆红素 21.8 μmol/L，超敏 C-反应蛋白定量 8.45 mg/L，葡萄糖 7.95 mmol/L，降钙素原 0.10 ng/mL，肌钙蛋白 T0.123 ng/mL，B型钠尿钛前体 pro-BNP7361 pg/mL，肌钙蛋白 I 测定 0.16 μg/L，总蛋白 56.8 g/L，碱性磷酸酶 149 U/L，γ谷氨酰转肽酶 88 U/L；凝血四项：纤维蛋白原测定 1.78 g/L；胰十二指肠切除术后病理示"导管腺癌，中-低分化，肿瘤大小约 4 cm×3.5 cm×2.8 cm。癌组织侵及十二指肠肌层、黏膜下层。可见神经累犯，未见明确脉管内癌栓。周围可见淋巴结 2 枚，未见癌（0/2）；十二指肠双侧手术切缘、胆总管切缘、胰腺断端切缘未见癌。① IHC：CK7（+）、Syn（-）、Trypsin（-）、Ki-67（约 30%+）、SMAD4（灶+）、MUC-1（+）、MUC-4（局灶+）、Vimentin（部分+）、CDX2（-）、SATB2（-）、Her-2（约 2%，1~2+）；②（第 8 组、第 12 组、第 12 B 组）淋巴结未见癌（0/4、0/3、0/1）；③（第 16 组）淋巴结可见癌（3/22）"。患者血糖控制一般，予请内分泌科会诊意见，处理：①糖尿病型营养液（瑞代或益力佳），选低 GI 类型；②患者今日血糖控制可，暂不予调整胰岛素方案，如出现血糖过低，可减少胰岛素剂量。（如后续患者胃肠道功能恢复，营养液增加，在增加胰岛素的同时，可同时加用利格列汀 5 mg 鼻饲，稳定餐后血糖）。4 h 监测血糖，血糖控制在 8~12 mmol/L。根据血糖情况调整胰岛素用量，预防低血糖。复查肌钙蛋白报危急值，予请心内科会诊意见，诊断：冠心病、陈旧性心肌梗死，余诊断同。处理：①记 24 h 出入量，动态监测 NT-proBNP，继续利尿治疗。②可酌情加用美托洛尔缓释片 23.75 mg qd，注意血压、心率及心衰情况，如血压＜90/60 mmHg，则停用。必要时予依伐布雷定 2.5 mg bid 控制心率，根据心率调整剂量。③加用培哚普利 2 mg qd 抗重构，根据血压调整剂量。按会诊意见予美托洛尔控制心率，及内分泌科会诊意见控制血糖，暂予禁食，心电监护、吸氧，予留置胃肠减压管，余继续予抗感染、护肝、制酸、营养支持等对症支持治疗。术后第 11 d，患者突发意识不清，术后再次复查腹部 CT 示"①胰十二指肠术后改变：术区见渗出，肝淋巴道水肿，大致同前；肝内胆管积气，腹盆腔少许积液。腹腔引流管留置。请结合临床，随访。②左肾囊肿，右肾结石。③附见双下肺炎性渗出及双侧胸腔积液"。予请神经内科会诊意见，考虑是低血糖，予：①立即静脉补充葡萄糖，q1 h 测血糖至 8 mmol/L 以上，再改 q4 h 测血糖；②暂停胰岛素等降糖药物。予复查胰肠引流液胆红素测定＋血淀粉酶：直接胆红素 15.5，总胆红素 26.0，淀粉酶 1301 U/L。胰漏情况较前好转，继续予充分引流、禁食、胃肠减压，抗感染、护肝、制酸、肠内营养鼻饲等对症支持治疗。患者腹痛缓解，复查（2021-01-16）：白细胞计数 3.55 ↓ ×10⁹/L，红细胞计数 3.17 ↓ ×10¹²/L，血红蛋白浓度 106 ↓ g/L，白介素 6 14.70 ↑ pg/mL，总蛋白 58.8 ↓ g/L，人血白蛋白 32.0 ↓ g/L，直接胆红素 14.1 ↑ μmol/L，间接胆红素 5.40 μmol/L，腹部 CT 示"①胰十二指肠术后改变：术区见渗出，肝淋巴道水肿，较前有所吸收；肝内胆管积气较前吸收，腹盆腔少许积液。腹腔引流管留置；②左肾囊肿，右肾结石"。继续予充分引流、禁食、胃肠减压、抗感染、护肝、抑酸、肠内、外营养支持、维持体内电解质平衡、调控血糖等对症支持治疗。患者恢复好，逐步拔除胃管、胰肠吻合口引流管、胆肠吻合口引流管，鼻空肠营养管，伤口已拆线，经请示上级医师，予 2021-01-27 带药出院，嘱定期复查，不适随诊。

五、出院情况

患者无特殊不适主诉，饮食睡眠可。查体：神清，生命体征平稳，巩膜无黄染，腹部手术切口愈合良好，全腹无压痛反跳痛，肠鸣音正常。

六、讨论

患者高龄，急诊收入院，经调整后完成手术，术后病理提示胰腺钩突部肿瘤，16 组淋巴结有转移，患者高龄并发症多，不耐受化疗，远期预后较差。

（杜志勇）

病例 8　胰腺体尾部神经内分泌瘤

一、病历摘要

姓名：李 ×× 性别：女　年龄：65 岁

过敏史：无。

主诉：血压高 15 年，血糖高 10 年余，肌酐高 4 年。

现病史：患者 15 年前发现血压升高，最高收缩压 140 ～ 150 mmHg，平素目前服用"硝苯地平控释片"控制血压，自诉血压控制可。10 年前发现血糖增高，在当地医院就诊，诊为"糖尿病"，开始口服"二甲双胍"等控制血糖，后自行改为"胰宝糖方胶囊"控制血糖，自诉血糖控制可（具体不详）。4 年前在当地医院体检时发现肾功能异常，血肌酐 200 μmol/L（未见验单），自觉尿中泡沫增多。予护肾对症治疗，2016-06-17 龙华新区社康中心查血肌酐 185 μmol/L，尿素氮 9.1 mmol/L。2016-07-15 复查肾功能：血肌酐 230 μmol/L，尿素氮 6.21 mmol/L，查尿常规比重 1.011、PRO 2+、BLD 2。病程中无尿量减少，无颜面及双下肢水肿，无恶心、腹胀，无乏力、食欲缺乏，无腰酸、腰痛，无颜面红斑，无关节疼痛后至我科住院治疗，诊断"慢性肾衰竭 CKD3 期、高血压肾病、中草药肾病待排 2 型糖尿病、高血压（1 级很高危）、右眼高血压视网膜病变"等，予护肾，控制血压血糖等治疗好转出院。出院后间断门诊随访复查，肌酐逐渐升高波动在 200 μmol/L 至 410 μmol/L，近期出现有下肢浮肿，监测血糖有反复偏低伴有头晕不适，于家中自测血糖多次 3 mmol/L 左右，无小便量减少，无头晕、胸闷、恶心，无尿频、尿急、肉眼血尿、夜尿增多等不适，遂至医院就诊查（10 ～ 14 d）肾功能：Cr 391 μmol/L，eGFR 9.8 mL/min。建议进一步住院治疗，患者遂至我院门诊拟"慢性肾脏病 5 期"收入，自起病以来神清，精神、睡眠、胃纳可，小便如上所述，大便如常，体重增加 2.5 kg。

二、查体

体格检查：无特殊。

专科检查：心肺未见明显异常，神清，双肺呼吸音低，未闻及明显干湿性啰音，律齐，各瓣膜区未闻及杂音，肝脾肋下未及，腹软，无压痛、反跳痛，双肾区无叩击痛，双下肢无水肿。

辅助检查。（2016-10-14）肾功能：Cr 391 μmol/L，eGFR 9.8 mL/min。

三、诊断

初步诊断：慢性肾脏病 5 期、高血压肾病？糖尿病肾病？2 型糖尿病，高血压（1 级很高危）。

最终诊断：胰尾部胰岛细胞瘤，脐疝，2 型糖尿病，慢性肾脏病 5 期，肾性贫血，原发性高血压，继发性甲状旁腺功能亢进，胆囊息肉，胆囊结石，偶发室性期前收缩，甲状腺多发结节，双眼年龄相关性白内障，双眼屈光不正。

四、诊疗经过

入院后完善相关检查，（2020-10-28）血常规：白细胞计数 13.10×10^9/L，红细胞计数 2.16×10^{12}/L，血红蛋白浓度 64.00 g/L，血小板计数 215.00×10^9/L；生化：钾 4.56 mmol/L，钠 147.2 mmol/L，钙 1.89 mmol/L，磷 1.53 mmol/L，二氧化碳结合力 14.7 mmol/L，尿酸 297 μmol/L，超敏 C 反应蛋白测定 13.24 mg/L，人血白蛋白 43.8 g/L，高密度脂蛋白 0.63 mmol/L；骨特异性碱性磷酸酶 29.62 μg/L，甲状旁腺素 226.40 pg/mL，维生素 B_{12} 738 pmol/L，癌胚抗原 8.870 μg/L，铁蛋白 90.7 μg/L，血清胱抑素 C 3.85 mg/L，葡萄糖（空腹）3.26 mmol/L，糖化血红蛋白 6.27%；β_2- 微球蛋白 10.92 mg/L，尿素氮 18.4 mmol/L，肌酐 384 μmol/L，肾小球滤过率 10.05 mL/（min·1.73 m²），免疫固定电泳：未见单克隆免疫球蛋白；25- 羟基总维生素 D 49.9 nmol/L；ABO 血型 O 型，RhD 血型阳性（+）；粪便 OB、甲功三项、凝血功能、肝功能、风湿、乙肝丙肝梅毒艾滋等未见明显异常。（2020-10-28）尿常规：葡萄糖 6 mmol/L，比重 1.013，蛋白质 0.3 g/L，红细胞阴性 /HP，白细胞阴性 /Hp；2 次肾小球 + 肾小管蛋白：α_1- 微球蛋白 118 ～ 105 mg/L，尿视黄醇结合蛋白测定 0.84 ～ 0.86 mg/L，尿微量白蛋白 113.1 ～ 115.8 mg/L，尿转铁蛋白测定 8.04 ～ 8.17 mg/L，尿免疫球蛋白 G 23.500 ～ 23.400 mg/L，尿微量白蛋白 /尿肌酐 305.97 ～ 358.09 mg/g；2 次 24 h 尿量 1.65 ～ 1.4 L，24 h 尿蛋白定量 0.776 ～ 0.728 g/24 h 尿，尿红细胞位相未见异常。进一步完善检查，空腹（2020-11-02）：C 肽（C-P）测定 11.22 ng/mL，胰岛素 28.17 uIU/mL。2020-11-02：葡萄糖（空腹）2.95 mmol/L，饮

糖后 30 min：胰岛素 46.52 uIU/mL，C 肽（C-P）测定 12.81 ng/mL，葡萄糖（餐后半小时）8.56 mmol/L；1 h：胰岛素 55.44 uIU/mL，C 肽（C-P）测定 12.88 ng/mL，餐后一小时血糖（75 g）12.29 mmol/L；2 h：餐后 2 h 血糖（75 g）14.79 mmol/L，C 肽（C-P）测定 23.16 ng/mL，胰岛素 145.77 uIU/mL；3 h：餐后 3 h 血糖（75 g）11.83 mmol/L，胰岛素 157.72 uIU/mL，C 肽（C-P）测定 27.00 ng/mL；4 h：C 肽（C-P）测定 30.26 ng/mL，胰岛素 184.93 uIU/mL，血糖 9.61 mmol/L；5 h：C 肽（C-P）测定 29.87 ng/mL，胰岛素 95.70 uIU/mL，餐后 3 h 血糖（75 g）6.36 mmol/L；骨特异性碱性磷酸酶 29.78 μg/L，甲状旁腺素 113.10 pg/mL，总 I 型胶原氨基端延长肽 88.79 ng/mL；心电图：窦性心律，左室高电压，偶发室性期前收缩。胸片：老年性心肺改变，请结合临床。心脏彩超：EF58%，主动脉硬化，升主动脉轻度扩张；二尖瓣少量反流；静息状态下未见明显室壁运动异常；左室舒张功能减低，左室整体收缩功能正常。腹部彩超：胆囊壁隆起性病变，考虑胆囊息肉。肝内外胆管未见扩张。肝脏、胆管、脾脏、胰腺及门静脉系统：未见明显异常声像。双肾实质回声增强，符合弥漫性肾损害超声改变。膀胱：未见明显异常声像。输尿管：未见扩张。膀胱内未见残余尿。甲状腺彩超：双侧甲状腺多发结节，考虑结节性甲肿。ACR TIRADS 1 级，建议动态观察。双侧甲状旁腺区未见明显异常声像。两侧颈部大血管旁未见肿大淋巴结。腹部 CT：①胰腺尾部似见低密度灶，建议 MRI 检查，余腹上区 CT 平扫未见明确异常；②附见：双肾体积缩小，请结合临床。眼底诊断：双眼年龄相关性白内障、双眼屈光不正。建议：①控制全身情况为主；②若病情允许，可予羟苯磺酸钙胶囊，口服 0.5 g tid，银杏叶提取物片，口服 40 mg tid；③全身情况稳定出院后，可预约我院眼科白内障专科预约右眼白内障手术。我院肾内科予以监测血糖，予护肾、纠正贫血、维持内环境稳定、控制血压等慢性肾脏病一体化治疗。因患者入院监测反复提示有空腹及夜间低血糖，腹上区 CT 提示胰腺尾部见低密度灶，考虑不能排除胰岛素瘤引起的低血糖。请内分泌科会诊后诊断考虑：低血糖查因：胰岛素瘤待排。其后转入内分泌科进一步诊治。转入内分泌科后完善相关检查：低血糖时：葡萄糖（空腹）1.70 ↓ mmol/L，胰岛素（空腹）38.15 ↑ uIU/mL，C 肽（C-P）测定 17.82 ↑ ng/mL，人生长激素 1.040 μg/L，促肾上腺皮质激素 23.06 pg/mL。清晨空腹：葡萄糖（空腹）9.42 ↑ mmol/L，C 肽（C-P）测定 15.33 ↑ ng/mL，胰岛素 47.41 ↑ uIU/mL，促肾上腺皮质激素 24.94 pg/mL，人生长激素 0.387 μg/L，皮质醇（8 时）387.26 nmol/L。同步血尿电解质：24 h 尿电解质：24 h 尿量 1.7 L，24 小尿钾测定 48.38 ↓ mmol/24 h，24 h 尿钠测定 117.13 ↓ mol/24 h，24 h 尿氯测定 81.77 ↓ mmol/24 h，24 h 尿钙测定 1.16 ↓。血清电解质：钙 2.10 mmol/L，磷 1.56 ↑ mmol/L，mmol/24 h，24 h 尿磷测定 13.09 ↓ mmol/24 h。皮质醇节律：皮质醇（8 时）259.95 nmol/L，皮质醇（16 时）249.57 nmol/L，皮质醇（0 时）107.63 nmol/L。胰岛素自身抗体定量 0.03 ↓ COI，胰岛细胞抗体定量 0.10 ↓ COI。垂体 – 性腺激素：促卵泡激素 85.00 mIU/mL，促黄体生成激素 54.92 mIU/mL，雌二醇 30.000 pg/mL，黄体酮 1.56 ng/mL，垂体泌乳素 14.06 ng/mL，睾酮 55.61 ng/dL。血常规 + 网织红细胞：白细胞计数 14.01 ↑ $\times 10^9$/L，血红蛋白浓度 71 ↓ g/L，网织红细胞（RET）绝对值 88.3 ↑ $\times 10^9$/L，网织红细胞百分比 4.0 ↑ %。血生化 + 炎症指标：超敏 C- 反应蛋白定量 9.62 ↑ mg/L，尿素氮 19.6 ↑ mmol/L，肌酐 365 ↑ μmol/L，肾小球滤过率 0.67 mL/（min·1.73 m²）。电解质、肝功能未见异常。动态血糖监测共测定葡萄糖值 824 个，平均值 10.9 mmol/L，标准差 4 mmol/L，变异系数 36.4%，最高值、最低值分别为 20.4 mmol/L、3.6 mmol/L。3.9 mmol/L < 葡萄糖 < 10 mmol/L 的百分比为 88%。≥ 7.8 mmol/L、≥ 10 mmol/L 及 ≥ 13.9 mmol/L 的时间（百分比）分别为 53 : 20（20%），38 : 25（56%），15 : 30（23%）。≤ 3.9 mmol/L 及 ≤ 2.8 mmol/L 的时间（百分比）分别为 1 : 10（2%），0 : 00（0%）。平均葡萄糖波动幅度（MAGE）为 9.2 mmol/L。转入我科后，予停用降糖药物，并予护肾、补充维生素 D、皮下注射重组人促红细胞素、口服补铁、降压等对症治疗。2020-11-11 患者行超声内镜检查示：①胰腺尾部占位；②超声胃镜引导下穿刺活检术（EUS-guided FNA）。（超声所见：胰腺尾部可见一类圆形低回声病灶，内见片状无回声区，大小约 13.1mm×9.7 mm，内部回声不均，边界清晰，胰管不扩张，直径约 2 mm，其内部未见异常回声，胆总管不扩张，约 4.5 mm，其内部未见异常回声。）穿刺病理结果：（胰腺占位穿刺组织条）FNA 穿刺组织，送检组织中可见巢状分布的细胞团，考虑肿瘤性病变，待免疫组化进一步明确诊断。患者低血糖症诊断明确，考虑胰岛素瘤相关可能性大，请肝胆外科会诊：患者目前诊断为"胰尾部胰岛细胞瘤，慢性肾功能不全；原发性高血压；糖尿病"，手术指征明确，有相对手术禁忌证，若患者及家属能充分理解并接受手术相关风险，可转我科进一步治疗！经家属同意转我科进一步手术治疗。转我科后，予完善术前常规检查，查血红蛋白浓度 70 g/L，肌酐 471 μmol/L；予输注同型红悬液 4 u，护肾等对症处理，复查血红蛋白浓度 101 g/L；积极完善术前准备，于 2020-11-17 送手术室在插管麻醉下行开腹胰体尾切除术，术程顺利，术后患者安返病房。术后予抗感染、输注白蛋白、护肾、补液等对症处理。术后监测血糖无低血糖情况。术后复查血红蛋白浓度，75 g/L；肌酐，417 μmol/L。予输注同型红悬液 2 u，再次复查血红蛋白浓度 91 g/L，肌酐 350 μmol/L，复查腹部 CT 示：①胰体尾切除术后，术区渗出、积液，腹腔引流管留置，前中腹壁术后改变；②胆囊泥沙样结石可能，双肾体积缩小，同前相仿，③附见：双侧少量胸腔积液并双下肺膨胀不全。术后病理：胰腺神经内分泌瘤，G_1，核分裂象 < 2/10 HPF，请结合临床。IHC：CK（+），CD56（弱 +），Syn（+），CgA（+），PR（+），CD10（−），β–catenin（膜 +），Somatostatin（+），Insulin（−），Trypsin（−），Ki-67（约 1%+）。现患者恢复好，经请示上级医师，予 2020-11-26 带药出院，嘱定期复查，不适随诊。

五、出院情况

患者无诉特殊不适；查体：生命体征平稳，腹部手术切口愈合良好，全腹无压痛反跳痛，肠鸣音正常。

六、讨论

患者首诊于内分泌科，既往糖尿病病史，肾功能不全，明确诊断合并胰岛细胞瘤后转入肝胆外科，经周密的围术期处理，行保留脾脏的胰腺体尾部切除术，术后恢复顺利，对于老年患者，并发症多，围术期处理至关重要。

（杜志勇）

病例9　脾海绵状血管瘤

一、病历摘要

姓名：刘×　性别：女　年龄：55岁

过敏史：无。

主诉：发现脾占位病变10余天。

现病史：患者10余天前在当地医院体检。行腹部彩超（外院，2021-06-11）示：①腹上区巨大实性包块，来源待定，建议MRI检查；②肝囊肿；③双肾囊肿，部分囊壁钙化；④宫颈囊肿。患者无腹痛、畏寒发热、恶心呕吐等不适。建议至上级医院进一步就诊。2 d前患者就诊于某院肿瘤科门诊，行腹部MRI（2021-06-23）示：①脾脏巨大占位性病变，考虑良性肿瘤性病变，硬化性血管瘤样结节转化（SANT）并出血可能性大；②脾脏巨大占位性病变，考虑良性肿瘤性病变，硬化性血管瘤样结节转化（SANT）并出血可能性大；③肝 S_4 血管瘤；④肝 S_4 动脉期少量异常灌注；⑤肝内多发囊肿；⑥双肾多发囊肿，右肾复杂性囊肿。建议患者手术。患者为求手术治疗，于我院就诊，门诊拟"脾脏占位性病变"收入我科。起病以来，患者精神，睡眠、胃纳较差，大、小便正常，体重无变化。

二、查体

体格检查：无特殊。

专科检查：腹部平坦，未见胃肠型及蠕动波，未见浅表静脉曲张。脐部正常，腹式呼吸存在。无液波震颤，无震水音，腹部可触及一大小约8 cm×9 cm×10 cm肿物，质中，无触痛，活动性尚可。腹软，Murphy征阴性。肝脏肋下未触及。肾未触及。肝浊音界存在，肝上界位于右锁骨中线第 6 肋间，移动性浊音阴性，肝区、双肾区无叩痛。肠鸣音正常，无气过水声，未闻及腹部血管杂音。

辅助检查：CT（2021-06-28）示脾内占位，考虑硬化性血管瘤样结节转化（SANT）可能。

三、诊断

初步诊断：脾脏占位性病变。

鉴别诊断：脾脏恶性肿瘤。

最终诊断：①脾海绵状血管瘤；②肠粘连。

四、诊疗经过

入院后完善术前常规检查，无手术禁忌证，于 2021-06-30 手术室在插管麻醉下行经腹腔镜脾切除术＋肠粘连松解术，术程顺利，术后安返病房。术后病理示：（脾脏）符合海绵状血管瘤，予抗感染等对症治疗。现患者恢复好，已拔除引流管，经请示上级医师，予 2021-07-04 出院，嘱定期复查，不适随诊。

五、出院情况

今日查房，患者未诉特殊不适。查体：神清，巩膜不黄，心肺（－），切口愈合良好，全腹无明显压痛反跳痛，肠鸣音正常。

六、讨论

对于明确手术指征的脾脏占位，行腹腔镜下脾脏切除术为首选手术方式，术后要注意血小板急剧升高，警惕脾静脉肠系膜上静脉门脉系统血栓形成，需要较长时间口服阿司匹林抗凝治疗。

（杜志勇）

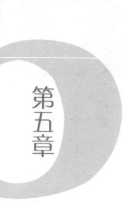

第五章

小肠疾病

第一节 急性肠梗阻

一、概述

肠内容物运行由于某些原因发生阻塞，继而引起全身一系列病理生理反应和临床症状。

（一）分类

1. 机械性肠梗阻

临床最多见，由于机械性原因使肠内容物不能通过。多见于肠道肿瘤、肠管受压、肠腔狭窄和粘连引起的肠管成角、纠结成团等。肠道肠石梗阻主要见于老年人。

2. 动力性肠梗阻

动力性肠梗阻分为麻痹性肠梗阻和痉挛性肠梗阻，肠道本身无器质性病变，前者由于肠道失去蠕动功能，以至肠内容物不能运行，如低钾血症时；后者则由于肠壁平滑肌过度收缩，造成急性肠管闭塞而发生梗阻，见于急性肠炎和慢性铅中毒等，较为少见。

3. 血运性肠梗阻

肠系膜血管栓塞或血栓形成，引起肠道血液循环障碍，肠管失去蠕动能力，肠内容物停止运行。

（二）病因

主要原因依次为肠粘连、疝嵌顿、肠道肿瘤、肠套叠、肠道蛔虫症、肠扭转等。据大宗资料报告，肠粘连引起的肠梗阻占 70% ~ 80%。

（三）病理生理

急性肠梗阻病因繁多，但肠腔阻塞后的病理生理变化主要概括为以下几方面。

1. 肠腔积液积气

正常情况下，人体消化道内的少量气体，随肠蠕动向下推进，部分由肠道吸收，其余最后经肛门排出。消化道气体约 70% 来自经口吞入的空气，约 30% 来自肠腔内细菌的分解发酵。这些气体在肠梗阻时不能被吸收和排出，再加上肠道细菌大量繁殖和发酵作用，肠腔胀气会越来越重。肠梗阻时肠道和其他消化腺分泌的大量消化液正常吸收循环途径被阻断，梗阻近端肠腔内大量积液，病程晚期还有肠壁病变引起的渗出，再加上呕吐丢失，将造成严重的水、电解质平衡紊乱，循环血量不足和休克。严重膨胀扩张的小肠还引起腹腔压力增高，膈肌抬高，影响下腔静脉回流，加重心动过速和呼吸急促。

2. 细菌易位与毒素吸收

急性肠梗阻时肠道细菌迅速繁殖，产生大量有毒物质，并经损伤的肠黏膜屏障和通透性增高的末梢血管进入血液循环，肠腔内细菌也发生易位，进入血液、淋巴循环和腹腔，引起全身中毒反应和感染。

3. 肠壁血运障碍

急性完全性肠梗阻的近端肠管扩张逐渐加重，肠壁逐渐变薄，张力增高，进而引起肠壁血运障碍，即绞窄性肠梗阻，肠黏膜可发生溃疡和坏死，肠壁出现出血点和瘀斑，肠腔和腹腔内均有血性液体渗出。随着时间延长，过度扩张的肠壁会因缺血而坏死，继而肠管破裂，引起急性腹膜炎。

以上病理生理改变持续进展将最终导致 MODS 和死亡。

二、临床表现

急性肠梗阻的症状与梗阻部位和时间有明显关系，位置愈高则呕吐愈明显，容易出现水、电解质平衡紊乱；位置愈低则腹胀愈明显，容易出现中毒和感染；病情随时间逐渐加重。

（一）体征

急性肠梗阻的共同症状包括腹痛、腹胀、呕吐和停止排气排便。

1. 腹痛

无血运障碍的单纯性肠梗阻为阵发性腹痛。肠管内容物下行受阻，其近端肠管会加强蠕动，因此出现阵发性绞痛，逐渐加剧。其特点是发作时呈波浪式由轻至重，可自行缓解，有间歇，部位不定。腹痛发作时在有些患者的腹壁可见肠型，听诊可闻及高调肠鸣音。腹痛发作频率随蠕动频率变化，早期较频繁，数秒钟至分钟一次，至病程晚期肠管严重扩张或绞窄时则转为持续性胀痛。绞窄性肠梗阻腹痛多为持续性钝痛或胀痛，伴阵发性加剧，引起腹膜炎后腹痛最明显处多为绞窄肠管所在部位。麻痹性肠梗阻腹痛较轻，为持续性全腹胀痛，甚至没有明显腹痛，而主要表现为明显腹胀。

腹痛随病情发展而变化，阵发性绞痛转为持续性腹痛伴阵发性加剧提示病情加重，肠梗阻可能由不完全性转为完全性，单纯性转为绞窄性。

2. 呕吐

急性肠梗阻时多数患者有呕吐症状，呕吐程度和呕吐物性质与梗阻部位及程度有关。高位小肠梗阻呕吐发生早而频繁，早期为反射性，吐出胃内食物和酸性胃液，随后为碱性胆汁；低位小肠梗阻呕吐发生晚，可吐出粪臭味肠内容物；结肠梗阻少有呕吐。呕吐和腹痛常呈相关性，病程早期呕吐后腹痛可暂时缓解。如呕吐物为棕褐色或血性时应考虑已发生绞窄性肠梗阻。麻痹性肠梗阻的呕吐为溢出性，量较少。

3. 腹胀

腹胀症状与梗阻部位有明显关系，高位梗阻因呕吐频繁，胃肠道积气积液较少，腹胀不明显。低位梗阻时腹胀明显。

4. 停止排气、排便

不完全性肠梗阻时肛门还可排出少量粪便和气体，完全性肠梗阻则完全停止排气排便。在高位完全性肠梗阻病例，梗阻以下肠道内的积气、积便在病程早期仍可排出，故有排气排便并不说明梗阻不存在。绞窄性肠梗阻时，可出现黏液血便。

5. 全身症状

急性肠梗阻早期全身情况变化不大，晚期则出现发热、脱水、水电解质酸碱平衡紊乱、休克，并发肠坏死穿孔时则出现腹膜炎体征。

6. 体征

腹部膨隆与梗阻部位有关，低位梗阻较明显，可为全腹均匀膨隆或不对称膨隆，随病程进展加重，腹壁薄的患者可见肠型。腹部叩诊鼓音。未发生肠绞窄或穿孔时，腹肌软，但因肠道胀气膨隆导致腹壁张力升高，可干扰对腹肌紧张的判断。压痛定位不明确，可为广泛轻压痛。发生肠绞窄或穿孔后，压痛明显，定位在绞窄肠管部位或遍及全腹，并有反跳痛和肌紧张。在病程早期听诊可闻及高调金属声响样肠鸣音，至病程晚期近端肠道严重扩张，发生肠绞窄、穿孔或麻痹性肠梗阻，肠鸣音消失。应注意年老体弱患者，即使已发生肠绞窄或穿孔，腹部体征也可能表现不明确。

对肠梗阻患者的体检应注意腹股沟区，特别是肥胖患者，其嵌顿疝可能被掩埋于厚层脂肪中而被忽略。肛门指诊应作为常规检查，可发现直肠肿瘤、手术吻合口狭窄或盆腔肿瘤等。多数肠梗阻患者直肠空虚，若直肠内聚集多量质硬粪块，则梗阻可能为粪块堵塞引起，多见于老年人，勿轻易手术探查。

（二）辅助检查

1. 立位 X 线腹平片

立位 X 线腹平片是诊断是否存在肠梗阻最常用亦最有效的检查，急性肠梗阻表现为肠道内多发液气平面，小肠梗阻表现为阶梯状液平面；若见鱼肋征，即扩大的肠管内密集排列线条状或弧线状皱襞影，则为空肠梗阻征象；结肠梗阻表现为扩大的结肠腔和宽大的液气平面，而小肠扩张程度较轻。无法直立的患者可拍侧卧位片，平卧位片可以体现肠腔大量积气，但无法体现液气平面。

2. 超声检查

超声检查简便快捷，可在床边进行。肠梗阻时超声可见梗阻近端肠管扩张伴肠腔内积液，而远端肠管空瘪。小肠梗阻近端肠道内径常大于 3 cm，结肠梗阻近端内径常大于 5 cm。根据扩张肠管的分布可大致判断梗阻部位，小肠高位梗阻时腹上区和左侧腹可见扩张的空肠回声，呈"琴键征"；小肠低位梗阻时扩张肠管充满全腹腔，右下腹及盆腔内扩张肠管壁较光滑（回肠）；结肠梗阻时形成袋状扩张，位于腹周。严重结肠梗阻时肠管明显扩张，小肠与结肠的形态难以区分，但回盲瓣常可显示。机械性肠梗阻时近端肠管蠕动增强，扩张肠管无回声区内的强回声斑点呈往返或漩涡状流动；而麻痹性肠梗阻时肠壁蠕动减弱或消失，肠管广泛扩张积气；绞窄性肠梗阻时肠管粘连坏死呈团块状，肠壁无血流信号。超声诊断肠梗阻的敏感性可达 89% ~ 96%，而且对引起梗阻的病因，如肿瘤、嵌顿疝等也可提供重要线索。

3. CT

平卧位 CT 横切面影像可显示肠管扩张和肠腔内多发气液平面。机械性肠梗阻有扩张肠管和塌陷肠管交界的"移行带征"；麻痹性肠梗阻常表现为小肠、结肠均有扩张和积气积液，而常以积气为主，无明显"移行带征"；血运障碍性肠梗阻除梗死或栓塞血管供血的相应肠管扩张、肠壁水肿增厚外，梗阻肠管对应血管可见高密度血栓，或增强扫描见血管内充盈缺损。CT 还有助于发现引起肠梗阻的病因，如肿瘤、腹腔脓肿、腹膜炎、胰腺炎等。

4. 实验室检查

常规实验室检查常见水电解质酸碱平衡紊乱，低钾低钠血症常见，白细胞升高，中性粒细胞比值升高等。

三、诊断

依据症状体征和影像学检查，急性肠梗阻的诊断不难确立。完整的急性肠梗阻诊断应包括以下要点。

（一）梗阻为完全性或不完全性

不完全性肠梗阻具有腹痛腹胀、呕吐等症状，但病情发展较慢，可有少量排气、排便，立位腹平片见肠道少量积气，可有少数短小液气平面。完全性肠梗阻病情发展快而重，早期可能有少量排气排便，但随病情进展，排气排便完全停止，立位腹平片见肠道扩张明显，可见多个宽大液气平面。

（二）梗阻部位高低

高位小肠梗阻，呕吐出现早而频繁，水、电解质与酸碱平衡紊乱严重，腹胀不明显，立位腹平片见液气面主要位于左上腹。低位小肠梗阻呕吐出现晚，一次呕吐量大，常有粪臭味，腹胀明显，腹痛较重，立位腹平片见宽大液气平面，主要位于右下腹或遍布全腹。

（三）梗阻性质

肠梗阻是机械性还是动力性，其性质不同，处理方法也不同。机械性肠梗阻常伴有阵发性绞痛，可见肠型和蠕动波，肠鸣音高亢。而麻痹性肠梗阻则呈持续性腹胀，腹部膨隆均匀对称，无阵发性绞痛，肠鸣音减弱或消失，多有原发病因存在。动力性肠梗阻的特点是阵发性腹痛开始快，缓解也快，肠鸣音多不亢进，腹胀也不明显。机械性肠梗阻的立位腹平片见充气扩张肠管仅限于梗阻以上肠道，动力性肠梗阻则可见从胃、小肠至结肠普遍胀气，痉挛性肠梗阻时胀气多不明显。

（四）梗阻为单纯性还是绞窄性

绞窄性肠梗阻预后严重，须立即手术治疗，而单纯性肠梗阻可先保守治疗。出现下列临床表现者应考虑有绞窄性肠梗阻存在：①腹痛剧烈，在阵发性疼痛间歇仍有持续性疼痛；②出现难以纠正的休克；③腹膜刺激征明显，体温、脉搏、白细胞逐渐升高；④呕吐物或肠道排泄物中有血性液体，或腹腔穿刺抽出血性液体；⑤腹胀不对称，可触及压痛的肠袢，并有反跳痛。在临床实际中肠绞窄的表现可能并不典型，若误手术可危及生命，外科医师应提高警惕，急性肠梗阻经积极保守治疗效果不明显，腹痛不减轻，即应考虑手术探查。

（五）梗阻病因

详细询问病史，结合临床资料全面分析。婴幼儿急性肠梗阻多见于肠套叠和腹股沟疝嵌顿，青壮年多见于腹外疝嵌顿，老年人常见于消化道和腹腔原发或转移肿瘤。有腹部损伤或手术史则粘连性肠梗阻可能性大，房颤、风湿性心瓣膜病等可引起肠系膜血管血栓，饱食后运动出现的急性肠梗阻多考虑肠扭转引起。

四、治疗

（一）非手术治疗

非手术治疗为患者入院后的紧急处置措施，可能使部分病例病情得到缓解，为进一步检查和择期手术创造条件，也作为急诊手术探查前的准备措施。

1. 禁食和胃肠减压

禁止一切饮食，放置鼻胃管（长度 55 ~ 65 cm）并持续负压吸引。降低胃肠道积气积液和张力有利于改善肠壁血液循环，减轻腹胀和全身中毒症状，改善呼吸循环。

2. 补充血容量和纠正水电解质、酸碱平衡失调

患者入院后立即建立静脉通道，给予充分的液体支持。对已有休克征象者可先快速输注5% 葡萄糖盐水或林格氏液 1000 mL。高位小肠梗阻常有脱水，低钾、低钠、低氯血症和代谢性碱中毒，其中以低钾血症最为突出，可进一步导致肠麻痹，加重梗阻病情。尿量大于40 mL/h 可静脉滴注补钾。低钾、低钠纠正后代谢性碱中毒多能随之纠正。低位小肠梗阻多表现为脱水、低钠、低钾和代谢性酸中毒，其中以低钠更为突出。轻度低钠血症一般补充 5% 葡萄糖盐水 1000 mL 后多可纠正，重度低钠患者则需根据实验室检查结果在补液中加入相应量的 10% 氯化钠溶液。对急性肠梗阻患者的补液量应包括已累计丢失量、正常需要量和继续丢失量，其中丢失量还包括因组织水肿而移至组织间隙的循环液体量。应记录尿量、间断复查实验室指标，对重症患者还应监测中心静脉压（CVP），以酌情调整补液量和成分。对绞窄性肠梗阻患者可适当输血浆、白蛋白或其他胶体液，以维持循环胶体渗透压，有利于维持循环血量稳定，减轻组织水肿。

3. 应用抗生素防治感染

急性肠梗阻时由于肠内容物瘀滞，肠道细菌大量繁殖，肠壁屏障功能受损容易发生细菌易位，出现绞窄性肠梗阻时感染将更加严重。故应用广谱抗生素为必要措施。

4. 营养支持

禁食时间超过 48 h 应给予全肠外营养支持，经外周静脉输注最好不超过 7 d，而经深静脉导管可长期输注，但应注意防治导管感染等并发症。

5. 抑制消化道分泌

应用生长抑素可有效抑制消化液分泌，减少肠道积液，降低梗阻肠段压力。

6. 其他

输注血浆或白蛋白同时应用利尿剂，有助于减轻肠壁水肿。

（二）手术治疗

经非手术治疗无效，病情进展者，已出现绞窄性肠梗阻或预计将出现肠绞窄的患者应行急诊手术治疗。需根据梗阻病因、性质、部位及全身情况综合评估，选择术式。手术原则是在最短时间内用最简单有效的方法解除梗阻。若伴有休克，待休克纠正后手术较为安全。若估计肠管已坏死而休克短时间内难以纠正者，应在积极抗休克同时进行手术探查。

手术切口应考虑有利于暴露梗阻部位，多采用经腹正中线切口或经右腹直肌探查切口。应尽量在估计无粘连处进入腹腔，探查粘连区，锐性加钝性分离粘连，显露梗阻部位。已坏死的肠段、肿瘤、结核和狭窄部位应行肠段切除。若肠道高度膨胀影响手术操作，可先行肠腔减压，在肠壁开小口吸取肠内容物及气体，过程中尽量避免腹腔污染。

对肠道生机的判断是决定是否切除及切除范围的依据，主要从肠壁色泽、弹性、蠕动、血供、边缘动脉搏动等方面进行判断。遇判断有难度时，可用温热生理盐水湿敷肠

祥，或以 0.5% ~ 1% 的普鲁卡因 10 ~ 30 mL 在相应系膜根部注射，以缓解血管痉挛，并将此段肠管放回腹腔，15 ~ 20 min 后再观察。若肠壁颜色转为正常，弹性和蠕动恢复，肠系膜边缘动脉搏动可见，则不必切除，若无好转则应切除。多数小肠部分切除后吻合较为安全。若绞窄肠段过长，患者情况危重，或切除范围涉及结肠，应在切除坏死肠段后做近远端肠造瘘，待病情稳定后行二期肠吻合术。

（三）术后处理

手术后对患者应密切监护，老年、体弱及重症患者应进入 ICU 治疗。常见术后并发症包括以下三方面。

1. 腹腔和切口感染

肠管坏死已存在较严重的腹腔感染，肠管切开减压和肠段切除易污染腹腔和切口，故术后发生感染的风险较高。术中应尽量避免肠内容物污染，关腹前应用生理盐水、聚维酮碘溶液或甲硝唑充分清洗腹腔，留置有效的腹盆腔引流，切口建议采用全层减张缝合，以消除无效腔，即使有感染渗出也可向外或向腹腔排除，避免因感染而敞开切口。

2. 腹胀和肠麻痹

术后应继续监测和补充电解质，进行肠外营养支持，继续鼻胃管减压。可用少量生理盐水灌肠，促进肠蠕动，减少肠粘连。若广泛肠粘连在手术中未能完全分离，或机械性肠梗阻存在多个病因，而手术只解决了某个病因，应警惕术后再次出现机械性肠梗阻，必要时需再次手术。

3. 肠漏和吻合口漏

肠漏和吻合口漏是粘连性肠梗阻术后的常见并发症。急性肠梗阻时肠壁水肿变脆，分离粘连时容易损伤，且在术中容易忽略，而在术后出现肠内容物外漏，引起急性腹膜炎。急性肠梗阻手术切除梗阻部位，行肠吻合时，近端肠管扩张变粗，而远端肠管较细，大口对小口吻合有一定难度，加之肠壁的炎性水肿和腹膜炎，容易造成术后吻合口漏。术后肠漏和吻合口漏的预后取决于其部位、流量、类型等，轻者经通畅引流，加强支持治疗后可以愈合，重者需及时再次手术治疗。

（金立鹏）

第二节　炎性肠病

炎性肠病（IBD）泛指一组原因不明的慢性肠道炎症性病变，通常指 Crohn 病和溃疡性结肠炎。

一、Crohn 病

Crohn 病是一种病因尚不十分明确的肠道慢性肉芽肿性炎性疾病，由纽约 Mount Sinai 医院的 Burrill 和 Crohn 于 1932 年首次报告，多见于美国、西欧、北欧和东欧，我国等亚洲国家相对少见，但近年来有逐渐增多的趋势。日本目前的发病率已经接近欧美，可以预见其可能将成为我国消化系统较常见疾病之一。Crohn 病表现为局灶性、不对称性的肠壁炎症，可出现在从口腔至肛门的任何部位，而回肠和右半结肠是最常见被累及的部位，其中以回肠末段最多见。Crohn 病的炎性病灶呈透壁性、节段性、非对称性分布，易发生瘘管及脓肿。本病患者多为青壮年，多数病情呈长期反复发作，严重影响生活质量甚至危及生命。Crohn 病在一定程度上可认为是一种难以治愈的终身疾病。

（一）病因

Crohn 病病因尚不明确，有多种学说，其中以感染和免疫异常学说较受关注。其他还有精神因素、食物过敏及家族遗传等因素，可能起诱发或加重本病的作用。

（二）病理

早期 Crohn 病的损害主要发生在胃肠道淋巴滤泡和 Peyer 淋巴集结，这些淋巴结在回肠末段最为丰富，且此处本身肠管最狭窄，肠内容物停留时间最长，因此该区病变最明显。急性期受累肠管水肿、充血，肠壁组织中有炎性细胞浸润，浆膜表面常有灰白色纤维素沉积，淋巴组织增生，继之出现浅溃疡。在小溃疡部位的淋巴滤泡中有时可发现肉芽肿，说明可能在溃疡形成之前已有淋巴细胞在黏膜基底部局灶性集中，以后再有柱状上皮退化。该段肠系膜亦可受累，表现为明显的水肿增厚，淋巴结急性肿大。其后肠壁间有多量纤维增生，进而形成肠袢间粘连。黏膜下层有慢性炎性细胞浸润，黏膜增生形成假性息肉，这时出现明显的肠壁变厚、僵硬，并出现部分梗阻现象。肠黏膜面可出现深浅不同的溃疡，但一般呈息肉样增生状态，肠系膜因有纤维增生而变厚，且呈皱缩状，同时系膜间脂肪组织也明显增生。慢性期肠管因高度纤维化，不但变厚而且变细，出现较严重的梗阻，也可因肠袢间紧密粘连而形成梗阻。溃疡可穿出肠壁，形成腹内脓肿，但多数因脏器间先有粘连，容易形成肠袢间及肠袢与膀胱、阴道间的内瘘，部分穿破到腹壁外而形成外瘘。

（三）临床表现

1. 全身表现

体重下降，日渐消瘦为最常见的症状。部分患者有低热或中度发热，无寒战，此时为活动期病变，可伴有溃疡、窦道、瘘管形成，或局限性穿孔形成腹内脓肿。约 30% 患者有肠道外全身性疾病，如关节炎、结节性红斑、脉管炎、硬化性胆管炎、胰腺炎等。

2. 腹痛

腹痛是 Crohn 病最常见的临床症状，疼痛多发生在右下腹或其周围，多呈间歇性发作，轻者仅有肠鸣和腹部不适，重者有剧烈绞痛。进食含纤维素多的食物常引起腹痛发作。病变进一步发展可形成肠梗阻，出现阵发性痉挛性疼痛。病变侵及回盲部时，疼痛常发生在脐周，以后局限于右下腹，与急性阑尾炎非常相似。有些病例既往无任何症状，突然发生剧烈腹痛，与肠穿孔极为相像，临床常误诊，剖腹探查时才证实为 Crohn 病。病变侵犯空肠可表现为上腹痛。

当脓肿广泛侵及肠系膜根部时，常以背痛为主诉，易被误诊为脊柱或肾脏病变。胃、十二指肠受累可出现类似消化性溃疡的症状和幽门梗阻表现。

3. 腹泻

腹泻是 Crohn 病的另一个特点，腹泻次数与病变范围有关。腹泻每日 3 ~ 5 次至 10 余次，严重者可达数十次，常为水样便，亦可出现黏液便或脓血便，易被误诊为细菌性痢疾。晚期患者可出现恶臭的泡沫样便。在有不全性梗阻时肠腔内大量积液，肠蠕动增强，加重腹泻。尤其是肠管广泛炎症并伴有内瘘时，使大量液体短路进入结肠，则出现更为严重的水样腹泻。腹泻呈慢性过程，间断急性发作，长期持续，会出现水电解质紊乱和营养代谢障碍。

4. 肠瘘

Crohn 病的特征之一是形成瘘管。内瘘是最常见的形式，发生率 30% ~ 40%，病变侵及肠壁肌层和浆膜层，进一步发展向邻近的小肠、结肠、膀胱等形成粘连穿透。外瘘亦是病变发展的一种形式，常见瘘管通向肛周皮肤，也有开口在腹壁或臀部。瘘管很少通向腹内实质器官，如肝脏、脾脏，但可在器官周围形成脓肿。

5. 肠梗阻

梗阻多发于小肠，原因有急性炎症致黏膜充血、水肿、增厚；慢性炎症使肠壁增生、瘢痕形成，致肠腔狭窄，是 Crohn 病手术治疗的首要原因。

6. 肠穿孔和腹腔脓肿形成

1% ~ 2% 的患者发生肠穿孔，急性肠穿孔在 Crohn 病较少见。大部分为慢性穿孔，在局部包裹形成脓肿，90% 发生在末段回肠，且在系膜对侧缘，10% 发生在空肠。脓肿多形成于肠管之间，或肠管与肠系膜或腹膜之间，也可发生于肠管切除后的吻合口漏，好发部位在回肠末段。

7. 出血和营养不良

肠壁炎症充血、水肿、纤维化的慢性过程中，肠黏膜病灶可反复出血，患者可经常出现黑便。肠道广泛炎症导致吸收面积减少，菌群失调，发生腹泻、贫血、低蛋白血症、维生素缺乏及电解质紊乱。由于钙缺乏可出现骨质疏松，四肢躯干疼痛。病变侵犯十二指肠可引起消化道大出血。直肠肛门有溃疡时可出现大便带鲜血，但一般量少，易误诊为内痔出血。

总之，Crohn病的临床表现无特异性，且病变侵犯部位不同则症状也各异，常与其他疾病相混淆，临床上极易误诊。体格检查往往在病变部位可触到肿块，局部有压痛，以右下腹肿块较为多见，形态为腊肠样，边界不清，较固定。发生肠梗阻时有腹胀，有时可见肠型或触及扩张肠管。

（四）辅助检查

有诊断意义的特殊检查为消化道钡剂造影和内镜检查。

1. X线消化道钡剂造影

可显示小肠慢性炎症表现，包括以下几点：①肠道狭窄并呈跳跃式分布，肠壁的深浅溃疡和窦道；②钡剂通过窦道与比邻的肠道相通，或进入腹腔脓肿内；③肠管失去正常形态，狭窄纠结紊乱。灌肠气钡双重造影可见肠壁的纵行溃疡或裂隙状溃疡，溃疡之间有正常肠黏膜，但由于黏膜下层水肿及纤维化，使正常黏膜隆起，X线影像下形成卵石征。

2. 内镜检查

纤维小肠镜和结肠镜均可显示病变部位，可见狭窄不一的肠腔，大小不等的溃疡，表浅圆形溃疡或匐行溃疡，黏膜水肿，呈卵石样结节性改变，假息肉和狭窄带等。病变常为节段性分布。活检组织中可见到肉芽肿，对诊断有极大帮助。

（五）治疗

1. 支持疗法和对症处理

控制饮食，必要时禁食。有低蛋白血症和明显贫血时，要输血，输白蛋白，给予肠外营养支持，纠正水电解质紊乱。给予解痉、止泻、抗感染治疗，应用肾上腺皮质激素控制症状，严重病例可谨慎使用免疫抑制剂。

2. 外科手术治疗

Crohn病的手术指征一直存在争议，多数学者认为无并发症的Crohn病应首先内科治疗，无效或出现各种消化道并发症才是外科手术的适应证。术后易复发和可能需多次手术是Crohn病的重要特性，在接受第1次手术后10年内约有50%的复发者需再次手术。外科医生必须认识到，手术只是针对Crohn病并发症而施行，并不能达到治愈目的。

（1）急性肠梗阻：多数为慢性肠梗阻急性发作而收入院，主要原因除瘢痕、肉芽肿等机械因素外，肠道痉挛、肠壁充血水肿是急性发作的重要因素。经规范保守治疗病情无缓解或持续加重者需尽快手术。

方式包括以下两点：①短路手术，即将梗阻近端肠道与梗阻远端肠道行侧侧吻合，通过旁路跨过梗阻，将梗阻部位旷置，使肠道上下通畅。手术简单、实用、损伤小，适用于病情重、手术难度大的患者。部分患者远期效果差，也可能出现盲袢综合征。尽管如此，该术式对暂时性缓解危重或炎性肿块较大患者的症状仍是行之有效的措施；②梗阻病变肠管切除，术中常规切开梗阻近端肠管减压，切除梗阻部位，行远近端肠管吻合。

（2）肠穿孔：Crohn 病穿孔较少发生气腹，一旦确诊，必须急诊切除病变肠段，近端外置作肠造口，多为回肠造口。亦有病变肠段切除后一期吻合的报道，主要应根据患者全身情况、腹腔污染情况及病变程度和范围而定。病灶切除后复发位一般在吻合口的近端肠管，出现吻合口不愈和肠漏，可能与病变切除范围不足有关，故确定切除范围极为重要。往往病变范围超过肉眼所见，一般应距离病变处 10 ~ 15 cm。穿孔单纯修补术的病死率和并发症发生率较高，不宜施行。

（3）腹腔脓肿：对较小的腹腔脓肿可采取保守治疗或行腹腔脓肿引流术，如 B 超或 CT 引导下的经皮穿刺置管引流。如治疗失败或脓肿中含有肠内容物则需要剖腹探查，切开脓肿，清洗引流，并需切除脓肿形成的来源，即穿孔的病变肠段，可行一期吻合。当脓肿腔较大或伴有发热等中毒症状时，应先行近端肠管造口术，待脓腔引流较彻底后，再择期手术切除病变肠管。造口部位应避开切口。

（4）肠瘘：由于 Crohn 病并不向穿透的组织扩散和侵袭，因此手术只需切除病变肠段，而被穿透的组织器官清创修补即可。需要注意的是，回肠－乙状结肠瘘若单纯将乙状结肠清创缝合，修补口瘘发生率较高，故需要切除部分乙状结肠。外瘘发生率较低，但对机体影响较大，应早期积极引流和抗感染治疗。待病情稳定，局部炎症消退后的非活动期，行病变肠段切除吻合、皮肤瘘管切除术。切除皮肤瘘管时要注意往往存在多个瘘口，广泛切除可能引起皮肤缺损，若缺损不大可直接缝合，或只将炎性肠管切除，腹壁不做过多扩创仍可治愈。

（5）消化道出血：主要表现为便血，量较少，常为慢性反复出血，大出血少见。保守治疗可使大部分出血得到缓解。当合并大出血时，若保守治疗不能奏效，可行血管介入治疗，找到出血部位予以栓塞止血。如仍无法控制出血，应行紧急手术。

（6）误诊手术处理：Crohn 病手术前确诊率很低，大部分以急性阑尾炎、肠梗阻、肠穿孔、肠出血诊断进行探查，尤其以急性腹痛就诊而被误诊为急性阑尾炎者不在少数。当 Crohn 病误诊为急性阑尾炎而手术时，有学者认为切除阑尾后容易发生肠瘘，故不主张行阑尾切除，但事实上术后肠瘘发生的部位常常不是阑尾根部盲肠，而是回肠末段。表面看来肠瘘与切除阑尾似无关，但在这类患者术中可见盲肠和末段回肠充血、水肿、增厚，阑尾切除和局部探查扰动可能加重病变发展而导致肠瘘，故这类患者应禁行阑尾切除术。

外科手术并不能治愈 Crohn 病，而只针对其并发症，术后易复发及需再次手术是 Crohn 病的一个重要特征，患者一生之中可能需要多次手术，故过度的切除性手术可能导致短肠综合征等严重后果。手术时应遵循"节省肠管"的保守原则，全面探查肠管，了解病变范围，需要手术处理的只是那些有明显并发症的部位。术前术后应与内科医生及患者密切配合，制订合理的综合治疗方案，才可能获得最佳治疗效果和生活质量。

二、溃疡性结肠炎

溃疡性结肠炎（UC）是一种以大肠黏膜和黏膜下层炎症为特点，病因不明的慢性疾病。病变多位于直肠和乙状结肠，也可延伸到降结肠，甚至整个结肠。其临床表现多样化，诊断缺乏特异性，近年来有不断增加的倾向，由其引起的并发症亦有所增多。

（一）病因

UC 病因至今未完全明了，多数学者认为与感染、遗传、自身免疫、饮食、环境及心理等因素有关。

（二）病理

UC 病理表现为结肠弥漫性、连续性的表浅炎症，好发于直肠，向近侧结肠延续，累及乙状结肠，少数波及整个结肠，一般不累及小肠。全结肠受累时，在末端回肠可有反流性表浅炎症。UC 病变深度一般限于黏膜和黏膜下层，肌层基本不受累。在少数严重病例，炎症和坏死可延伸至环肌层或纵肌层，使肠壁变薄，自发性穿孔的危险性增高。UC 黏膜病变程度差别很大，可从正常黏膜到完全剥脱。肠黏膜细胞受炎症侵袭，肠壁充血、水肿、增生反复发作。炎症细胞浸润形成细小脓肿，脓肿间相互融合扩大形成溃疡。这些溃疡沿结肠纵轴发展，逐渐融合成大片溃疡。溃疡间黏膜增生形成假性息肉，其上皮可由不典型增生转为癌变，因此可认为 UC 是一种癌前病变。由于病变很少深达肌层，合并结肠穿孔、瘘管形成或结肠周围脓肿较少。在少数暴发型病例，病变侵及肌层并伴发血管炎和肠壁神经丛损害，使肠壁变薄、肠腔扩张、肠运动失调而形成中毒性巨结肠。炎症反复发作可使大量肉芽组织增生，肌层挛缩、变厚，造成结肠变形、缩短、结肠袋消失及肠腔狭窄。

（三）临床表现

根据病变发展的不同阶段，UC 有轻重不一的临床表现。

1. 轻型

病变部位仅累及结肠远端，症状轻，起病缓慢，腹泻轻，大便次数每日 4 次以下，大便多成形，可见少量黏液性血便，呈间歇性，可有腹痛，但程度轻，无全身症状。

2. 中型

病变范围较广，症状持续半年以上。常有程度不等的腹泻、间断血便、腹痛及全身状。结直肠病变为进行性加重，并发症有结直肠出血、狭窄性结肠梗阻、结肠穿孔、癌变等。

3. 重型

病变累及结肠广泛而严重，易发生出血和中毒性结肠扩张。受累最重部位多在横结肠，由于肠袢极度膨胀，又称之为中毒性巨结肠、中毒性结肠扩张或急性中毒性肠膨胀。约 15% 的 UC 患者可并发中毒性巨结肠而危及生命，其发病急骤，有显著的腹泻，日达 6 次以上，为黏液血便和水样便，伴发热、贫血、畏食、体重减轻等全身症状。严重者发生脱水、休克等毒血症征象。持续严重的腹痛、腹部膨隆、白细胞计数增多、低蛋白血症，提示结肠病变广泛而严重，已发展至中毒性巨结肠。

（四）诊断

UC 通常并无特异性临床表现。重症患者长期消耗，营养不良，出现高热和中毒性巨结肠时诊断并不困难，但为时较晚。有两项辅助检查对诊断有较大帮助。

1. 纤维结肠镜检查

大多数 UC 累及直肠和乙状结肠，通过结肠镜检查可明确诊断。镜下可见充血、水肿的黏膜，肿脆而易出血，在进展性病例中可见溃疡，周围有隆起的肉芽组织和水肿黏膜，呈息肉样改变。在慢性进展性病例中，直肠和乙状结肠腔可明显狭窄。为明确病变范围，应做全结肠检查，同时做多处活检，以便和其他疾病相鉴别。

2. 气钡灌肠双重造影

气钡灌肠双重造影有助于确定病变范围和严重程度。造影中可见结肠袋形态消失，肠壁不规则，假息肉形成，肠腔变细、僵直，在检查前应避免肠道清洁准备，以免使结肠炎恶化，一般检查前三天给予流质饮食即可。有腹痛患者禁做钡灌肠检查，应选择腹部 X 线平片或 CT 检查，观察有无中毒性巨结肠、结肠扩张及膈下游离气体。

（五）治疗

1. 全身支持疗法和对症处理

全身支持疗法和对症处理，即给予深静脉营养支持，纠正水、电解质平衡紊乱，纠正低钾血症。对于轻、中度患者可口服柳氮磺吡啶（SASP），常能达到较好效果，发作期每日 4～6 g，分 4 次服用。病情好转数周后减量，可改为每日 2 g，持续用药 1 年以上。对中、重度患者，结肠病变广泛的急性期和严重病变，应用肾上腺皮质激素对缓解症状，延迟病程有一定作用，可口服或静脉滴注，或加入生理盐水作保留灌肠。在急性发作期应用激素的效果是肯定的，但在慢性期应谨慎使用，注意其长期使用的不良反应。应用免疫抑制剂，如硫唑嘌呤等，能改善病程进展，控制临床症状，但不能改变基本病变，常用于静止期以减少复发。

2. 手术治疗

手术治疗的适应证包括中毒性巨结肠、并发肠穿孔或濒临穿孔、大量或反复出血、肠狭窄并发反复梗阻。手术方法如下。

（1）结直肠全切除、回肠造口术：主要针对结肠病变广泛并伴有低位直肠癌变，需做直肠切除者。在急诊情况下无须肠道准备，手术彻底，并发症少，无复发、癌变、吻合口漏之虑，但永久性回肠造口将给患者带来不便，较影响生活质量。

（2）全结肠切除、回直肠吻合术：主要适用于直肠无病变的患者。手术操作简便，避免永久造口，术后并发症少。但由于保留了直肠，术后有疾病复发和癌变的危险。

（3）全结肠直肠切除、回肛吻合术（IAA）及全结肠直肠切除、回肠储袋肛管吻合术（IPAA）：适用于慢性 UC 对内科治疗无效者，或反复持续的结肠出血、肠狭窄或黏膜严重病变者。这类手术既切除了结直肠（或直肠黏膜），又能保留有一定功能的肛门。尤其是 IPAA，因其储袋的储粪功能可减少排便次数，生活质量较好，更受患者欢迎。IPAA 术式须充分游离末段回肠系膜，使回肠末段能顺利拉至盆腔，制成二袢的 J 形或三袢的 S 形等储袋，与肛管吻合，疗效满意。

UC 的手术治疗分为急诊手术、限时手术和择期手术。肠穿孔、中毒性巨结肠、大量肠出血等常需急诊手术，旨在挽救患者生命，首选结肠次全切除、回肠造口、直肠残端缝闭，对危重患者可行末段回肠和乙状结肠双腔造口（双造口术），以转流粪便及排除结肠内容物，以后再行治疗性切除和重建手术。若经保守治疗病情转稳定，应强化支持治疗，力争在较好的条件下行择期手术。如不能控制出血，则应选择全部或次全结肠切除、回肠造口术，不必切除直肠，以减小手术创伤，留待日后再行治疗性切除和重建手术。结肠切除后粪流改道，即使直肠内仍有活动性病变，出血亦可停止。全结肠直肠切除、回肠造口术为多年来施行的标准择期术式，其手术死亡率低，并发症少，结肠和直肠切除后根除了全部病变，多数患者能恢复正常生活和工作能力，仍不失为一种简单、安全的手术方式。但由于术后回肠造口不易管理，易致水电解质平衡紊乱和造口皮肤碱性腐蚀，又因 UC 病变多在直肠和结肠远段，因此可行直肠、乙状结肠切除，降结肠造口，或直肠、左半结肠切除，横结肠造口术，以改善术后营养吸收，减少肠液丢失，且造口更易管理。而 IAA 和 IPAA 是近年来颇受推荐的 UC 手术治疗方法，在达到治疗目标的同时，避免了肠造口对患者心理和生活质量的巨大影响，更符合现代外科发展力求减少治疗创伤的方向。

3. 中毒性巨结肠的治疗

中毒性巨结肠的治疗多见于严重的 UC 患者，住院 UC 患者中约 60% 初次发病即发作。中毒性巨结肠为一段结肠急性炎症和明显扩张，扩张结肠主要位于横结肠和脾曲，小肠常无病变。正常小肠内无多量气体存留，如腹平片见小肠内有异常气体，并有严重代谢性碱中毒，常为中毒性巨结肠的先兆。该症以腹痛为主要表现，腹胀明显，腹部平片可见扩张增厚的结肠，肠腔直径可超过 6 cm。急性中毒性巨结肠是 UC 特别危险的并发症，往往是暴发型病例，有腹痛剧烈、高度腹胀、发热、心动过速、反应迟钝等中毒症状，肠鸣音消失。实验室检查可见白细胞升高、低血钾、低蛋白血症和贫血。患者每日排便可达十余次，易引起水电解质平衡紊乱。对中毒性巨结肠应首先采取积极支持疗法和对症处理，维持水电解质和酸碱平衡，尽快应用抗生素，静脉给予皮质激素，约半数患者对药物保守治疗反应良好，可化急诊为平诊，改为择期手术。暂时性结肠扩张并不是急诊手术的适应证，如病情恶化，则手术应在 24 h 内进行。中毒性巨结肠经 24 h 保守治疗无效者，应急诊手术，方式首选结肠次全切除、回肠造口、直肠残端缝闭，留待以后行重建手术。手术可减少结肠穿孔的发生率，伴结肠穿孔的患者死亡率为 20%，而无穿孔仅为 4%。

（金立鹏）

第三节　肠扭转

一、概述

结肠扭转是以结肠系膜为轴的部分肠袢扭转及以肠管本身纵轴为中心扭曲。其发病在世界各地很不一致，以非洲、亚洲、中东、东欧、北欧和南美等地多见，西欧和北美少见，Halabi 等报道，在美国结肠扭转约占所有肠梗阻的 1.9%；在巴基斯坦占 30%；巴西占 25%；印度占 20%。国内报道其发生率为 3.6% ~ 13.17% 不等，以山东、河北等地多见。本病可发生于任何年龄，乙状结肠扭转多见于平均年龄大于 70 岁的老年人，男性居多，男与女之比，据统计，在 9：1 ~ 1：1 之间，平均发病年龄为 40 ~ 69 岁，而盲肠扭转多见于年轻女性。乙状结肠是最常见的发生部位，约占 90%，其次是盲肠，偶见横结肠和脾曲。该病发展迅速，有较高的死亡率 9% ~ 12%，术后并发症多，应早期诊断，早期治疗。

（一）病因

结肠扭转常由于肠系膜根部较窄，且所属肠段冗长，活动度大，如乙状结肠。冗长的肠段随着年龄的增长而延长。此外，Kerry 和 Ransom 归纳了 4 个诱发因素：①肠内容物和气体使肠袢高度膨胀，如长期慢性便秘等；②肠活动的增强和腹内器官位置的变化，如妊娠和分娩；③有过腹腔手术病史而使腹腔内粘连；④先天性异常如肠旋转不良或后天因素造成远端肠管梗阻。盲肠正常固定在后腹壁，正常盲肠可以旋转 270°，不会发生扭转，但约有 10% ~ 22% 的人群在胚胎发育期间盲肠与升结肠未完全融合于后腹膜，形成游动盲肠，因活动范围大，其中有 25% 的人会发生盲肠扭转。此外，东欧与非洲扭转多与高纤维饮食有关，西欧与北美多与慢性便秘、滥用泻药、灌肠有关。

（二）病理

乙状结肠扭转多为逆时针方向，但也有顺时针方向扭转，扭转程度可为180°～720°。旋转少于180°时，不影响肠腔的通畅，尚不算扭转，有自行恢复的可能，特别是女性，盆腔宽大，更易恢复，当超过此限，即可出现肠梗阻。肠扭转造成的主要病理改变是肠梗阻和肠管血运的改变。乙状结肠扭转后，肠袢的入口及出口均被闭塞，因此属闭袢性梗阻，肠腔内积气、积液、压力增高，也会影响肠壁血运。除扭转的肠袢外，扭转对其近侧结肠也造成梗阻。乙状结肠扭转后发生肠管血运障碍来自两个方面：一是系膜扭转造成系膜血管扭转不畅，另一方面是肠袢的膨胀，压力高而影响肠壁血循环，先影响毛细血管，然后是静脉，最后是动脉，引起肠腔内和腹腔内出血，肠壁血管发生栓塞、坏死和穿孔，大致可分为3个阶段：①肠瘀血水肿期：瘀血水肿致肠壁增厚，常发生在黏膜和黏膜下层；②肠缺血期：在肠壁血运受阻时，肠壁缺血缺氧致张力减低或消失而扩张，除肠腔内大量渗液外，常伴有腹腔游离液体；③肠坏死期：肠缺血时间过长，导致组织缺氧、变性，黏膜面糜烂坏死。但由于肠腔内大量积气，高压气体常能循糜烂面溢出，溢出的气体可仅存留在黏膜下层或浆膜下层，此少量气体呈线状围绕肠壁排列，形成肠壁间积气。

盲肠扭转常以系膜为轴呈顺时针方向扭转，也偶见逆时针方向扭转。盲肠扭转是由于盲肠没有固定而具有高度活动性，这种高度活动性更有利于肠管迅速而又过紧地扭转，血管突然闭塞，扭转后盲肠迅速膨胀，压力增高，引起浆膜破裂、血运障碍，出现高比例的肠坏死。肠扭转不包括盲肠折叠，后者又称盲肠并合，是游离盲肠向前向上翻折，虽可发生梗阻，但不影响系膜血管，也不发生盲肠坏死。

二、临床表现

乙状结肠扭转的表现多样化，可呈急性发作，也可呈亚急性或慢性发作。早期肠坏死出现腹膜炎、休克等严重表现，亚急性、慢性发作发病缓慢，多有发作史，腹痛轻，偶为痉挛性，但腹胀严重，以上腹明显，常偏于一侧。腹部体征除明显腹胀外，可有左下腹轻压痛及肠鸣音亢进，有时可扪及腹部包块且有弹性。指诊直肠空虚。

盲肠扭转的临床症状、体征与小肠扭转基本相同，而且病情进展更为迅速，发病急，腹中部或右下腹疼痛，为绞痛性质，阵发性加重，并可有恶心呕吐，开始尚可排出气体和粪便。查体见腹部膨隆，广泛触痛，肠鸣音亢进并有高调，叩诊鼓音。在腹中部或上部可摸到胀大的盲肠，如发生肠系膜血循环障碍，短时间内可发生肠壁坏死，腹膜刺激征明显。

三、诊断

结肠扭转的诊断并不困难，腹痛、腹胀、便秘或顽固性便秘为扭转三联征。盲肠扭转或急性结肠扭转常出现恶心、呕吐。查体有腹胀，腹部压痛、腹部包块、肠鸣音亢进、体温升高、休克、腹膜炎体征。再结合病史、诱发易患因素，腹痛、腹块的部位，一般可做出结肠扭转的诊断。Stewardson 选择"持续腹痛""发热""心动过速""腹膜炎体征""白细胞计数升高"5 个经典表现做观察，发现约 90% 的肠绞窄患者同时具有 2 种或 2 种以上的表现。

腹部 X 线片对诊断帮助很大，应作为怀疑结肠扭转的常规检查，乙状结肠扭转的典型 X 线表现是显著充气的孤立肠袢，自盆腔至上腹或膈下，肠曲横径可达 10 ~ 20 cm，立位片可见两个巨大且相互靠拢的液平。其他各段小肠和结肠也有胀气与液平，钡灌肠见钡剂止于直肠上端，呈典型的鸟嘴样或螺旋形狭窄。盲肠扭转时腹部 X 线片显示单个卵圆形胀大肠袢，有长气液平面，如位于上腹可误诊为急性胃扩张，但胃肠减压无好转，可以此鉴别。后期在盲肠扭转上方常可见小肠梗阻的 X 线征象，并可在盲肠右侧见到有气体轮廓的回盲瓣。钡剂灌肠充盈整个左侧结肠和横结肠，可与乙状结肠扭转鉴别。当怀疑有坏疽时，严禁做钡灌肠，因为有坏死段肠管穿孔的危险。横结肠扭转扩张，肠曲于中上腹呈椭圆形扩张，中间也可见双线条状肠壁影，降结肠萎陷。

CT 也是急腹症常规的检查，也是目前诊断结肠扭转最有意义的诊断方式，Delabrousse 等认为，随着螺旋 CT 不断应用于急腹症的检查，使肠梗阻的诊断准确性明显提高，在明确结肠扭转的病因、梗阻位置及病情的严重程度方面具有极其重要的作用。结肠扭转 CT 表现主要有以下特征：①"漩涡征"，"漩涡征"为肠曲紧紧围着某一中轴盘绕聚集，大片水肿系膜与增粗血管同时旋转，漩涡中心尚见高密度系膜出血灶，CT 上呈"漩涡"状影像。若 CT 片示漩涡征出现在右下腹，多提示盲肠扭转。②"鸟喙征"，扭转开始后未被卷入"涡团"的近端肠管充气、充液或内容物而扩张，其紧邻漩涡缘的肠管呈鸟嘴样变尖，称之为"鸟喙征"，盲肠扭转时，其嘴尖端指向左上腹。③肠壁强化减弱、"靶环征"和腹腔积液。④闭袢型肠梗阻常见肠管呈 C 字形或"咖啡豆征"排列。现在增强 CT 及 CT 的三维重建也逐步推广于临床，使得结肠扭转的诊断更准确，更直观。

对于肠梗阻的诊断，虽然超声的敏感性及特异性低于腹部 CT，但因其实施动态、诊断快速，也是常规检查方法之一。急性肠梗阻的超声表现为：①一般表现：近端肠管扩张（93.7%），明显的内容物反流，远端肠管多空虚；②并发症表现：当肠管发生坏死、穿孔时，穿孔近端肠壁明显增厚，腹腔积液增多，并可探及游离气体。且超声对判断肠系膜血管有无血流及有无栓塞都有较高的准确率。

低压盐水灌肠既是治疗手段之一，也是一种重要诊断方法，如不能灌入 300 ~ 500 mL 盐水，则提示梗阻在乙状结肠。此外，随着内镜技术的发展，乙状结肠镜和纤维结肠镜也日益成为结肠扭转常规的诊断及治疗方法。

四、治疗

结肠扭转的治疗，除禁食、胃肠减压、输液等肠梗阻的常规治疗措施外，根据病情进展程度的不同、有无并发症等情况而采取非手术治疗或手术治疗。

（一）非手术治疗

非手术治疗一般用于乙状结肠扭转，且为发病初期，而盲肠扭转和晚期病例怀疑有肠坏死时禁用这种疗法。具体方法如下。

（1）高压盐水灌肠和钡剂灌肠：温盐水或肥皂水均可，灌肠时逐渐加压，如有气体和粪便排出腹胀消失，腹痛减压，表示扭转复回，成功率分别可达 66.7% ~ 78.6%。

（2）乙状结肠镜或纤维结肠镜插管减压：由于镜管细，镜身软，光源强，视野清晰，不易损伤肠壁，可清晰地观察黏膜水肿程度，且患者耐受性好，故多采用纤维结肠镜复位。内镜循腔经直肠进入乙状结肠，如发现黏膜出血、溃疡或由上方流出脓血，提示肠壁已部分坏死，不宜继续插管，如检查无异常，将软导管通过结肠镜，缓慢经梗阻处远端进入扭转肠袢，若顺利可排出大量气体和粪便，扭转自行复回，症状好转，插管全程要细致轻柔，不可用力过猛，注意此软管不要立即拔出，要保留 2 ~ 3 d。以免扭转短期内复发，还可通过观察导管引出物有无血性物质，以判断扭转肠袢有无坏死。内镜检查作为一种微创治疗，能够有效缓解梗阻症状，避免急诊手术，使外科医生获得充分时间全面评估和判断患者病情，选择最佳的个体化治疗方案，以达到更好的疗效。

尽管非手术疗法复位成功率高达 77%，死亡率和并发症率均较手术治疗低，但由于发生扭转的根本原因依然存在，复发率高达 46% ~ 90%。因此，国内外学者近年均主张，若患者无手术禁忌证，在非手术疗法复位后，短期内应行根治性的手术治疗。

（二）手术治疗

如果非手术疗法失败，或出现弥散性腹膜炎并怀疑有肠坏死、穿孔时，均应及时手术，术中根据有无肠管坏死、腹腔污染情况及患者自身状况，再决定做姑息性手术还是根治性手术。主要手方式式包括固定术、造口术和切除吻合术等。

1. 固定术

由于单纯乙状结肠扭转复位术后复发率可达 28%，单纯盲肠复位术有 7% 的复发率，故术中逆扭转方向复位后，若肠管血运良好，肠壁色泽正常，有蠕动，多加以固定术。手术方法有乙状结肠腹壁固定术、乙状结肠系膜固定术，乙状结肠横结肠固定术，乙状结肠腹膜外被覆术。盲肠扭转多采用后腹膜盲肠固定术。

2. 结肠造口术

结肠造口术一般用于手术时发现肠壁明显水肿、肠腔过度扩张、腹腔污染严重、肠壁已坏死、穿孔或全身情况较差的病例。可将坏死肠管切除吻合后在其近侧造口；也可行

Hartmann 手术即坏死肠管切除，近端造口，远端缝闭放回腹腔内旷置；或者做双腔结肠造口术，坏死肠管可切除或暂不切除而外置。以上手术都需要行二期手术。

3. 切除吻合术

切除吻合术一般用于肠管有坏死或血运不好，腹腔污染较轻，或者乙状结肠特别冗长，估计行固定术效果不佳，则可将乙状结肠切除行根治性治疗。由于两断端管腔内径差别较大，在切除肠管后，多行一期端 – 侧吻合。在非手术治疗有效后，为防复发也可择期行肠道准备后，行肠切除吻合术。

扭转性结肠梗阻是急性闭袢性肠梗阻，易发生坏死穿孔，应以急诊手术为主。对于右侧大肠梗阻的术式选择意见较为一致，可行梗阻病变的一期切除吻合术。对左侧大肠梗阻的术式选择则有分歧，传统的治疗方法是分期手术，即先行病灶切除和肠造口，然后再择期关闭造口的二次手术方案。这种方法虽能减少腹腔感染和肠漏发生的机会，但却需要二次手术创伤，使术后恢复期延长、整体治疗费用增加。近年来，随着抗生素发展、手术进步，以及对结肠梗阻病理生理认识的提高，越来越主张行一期切除吻合术。为提高一期切除吻合术的成功率，要求术中肠道排空、灌洗，但延长了手术时间，术后肠功能恢复慢，术后并发症发生率高达 40% ~ 60%，因此，当出现急性大肠梗阻时，如果用非手术的方法缓解肠梗阻并改善一般状况，就可以变"急诊手术"为"限期手术"，从而最大限度降低手术风险，显然是治疗急性大肠梗阻的最理想方案。

扭转性肠梗阻有较高的发病率，其发病急，病情进展快，病死率高。通过询问病史、详细体格检查和辅助 X 线、CT 检查可明确诊断。此病保守治疗大部分可以复位，病情得到缓解，但复发率较高。对于保守治疗无效的患者，应及早进行手术治疗。手术方法有两种：①术中复位后行结肠及系膜进行固定，但术后疗效并不确切；②术中结肠灌洗及一期结肠切除吻合术，此手术方式可以达到根治目的，但可能出现一定的术后并发症如吻合口漏、腹腔感染等。当扭转的肠管出现坏疽、穿孔，并发腹膜炎或高龄患者有严重伴随疾病或肠管缺血、水肿明显，而且远近端肠管口径相差悬殊时，应行扭转肠管切除，同时行临时性近端肠管造口术，待病情稳定，度过危险期后，在充分进行术前准备后可择期进行二期手术。

（金立鹏）

第四节 十二指肠良性肿瘤

十二指肠良性肿瘤少见，良、恶性比例为 1 ： 2.6 ～ 1 ： 6.8。据国内 1747 例与国外 2469 例十二指肠良恶性肿瘤综合统计，十二指肠良性肿瘤分别占 21% 与 33%。十二指肠良性肿瘤本身虽属良性，但部分肿瘤有较高的恶变倾向，有的本身就介于良、恶性之间，甚至在镜下均难以鉴别。尤其肿瘤生长的位置常与胆、胰引流系统有密切关系，位置固定，十二指肠的肠腔又相对较窄，因此常常引起各种症状，甚至发生严重并发症而危及生命。由于十二指肠位置特殊，在这些肿瘤的手术处理上十分棘手。

一、十二指肠腺瘤

十二指肠腺瘤是常见的十二指肠良性肿瘤，约占小肠良性肿瘤的 25%。从其发源可分为 Brunner 腺瘤和息肉样腺瘤两种。

（一）Brunner 腺瘤

Brunner 腺瘤系十二指肠黏液腺（Brunner 腺）腺体增生所致，故有人认为它并非真正的肿瘤。该腺体位于十二指肠黏膜下层，可延伸至黏膜固有层，其导管通过 Lieberkuhn 腺陷窝开口于十二指肠腔，分泌含黏蛋白的黏液和碳酸氢盐。此腺体绝大多数位于十二指肠壶腹部，降部和水平部依次减少。

Brunner 腺瘤有三种类型：①腺瘤样增生最多见，为单个瘤样物突出肠腔内，有蒂或无蒂，质较硬，呈分叶状。国外报道其直径多不超过 1 cm，国内报道肿瘤均较大，最大达 8 cm；②局限性增生，表面呈结节状，多位于十二指肠乳头上部；③弥漫性结节增生：呈不规则的多发性小结节，分布于十二指肠的大部分。

Brunner 腺瘤显微镜下所见无明显包膜，由纤维组织、平滑肌分隔成大小不等的小叶结构，可见腺泡、腺管和潘氏细胞，故认为属错构瘤，极少恶变。

1. 临床表现

十二指肠 Brunner 腺瘤常无明显临床症状，当肿瘤生长到一定程度可出现腹上区不适、饱胀、疼痛或梗阻，约 45% 病例有上消化道出血，以黑便为主，伴贫血，少有呕血。

2. 诊断

十二指肠 Brunner 腺瘤常由上消化道辅助检查发现十二指肠黏膜下隆起性病变，而获得临床诊断，最后确诊常依赖病理组织检查。

常用辅助检查手段为钡餐或气钡双重造影和十二指肠镜。前者见球后有圆形充盈缺损或呈光滑的"空泡征"，若为弥漫性结节样增生，则呈多个小充盈缺损，如鹅卵石样改变。十二指肠镜则可见肿瘤位于黏膜下，向肠腔内突出，质较硬，黏膜表面有炎症、糜烂，偶见溃疡，行活体组织病理检查时必须取材较深方能诊断。

3. 治疗

理论上 Brunner 腺瘤属错构瘤性质，很少恶变，加之有学者认为 Brunner 腺瘤系胃酸分泌过多的反应。因而认为可经药物治疗消退，或长期追踪，但由于术前很难对 Brunner 腺病定性，而且腺瘤发展到一定大小常致出血、贫血等，因此绝大多数学者认为仍应手术治疗，特别是对单个或乳头旁局限性增生的腺瘤应予切除。处理方法如下。

（1）肿瘤小且蒂细长者可经内镜切除。

（2）肿瘤较大，基底较宽应经十二指肠切除。

（3）球部肿瘤直径 > 3 cm，基底宽，切除后十二指肠壁难以修复者，可行胃大部切除。

（4）肿瘤位于乳头周围，引起胆、胰管梗阻或疑有恶变经快速病理检查证实者，应做胰头十二指肠切除。

（二）十二指肠腺瘤性息肉

十二指肠腺瘤多属此类。源于十二指肠黏膜腺上皮，有别于 Brunner 腺瘤。由于腺瘤的结构形态不同，表现各异，预后亦有较大的差异。目前按腺瘤不同结构和形态将其分为 3 类：①绒毛状腺瘤，腺瘤内有大量上皮从管腔黏膜表面突起，呈绒毛状或乳头状，表面如菜花样，基底部、质软、易出血，恶变率高达 63%，临床较少见；②管状腺瘤；较多见，肿瘤多数较小、有蒂、质较硬，肿瘤内以管腔为主，少见绒毛状上皮，恶变率较低，约 14%；③管状绒毛状腺瘤：其形状结构和恶变率居前两者之间。

1. 临床表现

早期多无症状，肿瘤发展到一定大小则可有腹上区不适、隐痛等胃十二指肠炎表现。较长病史者可出现贫血，大便隐血阳性，其中尤以绒毛状腺瘤表现突出。位于乳头部腺瘤可因阻塞胆总管而致黄疸，或诱发胰腺炎。较大的肿瘤可致十二指肠梗阻，但较罕见。

2. 诊断

同其他十二指肠肿瘤诊断方法一样，依赖于十二指肠低张造影和十二指肠镜检查，前者表现为充盈缺损；后者则可见向肠腔突起的肿块、呈息肉样或乳头状，病理学检查常可明确诊断。

B 超及 CT 等检查对诊断较大的腺瘤也有一定参考价值。

值得注意的是：十二指肠腺瘤可伴发于家族性息肉、Gardner 综合征等，因而对十二指肠腺瘤做出诊断的同时，应了解结肠等其他消化道有无腺瘤存在。

3. 治疗

十二指肠腺瘤被认为是十二指肠腺癌的癌前病变，恶变率高。因此，一旦诊断确定应争取手术治疗。具体方法如下。

（1）经内镜切除：适用于单发、较小、蒂细长、无恶变可能的腺瘤。蒂较宽、肿瘤较大则不宜采用。应注意电灼或圈套切除易发生出血和穿孔。切除后复发率约为28%～43%，故应每隔半年行内镜复查，1～2年后每年复查1次。

（2）经十二指肠切除：适用于基底较宽、肿瘤较大经内镜切除困难者。乳头附近的肿瘤亦可采用此法。切除后同样有较高的复发率，要求术后内镜定期随访。

手术方法是切开十二指肠侧腹膜（kocher切口），游离十二指肠，用双合诊方法判断肿瘤部位和大小，选定十二指肠切开的部位，纵向切开相应部位侧壁至少4 cm，显露肿瘤并切取部分肿瘤行术中快速病理切片检查。如肿瘤位于乳头附近，则经乳头逆行插管以判断肿瘤与乳头和胆管的关系，如有黄疸则应切开胆总管，经胆管内置管以显露十二指肠乳头。注意切除肿瘤时距瘤体外周0.3～0.5 cm切开黏膜，于肌层表面游离肿瘤。乳头附近肿瘤常要求连同瘤和乳头一并切除，因而应同时重做胆胰管开口。其方法是：在胆管开口前壁切断Odd括约肌，用两把蚊式钳夹住胆管和胰管开口相邻处，在两钳之间切开约0.5 cm，分别结扎缝合，使胆、胰管出口形成一共同通道，细丝线间断缝合十二指肠黏膜缘与胆、胰管共同开口的管壁，分别于胆管和胰管内插入相应大小的导管，以保证胆汁、胰液引流通畅，亦可切开胆总管，内置T管，下壁穿过胆管十二指肠吻合口达十二指肠，胰管内置管，经T形管引出体外，缝合十二指肠切口，肝下置引流，将胃肠减压管前端置入十二指肠。本法虽然术后胆胰管开口狭窄、术后胰腺炎、十二指肠瘘等并发症较少，但切除范围有限。

（3）胃大部切除：适用于球部腺瘤，蒂较宽，周围有炎症，局部切除后肠壁难以修复者。

（4）胰头十二指肠切除：适用于十二指肠乳头周围单个或多发腺瘤，或疑有恶变者。十二指肠良性肿瘤是否应行胰头十二指肠切除术尚有争议。

二、其他十二指肠良性肿瘤

十二指肠良性肿瘤有的前面已经提到（如平滑肌瘤、脂肪瘤等），有的十分罕见（如神经源性肿瘤、错构瘤、纤维瘤、内分泌肿瘤等），以及一些组织的异位等在本节中不再阐述。

（一）十二指肠血管瘤（肉瘤）

血管瘤90%以上见于空肠与回肠，十二指肠少见，通常来自黏膜下血管丛。多数为很小的息肉状肿瘤，呈红色或紫血色，向肠腔内突出，可单发，也可多发，可呈局限性生长，也可弥漫性分布。可分为三型：①毛细血管瘤。无包膜，呈浸润性生长，在肠黏膜内呈蕈状突起的鲜红色或仅呈暗红色或紫红色斑；②海绵状血管瘤。由扩张的血窦构成，肿瘤切面呈海绵状；③混合型血管瘤。常并发出血，在诊断与治疗上均感棘手。极少数血管瘤可恶变为血管肉瘤。

血管肉瘤亦来自十二指肠的血管组织，除了能转移外，临床表现与血管瘤相似，但血管肉瘤的血管丰富，易向黏膜生长而形成溃疡与出血。

（二）十二指肠纤维瘤（肉瘤）

纤维瘤好发于回肠黏膜，十二指肠纤维瘤很少见，常为单发，也可多发。由肠黏膜纤维组织发生的良性肿瘤，也可发生在黏膜下、肌层、浆膜下。外观呈结节状，有包膜、界限清楚的肿瘤，切面呈灰白色，可见编织状的条纹，质地韧。镜下由胶原纤维和纤维细胞构成，其间是血管和其周围少量疏松的结缔组织。瘤组织内纤维排列成索状，纤维间含有血管的细胞，一般不见核分裂象。纤维肉瘤镜下瘤细胞大小不一，呈梭形或圆形，分化程度差异很大，瘤细胞核大深染，核分裂象多见，生长快，预后不佳，术后易复发。

临床表现：主要症状为腹痛、恶心、呕吐、食欲缺乏、消瘦等，偶可发生梗阻与出血。

十二指肠肿瘤可引起严重并发症，少数可发生恶变，故一旦确诊，应以手术治疗为主。切除率一般可达 98% 以上，切除方案应根据病灶所在十二指肠的部位、大小、形态、肿瘤的类型而定，一般肿瘤较小，且距十二指肠乳头有一定的距离时，可行局部肠壁楔形切除或局部摘除，有学者主张经十二指肠将肿瘤做黏膜下切除；肿瘤较大或多发性者，可行部分肠段切除术；肿瘤累及壶腹部或有恶变倾向时，应行部分十二指肠切除术。术中一定要注意将切除的肿瘤标本送冰冻切片检查，才能根据病理结果确定切除的范围。对十二指肠小的、单发的、带蒂的良性肿瘤可在内镜下用圈套器切除，或用微波、激光凝固摘除。

（金立鹏）

第五节　十二指肠恶性肿瘤

本节主要讨论的是十二指肠恶性肿瘤，指原发于十二指肠组织结构的恶性肿瘤，即原发性十二指肠恶性肿瘤，较少见，国外报道尸检发现率为 0.02% ～ 0.05%，约占胃肠道恶性肿瘤的 0.35%，但小肠肿瘤以十二指肠发生率最高，约占全部小肠肿瘤的 41%。其中恶性肿瘤多于良性肿瘤，前后两者比例约为 6.8 ：1。

一、十二指肠腺癌

十二指肠腺癌是指起源于十二指肠黏膜的腺癌。国外文献报道其发病率占十二指肠恶性肿瘤的 80%，占全消化道恶性肿瘤的 1% 偏低。国内报道占十二指肠恶性肿瘤的 65% 左右，占全消化道肿瘤的 0.3%，占小肠恶性肿瘤的 25% ~ 45%。好发于 50 ~ 70 岁，男性稍多于女性。笔者查阅中南大学湘雅二医院病历资料，近 10 年来仅发现十二指肠腺癌 18 例，占同期内十二指肠恶性肿瘤的 70% 左右。

（一）病因病理

目前对十二指肠腺癌的病因不甚清楚。胆汁和胰腋中分泌出来的可能是致癌原的一些物质如石胆酸等二级胆酸对肿瘤的形成起促进作用。十二指肠腺癌与下列疾病有关：家族性息肉病、Gardner 和 Turcot 综合征、Von Reeklinghausen 综合征、Lynch 综合征、良性上皮肿瘤如绒毛状腺瘤等。另有报道，与溃疡或憩室的恶变及遗传等因素也有一定关系。

根据癌瘤发生的部位可将十二指肠腺癌分为壶腹上段、壶腹段（不包括发生于胰头、壶腹本身及胆总管下段的癌）及壶腹下段。以发生于壶腹周围者最多，约占 50%。其次为壶腹下段，壶腹上段最少。

十二指肠癌大体形态分为息肉型、溃疡型、环状溃疡型和弥漫浸润型，以息肉型多见，约占 60%，溃疡型次之。镜下所见多属乳头状腺癌或管状腺癌，位于十二指肠乳头附近以息肉型乳头状腺癌居多，其他部位多为管状腺癌，呈溃疡型或环状溃疡型，溃疡病灶横向扩展可致十二指肠环形狭窄。

（二）分期

国内对十二指肠腺癌尚未进行详细分期，其分期方法多沿引美国癌症联合会制定的分期法，即：临床分期为第Ⅰ期：肿瘤局限于十二指肠壁；第Ⅱ期：肿瘤已穿透十二指肠壁；第Ⅲ期：肿瘤有区域淋巴结转移；第Ⅳ期：肿瘤有远处转移。

TNM 分期为：

T：原发肿瘤。

T_0：没有原发肿瘤证据。

T_{is}：原位癌。

T_1：肿瘤侵犯固有层或黏膜下层。

T_2：肿瘤侵犯肌层。

T_3：肿瘤穿破肌层浸润浆膜或穿过无腹膜覆盖的肌层处（如系膜或后腹膜处）并向外浸润 ≤ 2 cm。

T_4：肿瘤侵犯毗邻器官和结构，包括胰腺。

N：局部淋巴结。

N_0：无局部淋巴结转移。

N_1：局部淋巴结有转移。

M：远处转移。

M_0：无远处转移。

M_1：有远处转移。

（三）临床表现

早期症状一般不明显，或仅有上腹不适、疼痛、无力、贫血等。其症状、体征与病程的早晚及肿瘤部位有关。根据文献统计常见症状、体征分别如下。

1. 疼痛

多类似溃疡病，表现为上腹不适或钝痛，进食后疼痛并不缓解，有时疼痛可向背部放射。

2. 畏食、恶心、呕吐

此类消化道非特异性症状在十二指肠腺癌的发生率为 30% ~ 40%，如呕吐频繁，呕吐内容物多，大多是由于肿瘤逐渐增大堵塞肠腔，引起十二指肠部分或完全梗阻所致。呕吐内容物是否含有胆汁可判别梗阻部位。

3. 贫血、出血

贫血、出血为最常见症状，其出血主要表现为慢性失血，如大便隐血、黑便；大量失血则可呕血。

4. 黄疸

黄疸是肿瘤阻塞壶腹所致，此种肿瘤引起黄疸常因肿瘤的坏死、脱落而使黄疸波动，常见于大便隐血阳性后，黄疸也随之减轻；另外黄疸常伴有腹痛。以上两点有别于胰头癌常见的进行性加重的无痛性黄疸。

5. 体重减轻

此种症状亦较常见，但进行性体重下降常预示治疗效果不佳。

6. 腹部包块

肿瘤增长较大或侵犯周围组织时，部分病例可扪及右上腹包块。

（四）诊断与鉴别诊断

由于本病早期无特殊症状、体征，故诊断主要依赖于临床辅助检查，其中以十二指肠低张造影和纤维十二指肠镜是术前确诊十二指肠肿瘤的主要手段。

十二指肠低张造影是首选的检查方法，如行气钡双重造影可提高诊断率。因癌肿形态不同，其 X 线影像有不同特征，一般可见部分黏膜粗、紊乱或皱襞消失，肠壁僵硬。亦可见息肉样充盈缺损、龛影、十二指肠肠腔狭窄。壶腹部腺癌与溃疡引起的壶腹部变形相似，易误诊。十二指肠纤维内镜检查窥视第 3、4 段因难，故可能遗漏诊断。临床可采用超长内镜或钡餐弥补其不足。镜下见病变部位黏膜破溃，表面附有坏死组织。如见腺瘤顶部黏膜粗糙、糜烂，应考虑癌变，对可疑部位需取多块组织行病理检查，以免漏诊。

B 超、超声内镜和 CT 检查可见局部肠壁增厚，并可了解肿瘤浸润范围、深度、周围区域淋巴结有无转移，以及肝脏等腹内脏器情况。

对上述检查仍未能确诊者，行选择性腹腔动脉和肠系膜上动脉造影，有助于诊断。

由于发生在壶腹部癌可原发于十二指肠壁黏膜、胰管或胆管，而来源部位不同其预后可能不同，因此，Dauson 和 Connolly 通过对肿瘤产生的黏蛋白进行分析来提示肿瘤组织来源，唾液黏蛋白来自真正的壶腹的肿瘤是胆管上皮和十二指肠黏膜的特征，中性黏蛋白是 Bruner 腺特征性分泌蛋白；硫酸黏蛋白则主要由胰管产生。

需与十二指肠腺癌相鉴别的疾病繁多，但根据主要临床征象不同，考虑不同疾病的鉴别：①表现为梗阻性黄疸者，需与其鉴别的常见疾病有胰头癌、胆管癌、胆管结石、十二指肠降部憩室等；②表现为呕吐或梗阻者，则需与十二指肠结核、溃疡病幽门梗阻、环状胰腺、肠系膜上动脉综合征相鉴别；③消化道出血者，需与胃、肝胆系统、结肠、胰腺、右肾和腹膜后等肿瘤相鉴别；④上腹隐痛者，需与溃疡病、胆石症等相鉴别。

（五）治疗

十二指肠腺癌原则上应行根治切除术，其术式可根据癌肿的部位和病期选用十二指肠节段切除或胰头十二指肠切除等术式。对于不能切除的肿瘤可采用姑息性胆肠引流或胃肠引流等术式。据文献报道，20 世纪 90 年代以后，十二指肠腺癌而行胰头十二指肠切除率上升至 62% ~ 90%，使术后 5 年生存率达到 25% ~ 60%。由于胰头十二指肠切除符合肿瘤手术治疗、整块切除和达到淋巴清除的原则，同时有良好的治疗效果，目前已基本被公认为治疗十二指肠癌的标准术式。现对几种常用术式及注意事项介绍如下。

1. 胰头十二指肠切除术

十二指肠腺癌手术时，淋巴结转移率为 50% ~ 65%，尽管很多作者认为淋巴结阳性并不影响术后生存率，但胰头十二指肠切除因其能广泛清除区域淋巴结而备受推崇。随着手术技巧的提高和围术期管理的加强，胰头十二指肠切除术后死亡率降至 10% 以下。胰头十二指肠切除术包括保留幽门和不保留幽门两种基本术式，应根据肿瘤所在部位和生长情况加以选择。但应注意的是：十二指肠腺癌行胰头十二指肠切除术后较之胰腺或胆管病变行胰头十二指肠切除有更高的并发症发生率，如胰漏等，其机制可能与软胰结构即胰腺质地正常、胰管通畅有关。一般认为，原发十二指肠癌行胰头十二指肠切除术应注意下列各点：①采用套入式（Child）的胰空肠端－端吻合为好，特别是胰管不扩张者更为适宜。②十二指肠肿瘤侵及胰腺钩突部机会较少。因此，处理钩突部时在不影响根治的原则下，可残留薄片胰腺组织贴附于门静脉，较有利于手术操作；另外，分离其与门静脉和肠系膜上静脉间细小血管支时，不可过度牵拉，避免撕破血管或将肠系膜上动脉拉入术野将其损伤。门静脉保留侧的血管支需结扎牢固，采用缝合结扎更加妥善。③不伴梗阻性黄疸者，胆胰管常不扩张。因此，经胆管放置细 T 管引流，其横臂一端可经胆肠吻合口放入旷置的空肠袢内，另一端放在近侧胆管，有助于减少胆肠、胰肠吻合口瘘的发生。④伴有营养不良、贫血、低蛋白血症者，除考虑短期 TPN 治疗外，术中宜于空肠内放置饲食管（经鼻或行空肠造瘘置管）以备术后行肠内营养、灌注营养液或（和）回收的消化液如胆、胰液等，颇有助于术后患者的恢复。⑤对高龄或伴呼吸系统疾病者，应行胃造瘘术。⑥术后应加强防治呼吸系统并发症，尤其是肺炎、肺不张等，采用有效的抗生素，鼓励咳嗽和床上活动等措施。

2. 节段性十二指肠管切除术

本术式选择适当，能达到根治性切除的目的，其 5 年生存率不低于胰头十二指肠切除术的效果，且创面小，并发症少，手术死亡率低。此术式主要适用于水平部、升部早期癌，术前及术中仔细探查，必须确定肠壁浆膜无浸润，未累及胰腺，区域淋巴结无转移。充分游离十二指肠外侧缘，切断十二指肠悬韧带，游离十二指肠水平部和升部，切除包括肿瘤在内的十二指肠段及淋巴引流区域组织，在肠系膜上血管后方将空肠远侧端拉至右侧，与十二指肠降部行端 – 端吻合。若切除较广泛，不可能将十二指肠行端 – 端吻合时，也可行 Roux-en-Y，即空肠、十二指肠和空肠、空肠吻合术。

3. 乳头部肿瘤局部切除术

对肿瘤位于乳头部的高龄患者或全身情况欠佳不宜行胰头十二指肠切除术者，可行乳头部肿瘤局部切除术。手术要点如下：①纵行切开胆总管下段，探查并明确乳头及肿瘤的部位。通过胆总管切口送入乳头部的探条顶向十二指肠前壁做标志，在其上方 1 cm 处切开做一长 5 cm 的纵向切口，也可做横行切口，在肠腔内进一步辨认乳头和肿瘤的关系。②在十二指肠后壁乳头肿瘤上方，可见到胆总管的位置，在牵引线支持下，距肿瘤约 1 cm 处切开十二指肠后壁和胆总管前壁，并用细纯丝线将两者的近侧切端缝合，其远侧切端亦予以缝合作牵引乳头部肿瘤。用相同的方法，距肿瘤 1 cm 的周边行边切开边缝合十二指肠后壁和胆总管，直至将肿瘤完整切除。大约在 12 点至 3 点方向可见胰管开口，分别将其与胆总管和十二指肠后壁缝合，在切除肿瘤的过程中，小出血点可缝扎或用电凝止血。切除肿瘤后，创面需彻底止血。③经胰管十二指肠吻合口置一口径适宜、4 ~ 5 cm 长的细硅胶管，纳入胰管内支撑吻合口，并用可吸收缝线将其与胰管缝合一针固定。经胆总管切口置 T 管，其横壁一端置入近侧肝管，另一端伸向并通过胆总管十二指肠吻合口，入十二指肠腔内，起支撑作用。横行缝合十二指肠前壁切口和胆总管切口，T 管从后者引出。④切除胆囊，放置腹腔引流管关腹。⑤乳头部肿瘤局部切除，不仅要求完整切除肿瘤，而且边缘不残留瘤组织，应行冰冻切片检查协助诊断。⑥在完成胆总管、胰管与十二指肠后壁吻合之后，如果已放置 T 管，可不必再行胆总管十二指肠侧侧吻合术，但应保留 T 管 3 ~ 6 个月以上。⑦术后应加强预防胰瘘、胆瘘、胰腺炎和出血等并发症。使用生长抑素、H_2 受体阻滞剂等。编者曾有一例十二指肠乳头部腺癌经局部切除后 3 年复发，再次手术局部切除后共生存近 5 年。

4. 胃大部分切除术

对十二指肠壶腹部的早期癌，病灶靠近幽门可采用本术式。注意切缘必须距肿瘤 2 cm 以上，不要误伤周围重要结构。

放疗、化疗对十二指肠腺癌无显著疗效，个别报道化疗能延长存活时间，可在术中或术后配合使用。

（六）预后

十二指肠腺癌总的预后较胰头癌与胆总管下段癌等好。其手术切除率 70% 以上，根治性切除后 5 年生存率为 25% ~ 60%。但不能切除的十二指肠癌预后差，生存时间一般为 4 ~ 6 个月，几乎无长期生存病例。而十二指肠癌根据发生的部位不同其预后亦有差异，一般认为发生于十二指肠第 3、4 段的腺癌预后比发生于第 1、2 段者预后好，其原因认为有如下三点：①生物学特征不同，第 3、4 段肿瘤生物学特征表现为中肠特性而第 1、2 段表现为前肠特性；②第 3、4 段肿瘤临床发现常相对较早，即使肿瘤虽已突破固有肌层，但常不侵犯周围器官而仅侵及周围脂肪组织；③第 3、4 段腺癌由于可行肠段切除而手术死亡率低。有很多资料显示，十二指肠腺癌预后与淋巴结阳性与否、肿瘤浸润的深度、组织学分化程度及性别等无关。但有胰腺等侵犯，被认为是导致局部复发和致死的原因。

二、十二指肠类癌

十二指肠类癌是消化道低发性肿瘤，仅占消化道肿瘤的 0.4% ~ 1.8%，而十二指肠类癌发病率更低，仅占全胃肠类癌的 1.3%，占小肠类癌的 5%。十二指肠的第二段多见，第一段次之。

（一）病理

十二指肠类癌是起源于肠道 Kultschitzsky 细胞（肠嗜铬细胞），能产生多种胺类激素肽，是胺前体摄取和脱羧肿瘤（APUD 肿瘤），属神经内分泌肿瘤范畴。肿瘤一般较小，单发或多发，随肿瘤增长可出现恶性肿瘤浸润生长的特征，诸如浸润和破坏黏膜、肌层，继而侵及浆膜和周围脂肪结缔组织、淋巴管和血管。十二指肠类癌一般属于低度恶性肿瘤，生长缓慢，转移较少，最常见的转移部位是肝脏，其次是肺。判断类癌的良、恶性不全取决于细胞形态，主要取决于有无转移。一般认为肿瘤的转移与其大小有关，肿瘤小于 1 cm 者转移率为 2%，1 ~ 2 cm 者转移率为 50%，超过 2 cm 者则 80% ~ 90% 有转移。

十二指肠类癌多发生于降部黏膜下，质硬、表面平滑，易发生黏膜浅表溃疡。肿瘤切面呈灰白色，置于甲醛溶液固定后转为鲜黄色。如肿瘤呈环形浸润可引起十二指肠肠腔狭窄；位于十二指肠乳头附近者可压迫胆管出现黄疸；若向浆膜外生长，则可浸润周围脏器。

（二）临床表现

十二指肠类癌一方面有十二指肠肿瘤的共同表现，如黑便、贫血、消瘦、黄疸或十二指肠梗阻症状；另一方面由于类癌细胞分泌多种具有生物活性的物质，如 5-HT、血管舒张素、组胺、前列腺素、生长抑素、胰高糖素、促胃液素等，当这些生物活性物质进入血液循环时，尤其是类癌肝转移时这些生物活性物质直接进入体循环，可出现类癌综合征，表现为发作性面、颈、上肢和躯干上部皮肤潮红和腹泻等。腹泻严重时有脱水、营养不良、哮喘，甚至出现水肿、右心衰竭等。

但应注意个别绒毛管状腺瘤患者也可分泌 5- 羟色胺，使 5-HIAA（5-Hyaroxyindo-leaceticacid、5- 羟基吲哚乙酸）升高，从而产生中肠型类癌症。

（三）诊断

胃肠钡剂造影和纤维十二指肠镜检查有助于诊断，但 X 线和镜检所见有时难以与腺癌鉴别，需行活体组织病理检查。

测定 24 h 尿 5-HIAA 排出量是目前诊断类癌和判定术后复发的重要依据之一。类癌患者排出量超过正常 1 ~ 2 倍，类癌综合征患者排出量更高。B 型超声和 CT 检查主要用于诊断有无肝脏或腹腔淋巴转移灶。

（四）治疗

以手术治疗为主，局部切除适用于 < 1 cm、远离十二指肠乳头的肿瘤，如肿瘤较大呈浸润性发生，或位于十二指肠乳头周围，应行胰头十二指肠切除术。

对类癌肝转移，可在切除原发灶的同时切除转移灶。肝内广泛转移者可行肝动脉结扎或栓塞治疗。

类癌综合征病例可用二甲麦角新碱和磷酸可待因控制症状，前者易引起腹膜后纤维化。腹泻难以控制可用对氯苯丙氨酸，每日 4.0 g，但可能引起肌肉痛和情绪低落。

广泛转移病例可用阿霉素、5-FU、长春碱、氨甲蝶呤、环磷酰胺等，可有一定疗效。最近研究表明链佐星疗效最好，单独用赛庚啶亦有疗效。放疗可缓解骨转移所引起的疼痛，但不能使肿瘤消退。

三、十二指肠恶性淋巴瘤

原发性十二指肠恶性淋巴瘤，是指原发于十二指肠肠壁淋巴组织的恶性肿瘤，这有别于全身恶性淋巴瘤侵及肠道的继发性病变。Dawson 提出原发性小肠恶性淋巴瘤的五项诊断标准：①未发现体表淋巴结肿大；②白细胞计数及分类正常；③ X 线胸片无纵隔淋巴结肿大；④手术时未发现受累小肠及肠系膜区域淋巴结以外的病灶；⑤肝、脾无侵犯。

原发性小肠恶性淋巴瘤发病率的地区差异很大，中东国家的发生率甚高，但美国仅占小肠恶性肿瘤的 1%，而我国的小肠恶性淋巴瘤占小肠恶性肿瘤的 20% ~ 30%。据国内 1389 例小肠恶性淋巴瘤统计，发生于十二指肠者有 218 例，占 15.7%，国外 908 例中有 102 例，占 11.2%。虽然恶性淋巴瘤占全部小肠恶性肿瘤的一半以上，但其主要发生于回肠，约占47%，其次为空肠，十二指肠少见。

（一）病理

原发性十二指肠恶性淋巴瘤起源于十二指肠黏膜下淋巴组织，可向黏膜层和肌层侵犯，表现为息肉状或为黏膜下肿块或小肠管纵轴在黏膜下弥漫性浸润，常伴有溃疡。肿瘤常为单发，少有多发。按组织学形态可分为淋巴细胞型、淋巴母细胞型、网织细胞型、巨滤泡型及Hodgkin病。按大体病理形态可分为：①肿块型或息肉型；②溃疡型；③浸润型；④结节型。按组织学类型可分为：霍奇金病与非霍奇金淋巴瘤两大类，以后者最多见。转移途径可经淋巴道、血运及直接蔓延，淋巴结转移较腺癌为早。

（二）临床表现

原发性十二指肠恶性淋巴瘤好发于40岁左右，比其他恶性肿瘤发病年龄较年轻，男女发病率比例为1：1～3：1。该病在临床上表现无特异性，可因肿瘤的类型和部位而异。Noqvi（1969年）提出临床病理分期标准：Ⅰ期，病灶局限，未侵犯淋巴结；Ⅱ期，病灶局限，已侵犯淋巴结；Ⅲ期，邻近器官组织受累；Ⅳ期，有远处转移。

1. 腹痛

腹痛大多由于肠梗阻；肿瘤的膨胀、牵拉；肠管蠕动失调；肿瘤本身的坏死而继发感染、溃疡、穿孔等因素。腹痛为该病的最常见症状，据国内资料统计，发生率约为65%以上。出现较早，轻重不一，隐匿无规律，呈慢性过程。初起为隐痛或钝痛，随病情的发展逐渐加重，转为阵发性痉挛性绞痛，晚期疼痛呈持续性，药物不能缓解。腹痛多数位于脐区、脐周及耻区，有时可出现在左上腹或剑突下。一旦肿瘤穿孔而引起急性腹膜炎时，可出现全腹剧痛。

2. 肠梗阻

肿瘤阻塞肠腔或肠壁浸润狭窄均可引起肠梗阻。临床常见的症状，出现较早，多为慢性、部分性梗阻，反复发作的恶心、呕吐、进餐后加重。乳头部以上梗阻者，呕吐物中不含胆汁；乳头部以下梗阻者，呕吐物中含大量胆汁。腹胀不明显。

3. 腹部肿块

因有60%～70%的肿瘤直径超过5 cm，大者有10 cm以上，故临床上据国内资料统计约25.5%的患者可扪及腹部包块，有的以该病为主诉。

4. 黄疸

因恶性肿瘤侵犯或阻塞胆总管开口部或因转移淋巴结压迫胆总管而引起梗阻性黄疸。黄疸发生率远远低于腺癌，大约为2%。

5. 肠穿孔与腹膜炎

因肿瘤侵犯肠壁发生溃疡，坏死、感染而致穿孔，急性穿孔引起弥漫性腹膜炎，慢性穿孔可以引起炎性包块、脓肿、肠瘘。在十二指肠恶性淋巴瘤中的发生率为15%～20%，北京协和医院统计发生率为 19.4%，比其他恶性肿瘤发生率高。

6. 其他

十二指肠恶性淋巴瘤尚可出现上消化道出血、消瘦、贫血、腹泻、乏力、食欲下降、发热等一些非特异性临床表现。

（三）诊断与鉴别诊断

该病的早期诊断十分困难，往往被误诊为胃十二指肠炎、消化性溃疡、慢性胰腺炎、胆管疾病等。经常延误诊断超过数月之久，误诊率可高达 70% ~ 90%。具体原因分析如下：①缺乏特异性临床表现；②医师对该病的认识不足，甚至缺乏这方面的知识，故警惕性不高；③该病往往以急症就诊，常被急腹症的临床表现所掩盖；④该病的诊断方法，尤其在基层医院常常没有有效的诊断手段。出现未能查明原因的发热、恶心、呕吐、食欲下降、消瘦、贫血、肠道出血、腹上区疼痛、慢性肠梗阻等临床表现时，应警惕有该病的可能性，继而进行各项检查。

1. 实验室检查

实验室检查缺乏特异性，可能出现红细胞数与血红蛋白量下降，呕吐物与大便隐血试验阳性。

2. X 线检查

X 线平片可能显示十二指肠梗阻的 X 线表现，或软组织肿块影。胃肠道钡餐双重对比造影对十二指肠肿瘤的诊断准确率达 42% ~ 75%，主要表现为十二指肠黏膜皱襞变形、破坏、消失、肠壁僵硬，充盈缺损、龛影或环状狭窄。十二指肠恶性淋巴瘤 X 线表现更具有一定特征。因该病破坏肌层中肠肌神经丛，故可能出现局限性囊样扩张，呈动脉瘤样改变，肠壁增厚，肠管变小，呈多发性结节状狭窄。十二指肠低张造影，更有利于观察黏膜皱襞的细微改变，使其诊断准确率提高到 93% 左右。

3. 内腔镜检查

十二指肠镜对该病可以直接观察病灶的大小、部位、范围、形态等，同时可进行摄像、照相、刷检脱落细胞和活检以获病理确诊。

4. 其他

B 型超声、CT 和 DSA 等对该病的诊断有一定作用，但价值不大。

（四）治疗

该病应以手术治疗为主，手术有诊断与治疗的双重作用。国内报告原发性十二指肠恶性肿瘤的手术率约为 60%。手术方案根据该肿瘤所在部位、病变的范围而决定，可以考虑局部切除，但应行胰十二指肠根治性切除为妥。

该病对化疗和化疗有不同程度的敏感性，故术前和术后可以配合进行，疗效优于单纯手术治疗。一般放疗的剂量为 40 Gy（4000 rad）左右为宜，化疗一般采用 CTX、VCR、

ADM、MTX、PCB 及泼尼松等药组成的各种联合化疗方案。

四、十二指肠平滑肌肉瘤

十二指肠平滑肌肉瘤是起源于十二指肠黏膜肌层或固有肌层、肠壁血管壁的肌层肿瘤，根据其组织学特征，分为平滑肌瘤、平滑肌肉瘤和上皮样平滑肌瘤（或称平滑肌母细胞肌瘤 leiomyoblastoma），后者罕见。平滑肌瘤和平滑肌肉瘤分别居十二指肠良、恶性肿瘤发病率的第二位，但也有统计认为淋巴瘤发生率稍高于平滑肌肉瘤者。由于临床上平滑肌瘤和平滑肌肉瘤表现无明显差异，大体观难以区别其性质，故列入一并讨论。

（一）病理

十二指肠平滑肌肉瘤根据其生长方式可分为腔外型、腔内型、腔内外型和壁间型等四型，平滑肌肉瘤主要见于腔外型、腔内外型。平滑肌肉瘤的特点是肿瘤较大，瘤内易发生出血、坏死、囊变，形成多个内含黄色液体的囊腔，若囊内继发感染，破溃后与肠腔相通形成假性憩室，若向腹腔破溃、穿孔则形成局限性脓肿。区分良恶性肿瘤缺乏统一标准，一般认为肿瘤直径大于 10 cm 或已有转移者，可诊断为肉瘤；直径大于 8 cm、质脆、血供丰富者，肉瘤可能性大。

术中快速切片病理检查有时难以正确判定其良、恶性，应以石蜡切片观察核分裂象的数目作为诊断的主要依据，判定标准有如下几种：①每个高倍镜视野下核分裂象多于 2 个则为恶性；②每 10 个高倍镜视野下核分裂象超过 5 个为肉瘤；③每 25 个高倍镜视野下核分裂象为 1 ~ 5 个为低度恶性，多于 5 个为肉瘤；④镜下有不典型核分裂象，核的多形性和染色深是肉瘤的基本特征；⑤每 25 个高倍镜视野下核分裂象数 ≥ 4 个，圆形核超过 20% 为肉瘤。平滑肌瘤能否恶变尚不清楚。上皮样平滑肌瘤的大多数瘤细胞呈圆形或多边形，胞质内有空泡或核周有透明区，以此可与平滑肌瘤和平滑肌肉瘤鉴别。以往认为上皮样平滑肌瘤属良性肿瘤，有恶性趋向，现认为此型肿瘤存在良性和恶性两种，恶性较少，后者多向肝转移或腹膜种植。平滑肌肉瘤多向肝转移或腹腔瘤床种植，少有淋巴转移。

（二）临床表现

十二指肠平滑肌肿瘤所产生的症状、体征与其他十二指肠良、恶性肿瘤相似，但以出血、腹部肿块较为突出。有统计肉瘤的出血发生率约为 80%，肌瘤约为 50%，可为少量、持续或间歇大出血，出血与否和出血程度与肿瘤大小无直接关系。肿块多在右上腹，表面较光滑，硬或囊性感，活动度差，个别肿块可在右下腹触及。

（三）诊断

十二指肠平滑肌肿瘤首选的检查方法：①胃肠道钡剂造影，其 X 线特征视肿瘤生长方式和大小而异。腔内型肿瘤可表现为表面光滑、边界清楚的充盈缺损，如形成溃疡则于充盈缺损部有龛影；腔外型肿瘤见十二指肠受压，黏膜皱襞紊乱；如肿瘤破溃与肠腔相通时，有巨大憩室征；②十二指肠内镜检查可见肠壁外压性改变或黏膜下隆起病变，黏膜糜烂。十二指肠降部以下病变易被漏诊，活检亦因取材受限难，以明确诊断；③CT检查在十二指肠部位有界限清楚的实质性肿块影，若肿瘤内有对比剂和气体，更有助于诊断。增强扫描为中等血供或血供较丰富的肿瘤，应与胰头部肿瘤鉴别。

（四）治疗

十二指肠平滑肌肉瘤一旦确诊，即使肿瘤局部复发，或转移病灶，均应积极手术探查，不应轻易放弃手术机会，力争根治性切除，对于晚期的或复发的病例，只要全身情况和局部解剖条件许可即积极做姑息性切除或其他手术，这样可以延长生存期，有时甚至可以达到意想不到的效果。其手术方案应根据肿瘤大小、生长部位和生长方式决定，局部切除仅适用于十二指肠外侧壁腔外型肌瘤。由于肉瘤术后复发主要是瘤床和腹腔内肿瘤种植，因此，术中避免瘤体包膜破裂是预防复发的关键之一，术毕于瘤床部位可用蒸馏水浸泡和冲洗。胰头十二指肠切除术适用于较大或位于十二指肠乳头周围的肿瘤。

平滑肌肉瘤肝转移病灶的边界较清楚可沿肿块边缘切除。若有多个转移灶局限于一叶，宜于肝叶切除，对不能切除的肝转移灶，可行肝动脉插管和门静脉插管化疗。笔者遇到1例46岁的男性患者，因十二指肠平滑肌肉瘤（约4 cm大小直径）同时右肝后叶有一直径5 cm的转移灶，而行肉瘤所在十二指肠段的切除及不规则的右肝后叶切除，术后3年因肿瘤复发，再次行肝肿瘤切除，痊愈出院。

（吴明义）

病例1　全小肠扭转

一、病历摘要

姓名：李××　性别：男　年龄：71岁

主诉：持续性上腹痛4 h。

现病史：该患者缘于4 h前无明显诱因出现持续性腹上区疼痛，伴停止排气、排便，无恶心及呕吐，现为求明确诊治来我院就诊，门诊医生经详细询问病史及查体后以"肠梗阻"收入我科。病程中无发热、盗汗，无头痛、头晕，无咳嗽、咳痰及喘息，无心悸、胸闷，无尿频、尿急及尿痛，小便如常，体重无明显改变。

既往史：否认"心脏病、高血压、糖尿病"病史。否认"高脂血症、慢性支气管炎、肺气肿"等慢性病史，否认"结核、病毒性肝炎、梅毒、艾滋病"等传染病史，无输血史，无重大外伤及手术史，无食物及药物过敏史。

二、查体

体格检查：体温 36.8℃，脉搏 114 次/min，呼吸 20 次/min，血压 139/105 mmHg。神志清楚，半卧位，发育正常，营养良好。皮肤、黏膜无黄染及出血点，浅表淋巴均未及肿大。头颅、五官无畸形，头颈部未闻及血管杂音。结膜无充血、巩膜无黄染。口唇无发绀、口腔黏膜无溃疡，咽部无充血。耳郭无畸形，外耳道及鼻腔内均未见脓性分泌物。甲状腺不大，气管居中。胸廓对称、无畸形，双侧呼吸运动度正常对称，双侧听诊呼吸音清，听诊心率 114 次/min，心律齐，心音正常，未闻及心脏杂音及心包摩擦音。脊柱及四肢无畸形及压痛，双下肢无水肿，关节无红肿，活动正常。

专科检查：腹部膨隆、未见胃肠型及蠕动波，未见腹壁静脉曲张，上腹压痛阳性。反跳痛阳性，以左上腹为著，伴轻度肌紧张，肝脾肋下未触及，Murphy 征（-），腹部未触及明显肿物。移动性浊音阴性，肝浊音界存在，腹部叩诊鼓音，肠鸣音弱，未闻及振水音。

辅助检查。血常规（2012-12-08）：白细胞 $20.08×10^9$/L，中性粒细胞百分比 78.54%。生化（2012-12-08）：葡萄糖 17.46 mmol/L，尿素氮 8.03 mmol/L，二氧化碳结合力 18.20 mmol/L。腹部平片提示（2012-12-08）：两膈下未见游离气体影，腹腔内肠管明显积气，脐区可见液气平面。消化、泌尿系彩超（2012-12-08）：肝囊肿，腹腔积液。心电图（2012-12-08）：窦性心动过速；Ⅱ、Ⅲ、aVF、ST 段下移 > 0.05 mV，请结合临床。

病理诊断：小肠低度恶性潜能胃肠间质瘤（GIST），肿物体积 5.0 cm×4.0 cm×2.5 cm，细胞梭形，核分裂象 < 5 个/5 OHPF，瘤组织内见出血及小灶状坏死，间质内见玻变，瘤组织侵及肠壁黏膜肌层，其表面黏膜有坏死及炎症反应，肠两切缘未见肿瘤组织（图 5-1）。免疫组化染色结果：CIB34（-），S 100（-），Des（-），SM（-），Ki-67（10%+）。

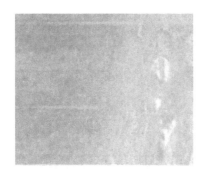

图 5-1 小肠病理诊断

三、诊断

初步诊断：腹痛，肠梗阻，局限性腹膜炎，感染性休克，肝囊肿，腹腔积液。

鉴别诊断：

（1）机械性肠梗阻：是最常见的肠梗阻，可因肠腔堵塞，肠管受压、肠壁病变等原因引起肠腔变狭小，使肠内容通过发生障碍。当出现肠壁血运障碍时称为绞窄性肠梗阻。临床表现为：阵发性绞痛，甚至剧烈的持续性腹痛；梗阻早期呕吐呈反射性，高位梗阻时呕吐频繁，吐出物主要为胃及十二指肠内容物。低位梗阻时，呕吐出现迟而少，吐出物可呈粪样；腹胀在梗阻发生一段时间后出现，其程度与梗阻部位有关；停止自肛门排气及排便，梗阻早期仍可排气及排便，完全性肠梗阻发生后，患者多不再排气排便。某些绞窄性肠梗阻可排出血性黏液样粪便。梗阻晚期或绞窄性肠梗阻患者可表面为唇干舌燥、眼窝内陷、皮肤弹性消失，尿少或无尿等明显缺水征。或脉搏细速、血压下降、面色苍白、四肢发凉等中毒和休克征象。绞窄性肠梗阻时可有固定腹部压痛和腹膜刺激征，腹部 X 线检查及腹部 CT 检查有助于明确诊断。现本患者腹膜刺激征明显，结合症状及体征考虑患本病，并且为绞窄性肠梗阻。

（2）乙状结肠扭转：多见于男性老年人，常有便秘习惯，或以往有多次腹痛发作经排便、排气后缓解的病史。临床表现除腹部绞痛外，有明显腹胀，而呕吐一般不明显。如作低压灌肠，往往不足 500 mL 便不能再灌入。腹部 X 线平片显示马蹄状巨大的双腔充气肠袢，圆顶向上，两肢向下；立位可见两个液平面。钡剂灌肠 X 线检查见扭转部位钡剂受阻，钡影尖端呈"鸟嘴"形。故该患者不考虑患本病。

（3）肠套叠：多发生于 2 岁以下的儿童，三大典型症状是腹痛、血便和腹部肿块，表现为突然发作剧烈的阵发性腹痛，患儿阵发哭闹不安、面色苍白、出汗，伴有呕吐和果酱样血便。腹部检查常可在腹部扪及腊肠形、表面光滑、稍可活动、具有一定压痛的肿块，常位于脐右上方，而右下腹扪诊有空虚感。腹胀等其他一般肠梗阻症状，随着病程的进展而逐步出现。结合该患者年龄、症状及体征，不考虑患本病。

（4）胃十二指肠溃疡穿孔：患者有消化道溃疡病史、使用 NSAIDs 以及近期溃疡加重的症状，腹上区也可有明显压痛及腹膜炎体征。行立位腹部平片及全腹部 CT 检查可以明确诊断。现本患者无消化道溃疡病史，结合腹部平片结果，不考虑患本病。

最终诊断：全小肠扭转，局限性腹膜炎，小肠肿瘤，感染性休克，肝囊肿，腹腔积液。

四、诊疗经过

入院后给予完善检查，心电监护、吸氧、建立静脉通路补液治疗，进一步明确"肠梗阻，局限性腹膜炎，感染性休克，肝囊肿，腹腔积液"的诊断，考虑患者梗阻情况未见缓解，并且患者有腹膜炎症状，腹腔积液，考虑肠扭转、肠穿孔、肠破裂可能性大，需急诊手术治疗。联系手术室积极给予行剖腹探查术，术中探查见腹腔内有大量淡血性液体，量约 600 mL，探查见整个小肠呈现紫黑色，小肠系膜根部顺时针旋转 180 度，距离 treitz 韧带 30 cm 处小肠有 4 cm 肿瘤，行小肠扭转复位、小肠肿瘤切除术。术后因患者代谢性酸中毒及感染较重，同时患者年老体弱，心肺功能不佳，术后给予患者抗感染、扩容、化痰、静脉营养、间断输血等对症治疗，患者症状未见明显好转，多次向患者家属下发病危通知书，家属表示希望继续抢救治疗，12 月 12 日 22 点 24 分患者血氧下降，低于 86%，血气分析检查提示：氧分压 51 mmHg，诊断为 I 型呼吸衰竭，ICU 科会诊后建议转入 ICU 科行呼吸机辅助呼吸，与患者家属沟通后，家属表示不同意行呼吸机辅助呼吸，放弃抢救治疗。要求维持基本生命体征治疗，继续给予面罩吸氧及呼吸兴奋剂静脉注射，12 月 13 日 8 点患者意识丧失，血压及心率持续下降，家属拒绝进一步抢救。11 点 33 分患者呼吸、心脏停搏，双瞳孔散大，床头心电示：临终心电。宣布患者于 2012 年 12 月 13 日 11 点 33 分临床死亡。

五、讨论

患者为一名老年小肠扭转患者，具体病因可能由于小肠肿瘤诱发。患者起病急骤，病情较危重，同时由于患者入院时病情已经较重，虽然入院后积极给予患者完善检查、抗感染、扩容并急诊行剖腹探查术，术中及时解除肠扭转和肠梗阻病因：行小肠扭转复位、小肠肿瘤切除术，但患者病情较重，整个小肠呈现紫黑色，虽经术后积极抗感染、补液、输血等对症治疗后无明显好转，患者病情恶化，出现呼吸衰竭，家属拒绝呼吸机辅助呼吸治疗，宣布患者于 2012 年 12 月 13 日 11 点 33 分临床死亡。

（金立鹏）

病例 2 回盲部坏死

一、病历摘要

姓名：战×× 性别：女 年龄：73 岁

主诉：突发右下腹痛伴恶心、呕吐 1 d。

现病史：该患者 5 年前诊断为慢性肾衰竭（尿毒症期），在我院肾病科规律血液透析 5 年，1 d 前患者无明显诱因出现持续性右下腹疼痛不适，时轻时重，能忍受，伴恶心、呕吐，呕吐物为胃内容物，患者为求进一步明确诊治就诊于我院，门诊医生经详细询问病史及查体后以"慢性肾衰竭"收入我院肾病科。病程中无发热，无盗汗，无咳嗽、咳痰、喘息，无心悸、胸闷，无尿频、尿急、尿痛，饮食睡眠较差，小便正常，未排大便，体重无明显改变。

既往史：慢性肾衰竭（尿毒症期）5 年，原发性高血压三级（极高危险组），高血压性肾病，慢性间质性肾炎，否认"心脏病、糖尿病"病史。否认"高脂血症、慢性支气管炎、肺气肿"等慢性病史，否认"结核、病毒性肝炎、梅毒、艾滋病"等传染病史，无输血史，无重大外伤及手术史，无食物及药物过敏史。

二、查体

体格检查：体温 38.0℃，脉搏：80 次 /min，呼吸 16 次 /min，血压 90/60 mmHg。神志清楚，发育正常，自主体位，慢性病容，贫血貌。皮肤、黏膜无黄染及出血点，浅表淋巴均未及肿大。头颅、五官无畸形，头颈部未闻及血管杂音。结膜无充血、巩膜无黄染。口唇无发绀、口腔黏膜无溃疡，咽部无充血。耳郭无畸形，外耳道及鼻腔内均未见脓性分泌物。甲状腺不大，气管居中。胸廓对称、无畸形，双侧呼吸运动度正常对称，双侧听诊呼吸音粗，听诊心率 80 次 /min，心律齐，心音正常，未闻及心脏杂音及心包摩擦音。脊柱及四肢无畸形及压痛，双下肢无水肿，关节无红肿，活动正常。

专科检查：腹部略膨隆、未见胃肠型及蠕动波，未见腹壁静脉曲张，全腹未触及包块。全腹肌紧张、压痛及反跳痛阳性，以右下腹为著，肝脾肋下未触及，Murphy 征（－），腹部未触及明显肿物。移动性浊音阴性，肾区叩痛阴性。肠鸣音弱。

辅助检查：

血常规（12-16）：白细胞 24.77×10^9/L，中性粒细胞百分比 94.54%，红细胞 2.02×10^{12}/L，血红蛋白 72 g/L。生化：尿素氮 16.6 mmol/L，肌酐 482.4 μmol/L，钠离子 134 mmol/L，氯离子 94 mmol/L，葡萄糖 7.9 mmol/L。心肌三酶：正常。淀粉酶：正常。凝血常规大致正常。

心电图提示（2012-12-16）：不完全性右束支传导阻滞，$V_2 \sim V_6$T 波倒置。

腹部平片示（2012-12-16）：腹腔内肠管明显积气，右中可见液气平面。

胸正位片回报（2012-12-16）：两肺纹理增强，紊乱，右中肺纹理模糊，右侧第六、七肋骨骨质部光整。

心脏彩超（2012-12-16）：左室舒张功能减退。

腹部彩超（2012-12-16）：示脂肪肝，胆囊增大（不除外胆囊炎），双肾实质弥漫性病变（符合肾功能减退声像）。

病理检查（图 5-2）：回盲部肠壁多处性坏死，局部件急性炎症反应，周围肠壁水肿，炎细胞浸润，肠周淋巴结（13 枚）呈急性炎症反应，其内组织细胞增生，慢性阑尾炎。

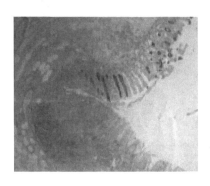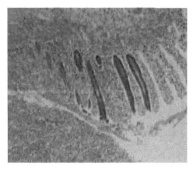

图 5-2 回盲部病理检查

三、诊断

初步诊断：原发性高血压三级（极高危险组）；高血压性肾病；慢性间质性肾病；慢性肾衰竭（尿毒症期），肾性贫血；电解质紊乱－低钠、低氯血症；胆囊炎；腹膜炎；阑尾炎？

鉴别诊断：

胃十二指肠溃疡穿孔：患者常有消化道溃疡病史、使用 NSAIDs 以及近期溃疡加重的症状，腹上区也可有明显压痛及腹膜炎体征。行立位腹部平片及全腹部 CT 检查可以明确诊断。现本患者无消化道溃疡病史，结合患者症状及体征，不考虑患本病。

右侧输尿管结石：多为绞痛，且可向腰部及外生殖器部位放射，可伴有血尿。泌尿系彩超，全腹部 CT 及 X 线片可以帮助排除本病，故该患者不考虑患本病。

急性阑尾炎：典型的腹痛发作始于腹上区，逐渐移向脐部，数小时后转移并局限在右下腹。此过程的时间长短取决于病变发展的程度和阑尾位置。70%～80% 的患者具有这种典型的转移性腹痛的特点。同时患者可能出现胃肠道症状及全身症状，右下腹麦氏点压痛阳性是急性阑尾炎最常见的重要体征。有腹膜炎的患者出现腹膜刺激征。B 超检查及 CT 检查有助于明确诊断该病，该患者不能排除患本病可能。

最终诊断：回盲部坏死，腹膜炎，胆囊炎，电解质紊乱－低钠、低氯血症，慢性肾衰竭（尿毒症期），肾性贫血，高血压性肾病，慢性间质性肾病，原发性高血压三级（极高危险组）。

四、诊疗经过

因规律血液透析 5 年，腹痛、恶心、呕吐 1 d 入院，入院后给予完善术前检查，明确腹膜炎的诊断，同时联系手术室积极给予行剖腹探查术，术中探查见腹腔内有脓性渗液溢出，探查见回盲部肠壁呈黑紫色，肠壁变薄，决定行回盲部切除术；游离回盲部及升结肠，钳夹，切断，结扎回肠末端及回盲部系膜，距离回盲部 20 cm 切断回肠，缝荷包线，置入 29 吻合器头，切除回盲部，将回肠与升结肠吻合，于升结肠断端置入吻合器，行回肠升结肠端侧，闭合器闭合结肠断端，外加浆肌层包埋，缝合系膜。冲洗盆腔，探查无出血，在吻合口旁和盆腔分置引流管两根，由右侧腹壁另作切口引出固定。清点纱布及器械无误，分层缝闭腹壁切口，术毕。将切除组织送家属阅后送病理检查。术后给予患者抗感染、化痰、禁食水、补液及对症治疗后患者恢复尚可，无发热，无呼吸困难，无咳嗽及咳痰，饮食及排便正常，能正常离床活动，切口已经拆线，甲级愈合。

五、出院情况

患者病情稳定、无腹痛及腹胀，可下床活动，精神及食欲可，二便正常。查体：腹部平坦、未见胃肠型及蠕动波、无腹壁静脉曲张，腹上区可见手术切口瘢痕，全腹无压痛、无反跳痛及肌紧张，肠鸣音正常。

随访情况：患者术后一般情况良好，饮食及睡眠佳，活动自如，逐渐恢复正常体力，能正常生活。

六、讨论

患者为一名慢性肾衰竭（尿毒症期）、常年透析患者，患者起病急骤，病程较短，入院后积极给予患者完善术前检查，及早给予患者行剖腹探查术，术中发现回盲部肠管坏死，给予行回盲部切除术，手术进行较为顺利，术后给予患者禁食水、抗感染、对症治疗，并针对患者肾功能较差需要间隔两日透析一次的特点，严格限制患者补液量，限制抗生素剂量、积极纠正离子紊乱，最后患者逐渐恢复健康，恢复正常饮食，睡眠良好，最终痊愈出院。查阅相关文献进一步分析患者回盲部坏死原因，了解到尿毒症患者在高浓度毒素、局部血液供应障碍、胃肠动力异常及促胃液素异常这几大因素影响下消化道发生病变，影响胃肠道功能，同时尿毒症患者肠道菌群失调、腹膜透析患者肠道黏膜屏障受损等原因导致回盲部肠管坏死。

（金立鹏）

病例 3　回盲部癌

一、病历摘要

姓名：雷××　性别：女　年龄：47 岁

过敏史：无。

主诉：下腹隐痛 1 个月。

现病史：患者 1 个月前无明显诱因出现下腹隐痛，呈间歇性，伴有坠胀感，少许腹胀，尤以大便前为显著，便后腹痛症状可缓解，且伴有排便习惯及大便性质改变，排便不成形，糊状且带有带黏液、次数增多、2～3 次 /d，偶见大便成形偏硬较前变细，无脓血，无里急后重感，2020-04-30 就诊于我院脾胃科，行结肠镜检查：镜下见回盲近升结肠处见一大小约 5 cm×4 cm 肿物，表面溃烂，边界不表清，质地脆，易出血。病理诊断为"腺癌（中分化）"，建议普外科专科诊治，遂今日来我院门诊求治，为求系统治疗收住院治疗。近来无胸闷心悸、无乏力，饮食、睡眠一般，小便正常，大便如上述，近期无明显体重下降。

二、查体

体格检查：体温 36.5℃，脉搏 72 次 /min，呼吸 20 次 /min，血压 107/71 mmHg，心肺未见明显异常。

专科检查：腹平坦，未见腹壁静脉曲张，未见胃肠型及蠕动波。腹部柔软，无液波震颤，无振水声。右下腹深压痛，全腹无反跳痛，全腹未扪及包块，肝脾肋缘下未触及肿大，肝区及双肾区无叩击痛，肠鸣音 4 次 /min。肛诊未触及异常。

辅助检查：2020-05-06 肠镜下取活检病理报告：回盲部——腺癌（中分化）；乙状结肠——管状腺瘤（低级别）。

三、诊断

初步诊断：①回盲部中分化腺癌；②乙状结肠管状腺瘤；③中度贫血。

鉴别诊断：溃疡性结肠炎、克罗恩病及结肠息肉病。

最终诊断：①回盲部中分化腺癌（$T_3N_1M_0$ ⅢB 期）；②回盲部中分化腺癌（$T_3N_1M_0$ ⅢB 期）；③慢性阑尾炎；④中度贫血；⑤慢性浅表性胃炎；⑥食管乳头状瘤；⑦乙状结肠管状腺瘤；⑧胆囊结石；⑨子宫肌瘤；⑩脂膜炎。

四、诊疗经过

入院后查无明显手术禁忌证，于 2020-05-16 在全身麻醉行经腹腔镜下右半结肠根治术＋回肠 - 横结肠侧侧吻合术，术程顺利，术后予以抗感染、止痛、氧气雾化、补液及对症处理。术后病理提示"①（右半结肠）溃疡型中分化腺癌（肿瘤大小 4 cm×3.5 cm×1 cm），癌组织浸润浆膜下纤维结缔组织，未穿透浆膜；未见脉管内癌栓及神经侵犯，肠管浆膜面局部病灶伴少量炎性渗出。2020-05-20 免疫组化染色结果：Villin（＋）；CDX-2（＋）；CK20 部分（＋）；CK7（－）；CD34 血管（＋）；Ki-67 增生指数约为 60%；MLH1

（+），MSH2（+），MSH6（+），PMS2（+），免疫组化 DNA 错配修复蛋白在肿瘤细胞中表达阳性，提示肿瘤微卫星不稳定性（MSI）或林奇综合征可能性低。②远端切缘、近端切缘、环周切缘均未见癌累及。③检出 LN_1 淋巴结 6 枚，1 枚可见癌转移（1/6）；检出 LN2 淋巴结 3 枚，1 枚可见癌转移（1/3）；检出 LN3 淋巴结 5 枚，未见癌转移（0/5）。④另送（肠系膜癌结节）镜下为淋巴结 1 枚，可见癌转移（1/1）；pTNM 分期：pT_3N_1。⑤（阑尾）慢性炎"。术后恢复好出院。

五、出院情况

患者神清、精神可，无不适主诉，无恶心欲吐、嗳气、反酸，无发热、胸闷、腹胀、腹痛，解黄色成形软便 1 次、量少，小便正常。舌质淡红、苔白腻，脉滑。查体：体温 36.5℃，心肺检查未见明显异常，中耻区各个切口敷料干洁、对合可、Ⅱ / 甲愈合，全腹无压痛及反跳痛，肠鸣音 3 ~ 5 次 /min。

六、讨论

患者术前诊断回盲部癌明确，目前腹腔镜作为结直肠癌手术首选术式已在外科医生中获得广泛共识。与常规开腹手术在术中并发症、术后并发症、术后恢复及远期生存无明显差异，创伤、术后胃肠恢复时间（术后肠鸣音恢复时间、术后排气时间、术后排便时间）、住院时间、疼痛评分上有明确的优势。本病例常规行腹腔镜下右半结肠根治性切除，效果佳。术后病理提示回盲部中分化腺癌（$T_3N_1M_0$ ⅢB 期），按常规行术后化疗、随访。

（吴明义）

大肠疾病

第一节 溃疡性结肠炎

一、概述

溃疡性结肠炎是一种局限于结肠黏膜及黏膜下层的炎症过程。病变多位于乙状结肠和直肠，也可延伸到降结肠，甚至整个结肠。炎症常累及黏膜上皮细胞包括隐窝细胞。急性期和早期浸润的炎细胞主要是中性和酸性白细胞，慢性期和缓解期，则浆细胞、淋巴细胞充斥于黏膜固有层。炎细胞侵入形成隐窝脓肿，许多细小脓肿融合、扩大，就形成溃疡。这些溃疡可沿结肠纵轴发展，逐渐融合成大片溃疡。由于病变很少深达肌层，所以合并结肠穿孔、瘘管形成或结肠周围脓肿者少见。少数重型或暴发型患者病变侵及肌层并伴发血管炎和肠壁神经丛损害，使肠壁变薄、肠腔扩张、肠运动失调而形成中毒性巨结肠。炎症反复发作可使大量新生肉芽组织增生，形成炎性息肉；也可使肌层挛缩、变厚，造成结肠变形、缩短、结肠袋消失及肠腔狭窄，少数病例可有结肠癌变。

二、临床表现

溃疡性结肠炎的好发年龄为 20 ~ 40 岁，临床症状差异很大，轻者仅有少量出血，重者可有显著的全身和消化道症状，甚至危及生命。常见症状有腹痛、腹泻、便血等，严重病例可有发热及体重减轻。出血原因可以是溃疡、增生和血管充血所致的炎症及黏膜假息肉。腹泻多继发于黏膜损害，常伴有水、电解质吸收障碍，血清蛋白渗出。直肠炎时可使直肠的激惹性增加。腹痛常为腹泻的先兆，偶可有肠外表现，甚至掩盖了肠道本身的症状，约 10% 患者可有坏疽性脓皮病、结节性红斑、虹膜炎、口腔阿弗他性溃疡和多关节炎。

（一）实验室检查

患者并无特异性检查的异常。贫血较常见，且为失血量的一种反映，但慢性患者的贫血可由慢性疾病所致。急性期、活动期或重症病例可有白细胞增多。和低钾血症、低蛋白血症一样，血沉亦为疾病严重程度的一种反映。首发病例须做寄生虫学检查及粪便培养，以排除特殊原因所致的腹泻：如阿米巴病、志贺氏菌痢疾和螺旋菌感染。

（二）内镜检查

溃疡性结肠炎直肠－乙状结肠镜检查适用于病变局限在直肠与乙状结肠下段者，病变向上扩展时做纤维结肠镜检查有重要价值，可赖以确定病变范围。镜检可见黏膜弥漫性充血、水肿，正常所见的黏膜下树枝状血管变得模糊不清或消失，黏膜表面呈颗粒状，脆性增加，轻触易出血。常有糜烂或浅小溃疡，附着黏液或脓性分泌物；重型患者溃疡较大，呈多发性散在分布，可大片融合，边缘不规则。后期可见炎性息肉，黏膜较苍白，有萎缩斑片，肠壁僵直而缺乏膨胀性，亦可见癌瘤。

（三）X 线检查

溃疡性结肠炎应用气钡双重对比灌肠检查，有利于观察黏膜形态。本病急性期因黏膜水肿而皱襞粗大紊乱，有溃疡及分泌物覆盖时，肠壁边缘可呈毛刺状或锯齿状。后期纤维组织增生，结肠袋形消失、肠壁变硬、肠管缩短、肠腔变窄，可呈铅管状。有炎性息肉时，可见圆或卵圆形充盈缺损。重型或暴发型患者一般不宜做钡灌肠检查，以免加重病情或诱发中毒性巨结肠。钡餐检查有利于了解整个胃肠道的情况，特别是小肠有无受累。

三、诊断

溃疡性结肠炎的主要诊断依据包括慢性腹泻、脓血或黏液便、腹痛、不同程度的全身症状、反复发作而无病原菌发现。内镜或 X 线检查有炎症病变存在，且有溃疡形成等。因本病缺乏特征性病理改变，故需排除有关疾病（包括慢性痢疾、克隆氏病、结肠癌、血吸虫病、肠激惹综合征、肠结核、缺血性肠炎、放射性肠炎、结肠息肉病、结肠憩室炎等）方能确诊。

四、治疗

溃疡性结肠炎的治疗目标是终止急性发作、预防复发和纠正营养及水电失衡，切除病变的结肠或直肠可治愈大多数的溃疡性结肠炎，为此患者须经受一定的手术风险。十余年前几乎没有术式选择的余地，多主张行"短路"手术，认为这种手术操作简单，对患者打击小，效果同样可靠。但经长期随诊观察发现这类"短路"手术不仅会引起"盲袢综合征"，而且多数在术后复发。今天，已有多种术式开展成功，临床上可根据病变性质、范围、病情及患者全身情况加以选择。

（一）手术指征

溃疡性结肠炎的手术指征包括以下几种：肠穿孔或濒临穿孔；大量或反复严重出血；肠狭窄并发肠梗阻；癌变或多发性息肉；急性结肠扩张内科治疗 3 ~ 5 d 无效；结肠周围脓肿或瘘管形成；活检显示有增生不良；长期内科治疗无效，影响儿童发育。

（二）术前准备

全面的斟酌在过去的数十年中，外科治疗溃疡性结肠炎的方式比较恒定，患者多需接受并非情愿的回肠造口术。至今，直肠结肠切除术与末端回肠造口术仍是溃疡性结肠炎外科治疗中最常应用的方法。

医生在与患者谈论手术问题时，首先要取得患者的信任，向患者详细介绍回肠造口术的相关资料，以求最大限度地增强患者对这一造口术的心理承受能力。一般来讲，术前病情越紧急、病体越虚弱者，其心理承受力越强。如有可能，向患者提供图解资料并安排患者与性别相同、年龄相近、康复较好的回肠造口病友会面。尽管做了这些努力，仍有些患者不愿或拒绝外科手术。此时有两种选择：①节制性回肠造口术；②盆腔内贮藏的回肠 - 肛门吻合术。明智的做法是在外科会诊前将这两种选择余地告知患者，患者可能对手术提些问题及可能出现哪些并发症等。医生所做的答复可能因人而异，Victo 的意见是应当告诉患者，术后伤口愈合不良、阳痿及某些回肠造口术的并发症可能会出现。

全身的准备，有贫血时可输全血或红细胞来纠正，电解质紊乱也需纠正，结肠炎急性发作时可发生严重的低钾血症。低清蛋白血症则反映了慢性营养不良状态或继发于急性暴发性结肠炎所致的大量蛋白的渗出。术前输注清蛋白可恢复正常水平，也可考虑给予全胃肠道外高营养（TPN）。TPN 适用于严重营养不良，有可能帮助患者渡过急性发作的险关，并于术前改善患者的一般情况，凝血障碍可用维生素 K 纠正。

如果患者已用皮质甾体半年以上，术前或术后仍需使用。

抗生素可注射和口服同时应用。术前日，于下午 1 点、2 点和晚上 10 点钟各服红霉素及新霉素 1 g。对需氧或厌氧的革兰阴性杆菌敏感的抗生素，应于术前即刻静脉滴注并维持到 24 h 之后，如发生手术污染，抗生素应延长到 5 d 以上。实践证实，联用妥布霉素与克林霉素或甲硝唑特别有效。

判断结肠炎的活动性可用导泻法。在某些病例中，小剂量（100 mL）枸橼酸镁或 10% 甘露醇常能较好耐受。

术前安排 2 ~ 3 d 的要素或半要素饮食也有一定的价值。

对将做回肠造口术者应于术前做好腹壁造口处的标志。定位是否得当关系到患者能否长期恢复工作，因此可视为决定手术是否成功的关键。Frank 主张切口位置选定于左正中线旁为宜，此切口便于放置结肠造口袋。如切口过低或太靠外侧，会给回肠造口的照护和功能带来严重问题。造口处应位于腹部脂肪皱襞的顶峰，并避开瘢痕和皮肤的皱褶。

（三）手术方法

如何选择应根据患者年龄、病程、病变范围及患者意愿予以综合考虑。具体可供选择的术式有：

1. 回肠造口术

不做结肠切除或结肠 – 直肠切除术的单纯回肠造口术目前已很少施行，因病变结肠仍在，大出血、穿孔、癌变和内瘘等并发症仍可发生。但在下列特殊情况下仍可采用：①患者营养不良而不可能实施全身或胃肠道高营养者，通过单纯回肠造口术可使结肠得到休整，为二期手术做准备；②作为中毒性巨结肠治疗程序中的一个步骤；③结肠炎性质未定，有逆转可能性者。但所有这些理由都存有争议。

2. 全直肠 – 结肠切除术及回肠造口术

全直肠 – 结肠切除术及回肠造口术，是目前治疗溃疡性结肠炎患者的标准术式之一。术后可消除所有的结肠症状、复发的威胁和癌变的危险并恢复健康，手术可选择最佳时机进行。紧急手术却有较高的死亡率，尤其是在那些极少见过这种严重病例的医院，死亡率达7% ~ 15%。当患者情况允许时，可先行一期手术。对急腹症患者、极度虚弱患者或已做了次全结肠切除及回肠造口术的患者，可于数月后再做二期的直肠切除术。某些有经验的外科医师认为，即使在急症情况下，也能安全完成全直肠 – 结肠切除术，保留直肠所招致的不良影响更甚于疾病自身（存在着癌变的危险）。

虽尚无外科手术方法能有效地逆转肝胆或脊柱关节的并发症，但大多数病例，经直肠—结肠切除术后溃疡性结肠炎的肠外表现可以缓解。

全结肠切除术后回肠造口术的要点是切除病变肠管，远端闭合，取回肠末端于腹壁造瘘，形成永久性人工肛门。造口肠段的长度也很关键，应拉出皮肤表面13.2 cm长，这样当肠段顶端本身反折时在皮肤表面还留有6.6 cm。这样反折可防止浆膜发炎，并保证回肠"乳头"有较多的组织突出腹壁，从而使回肠内容物排入回肠造口袋时不致污染皮肤。回肠造口袋用来收集肠内容物。此简易装置不仅可防止术后皮肤发炎，还便于患者适应新的生活。

3. Kock氏内囊袋手术

切除病变结肠，游离出一段带系膜的末端回肠，长约45 cm，将近侧30 cm长肠管折叠，并在系膜对侧行浆肌层侧侧缝合。距缝合线0.5 cm纵行切开肠壁，然后行全层缝合，使成一单腔肠袋，再将远端15 cm长肠管向近端套叠，成一人工活瓣，使长约5 cm，于其周围缝合固定瓣口，将内囊袋固定于壁腹膜上，其末端行腹壁造瘘。这种术式的并发症主要与活瓣的机械结构有关，套叠而成的活瓣沿着肠系膜方向有滑动或脱出的倾向。由此，可造成插管困难、失禁和梗阻。

并非所有内科治疗无效的溃疡性结肠炎均可接受这一手术。凡有精神病倾向者均不宜行此手术。次全结肠切除术伴回 – 肛肠内囊袋吻合术者也不宜做此手术，因为内囊袋周围的粘连会给继后的直肠切除术造成很大的困难。

4. 直肠黏膜剥脱、回 – 肛肠吻合术

切除全部结肠及上三 2/3 直肠，保留 5 ~ 8 cm 的一段直肠。在直肠黏膜与肌层之间，从上向下或自齿线向上将黏膜剥去，留下肌性管道，将游离的回肠（注意保留良好血运）在没有张力情况下自扩张的肛门拉出，与直肠肛管交界处的直肠黏膜残缘进行吻合。吻合旁放置引流管自会阴部戳创引出，然后进行腹壁回肠造瘘。术后 2 ~ 4 d 拔去会阴部引流，术后 10 d 行肛门扩张，并开始做肛门括约肌练习，每周一次，3 ~ 6 个月后，回 – 肛肠吻合完全愈合，再关闭腹壁回肠造瘘口。

之所以将直肠黏膜剥脱，意在消除暴发型炎症和癌变的危险，这两种情况均可发生于回 – 肛肠吻合术后。而且，与保存肛管手术相比较，此术式可相应减轻某些持续存在的未完全消除的肠外表现。

此种术式的并发症有盆腔脓肿、出血、瘘管及括约肌障碍。

5. 直肠黏膜剥脱、回 – 肛肠内囊袋式吻合术

直肠黏膜剥脱、回 – 肛肠内囊袋式吻合术具体方法是：全结肠切除、直肠黏膜剥脱后，游离回肠，将其末端折叠成 S 型，再将系膜对侧的三排折叠肠袢剪开，行侧侧吻合，形成 S 形内囊袋，长约 6 cm，容量大约 100 mL，游离端与肛管吻合。术后 4 ~ 6 周内囊袋扩张，平均容量约 245 mL。

（四）术后处理

任何重要的肠管手术之后都有相似的护理常规。在肠功能恢复之前应予静脉输液并记录 24 h 出入量，肠蠕动恢复前应行胃肠减压术。回肠功能的恢复一般须 2 ~ 4 d，但仍须随时密切观察肠功能的状况。当有稀薄而淡蓝色流出物伴白色物质出现时，常提示着回肠或高位小肠梗阻。胃肠减压术应继续维持。术后抗生素治疗应维持 24 h，如有术后感染，应延长应用抗生素 5 ~ 7 d。回 – 肛吻合术后的早期阶段可有腹泻，一般无须服药，但若腹泻持续 2 ~ 3 d，则应想到反跳的因素，由此还可引起肠梗阻。

如术中包括直肠切除，则须保留尿管一周，提前拔管会引起尿潴留。拔除尿管的同时应做尿液细菌培养。对连续用甾体激素的患者要安排一个减量方案，减药剂量和速度须参照术前用药情况。

做过 Kock 氏内囊袋手术者需特别护理。囊袋中须留置一导管，以利于术后 48 h 内每隔 2 h 用少量盐水冲洗囊腔。导管周围的固定缝线于术后第三天剪除，另附一护板将导管随体位固定，使患者更觉舒适。出院前教会患者如何做囊袋内插管，如何佩戴腿袋，以保证患者在行走中能得到满意的连续引流。

腹部造口处应安放一种 Karaya 橡胶垫并与一种清洁塑料袋相连接。安息香酊因可刺激皮肤而不宜使用。塑料造口袋应用简便、效果佳良。术后第 6 ~ 7 d 开始学习造口的护理，

经过 3 ~ 4 d 学习，熟练掌握了造口护理的专门技术后才可出院回家。出院前最好能把造口医生的电话号码告诉患者，以便及时咨询。

（五）溃疡性结肠炎的预后

溃疡性结肠炎的长期预后取决于下列四种因素。

（1）病变部位：病灶较局限者预后较病灶广泛者为好。

（2）疾病活动性：本病活动程度各有不同（急性、重型、暴发型、慢性复发型、慢性持续型等），预后各异。即使非活动期，其潜在的癌变危险亦不容忽视。

（3）病程：罹病时间长短除与临床类型有关外，还与患者营养状况、疗效、不良反应有关。此外病程长短也是决定应否手术的重要参考因素。

（4）疾病对患者的总体影响：这些影响包括患者参与社会、经济活动的能力、心理状态、家族史、患者对溃疡性结肠炎的适应能力及生命质量等。

直肠炎或直肠 – 乙状结肠炎患者中 90% 以上的预后良好，这些患者病情稳定、很少或全无症状、无须连续治疗。另外的 10% 病例炎症扩散、波及全部结肠，其预后与全结肠型患者相似。

如将直肠炎与直肠 – 乙状结肠炎两组病例的预后相比较，就会发现前者的预后较后者略好。追踪观察还表明：即使大多数患者的预后良好，确定其中个例的预后仍有困难。

（吴明义）

第二节 肠结核

一、概述

肠结核是由结核杆菌侵犯肠道引起的慢性特异性感染，绝大多数继发于肠外结核，过去在我国比较常见。由于人民生活水平的提高、卫生保健事业的发展及肺结核患病率的下降，本病已逐渐减少。据国内统计约占综合医院收治患者总数的 0.49%。

本病多见于青少年及壮年，年龄在 30 岁以下者占 71.5%，40 岁以下者占 91.7%，男女之比为 1：1.85，男女分布的差别在 40 岁以下比较显著，而 40 岁以上大致相同。

（一）病因和发病机制

肠结核多由人型结核杆菌引起，少数饮用未经消毒的带菌牛奶或乳制品，也可发生牛型结核杆菌所致的肠结核。

结核杆菌侵犯肠道主要是经口感染。患者多有开放性肺结核或喉结核，经常吞下含结核杆菌的痰液，可引起本病；或经常和开放性肺结核患者共餐，忽视餐具消毒隔离，也可致病。此外，肠结核也可由血行播散引起，见于粟粒型结核；或由腹腔内结核病灶，如女性生殖器结核的直接蔓延引起。结核病的发生是人体和结核杆菌相互作用的结果，结核杆菌经各种途径进入人体，不一定致病。只有当入侵的结核杆菌数量较多，毒力较大，并有机体免疫功能异常，肠功能紊乱引起局部抵抗力削弱时，才会发病。

结核杆菌进入肠道后好发于回盲部，其次为升结肠，少见于空肠、横结肠、降结肠、十二指肠和乙状结肠等处，罕见于直肠。此与下列因素有关：①含结核杆菌的肠内容物在回盲部停留较久，结核杆菌有机会和肠黏膜密切接触，增加了肠黏膜的感染机会；②回盲部有丰富的淋巴组织，而结核杆菌容易侵犯淋巴组织，因此回盲部成为肠结核的好发部位，随着病变发展，感染可从回盲部向上、向下扩散。

（二）病理

本病的病理变化随人体对结核杆菌的免疫力与变态反应的情况而定。如果人体的变态反应强，病变以渗出性为主；当感染菌量多、毒力大，可有干酪样坏死，形成溃疡，称为溃疡型肠结核。如果机体免疫状态良好，感染较轻，则表现为肉芽组织增生，进一步可纤维化，成为增生型肠结核。实际上，兼有这两种病变者并不少见，称为混合型或溃疡增生型肠结核，其病理所见是两型的综合。兹将溃疡型和增生型病理特征分述如下。

1. 溃疡型肠结核

在肠壁的集合淋巴组织和孤立淋巴滤泡呈充血、水肿等渗出性病变，进一步发展为干酪样坏死，随后形成溃疡，常围绕肠周径扩展，其边缘不规则，深浅不一，有时可深达肌层或浆膜层，并累及周围腹膜或邻近肠系膜淋巴结。溃疡边缘与基底多有闭塞性动脉内膜，故引起出血的机会较少。在慢性发展过程中，病变肠曲和附近肠外组织紧密粘连，所以溃疡一般不发生急性穿孔。晚期患者常有慢性穿孔，形成腹腔脓肿或肠瘘。在修复过程中，因大量纤维组织增生和瘢痕形成，可使肠段收缩变形，从而引起肠管环形狭窄，但引起肠梗阻者仅少数，由于动脉管壁增厚，内腔狭窄，甚至闭塞，故因溃疡而致大出血者少见。

2. 增生型肠结核

病变多局限在盲肠，有时可涉及升结肠的近段或回肠末端，有大量结核肉芽肿和纤维组织增生，使肠壁有局限性增厚与变硬。往往可见瘤样肿块突入肠腔，使肠腔变窄，引起梗阻。

二、临床表现

肠结核的临床表现在早期多不明显，多数起病缓慢，病程较长，如与肠外结核并存，其临床表现可被遮盖而被忽略。因此，活动性肠外结核病例如出现明显的消化道症状。应警惕肠结核存在的可能性。

（一）体征

本病主要临床表现可归纳如下。

1. 腹痛

腹痛是本病常见症状之一，疼痛多位于右下腹，反映出肠结核好发于回盲部的病理特征；然而也可在中上腹或脐周，系回盲部病变引起的牵涉痛，经仔细检查可发现右下腹压痛点。疼痛性质一般为隐痛或钝痛，有时在进餐时诱发，由于回盲部病变使胃回肠反射或胃结肠反射亢进，进食促使病变肠曲痉挛或蠕动加强，从而出现疼痛与排便，便后可有不同程度的缓解。在增生型肠结核或并发肠梗阻时，有腹绞痛，常位于右下腹，伴有腹胀、肠鸣音亢进、肠型与蠕动波。

2. 大便习惯异常

由于病变肠曲的炎症和溃疡使肠蠕动加速，肠排空过快，以及由此造成的继发性吸收不良，因此腹泻是溃疡型肠结核的主要临床表现之一，腹泻常具有小肠性特征，粪便呈糊样或水样，不含黏液或脓血，不伴有里急后重。一般每日排便 2 ~ 4 次，如果病变严重，涉及范围较广，则腹泻次数增多，有达每日 10 余次者。溃疡涉及乙状结肠或横结肠时，大便可含黏液、脓液，但便血者少见。此外，间有便秘，大便呈羊粪状，腹泻与便秘交替。在增生型肠结核多以便秘为主要表现。

3. 腹部肿块

腹部肿块主要见于增生型肠结核，系极度增生的结核性肉芽肿使肠壁呈瘤样肿块。在少数溃疡型肠结核合并有局限性结核性腹膜炎者，因其病变肠曲和周围组织粘连，或包括有肠系膜淋巴结结核，也可出现腹部肿块。腹部肿块常位于右下腹，一般比较固定，中等质地，伴有轻重不等的压痛。

4. 全身症状和肠外结核的表现

全身症状和肠外结核的表现常有结核毒血症，以溃疡型肠结核为多见，表现轻重不一，多数为午后低热或不规则热、弛张热或稽留热，伴有盗汗。患者倦怠、消瘦、苍白，随病程发展而出现维生素缺乏、脂肪肝、营养不良性水肿等表现。此外，也可同时有肠外结核，特别是肠系膜淋巴结结核、结核性腹膜炎、肺结核的有关表现。增生型肠结核一般病程较长，但全身情况较好，无发热或有时低热，多不伴有活动性肺结核或其他肠外结核证据。

5. 腹部体征

无肠穿孔、肠梗阻或伴有腹膜结核或增生型肠结核的病例，除在右耻区及脐周有压痛外，通常无其他特殊体征。

（二）实验室检查

1. 血象与血沉常规化验

血象与血沉常规化验可有末梢血红细胞减少，血红蛋白下降，在无并发症的患者白细胞计数一般正常。红细胞沉降率多明显加速，可作为随访中评定结核病活动程度的指标之一。

2. 结核菌素试验

结核菌素试验如为强阳性，说明有结核菌感染，可做诊断时的参考。一般成人皆受过结核菌感染，所以一般阳性对诊断帮助不大。本试验方法有多种，目前国内主要采用的是皮内注射法。常用的为 1/2000 稀释液，每毫升含 50 个结素单位（U），0.1 mL 含 5 个单位，因皮内法技术易掌握，剂量准确，试验结果易判定。

检查方法及判定标准：①检验反应时间以 72 h 最适宜；②用手指轻轻抚摸注射局部，查之有无硬结，如有硬结，应用毫米刻度的透明尺测量之；③硬结大小记录反应的判断：硬结平均直径大小用毫米数记录之。如硬结平均直径 ≥ 5 mm 为阳性反应，< 5 mm 为阴性反应，3 岁以下 ≥ 15 mm 为强阳性，成人 ≥ 20 mm 为强阳性；④查验反应应在良好光线下进行，但需避免日光直接照射。反应分度：阴性，（–）只有针眼，硬结；阳性：（+）硬结平均直径为 5 ~ 9 mm；（++）硬结平均直径为 10 ~ 19 mm；强阳性（+++）硬结平均直径为 ≥ 20 mm，有水疱坏死或淋巴管炎。

3. 粪便检查

溃疡型患者的大便多为糊样或水样，一般不含黏液或脓血，肉眼血便少见。常规镜检可见少量脓细胞和红细胞。在病变广泛涉及结肠远端者，可呈痢疾样大便，但属罕见，极易造成误诊。粪便浓缩法抗酸杆菌或粪便结核菌培养阳性率检出均不高，如果在排菌性肺结核患者粪便找到结核菌不能排除是吞咽带结核菌痰液所致，故该项检查对诊断帮助不大。

（三）X 线检查

X 线钡餐造影包括双重对比或钡剂灌肠检查对肠结核的诊断具有重要意义。鉴于钡餐检查除可明确胃肠的器质性病变外，还可了解其功能性障碍，故应属首选。对有并发肠梗阻者，最好进行钡剂灌肠，因为钡餐可以加重肠梗阻，往往促使部分性肠梗阻演变为完全性肠梗阻；对病变累及结肠的患者宜加用钡剂灌肠检查，常可更满意地显示结肠器质性病变。

在溃疡型肠结核，病变的肠段多有激惹现象，钡剂进入该处排空很快，充盈不佳，病变上下两端肠曲钡剂充盈良好，称为 X 线钡影跳跃征象。在回盲结核，由于盲肠和其邻近回肠有炎症、溃疡，该处往往不显影或显影极差，回肠末段则有钡剂潴留积滞。病变的肠段如能充盈，可因黏膜遭破坏而见皱襞粗乱，肠的边缘轮廓不规则，且由于溃疡，而显锯齿状征象。当病变发展过程中纤维组织增生，有时可见肠腔变窄，肠段收缩变形，回肠盲肠正常角度丧失，回盲瓣硬化并有盲肠内侧压迹。此外，伴有肠功能紊乱常使钡餐在胃肠道运动加快，于 12 h 内几乎全部排空，小肠有分节现象，并见钡影呈雪花样分布。病变广泛并涉及各段结肠者，其 X 线征象可酷似溃疡性结肠炎的表现，但结肠结核多同时累及回肠末端，病变则以结肠近段为主，下段即使累及，病变较轻。

增生型肠结核主要表现为盲肠或同时升结肠近段，回肠末段的增生性狭窄，收缩与畸形，可见钡影充盈缺损，黏膜皱襞紊乱，肠壁僵硬，结肠袋形消失，往往因部分梗阻而使近端曲明显扩张。

（四）乙状结肠镜和纤维结肠镜检查

一般肠结核患者不作为常规检查措施，但在重症患者病变涉及乙状结肠下段或直肠者，可借助乙状结肠镜检查和直视下采取活组织检查，以明确溃疡的性质与范围，对诊断与鉴别诊断有很大的帮助，用纤维结肠镜检查可察看升结肠、盲肠和回肠末段的病变，并可做活组织检查及照相等，对本病诊断有重要价值。病变部位可见肠壁僵硬黏膜充血、水肿，触碰易出血，结节状或息肉样隆起，有时可见边缘不规则的潜行溃疡，黏膜活检可有结核结节及干酪样坏死或查到抗酸杆菌是确诊最有力的依据。

（五）腹腔镜检查

对腹腔无广泛粘连，而诊断又十分困难的病例，可以考虑做腹腔镜检查，病变肠段浆膜面可能有灰白色小结节，活检有典型的结核改变。

（六）聚合酶链式反应

聚合酶链式反应（PCR）又称 DNA 体外扩增技术。PCR 技术在基因水平上为结核病原学快速、敏感、特异诊断开辟了新的途径。

三、诊断

本病诊断一般可根据下列各点：①青壮年患者有肠外结核，主要是肺结核；②临床上有腹痛、腹泻、发热、盗汗等症状；③有右下腹压痛、肿块或原因不明的肠梗阻表现；④胃肠 X 线检查发现回盲部有激惹、钡剂充盈缺损或狭窄等征象。当肺结核患者的肺部病灶好转，但一般情况与结核病毒血症表现反见恶化时，应考虑本病。在实际工作中，因早期症状多不明显，诊断常有困难，有时甚至 X 线钡餐检查也难以肯定病变性质。在疑为肠结核的患者，可给抗结核药物试治 2 周，观察临床表现有无好转，有利于明确诊断。

本病需与以下疾病做出诊断。

（一）克罗恩（Crohn）病

克罗恩（Crohn）病的临床表现和 X 线钡餐表现有时可与肠结核相似，容易造成误诊，但两者仍有一些不同之处以资鉴别：①肠结核多伴随其他器官结核；②肠结核并发肠瘘、出血、肠壁或器官脓肿的机会比 Crohn 病少；③X 线检查结核造成肠道的缩短比 Crohn 病更明显，病变单纯累及回肠多见于 Crohn 病，而仅累及盲肠则多考虑为结核；④内镜检查肠结核的溃疡常呈环形，而 Crohn 病的溃疡多为纵行，裂隙状溃疡及铺路石征多见于 Crohn 病；⑤组织学（最重要的鉴别）肠结核可在肠壁或肠系膜淋巴结找到干酪坏死灶或结核杆菌而 Crohn 病则否；⑥抗结核治疗肠结核有效，但 Crohn 病效果差；⑦肠结核手术切除病变后的复发率比 Crohn 病低，Crohn 病术后复发率在 5 年内一般达 50%。

（二）结肠癌

结肠癌因有腹痛、腹泻、腹块及进行性消瘦、苍白等表现，必须和肠结核加以鉴别，鉴别要点可包括以下几方面：①发病年龄一般比肠结核大，常在 40 岁以上，且无肠外结核病变证据；②病程有进行性发展趋势，一般无发热、盗汗等毒血症表现，而消瘦苍白等全身消耗症状比较明显；③腹块开始出现时往往可以推动，其粘连固定不如肠结核显著，压痛常阙如，但表面呈结节感，质地较坚硬；④X 线检查的主要发现是病变部位有钡剂充盈缺损，但涉及范围较局限，不累及回肠；⑤肠梗阻更为常见，且出现较早；⑥纤维结肠镜检查可窥见肿瘤，在直视下取活检及细胞刷涂片均可证实结肠癌诊断。

（三）肠淋巴瘤

肠淋巴瘤的一般状况，恶化比肠结核迅速，腹块出现较早，X 线显示扩张肠段黏膜皱襞有破坏，可伴有浅表淋巴结及肝脾大，肺门淋巴结肿大，抗结核治疗无效。如果病变在回盲部，结肠镜检查并活检往往会有阳性结果，倘若临床鉴别十分困难，应及早手术探查。

（四）阿米巴或血吸虫肉芽肿

肠阿米巴病或血吸虫病在其慢性期可以形成肉芽肿病变，特别是病变涉及回盲部者，常与肠结核的表现相似，应加以鉴别。但是这些患者经追询病史均有流行病学史和感染史，其脓血便均较肠结核为明显，大便检验可以查到阿米巴滋养体、包囊或血吸虫卵，必要时进行粪便孵化找血吸虫毛蚴，通过纤维结肠镜检查可窥见相应的病变，特异性治疗能够获得疗效。

（五）其他

一些少见的疾病，如肠道非结核性分枝杆菌病（多见于 AIDS 患者）、性病性淋巴肉芽肿、梅毒侵犯肠道、肠放线菌病、消化性溃疡与胆管感染等。根据病史、体征和有关实验室检查及其他相应的辅助检查等可与肠结核相鉴别。

四、治疗

肠结核的治疗目的是消除症状、改善全身情况、促使病灶愈合及防止并发症发生，肠结核早期病变是可逆的，因此应强调早期治疗；如果病程已至后期，即使给予合理足时的抗结核药物治疗，也难免发生并发症。

（一）休息与营养

机体抵抗力的降低是结核发生、发展的重要因素，因此合理的休息与营养应作为治疗的基础，以增强机体的抵抗力。对活动性肠结核须卧床休息，积极改善营养，必要时宜给静脉内高营养治疗。

（二）抗结核化学药物治疗

抗结核药物多达十几种。一般认为，抗结核药物可分为杀菌药和抑菌药两大类。前者指在常规剂量下，药物在机体内外的浓度高于在试管内最低抑菌浓度十倍，否则是抑菌药物。有人也习惯于将抗菌作用较强而不良反应小的药物划为一线药，其余均划为二线药。1987 年全国结核病防治工作会议规定的一线药物有异烟肼、链霉素、对氨基水杨酸钠、氨硫脲。1992 年国际防痨协会 / 世界卫生组织研究小组主张将异烟肼、利福平、吡嗪酰胺、链霉素、氨硫脲和乙胺丁醇列为抗结核的主要药物。

药物临床运用应坚持早期、联用、适量、规律和全程使用敏感药物的原则，化疗方案视病情轻重而定，过去一般以链霉素、异烟肼、对氨基水杨酸钠为首选，进行长程标准化疗，疗程在 0.5 ～ 1 年。目前为使患者早日康复，防止耐药性的产生，多采用短程化疗，疗程为 6 ～ 9 个月，一般用异烟肼与利福平两种杀菌药联合。在治疗开始 1 ～ 2 周即有症状改善，食欲增加，体温与粪便性状趋于正常。对严重肠结核，或伴有严重肠外结核者宜加链霉素或吡嗪酰胺或乙胺丁醇联合使用，疗程同前。

1. 异烟肼（INH）

异烟肼（INH）具有强杀灭结核菌作用，是列为首选和基本的抗结核药物。

（1）制菌作用：其试管内最低的抑菌浓度为 0.005 ～ 0.5 μg/mL，浓度稍高即有杀菌作用。其杀菌作用与细菌的生长繁殖有关，细菌的生长繁殖愈快，杀菌作用愈强，对静止期的细菌，作用则较差。由于 INH 的分子穿透性强，能穿透细胞膜进入细胞内和病变组织中，所以对细胞内外的细菌均有杀灭作用。同时，其杀菌作用也不受环境酸碱度的影响，故称之为"全杀菌药物"，其作用机制主要是抑制结核菌的脱氧核糖核酸的合成。单一用本药时，易产生继发性耐药菌，细菌对 INH 产生耐药性后，由于其致病力降低，耐药菌又有不均一性（即部分细菌并不耐药）细菌的环境再发生改变（如还有其他药物环境或与其他细菌共存的情况），以及耐药菌生长繁殖时，就有可能恢复对药物的敏感性即所谓"复归"，故临床上多不因查出细菌已对 INH 耐药而停用本药。

（2）体内代谢：口服本药后，在小肠内迅速吸收，1 ～ 2 h 血浆浓度达高峰，半衰期约 6 h。INH 进入人体后，主要在肝内进行乙酰化代谢。在乙酰转化酶的催化下，与乙酰辅酶 A 反应，脱去氨基，生成乙酰异烟肼、异烟酸腙型化合物而失去活性，只有一部分保留的游离 INH 继续保持其抗菌作用，代谢物主要经肾脏排出。乙酰化的速度有明显的个体差异，可分为快型、中间型及慢型。白种人多为慢型，黄种人多为快型，快型较慢型者疗效稍差，但出现不良反应较少。

（3）不良反应：使用常规剂量时，很少出现不良反应。主要的不良反应有：①肝损害，常发生于老年人或大剂量服用时，一般可出现转氨酶升高，严重者发生肝细胞性黄疸；②周围神经炎，多见于男性，大剂量服用者。表现为四肢感觉异常，腱反射迟钝，肌肉轻瘫，形成原因是 INH 的氨基与维生素 B_6 的吡哆醛缩合成腙型化合物，致体内维生素 B_6 排出增加，造成维生素 B_6 的缺乏。对大剂量服用本药者加服维生素 B_6 可以预防周围神经炎的发生。其他不良反应有记忆力减退、头晕、精神兴奋或嗜睡等精神症状，故有癫痫病史者慎用，以免诱发。此外，偶可出现男性乳房发育。少见的变态反应有药疹、发热、白细胞减少等。

（4）用法、剂量：常规剂量为 300 mg/d（4 ~ 6 mg/kg），间歇法用量增至 15 mg/kg。已证明本药在血中高峰浓度较持续抑菌浓度杀菌效果更好，故采用顿服法。

2. 链霉素（SM）

（1）制菌作用：对结核菌最低抑菌浓度为 0.5 μg/mL。在碱性环境中，对细胞外的生长代谢旺盛的结核菌有杀灭作用，但在酸性环境下，对细胞内及生长代谢低下的结核菌无作用，所以是"半杀菌药"。其作用机制主要是抑制细菌蛋白质的合成。

（2）体内代谢：肌内注射后 0.5 ~ 3 h 内血浓度达高峰，浓度可达 20 μg/mL，半衰期 2 ~ 3 h。本药易渗入胸腔及腹腔中，不易渗入脑脊液，但可由胎盘进入胎儿循环。本药绝大部分经肾脏排出，故肾功能障碍者慎用。

（3）不良反应：常见的变态反应有皮疹、发热，多发生在治疗后第 2 ~ 4 周。发生变态反应时，应立即停药，否则可继续加重，甚至发生严重的剥脱性皮炎。过敏性休克则少见，主要的毒性反应为第 8 对脑神经的损害，可出现头晕、恶心、呕吐、共济失调（前庭神经损害症状）、耳鸣、耳聋（听神经损害症状），一旦发生应及时停药，否则可造成不可逆转的神经性耳聋。为避免毒性反应的发生，要严格限制使用剂量，疗程亦不宜过长。幼儿不会诉述听力减退，在使用时须特别注意。对前庭神经损害所出现的症状，可用泛酸钙、硫酸软骨素、三磷酸腺苷等治疗，SM 引起的常见毒性反应还有口唇周围麻木感，严重者头面部和四肢也有麻木感，局部肌肉抽搐。这些不良反应系因药物中所含杂质如甲醛链霉素、甲醛链霉胍等所致。如仅有一过性的口唇麻木感，可不必停药，症状严重时要考虑停药。SM 对肾脏的损害多表现为蛋白尿及管型尿，使尿由酸性变为碱性，可减少蛋白尿的发生，不妨碍治疗，但肾功能不良者慎用。

（4）用法、剂量：本药只能肌内注射，剂量不超过 1 g/d，一般成人使用 0.75 g/d，间歇使用时 1 g/d。

3. 利福平（RFP）

（1）制菌作用：对结核菌的最低浓度为 0.02 ~ 0.5 μg/mL。口服治疗剂量后血中浓度可为最低抑菌浓度的 100 倍。本药对细胞内外的细菌，对繁殖期或静止期的细菌都有杀菌作用，所以亦是"全杀菌药"。本药对非结核性分枝杆菌也有良好的制菌作用。其作用机制是抑制结核菌的核糖核酸合成。单一用本药时，细菌极易产生耐药性，与其他抗结核药物无交叉耐药。

（2）体内代谢：口服后吸收迅速而完全，2 h 血中浓度可达高峰，半衰期 4 h，有效浓度可维持 8 ~ 12 h。在胆汁中浓度很高，可达血中浓度的 5 ~ 20 倍。本药进入肠中后，部分重吸收，再从胆汁排出，形成肝肠循环，最后由粪便和尿中排出。进食后服 RFP 可减少或延缓药物的吸收，故宜在空腹时顿服。如同时服 PAS、巴比妥类药物，亦可降低 RFP 的血浓度。本药可通过胎盘影响胎儿，故妊娠妇女不宜使用。

（3）不良反应：多发生在用药后 1 ~ 3 个月内。常见的不良反应为肝损害，多表现为一过性的转氨酶升高，同时伴有恶心、呕吐、畏食、腹胀或腹泻等胃肠道反应，一般在数周后可渐消失，必须停药者只占少数。老年人、肝病患者、嗜酒者用药时，应严密观察其肝功能变化，与 INH、PZA 并用可加重肝损害。其他不良反应如皮疹、发热、气促、休克等变态反应并不多见。本药在高剂量、间歇使用时，血液中可产生利福平抗体，因而产生的免疫反应和不良反应较多见。除上述的胃肠道与皮肤反应，还有"流感综合征"，患者有头痛、嗜睡、乏力、低热等感冒样症状。一般剂量愈大，间歇时间愈长，机体产生抗体愈多，发生的不良反应也愈严重。

（4）用法、剂量：每日剂量 450 mg（体重在 50 kg 以下）~ 600 mg（体重在 50 kg 以上），早饭前 1 h 顿服。间歇使用剂量 600 ~ 900 mg/d，每周 2 ~ 3 次。

4. 利福定（RFD）

利福定是利福霉素的衍生物，我国 1976 年研制成功。试管内制菌作用较 RFP 强 10 倍，对小白鼠的半数致死量仅为 RFP 的 1/3。成人口服 150 ~ 200 mg/d，与 RFP 有交叉耐药。不良反应很少发生。

5. 吡嗪酰胺（PZA）

（1）制菌作用：最低抑菌浓度为 12.5 μg/mL。在体内抗菌作用比在试管内作用强。本药在酸性环境中的抗菌作用较好，在中性和碱性环境中失去活性而无作用。并且，本药在细胞内抑制结核菌的浓度比在细胞外低 10 倍，对在巨噬细胞内处于静止状态的结核菌有杀菌效果。因本药对细胞外及在中性或碱性环境中的细菌无效，故也是"半杀菌药"。本药单一服用时，极易产生耐药菌，与其他抗结核药无交叉耐药，临床上吡嗪酰胺与异烟肼或链霉素合用时具有较好的疗效，可能是本品加强了后两者抑菌作用的结果。该药极易产生耐药性，一般只用于短程治疗。

（2）体内代谢：服药 2 h 后，血中药物浓度可达高峰，脑脊液中浓度可和血中浓度相近。主要由尿中排出。

（3）不良反应：不良反应主要的不良反应为肝损害，有转氨酶升高及胃肠道反应等，有时发生关节痛，是由于本药可引起尿酸排出减少，引起高尿酸血症所致。变态反应有发热、皮疹、日光过敏性皮炎等。

（4）用法、剂量：25 ~ 30 mg/（kg·d），一般为 1.5 ~ 2 g/d，间歇使用 2 ~ 3 g/d，顿服或分 2 ~ 3 次服。

6. 乙胺丁醇（EMB）

（1）制菌作用：最低抑菌浓度为 1 ~ 5μg/mL，与其他抗结核药物无交叉耐药，对已耐 INH、SM 的细菌仍有抑制作用，其作用机制是抑制细菌核糖核酸的合成。

（2）体内代谢：口服吸收良好，2 ~ 4 h 血中药物浓度达高峰。自尿和粪中排出，肾功能不良时，可引起蓄积中毒。

（3）不良反应：很少见。大剂量服用可引起球后视神经炎而致视力减退、影像模糊、中心暗区及红绿色盲等。通常在停药后，视力可恢复。

（4）用法、剂量：15 ~ 25 mg/（kg·d），一般在开始时 25 mg/（kg·d）。可与 INH、RFP 同时 1 次顿服。

7. 对氨基水杨酸钠（PAS）

（1）制菌作用：最低抑菌浓度为 1 ~ 10μg/mL，由于其制菌力较差，一般只作为辅助药物，通常与 INH 与 SM 合用，既可增强药物的杀菌作用，又可延缓耐药菌的产生。其作用机制可能是干扰了结核菌的代谢过程。

（2）体内代谢：口服吸收快，1 ~ 2 h 在血液中浓度可达高峰，分布迅速，但不易进入脑脊液中。在肝内发生乙酰化代谢，与 INH 合用时，可发生乙酰化竞争，使 INH 乙酰化减少，从而增加了游离 INH 的浓度，从而加强后者的疗效。本品主要经尿中排出。

（3）不良反应：主要为胃肠道刺激症状，患者常因不能耐受而停药，饭后服或同时用碱性药，可减少胃肠道反应。变态反应如皮疹、发热、白细胞减少、剥脱性皮炎，多在治疗后 3 ~ 5 周发生。对本药过敏者常可诱发对 INH、SM 也发生变态反应，临床处理中应予注意。本药尚可引起肝损害、甲状腺肿大，但均不多见。

（4）用法、剂量：常用剂量为 8 ~ 12 g/d，分次口服。本药针剂可溶于 5% 葡萄糖液 500 mL 中做静脉滴注，有利于病变的吸收和全身症状的改善。但必须注意本药的新鲜配制和避光，严格无菌操作，剂量从 4 ~ 6 g 开始，渐增到 12 g，每日或隔日 1 次。

8. 氨硫脲（TBI）

（1）制菌作用：最低抑菌浓度为 1μg/mL，半衰期 48 h，其作用机制尚未明确。临床疗效与对氨基水杨酸钠相近，由于本药生产容易，价格低廉，可取代 PAS。单一服本药极易产生耐药菌，与乙硫异烟胺有单向交叉耐药性，即耐本药者对乙硫异烟胺仍敏感，而对后者耐药者则对本药不再敏感。

（2）体内代谢：口服后吸收较慢，4 h 血中浓度才达高峰。从肾脏排出也较缓慢，说明在体内有蓄积作用。

（3）不良反应：出现较多严重反应。常见有胃肠道反应，如恶心、呕吐、畏食等；对肝脏、造血系统均有损害，严重的可有肝功损害、黄疸、粒细胞减少、贫血等。变态反应有皮疹、发热、剥脱性皮炎。不良反应的发生频率与用药剂量有明显关系，故临床应用时要定期复查血、尿常规及肝肾功能。

（4）用法、剂量：每日口服剂量 100 ~ 500 mg，开始小量，渐增至足量。

9. 乙（丙）硫因胺（1314Th，1321Th）

（1）制菌作用：两药的抗结核作用相同，其中 1321Th 的不良反应少，易耐受。最低抑菌浓度为 0.6 ~ 2.5 μg/mL，两药相互可交叉耐药。对已耐 INH、SM、PAS 的结核菌本药仍有抑制作用。其作用机制均为抑制结核菌的蛋白质合成。

（2）体内代谢：服后吸收良好，3 h 血浓度达高峰，易渗透入胸、腹腔及脑脊液中。本品主要经肾脏排出。

（3）不良反应：常见的有胃肠道反应及肝损害，与 INH、RFP 并用时，应严格掌握用药剂量。少见的不良反应有口腔炎、头痛、痤疮及精神症状等。

（4）用法、剂量：0.5 ~ 1 g/d，一般不超过 0.6 g/d，分 2 ~ 3 次服用，较易耐受。

10. 卡那霉素（KM）

（1）制菌作用：最低抑菌浓度为 2.5 ~ 10 μg/mL，抗结核作用仅为 SM 的一半，其作用机制与 SM 相同，可阻止结核菌蛋白质合成。

（2）体内代谢：口服不吸收，肌内注射后吸收快，1 ~ 2 h 达血浓度高峰。可分布于各组织，但不能渗入正常的血 – 脑脊液屏障，从尿中排出。

（3）不良反应：同 SM 的不良反应，发生频率更高，以往使用过 SM 者再用本药，更易发生听神经损害。

（4）用法、剂量：常规剂量为 1 g/d，肌内注射，高龄或肾功能不良者慎用。在静脉滴注或胸、腹腔注入时，由于吸收快可引起呼吸暂停，故应注意缓注。

11. 卷曲霉菌（CPM）

（1）制菌作用：最低抑菌浓度为 1 ~ 8 μg/mL。抗结核菌的作用为 SM、EMB 的一半，为 INH 的 1/10，与 1314Th 相近。与 SM 无交叉耐药，与 KM、VM 有交叉耐药。其作用机制亦为阻止结核菌蛋白质合成。

（2）机体代谢：口服不吸收，肌内注射后吸收快，2 h 血中浓度达高峰。可分布于各组织，经肾脏排出。肾功能不全时，药物在血中含量较高，说明有蓄积作用。

（3）不良反应：与 SM 不良反应相似，并可有肝损害。嗜酸粒细胞增多也常见，曾有报告出现低钾血症和碱中毒。注射局部疼痛较重。

（4）用法、剂量：口服吸收不好，必须深部肌内注射，每日剂量1 g。

12. 其他

如紫霉素（VM）制菌作用弱，不良反应与SM同，日用量为1 g，肌内注射，由于价高而效果差已不使用。又如环丝氨酸（CS），制菌作用弱，不良反应较重，且可引起精神紊乱、抑郁症等不良反应，现也已很少应用。

用药的选择，一般以第一线药物（链霉素、异烟肼、对氨基水杨酸钠）为首选，用于初治病例。为延缓或防止耐药性的产生，目前强调两药联合治疗。对肠结核病情严重者，或伴有严重的肠外结核患者宜3药联合应用，其中对氨基水杨酸钠可做静脉滴注。抗结核药物合理治疗的原则，目前应用的是"早期联合、全程、规律、适量"5项原则。

近年来，在抗结核间歇治疗方面进行了大量研究，认为其优点在于效果好、毒性少、费用低。一般主张每周2次的间歇给药，效果良好。药物选择仍以联合治疗为原则，用药剂量比连续给药的单日剂量酌情增加1倍，但链霉素、对氨基水杨酸钠、卡那霉素及乙硫异烟胺因其毒性反应较大，仍维持原单日量。也有主张先用每天连续疗法，0.5 ~ 1个月后继以间歇疗法，可提高治疗效果。

（三）对症治疗

腹痛可用颠茄、阿托品或其他抗胆碱能药物。摄入不足或腹泻严重者应补充液体与钾盐，保持水、电解质与酸碱平衡。对不完全性肠梗阻的患者，除按上述对症治疗外，需进行胃肠减压，以缓解梗阻近段肠曲的膨胀与潴留。

（四）手术适应证

手术只限于并发症的治疗。包括以下各种情况：①结核溃疡发生穿孔；②局限性穿孔伴有脓肿形成或瘘管形成；③瘢痕引起肠狭窄或肠系膜缩短，造成肠扭曲；④局部的增生型结核引起部分肠梗阻；⑤肠道大量出血经积极抢救不能满意止血者。手术前及手术后均需进行抗结核药物治疗。

在抗结核药出现之前，肠结核预后差，死亡率高。抗结核药在临床广泛应用以后，使肠结核的预后大为改观，特别是对黏膜结核，包括肠结核在内的疗效尤为显著。本病的预后取决于早期诊断与及时治疗，当病变尚在渗出阶段，经治疗后可痊愈，预后良好。合理选用抗结核药物，保证充分剂量与足够疗程，是决定预后的关键。

做好预防工作是防治结核病的根本办法，并着重对肠外结核的发现，特别是肺结核的早期诊断与积极的抗结核治疗，尽快使痰菌转阴，以免吞入含菌的痰而造成肠感染。必须强调有关结核病的卫生宣传教育。要教育患者不要吞咽痰液，应保持排便通畅，要加强卫生监督，提倡用公筷进餐，牛奶应经过灭菌消毒。

（吴明义）

第三节 直肠癌

一、概述

直肠癌是指直肠齿线以上至乙状结肠起始部之间的癌肿。

（一）病因

病因与直肠腺瘤、息肉病、慢性炎症性病变有关，与饮食结构的关系主要是致癌物质如非饱和多环烃类物质的增多，以及少纤维、高脂肪食物有关。少数与家族性遗传因素有关，如家族性直肠息肉病。近 20 年我国结直肠癌的发病率由低趋高，结直肠癌占全部癌症约 9.4%，直肠癌占大肠癌约 70%。2005 年，我国的发病数和死亡数已经超过美国。结直肠癌男性多于女性，但女性增加速度较快，男女比例由 1.5 ：1 增加至 1.26 ：1，且发病年龄提前，并随年龄增加而增长。有资料表明合并血吸虫病者多见，在我国直肠癌约 2/3 发生在腹膜反折以下。

（二）病理

乙状结肠在相当于 S_3 水平处与直肠相续接，直肠一般长 15 cm，其行程并非直线，在矢状面有一向后的直肠骶曲线，过尾骨后又形成向前会阴曲，在额状面上形成 3 个侧曲，上下两个凸向右面，中间一个凸向左面。由于上述特点，直肠癌手术游离直肠后从病灶到直肠的距离可略有延长，使原来认为不能保留肛门的病例或许能做保留肛门的手术。直肠于盆膈以下长 2 ~ 3 cm 的缩窄部分称为肛管，肛管上缘为齿状线，其上的大肠黏膜由自主神经支配，无痛觉；齿状线以下的肛管由脊神经支配，有痛觉。直肠肠壁分为黏膜层、黏膜肌层、黏膜下层、肠壁肌层及浆膜层（腹膜反折下直肠无浆膜层）。黏膜下层有丰富的淋巴管和血管网，齿状线上的淋巴管主要向上引流，经直肠上淋巴结、直肠旁淋巴结以后注入肠系膜下的根部淋巴结。淋巴管分短、中、长 3 类，其中大部分为短的，它们直接引流至直肠旁淋巴结。而中、长两类淋巴管则可直接引流至位于肠系膜下动脉分出的左结肠动脉或乙状结肠动脉处的淋巴结。所以临床上可见有些患者无直肠旁及直肠上动脉旁淋巴结转移，但已有肠系膜下动脉旁淋巴结转移。在淋巴结转移的患者中约有 12% 的病例可发生这种"跳跃性转移"，所以直肠癌手术应考虑高位结扎和切断肠系膜下动脉，以清除其邻近之淋巴结。

腹膜反折下的直肠淋巴引流除上述引流途径外，还存在向两侧至侧韧带内的直肠下动静脉旁淋巴结，然后进入髂内淋巴结的途径，以及向下穿过肛提肌至坐骨直肠窝内的肛门动静脉旁的淋巴结再进髂内淋巴结的途径。病理分型如下。

1. 大体分型

（1）肿块型（菜花型、软癌）：肿瘤向肠腔内生长、瘤体较大，呈半球状或球状隆起，易溃烂出血并继发感染、坏死。该型多数分化程度比较高，浸润性小，生长缓慢，治疗效果好。

（2）浸润型（缩窄型、硬癌）：肿瘤环绕肠壁各层弥散浸润，使局部肠壁增厚，但表面无明显溃疡和隆起，常累及肠管全周，伴纤维组织增生，质地较硬，肠管周径缩小，形成环状狭窄和梗阻。该型分化程度较低，恶性程度高，出现转移早。

（3）溃疡型：多见，占直肠癌一半以上。肿瘤向肠壁深层生长并向肠壁外浸润，早期可出现溃疡，边缘隆起，底部深陷，呈"火山口"样改变，易发生出血、感染，并易穿透肠壁。细胞分化程度低，转移早。

2. 组织分型

（1）腺癌：结直肠癌细胞主要是柱状细胞、黏液分泌细胞和未分化细胞。进一步主要是管状腺癌和乳头状癌，占 75% ~ 85%，其次为黏液腺癌，占 10% ~ 20%。还有印戒细胞癌及未分化癌，后两者恶性程度高预后差。

（2）腺鳞癌：亦称腺棘细胞癌，肿瘤由腺癌细胞和鳞癌细胞构成。其分化程度多为中度至低度，腺鳞癌主要见于直肠下段和肛管，临床少见。

直肠癌可以在一个肿瘤中出现两种或两种以上的组织类型，且分化程度并非完全一致，这是结直肠癌的组织学特点。

（三）临床分期

临床病理分期的目的在于了解肿瘤发展过程，指导拟定治疗方案及估计预后。国际一般沿用改良的 Dukes 分期及 TNM 分期法。

1. 我国对 Dukes 补充分期

癌仅限于肠壁内为 Dukes A 期。穿透肠壁侵入浆膜和（或）浆膜外，但无淋巴结转移者为 B 期。有淋巴结转移为 C 期，其中淋巴结转移仅限于癌肿附近如直肠壁及直肠旁淋巴结者为 C_1 期，转移至系膜淋巴结和系膜根部淋巴结者为 C_2 期。已有远处转移或腹腔转移或广泛侵及邻近脏器无法手术切除者为 D 期。

2. TNM 分期

T 代表原发肿瘤，T_x 为无法估计原发肿瘤；无原发肿瘤证据为 T_0；原位癌为 T_{is}；肿瘤侵及黏膜下层为 T_1；侵及固有肌层为 T_2；穿透肌层至浆膜下为 T_3；穿透脏膜或侵及其他脏器或组织为 T_4。N 为区域淋巴结，N_x 为无法估计淋巴结；无淋巴结转移为 N_0；转移至区域淋巴结 1 ~ 3 个为 N_1；4 个及 4 个以上淋巴结为 N_2。M 为远处转移，无法估计为 M_x；无远处转移为 M_0；凡有远处转移为 M_1。

（四）直肠癌的扩散与转移

1. 直接浸润

癌肿首先直接向肠管周围及向肠壁深层浸润生长，向肠壁纵轴浸润发生较晚，癌肿浸润肠壁 1 周需 1 ~ 2 年。直接浸润可穿透浆膜层侵入邻近脏器如子宫、膀胱等，下段直肠癌由于缺乏浆膜层的屏障，易向四周浸润，侵入前列腺、精囊、阴道、输尿管等。

2. 淋巴转移

淋巴转移为主要转移途径，上段直肠癌向上沿直肠上动脉、肠系膜下动脉及腹主动脉周围淋巴结转移，发生逆行转移的现象非常少见，如淋巴液正常流向的淋巴结发生转移且流出受阻时，可逆行向下转移。下段直肠癌以（以腹膜反折为界）向上方和侧方发生转移为主，大量的现代研究表明，肿瘤下缘 2 cm 淋巴结阳性者非常少见。齿状线周围的癌肿可向上、侧、下方转移，向下方转移可表现为腹股沟淋巴结肿大，淋巴转移途径是决定直肠癌手术方式的依据。

3. 血行转移

癌肿侵入静脉后沿门静脉转移至肝脏；也可由髂静脉至腔静脉然后转移至肺、骨、脑等。直肠癌手术时有 10% ~ 15% 已有肝转移，直肠癌梗阻时和手术中挤压易造成血行转移。

4. 种植转移

种植转移十分少见，上段直肠癌时偶有种植转移发生。

二、临床表现

直肠癌早期无明显症状，癌肿破溃形成溃疡或感染时才出现症状。一般症状出现的频率依次为便血（80% ~ 90%）、便频（60% ~ 70%）、便细（40%）、黏液便（35%）、肛门疼痛（20%）、里急后重（20%）、便秘（10%）。

（一）肿瘤出血引起的症状

（1）便血：肿瘤表面与正常黏膜不同，与粪便摩擦后容易出血，尤其是直肠内大便干硬，故为常见症状。

（2）贫血：机体长期失血超过机体代偿从而出现。

（二）肿瘤阻塞引起的症状

肿瘤部位因肠蠕动加强，可发生腹痛，侵及肠壁或生长到相当体积时可诱发隐痛。肠管狭窄时可出现肠鸣、腹痛、腹胀、便秘、排便困难，大便变形、变细。

（三）肿瘤继发炎症引起的症状

肿瘤本身可分泌黏液，当继发炎症后，不仅使粪便中黏液增加，还可出现排便次数增多、腹痛，病灶越低症状越明显。

（四）其他原发灶引起的症状

当肿瘤位于直肠时常无痛觉，当肿瘤侵及肛管或原发灶起于肛管时可出现肛门疼痛，排便时加剧，有时误认为肛裂。

（五）肿瘤转移引起的症状

1. 肿瘤局部浸润引发症状

直肠癌盆腔有较广泛浸润时，可引起腰骶部酸痛、坠胀感；肿瘤浸润或压迫坐骨神经、闭孔神经根，可引起坐骨神经痛及闭孔神经痛；侵及阴道或膀胱可出现阴道流血或血尿；累及两侧输尿管时可引起尿闭、尿毒症。

2. 肿瘤血行播散引起的症状

距肛门 6 cm 以下的直肠癌其血行播散的机会比上段直肠癌高 7 倍，相应地出现肺、骨、脑等器官的症状。

3. 种植引起的症状

肿瘤穿透浆膜层进入游离腹腔，种植于腹膜面、膀胱直肠窝或子宫直肠窝等部位，直肠指检可触及该区域种植结节。当有腹膜广泛种植时，可出现腹腔积液及肠梗阻。

4. 淋巴转移症状

左锁骨上淋巴结转移为晚期表现，也可有腹股沟区淋巴结肿大。

（六）某些特殊表现

1. 肿瘤穿孔

可出现直肠膀胱瘘、直肠阴道瘘，可有尿路感染症状或阴道粪便流出等。

2. 晚期肿瘤

体重下降、肿瘤热等，肿瘤坏死、感染、毒素吸收引起的发热一般在 38℃ 左右。腹腔积液淋巴结压迫髂静脉可引起下肢、阴囊、阴唇水肿，压迫尿道可引起尿潴留。

三、诊断

直肠癌的诊断根据病史、体检、影像学、内镜检查和病理学诊断准确率可达 95% 以上。临床上不同程度的误诊或延误诊断，常常是患者或医生对大便习惯或性状的改变不够重视，或警惕性不高造成的。通常对上述患者进行肛门指检或电子结肠镜检查，发现有直肠新生物的，结合活检病理检查即可明确诊断。

（一）直肠肛门指检

简单易行，是直肠癌检查最基本和最重要的检查方法。一般可发现距肛门 7～8 cm 的直肠内肿物，若嘱患者屏气、增加腹压则可达更高的部位。检查前先用示指按摩肛门后壁，使肛门括约肌松弛，在嘱患者张嘴哈气的同时将示指缓慢推进。检查时了解肛门是否有狭窄，如有肿块应注意其位置、大小、硬度、基底活动度、黏膜是否光滑、有无溃疡、有无压痛、是否固定于骶骨、盆骨。如病灶位于前壁，男性必须查明与前列腺的关系，女性应查明是否累及阴道后壁。直肠完全固定的患者由于会阴部受侵袭，其各部位检查时都有狭窄的感觉。了解肿瘤下缘距肛门的距离有助于手术方式的选择，对于肥胖或者触诊不佳的患者可采用膝直位（站立屈膝）。

（二）实验室检查

1. 大便隐血试验

大便隐血试验简便易行，可作为直肠癌普查初筛方法。

2. 血红蛋白检查

肿瘤出血可引起贫血，凡原因不明的贫血应建议做钡剂灌肠或电子结肠镜检查。

3. 肿瘤标志物检查

目前，公认最有意义的是癌胚抗原 CEA，主要用于预测直肠癌的预后和监测复发。

（三）内镜检查

凡有便血或大便习惯、性状改变、经直肠指检无异常发现者，应常规行电子结肠镜检查。内镜检查可直接观察病灶情况并能取活体组织做病理学诊断。取活检时要考虑不同部位的肿瘤细胞分化存在差异，所以要多点性活检。如果活检阴性，应重复活检，对有争议的病例，更需了解病变的大体形态。

（四）影像学检查

1. 钡剂灌肠检查

钡剂灌肠检查是结肠癌的重要检查方法，对直肠癌的诊断意义不大，用以排除结、直肠癌多发癌和息肉病。

2. 腔内 B 超检查

用腔内探头可检查癌肿浸润肠壁的深度及有无侵犯邻近脏器，可在术前对直肠的局部浸润程度进行评估。

3. 腹部超声检查

由于结、直肠癌手术时有 10% ~ 15% 同时存在肝转移，腹部 B 超应列为常规。

4. CT 及磁共振（MRI）检查

CT 及磁共振（MRI）检查可以了解直肠癌盆腔内扩散情况，有无侵犯膀胱、子宫及盆壁，是术前常用的检查方法。腹部的 CT 或 MRI 检查可扫描有无肝转移癌，对肿瘤的分期及手术方案的设计均有帮助。

5. 正电子发射计算机断层显像（PET）

正电子发射计算机断层显像（PET）是一种能够检查功能性改变的仪器。它的显像技术分别采用了高科技的医用回旋加速器、热室和 PET 扫描仪等，是将极其微量的正电子核素示踪剂注射到人体内，然后采用特殊的体外测量装置探测这些正电子核素在体内的分布情况，通过计算机断层显像方法显示人的大脑、心脏及人体其他主要器官的结构和代谢功能状况。其原理是将人体代谢所必需的物质，如葡萄糖、蛋白质、核酸、脂肪酸等标记上短寿命的放射性核素（如 ^{18}F）制成显像剂（如氟代脱氧葡萄糖，简称FDG）注入人体后进行扫描成像。因为，人体不同组织的代谢状态不同，所以这些被核素标记了的物质在人体各种组织中的分布也不同，如在高代谢的恶性肿瘤组织中分布较多，这些特点能通过图像反映出来，从而可对病变进行诊断和分析。PET是目前唯一可在活体上显示生物分子代谢、受体及神经介质活动的新型影像技术，是一种代谢功能显像，能在分子水平上反映人体的生理或病理变化。现已广泛用于多种疾病的诊断与鉴别诊断、病情判断、疗效评价、脏器功能研究和新药开发等方面。其特点是灵敏度高、特异性高、全身显像、安全可靠，对微小癌灶有较高的检出率。但由于其费用昂贵目前尚不能在临床上普及。

（五）其他检查

低位直肠癌伴有腹股沟淋巴结肿大时应行淋巴结活检。肿瘤位于直肠前壁的女性患者应做阴道检查及双合诊检查，男性患者有泌尿系症状时应行膀胱镜检查。

四、治疗

直肠癌的治疗方法目前公认的为外科手术、化疗、放疗、生物学治疗及中医中药治疗，采取外科综合疗法，直肠癌的5年生存率已大为提高。

（一）手术治疗

手术切除仍然是直肠癌的主要治疗方法。凡是能切除的直肠癌如无手术禁忌证都应尽早实施直肠癌根治术，切除的范围包括癌肿、足够的两端肠段、已侵犯的邻近器官的全部或部分、四周可能被浸润的组织及全直肠系膜和淋巴结。如不能进行根治性切除时，也应该进行姑息性切除，使症状得到缓解。如伴发能切除的肝转移癌应该同时切除。外科治疗的目标已经从最初单纯追求手术彻底性转向根治和生活质量兼顾两大目标。通过对直肠癌病理解剖的研究，手术操作技术的改进和器械的发展，直肠癌可行保肛手术的比例明显提高，一度被认为是直肠癌的"金标准手术"–腹会阴切除术已被直肠系膜全切除（TME）所取代。近年的临床实践表明，TME的操作原则为低位直肠癌手术治疗带来了4个结果：降低了局部复发率；提高了保肛手术成功率；保全了术后排尿生殖功能；提高了术后5年生存率。Heald等在1982年提出全直肠系膜切除术（TME）或称直肠周围系膜全切除术（CCAQ），TME正得到越来越广泛的认可和应用，并已成为直肠癌手术的"金标准"。

TME技术的关键是在直视下沿脏层筋膜和壁层筋膜之间的无血管间隙进行锐性分离，分别距主动脉和脾静脉1 cm处结扎肠系膜下动静脉。清扫附近淋巴结，然后在直视下用剪刀沿盆腔壁、脏层筋膜之间进行解剖，将左右腹下丛内侧的盆脏筋膜、肿瘤及直肠周围系膜完全切除，下端至肛提肌平面。切除时沿直肠系膜外表面锐性分离，分离侧方时，在直肠系膜和盆腔自主神经丛（PANP）之间进行锐性分离，使光滑的盆脏筋膜完好无损，就能避免损伤盆壁筋膜，也保护了PANP。分离"直肠侧韧带"时要尽可能远离肿瘤，避免损伤PANP，否则可能导致副交感神经的损伤。分离后方时，沿骶前筋膜进行，其中只有细小血管，电凝处理即可。在S_2平面之下，可遇到直肠骶骨筋膜，它由盆筋膜壁层和脏层在后中线融合而成，将其剪断，使既前间隙充分暴露，然后锐性解剖至尾骨尖。分离前方时，在直肠膀胱子宫陷窝前1 cm处将盆腔腹膜切开，腹膜切口应包括全部腹膜反折。在膀胱后方正中，可辨认出分离层次。沿Denonvilliers筋膜前面锐性解剖至触及前列腺尖端或至直肠阴道隔的底部，将筋膜和其后方的脂肪组织与标本一并切除。该步骤因此处间隙狭窄颇为困难，须使用深部骨盆拉钩、牵引和对抗牵引。一般在肛提肌上方的肿瘤很少侵犯该肌，因此多可紧贴该肌筋膜分离至肛门：将直肠周围组织松解后，肿瘤远端常可延长出4～5 cm的正常肠壁。目前认为直肠癌远端系膜切除5 cm肠管是安全的，对低分化癌灶，若远端切除少于2 cm或术中有怀疑的患者应将远端吻合圈行术中冰冻切片检查，以保证远端无癌细胞。吻合器技术的进步使得低位吻合变得更加容易，直肠残端在肛提肌以上保留2～4 cm（吻合口一般距肛门缘5～8 cm）即能安全吻合，如果做腹会阴切除，应待盆腔解剖至肛提肌的肛缝时再开始会阴组手术。TME切除了包裹在盆脏筋膜内的全部直肠系膜，其目的在于整块地切除直肠原发癌肿及所有的区域性播散。若在正确的平面中进行操作，除直肠侧血管外无其他血管，直肠侧血管剪断后可用纱布压迫，一般无须结扎。

临床上将直肠癌分为低位直肠癌（距齿状线5 cm以内）；中位直肠癌（距齿状线5～10 cm）；高位直肠癌（距齿状线10 cm以上）。手术方式的选择根据癌肿所在部位、大小、活动度、细胞分化程度及术前的排便控制能力等综合因素判断。

1. 局部切除术

局部切除术适用于早期瘤体小于2.5 cm，局限于黏膜或黏膜下层、分化程度高的直肠癌。手术方式主要有：①经肛局部切除术；②借助专门的直肠腔内手术器械电视下完成切除。

2. 腹会阴联合直肠癌根治切除术（Miles手术）

腹会阴联合直肠癌根治切除术（Miles手术）适用低位直肠癌无法保留肛门者。①癌肿下缘距肛缘5 cm以内；②恶性程度高；③肛管、肛周的恶性肿瘤。切除范围包括乙状结肠远端、全部直肠、肠系膜下动脉及其区域淋巴结、全直肠系膜、肛提肌、坐骨直肠窝内脂肪、肛管及肛门周围3～5 cm的皮肤、皮下组织及全部肛门括约肌，于左下腹永久性乙状结肠单腔造口。

3. 经腹直肠癌切除、结肠直肠骶前吻合术（Dixon手术）

经腹直肠癌切除、结肠直肠骶前吻合术（Dixon手术）是目前最多的直肠癌根治式式，适用于中高位直肠癌，遵循 TME 原则。由于吻合口位于齿状线附近，在术后一段时间内大便次数增多，排便控制较差。

4. 腹腔镜直肠癌切除术（腹腔镜 Miles 或 Dixon 手术）

腹腔镜直肠癌切除术（腹腔镜 Miles 或 Dixon 手术）为近年来逐渐成熟的术式，利用腹腔镜专门的器械如电刀、超声刀、智能电刀、结扎锁、切割闭合器、吻合器等进行，具有创伤小，解剖精密清晰，术后恢复快等优点。使得患者总体保肛可能性扩大，改善了术后生存质量，遵循 TME 原则，需要掌握适应证。

5. 经腹直肠癌切除、近端造口、远端封闭手术（Hartmann 手术）

适用全身一般情况很差，不能耐受 Miles 手术或急性梗阻不宜行 Dixon 手术的直肠癌患者。

6. 其他

晚期的直肠癌的患者发生排便困难或肠梗阻时，可行乙状结肠双腔造口。

（二）化学治疗

化疗作为根治性手术的辅助治疗可以提高 5 年生存率，对于不能手术切除癌肿的患者亦能有效。给药途径有动脉灌注、门静脉给药、术后腹腔灌注给药及温热灌注化疗等。通常采用联合化疗，静脉给药亦即全身化疗。主要的方案有：FOLFOX4 或 mFOLFOX6（奥沙利铂＋亚叶酸钙＋氟尿嘧啶）；FOLFIRI（伊立替康＋亚叶酸钙＋氟尿嘧啶）；CapeOX（奥沙利铂＋卡培他滨）等。为提高疗效可根据病情采用"三明治"方案即手术前辅助放化疗＋手术＋手术后放化疗。

（三）放射治疗

放疗作为手术切除的辅助疗法有提高疗效的作用。对于无法手术的患者也可单独或联合化疗使用。术前的放疗可以令癌症降期提高手术切除率，减低术后的复发率。术后放疗仅适用于晚期或手术未达到根治或术后复发的患者。

（1）放疗野应该包括肿瘤或者瘤床及 2 ~ 5 cm 的安全边缘、骶前淋巴结、髂内淋巴结。T_4 肿瘤侵犯前方结构时需照射髂外淋巴结，肿瘤侵犯远端肛管时需照射腹股沟淋巴结。

（2）应用多野照射技术（一般 3 ~ 4 个照射野）。应采取改变体位或者其他方法尽量减少照射野内的小肠。

（3）腹会阴联合切除术后患者照射野应包括会阴切口。

（4）当存在正常组织放疗相关毒性的高危因素时，应该考虑采用调强治疗（IMRT）或者断层治疗，同时也需要注意覆盖足够的瘤床。

（5）治疗剂量。盆腔剂量 40 ~ 50 Gy，用 25 ~ 28 次。对于可切除的肿瘤，照射 45 Gy 之后应考虑瘤床和两端 2 cm 范围予加剂量。术前追加剂量为 5.4 Gy/3 次，术后放疗为 4.3 ~ 9 Gy/3 ~ 5 次，小肠剂量应限制在 45 Gy 以内。肿瘤切除后，尤其是 T_3 或者复发性肿瘤，若切缘距肿瘤太近或切缘阳性，可考虑术中放疗（IORT）作为追加剂量。如果没有 IORT 的条件，应尽快在术后、辅助化疗前，考虑予局部追加外照射 10 ~ 20 Gy。对于不可切除的肿瘤，放疗剂量应超过 54 Gy。

（6）放疗期间应同期使用以 5–FU 为基础的化疗。可以每日 1 次持续灌注，也可以静脉推注。

（四）生物学治疗

直肠癌的生物治疗目前主要为分子靶向治疗。分子靶向治疗是现在肿瘤治疗领域的突破性和革命性的发展，代表了肿瘤生物治疗目前的最新的发展方向。

靶向治疗分为三个层次，器官靶向、细胞靶向和分子靶向。分子靶向是靶向治疗中特异性的最高层次，它是针对肿瘤细胞里面的某一个蛋白质的分子，一个核苷酸的片段，或者一个基因产物进行治疗。肿瘤分子靶向治疗是指在肿瘤分子细胞生物学的基础上，利用肿瘤组织或细胞所具有的特异性（或相对特异的）结构分子作为靶点，使用某些能与这些靶分子特异结合的抗体、配体等达到直接治疗或导向治疗目的的一类疗法。分子靶向治疗是以病变细胞为靶点的治疗，相对于手术、放疗、化疗三大传统治疗手段更具有"治本"功效。分子靶向治疗具有较好的分子选择性，能高效并选择性地杀伤肿瘤细胞，减少对正常组织的损伤，而这正是传统化疗药物治疗难以实现的临床目标。

分子靶向治疗在临床治疗中地位的确立源于 20 世纪 80 年代以来的重大进展，主要是对机体免疫系统和肿瘤细胞生物学与分子生物学的深入了解；DNA 重组技术的进展；杂交瘤技术的广泛应用；体外大容量细胞培养技术；计算机控制的生产工艺和纯化等。特别是 2000 年人类基因组计划的突破，成为分子水平上理解机体器官及分析与操纵分子 DNA 的又一座里程碑，与之相发展并衍生一系列现代生物技术前沿：基因组学技术、蛋白质组学技术、生物信息学技术和生物芯片技术。除此之外，计算机虚拟筛选、组合化学、高通量筛选都加速了分子靶向治疗新药研究的进程。1997 年 11 月，美国 FDA 批准 Rituximab 用于治疗某些 NHL，真正揭开了肿瘤分子靶向治疗的序幕。自 1997 年来，美国 FDA 批准已用于临床的肿瘤分子靶向制剂已有 10 余种，并取得了极好的社会与经济效益。

直肠癌在于早发现、早诊断、早治疗。临床上需要医生关注患者的大便习惯及性状的改变，认真地进行肛门指检、电子结肠镜检查才能及时诊断。

（吴明义）

第四节　结直肠类癌

一、概述

结直肠类癌是源于肠 Lieberkuhn 凹陷或碱性颗粒嗜铬细胞的低度恶性的肿瘤，早期为良性，后期则变为恶性，并发生浸润和转移，但又不同于腺癌，故名类癌，为外胚层来源。1897 年，Kultschitzky 首先对该病进行了描述，故将原始细胞称之为 Kultschitzky 细胞，因细胞内的颗粒对银有明显的亲和力，又名"嗜银细胞"或"亲银细胞"。1907 年，Oberndorfer 描述并报道了类癌这一概念，对含高胺的肿瘤称为 APUD 瘤，并将含有高胺、能摄取胺的前身物和含有氨基酸脱羟酶使胺前身物转化为胺肽类激素的细胞，称之为 APUD 细胞。Kultschitzky 细胞属于 APUD 细胞，故类癌也属于 APUD 瘤。1914 年，Gosset 证实了类癌起源于肠壁上的嗜银细胞（Kultschitzsky）。1953 年，Lembeck 在类癌中发现了 5- 羟色胺（5-HT），5-HT 系胺前体物质，可产生生物活性酶，分解为 acronym APUD。1954 年，Waldenstrom 描述了类癌综合征。1963 年，Williams 把类癌分为前、中、后肠三型。1969 年，Pearse 将嗜银细胞归类为 APUD 细胞系。

既往认为直肠类癌少见，但最近通过直肠癌的普查发现，直肠类癌并不少见。直肠类癌多位于距肛缘 4 ~ 7 cm 处，直肠前壁多见，肿瘤直径一般在 0.5 ~ 1 cm，大于 2 cm 者少见。直肠类癌生长缓慢、肿瘤小、早期多无症状，晚期症状类似于直肠癌，直肠来源于后肠，故直肠类癌不出现类癌综合征。

（一）分类

1. 按起源分类

前肠类癌、中肠类癌和后肠类癌。前肠类癌包括胃、胰腺，常常伴有不典型的类癌综合征；中肠类癌包括空肠、回肠和盲肠，易发生肝脏和骨骼的转移，常伴有典型的类癌综合征；后肠类癌包括结肠和直肠，可发生转移，但不伴发类癌综合征。

2. 按细胞内含的颗粒成分分类

类癌细胞的胞质中颗粒有两种，嗜铬颗粒和嗜银颗粒，嗜铬颗粒小、嗜银颗粒大。肿瘤细胞中颗粒可以含有其中的一种或两种，前、中肠类癌多属于嗜银性，后肠类癌多为非嗜银性，故后肠类癌很少分泌 5-HT，尿中很少检测到 5-HT 的代谢产物 5- 羟吲哚乙酸（5-HIAA）。

（二）临床病理特点

类癌为一种低度恶性肿瘤，生长缓慢。肿瘤多位于黏膜下，呈小的结节、突向肠腔、边界清楚。良性肿瘤多局限于黏膜内，可上下推动，75% 的类癌直径小于 1 cm。人体上呈黄色、棕褐色或灰色，可呈肠壁增厚、扁平或带蒂息肉样，表面可形成溃疡，肿瘤大者可致肠梗阻。其恶性度与肿瘤的大小有关，如肿瘤直径小于 1 cm，包膜完整，其转移率为15%；如肿瘤直径大于 2 cm，常出现区域淋巴结转移或肝脏转移，发生率高达 85%。

组织学上，其结构类似于癌的结构，镜下见细胞均匀，呈圆形或多极形，胞核呈半圆形，胞质可见嗜伊红颗粒。类癌可分为：①腺样型，癌细胞排列呈腺管状、菊团或带状，系最常见的类型；②条索型，癌细胞排列呈实性条索状；③实心团块型；④混合型。

从形态上很难辨别良恶性，镜下以核分裂象及核浓缩来鉴别，但准确性差，常常误诊。临床上以有无转移和浸润来鉴别，但此时肿瘤已属晚期。因此，在发生浸润和转移前鉴别良恶性，是十分必要的。恶性类癌的特点是肌层浸润，侵及浆膜，经淋巴管扩散至区域淋巴结，脏器转移。

类癌的转移与肿瘤的部位和大小有关，阑尾类癌转移的发生率仅为 3%；小肠类癌的转移率为 35%。胃肠道类癌小于 1 cm，发生转移的概率仅为 2%；1 ~ 2 cm 者转移率为50%；大于 2 cm 者转移率高达 80% ~ 90%。当类癌发生转移并出现一系列的全身症状和体征时，即称之为功能性或恶性类癌综合征。

二、临床表现

类癌占全部恶性肿瘤的 0.05% ~ 0.2%，占胃肠道恶性肿瘤的 0.4% ~ 1.8%。结直肠类癌占胃肠道类癌的 2.5%，占所有类癌的 2.8%，胃肠道类癌的发生率依次为阑尾、回肠、直肠、胃和结肠。结肠类癌是仅次于结肠癌占第二位的结肠恶性肿瘤，其中 75% 的结肠类癌位于右半结肠，大肠的右半属于中肠，而左半属于后肠。

结直肠类癌多半无症状，出现症状后与腺癌相似。结直肠类癌有时以转移癌为首发症状出现，确诊时 42% 的患者已有转移，且多见于肝脏。结直肠类癌肠梗阻的发生率低，且发生得晚。

结肠类癌是胃肠道类癌中恶性比例最高的部位，其中以盲肠最多见。直肠类癌以良性居多，多为体检时偶然发现，指诊时发现黏膜下小结节，或隆起型息肉，但无蒂，很少有自主不适主述。

类癌综合征以发生在右半结肠的类癌多见，可因进食、饮酒或情绪激动而诱发，表现为皮肤潮红、水样腹泻、腹痛、呼吸困难、支气管痉挛、心瓣膜病灶所致的心肺综合征等。晚期可出现心力衰竭、癌性心包积液、硬皮病、骨关节病等。

类癌常伴有同时性或异时性的多原发肿瘤，常伴多发内分泌肿瘤。

三、诊断

诊断的关键是对该病的正确认识，影像学和内镜检查可协助诊断。5-HIAA 的检测有助于诊断，但仅限发生于中、前肠的类癌。

四、治疗

类癌一经诊断首选手术治疗。手术方式如下。

（1）局部切除术：适用于小于 2 cm，带蒂的早期类癌。

（2）直肠类癌直径小于 1 cm，未侵入肌层，局部切除或电灼切除。

（3）直径 1 ~ 2 cm 者，行扩大的局部切除术，包括肿瘤周围的正常黏膜和黏膜下层组织。

（4）根治性切除术：肿瘤直径大于 2 cm，无远隔脏器转移或转移灶者，可一并根治性切除者，如右半结肠或左半结肠切除术等。

（5）姑息性切除术：伴发远隔脏器转移无法一并切除者，应尽量多的行原发灶切除，以减少瘤负荷和减轻症状。

（6）减症手术：伴肠梗阻或邻近脏器压迫时，行造口术等。

判断直肠类癌恶性的标准可参考：肿瘤直径大于 2 cm；镜下肿瘤浸润至肌层或更深层。一般认为直肠类癌的 5 年生存率达 80% 以上。

（金立鹏）

第五节　肛管癌

一、概述

肛管癌指起源于肛管或主要位于肛管的肿瘤。最常见的类型是与 HPV 相关的鳞状细胞癌和腺癌。肛管癌是少见的肿瘤，通常发生在中年，在下消化道肿瘤中占 4%，占肛门直肠癌的 3.9%。女性病例稍多于男性。在肛管癌中，75% ~ 80% 的患者是鳞状细胞癌，约 15% 为腺癌。近 50 年来，肛管鳞状细胞癌的发病率显著上升。人类免疫缺陷病毒（HIV）阳性的患者中，肛管癌的发生率高于阴性患者的 2 倍，大多数肛管鳞状细胞癌可检测到 HPV-DNA，在有肛门性交的男性患者中，肛管癌的发生率高达 35/100 000。

（一）病因病理

1. 感染

肛管癌的发病因素并不清楚，其中人类乳头瘤病毒（HPV）的感染是肛管癌最重要的发病因素。在 HPV 的众多亚型中，HPV216 与肛管癌的关系最为密切，有文献报道在肛管的鳞癌中 HPV216 的阳性率可以达到 56%，应用分子技术，相当多的肛管癌可以检测到 HPV 的 DNA。

2. 免疫功能低下

患者的免疫功能与肛管癌有明显的相关性，艾滋病（AIDS）患者的肛管癌发病率明显增加。患者危险度的增加一般认为可能是因为患者免疫功能低下，在这种情况下增加了 HPV 的易感性。同样，在进行肾移植的患者罹患肛管癌的危险明显增加，是普通人群的 100 倍。此外，放射治疗是肛管癌的危险因素，可能是因为机体的免疫系统受到抑制的缘故。

3. 肛门周围的慢性疾病、局部刺激和损伤

这类人群中肛管癌的危险度较普通人群明显增加。有研究显示，41% 的患者在出现肛管癌之前存在肛瘘或其他良性疾病，但是这些疾病与肛管癌的直接关系还存在争论。

肛管癌的肿瘤的中心位于齿状线的 2 cm 以内。按组织学分类，发生于黏膜上皮，无论是腺上皮，移行上皮还是鳞状上皮，均称为肛管癌；发生于皮肤或远端黏膜皮肤交界处的，称为肛缘癌。

WHO 肛管癌的病理分类为鳞状细胞癌、腺癌、黏液腺癌、小细胞癌和未分化癌。病理类型有地域的变化，在北美和欧洲，鳞癌占 80%，在日本仅 20% 的肛管癌是鳞癌。在 WHO 分类中，除了 80% 的鳞癌外，剩下的 20% 上皮肿瘤主要为结直肠黏膜型的腺癌，以及少见的，来自肛管腺体或肛窦的黏液腺癌、小细胞癌和未分化癌。

肛管上皮癌的播散方式主要是直接浸润和淋巴转移，血行转移较少见，早期亦可有括约肌和肛周组织的直接侵犯，约有 50% 的病例肿瘤侵犯到直肠和（或）肛周区域。进展期的肿瘤可浸润骶骨或骨盆壁，女性常浸润至阴道，然而男性的前列腺浸润则不常见。进展期肿瘤的局部转移较盆腔外转移更常见，仅 10% 的患者在诊断时发现已有远处转移，发生远处转移的常见部位是肝脏和肺。

齿状线以上肿瘤的淋巴主要引流到直肠周围、髂外、闭孔和髂内。Boman 的报道显示，在经腹会阴切除术中，发现 30% 的肛管癌有盆腔淋巴结转移，16% 有腹股沟淋巴结转移。位于远端肛管的肿瘤引流至腹股沟 - 股骨区域、髂外和髂总淋巴结，15% ~ 20% 的患者在就诊时已有腹股沟淋巴结转移，通常是单侧腹股沟转移，而 10% ~ 20% 是在以后的检查中发现的约 30% 淋巴结转移为浅表，60% 可为深部。

约有 5% 患者在初次就诊时已有盆腔外转移，转移的途径多通过门静脉系统或体静脉系统，常见的转移部位为肝脏和肺。

（二）解剖学基础

肛周是指肛门周围半径 6 cm 以内的区域，其特征是被覆具有毛囊和汗腺的鳞状上皮。从肿瘤学的角度分析，肛管疾病与肛周疾病存在很大的差别。肛管的定义有外科肛管和病

理学肛管之分。外科肛管的上界是以内括约肌为标志，包括远侧的直肠并一直延伸到肛缘，其平均长度男性约为 4.14 cm，女性约为 4.10 cm。外科肛管从上部的直肠黏膜、中部肛管移行区黏膜到下部非角化鳞状上皮。病理学的肛管是指从肛管上皮移行区开始至肛缘的范围。国内学者对于肛管的定义多数是以病理学肛管为标准，因为在外科肛管的范围中包括了直肠远端的腺癌，其治疗应该按照直肠癌的规范进行，这里肛管按照病理学肛管的范围定义。肛管以齿状线为界可以分为肛管移行区和肛梳，齿状线上方的肛管移行区有肛柱，肛柱近齿状线处有肛乳头和肛窦，肛管移行区包括齿状线区，由范围不同的移行上皮和鳞状上皮覆盖，在此区域内可以见到内分泌细胞和黑色素细胞。肛梳由非角化的鳞状上皮所覆盖。

二、临床表现

（一）肛门部刺激症状

早期肛管癌可无症状，至溃疡形成后可出现局部疼痛，疼痛常是肛管癌的主要特征，疼痛呈持续性，便后加重，另外常有肛门不适、异物感、瘙痒等，累及肛门括约肌时可出现便意频频、里急后重、排便困难、大便失禁，同时有粪条变细、变窄，粪中有黏液及脓血等，开始有少量便血，随着病情发展而逐渐加重。

（二）肛门部肿块表现

初起时肛管部出现小的硬结，逐渐长大后表面溃烂，形成溃疡，其边缘隆起，并向外翻转，呈紫红色，有颗粒结节，底部不平整，呈灰白色，质地较硬，有触痛，也有的呈息肉状或蕈状。

（三）晚期消耗衰竭及转移症状

晚期患者有消瘦、贫血、乏力等恶病质表现，腹股沟淋巴结肿大。若转移至肝脏、肺及侵犯前列腺、膀胱、阴道后壁、宫颈等周围组织器官时，可出现相应症状。

（四）辅助检查及分期

影像学检查对于肿瘤的分期有很大的帮助，进行这些检查的目的在于了解肿瘤对于周围组织的侵犯情况、是否存在区域淋巴结的转移、是否存在远处的转移，包括胸部的 X 线检查、腹部的超声或者 CT 检查、盆腔的 CT 检查，有条件的单位可以进行肛管直肠内的腔内超声检查，对于判断病变的侵犯深度有帮助。盆腔的 CT 检查对于判断肛管癌的侵犯深度和区域淋巴结的情况有很大帮助。

目前，肛管癌的分期最为公认的是 AJCC/UICC 的 TNM 分期系统（表 6-1）。与肠道系统的其他的 T 的分期不同，肛管癌分期中 T 采用的是肿瘤的大小而非肿瘤的侵犯深度。

表 6-1　AJCC/UICC 的 TNM 分期

T	原发肿瘤
T_x	原发肿瘤无法评价
T_0	没有原发肿瘤
T_{is}	原位癌
T_1	肿瘤最大直径不超过 2 cm
T_2	肿瘤最大直径超过 2 cm，但短于 5 cm
T_3	肿瘤的最大直径超过 5 cm
T_4	肿瘤侵犯邻近器官（阴道、尿道、膀胱），不论肿瘤的大小；肿瘤侵犯括约肌不属于 T_4
N	淋巴结转移
N_x	区域淋巴结无法评价
N_0	区域淋巴结无转移
N_1	直肠周围淋巴结存在转移
N_2	存在单侧的髂淋巴结转移和（或）腹股沟淋巴结转移
N	直肠周围淋巴结存在转移和腹股沟淋巴结转移和（或）双侧髂内淋巴结转移和（或）双侧腹股沟淋巴结转移
M	远处转移
M_x	远处转移无法评价
M_0	无远处转移
M_1	存在远处转移
临床分期	
0 期	$T_{is}N_0M_0$
Ⅰ期	$T_1N_0M_0$
Ⅱ期	$T_2N_0M_0$；$T_3N_0M_0$
Ⅲ A 期	$T_4N_0M_0$；T 任何 N_1M_0
Ⅲ B 期	T，N_1M_0；T 任何 $N_{2,3}M_0$
Ⅳ期	T 任何 N 任何 M_1

三、诊断

（一）诊断依据

（1）对有肛门刺激症状、肿块结节等或原有肛门部疾病患者，局部出现硬结或溃疡时应考虑到有本病的可能性而进行进一步检查。

（2）肛门部视诊、肛门指检、肛门镜检查可见肛管部有硬结或癌性溃疡，晚期肛门括约功能松弛，肛门指检可明确癌肿的性质、扩展范围及固定程度等。

（3）本病的最后确诊有赖于肿块的活组织检查，阳性者即可确定诊断。

（4）腹股沟淋巴结触诊检查，若发现淋巴结肿大而坚韧者，应进行淋巴结活检，明确其性质。

（二）鉴别诊断

本病应注意与下列疾病鉴别。

1. 直肠癌

直肠癌可以侵犯到肛管，甚至可以到达齿线处，诊断要靠病理检查，但直肠腺癌的预后较鳞状细胞癌为佳。

2. 肛瘘

感染性肛瘘的表现有时类似肛管癌，肛瘘多在肛管后、前正中处，并与齿状线处相连，肛管黏膜完整，探针检查有助于鉴别。

3. 恶性黑色素瘤

恶性黑色素瘤在肛管处少见。典型的黑色素瘤外观似血栓性痔，但触诊为硬性结节，偶有压痛。若表面有色素及溃疡，则诊断不难，但半数黑色素瘤无色素，易误诊，活检可明确诊断。

四、治疗

治疗原则：对于鳞癌和未分化癌，目前的治疗方式是以放疗和化疗为主的综合治疗；手术治疗适用于疾病的组织病理活检确诊，或者在综合治疗效果不佳的情况下的补救措施；单纯放疗在有明显的化疗禁忌证的情况下采用；一般不将化疗单独作为肛管癌的治疗方法。

（一）手术治疗

手术治疗是治疗肛管癌的主要方法。影响术式选择的因素主要有肿瘤大小、浸润深度、淋巴结转移及患者全身情况等。

（1）局部切除术：原发瘤不大于2 cm的肛管癌行局部肿瘤切除，多可获治愈性效果。但目前，临床诊断时肛管癌原发小于2 cm者仅占少数，尽管局部肿瘤切除是患者最易接受的术式，但作为肛管癌治疗的唯一手段（不加术后放疗等）时应严格掌握其指征。对原发瘤大于2 cm者，效果不理想。

（2）腹会阴联合切除：20世纪70年代以前，肛管癌最主要的治疗方式是广泛的腹会阴联合切除术。对大多数肛管癌来说，腹会阴联合切除是标准而有效的治疗手段。其手术切除范围与直肠癌腹会阴联合切除相似。但肛管癌的淋巴转移途径有上方向、侧方向和下方向三个方向，其上方向的淋巴转移率较直肠癌为低，且多发生于左结肠动脉分支以下，但其侧方向的淋巴转移明显，且还有相当数量的下方向的腹股沟淋巴结转移。这种淋巴转移方式决定了肛管癌根治术与直肠癌根治术不可能完全相同。肛管癌的腹会阴联合切除术对上方向淋巴清扫只清除到左结肠动脉分支以下即可，而对侧，同方向的淋巴清扫则必须彻底。对于下方向淋巴清扫首先要充分切除肛周的皮肤，至少要切除肛门周围 3 cm 以上的皮肤。一般前方应切至阴囊基部与皮肤交界处，女性为阴道口同与肛门之间的中点，若癌肿位于肛管前壁，应将阴道后壁一并切除。后方应切至尾骨，两侧切至坐骨结节内侧，皮下组织及坐骨直肠窝 1 cm 内脂肪也应充分切除。

肛管下方向的腹股沟淋巴结转移，由于腹股沟淋巴清扫术后常发生淋巴瘘、下肢水肿、下肢感染、会阴部肿胀等明显影响生活质量的并发症，因此一般不主张常规做腹股沟淋巴结清扫。对无明显淋巴结转移者，原发瘤治疗后对腹股沟淋巴结随诊即可，一般术后 6 个月内应每月检查 1 次，6 个月后至 2 年内应每 2 个月复查 1 次。对临床已有腹股沟淋巴结转移可疑的病例，局限的腹股沟淋巴结清除加术后放疗并不比扩大的髂腹股沟淋巴结清除效果差，但可明显降低下肢水肿等并发症。

（二）放射治疗

20 世纪 70 年代以前，放射治疗仅作为那些不能手术的晚期或复发后病例的姑息性治疗。自从 Nigro 等提出对于肛管鳞癌进行术前放疗同时行化疗的综合治疗方法后，对肛管癌的治疗观念发生了根本性的变化，肛管癌的治疗从以手术为主转变为放化疗结合的综合治疗。其优势在于可以保留肛门，提高患者的生活质量，而疗效与手术治疗是相似的。越来越多的放射治疗结果显示了其对肛管癌的良好疗效及其保留肛门功能方面的作用。对于 T_1、T_2 及较小的 T_3 期肿瘤，放疗治愈率较高，对于较大的肿瘤，采用放疗加手术的联合治疗方法可使部分病例达到根治目的。

（三）化疗

肛管癌对化疗有一定敏感性。常用的化疗药物有 5-FU、丝裂霉素、博来霉素等。5-FU 作为放疗的增敏剂可明显延长无瘤生存期及远期生存率，5-FU 与丝裂霉素联合应用可减少单药的剂量而提高局部控制率及远期生存率。

（四）放化疗联合治疗

放射治疗与化疗结合的方案可以获得满意的无病生存和总体生存率，被认为是肛管癌的标准治疗方案。目前在欧美，综合治疗作为肛管癌的治疗措施已经得到公认。对 T_1、N_0 的患者，NCCN 指南要求采用放射治疗（RT 50 ～ 59 Gy）± 丝裂霉素（MMC）或 5-FU。对 T_2 ～ N_0 或任何 T 淋巴结阳性的患者，主张采用丝裂霉素或 5-FU + 放射治疗（RT 50 ～ 59 Gy），并包括腹股沟淋巴结的照射。

目前，在美国被广泛接受的综合治疗方案是患者接受持续的盆部放疗，总剂量达到

45 Gy（其中 30 Gy 为全盆照射，15 Gy 为真骨盆照射），并且同时进行两个周期（第 1 周和第 5 周）的持续的 5-FU 输注（1000 mg/m²，第 1 ~ 4 d），和单次的丝裂霉素（10 mg/m²，第 1 d）给药；如果在治疗结束 6 周以后没有达到完全缓解，患者接受为期 1 周的补充治疗，具体包括 1 个周期的化疗［持续的 5-FU 输注，1000 mg/m²，第 1 ~ 4 d；单次给予顺铂（CDDP）10 mg/m²，第 2 d，同时进行 9 Gy 的原发肿瘤的照射］，在经过补充治疗后 6 周，如果进行活检仍然存在残余病灶，则进行补救性手术，手术方式为腹会阴联合切除。

综合治疗可以同时进行或顺序进行，若顺序治疗，化疗先于放疗，对于某些存在高危因素的患者（如 T₄ 期肿瘤），首先进行诱导化疗，然后同时进行放疗和化疗可能效果更好，这方面需要更加深入的研究。

（金立鹏）

第六节　肛直肠周围脓肿

一、概述

肛管、直肠周围间隙发生急、慢性化脓性感染并形成脓肿称为肛管直肠周围脓肿，简称肛周脓肿。该病是一种常见的较为复杂的外科感染，一般是由于肛腺感染后，炎症向肛管直肠周围间隙组织蔓延而形成。本病可发于任何年龄，但以青壮年居多，婴幼儿也时有发生，尤以男性为多见。

二、临床表现

男性发病多于女性，尤以青壮年为多，主要表现为肛门周围疼痛、肿胀、有肿块，伴有不同程度发热、倦怠等全身症状。由于脓肿的部位和深浅不同，症状也有差异，如肛提肌以上的间隙脓肿，位置较深，全身症状明显，而局部症状较轻；肛提肌以下的间隙脓肿，部位较浅，局部红、肿、热、痛明显，而全身症状较轻。

（一）肛门旁皮下脓肿

肛门旁皮下脓肿发生于肛门周围的皮下组织内，局部红、肿、热、痛明显，脓肿按之有波动感，全身症状轻微。

（二）坐骨直肠间隙脓肿

坐骨直肠间隙脓肿发于肛门与坐骨结节之间，感染区域比肛门皮下脓肿广泛而深。初起仅感肛门部不适或微痛，逐渐出现发热、畏寒、头痛、食欲缺乏等症状，而后局部症状加剧，肛门有灼痛或跳痛，在排便、咳嗽、行走时疼痛加剧，甚则坐卧不安。肛门指诊，患侧饱满，有明显压痛和波动感。

（三）骨盆直肠间隙脓肿

骨盆直肠间隙脓肿位于肛提肌以上，腹膜以下，位置深隐，局部症状不明显，有时仅有直肠下坠感，但全身症状明显。肛门指诊，可触及患侧直肠壁处隆起、压痛及波动感。

（四）直肠后间隙脓肿

直肠后间隙脓肿症状与骨盆直肠间隙脓肿相同，但直肠内有明显的坠胀感，骶尾部可产生钝痛，并可放射至下肢，在尾骨与肛门之间有明显的深部压痛。肛门指诊，直肠后方肠壁处有触痛、隆起和波动感。

（五）黏膜下脓肿

黏膜下脓肿位于直肠黏膜下间隙内，自觉直肠内有沉重坠胀感，排便时疼痛明显，伴有较明显的全身症状，但肛门外无异常发现，肛管直肠指诊时直肠壁可触及圆形、椭圆形或条索状隆起，有触痛或波动感。有时脓肿较大，上缘不能触及。黏膜下脓肿可直接破入直肠内，也可穿过肠壁向直肠后间隙、骨盆直肠间隙、坐骨直肠间隙蔓延。

本病 5 ~ 7 d 成脓，若成脓期逾月，溃后脓出灰色稀薄，不臭或微臭，无发热或低热，应考虑结核性脓肿。

三、诊断

（一）辅助检查

1. 肛管直肠指诊

肛周脓肿患者均应进行肛管直肠指诊检查，特别要注意肛窦有无压痛、硬结或凹陷，一般肛周脓肿的原发灶在肛窦，故常可在病变的肛窦处有明显的压痛点，局部出现硬结或凹陷，必要时可在肛管直肠指诊的同时，另一手在肛外压迫脓肿波动明显处，食指感到冲击感最明显处多为肛周脓肿的原发内口。高位脓肿由于部位深在，外部表现可不明显，此时进行肛管直肠指诊常可明确脓肿的部位和大小。

2. 肛门镜检查

肛门镜检查可发现肛周脓肿的肛内原发感染灶，多在肛隐窝处，可见有充血、肿胀或有脓液溢出。肛门镜检查对于黏膜下脓肿的诊断更具重要意义。

3. 探针检查

用钩状探针可检查肛周脓肿的原发内口，多位于肛隐窝处，可发现肛隐窝深度在 0.5 cm以上。如脓肿已溃，还可以将探针自外口探入以检查脓腔的深浅、大小。

4. 脓腔穿刺

对于脓肿部位较深，难以判断是否已成脓者，可进行脓腔穿刺抽吸，如有脓液抽出，即可确诊。将穿刺抽得的脓液作细菌培养和药敏实验更有助于诊断和治疗。另外，穿刺后进行病理检查还有助于鉴别肛周其他肿块，如淋巴瘤等。

5. 实验室检查

（1）根据白细胞总数及分类计数，可判断感染的程度。

（2）脓液细菌培养和药敏实验：最好同时作普通培养和厌氧培养，通过细菌培养可了解病原菌的种类以帮助诊断，通过药敏实验可为治疗提供依据。

6. 病理检查

取脓腔壁进行病理学检查可明确病变性质，如疑有特异性感染或恶性肿瘤，就更有必要进行病理学检查。

7. X 线检查

X 线检查，如高位脓肿定位不准确，可先穿刺抽脓，然后向脓腔内注入对比剂进行摄片，有助于确定脓肿的位置、深浅、大小、形状和扩散途径。

8. 超声波检查

超声波检查有助于了解肛周脓肿的大小、位置及与肛门括约肌和肛提肌的关系

（二）鉴别诊断

1. 肛周毛囊炎、疖肿

病灶仅在皮肤或皮下，因发病与肛窦无病理性联系，破溃后不会形成肛瘘。

2. 骶骨前畸胎瘤继发感染

骶骨前畸胎瘤继发感染有时与直肠后部脓肿相似。肛门指诊直肠后有肿块，光滑，无明显压痛，有囊性感。X 线检查可见骶骨与直肠之间的组织增厚和肿物，或见骶前肿物将直肠推向前方，肿物内有散在钙化阴影、骨质、牙齿。

3. 骶髂关节结核性脓肿

骶髂关节结核性脓肿病程长，有结核病史，病灶与肛门和直肠无病理联系。X 线检查可见骨质改变。

四、治疗

（一）常见手术方法

（1）脓肿一次切开术。①适应证：浅部脓肿；②操作方法：选用适当的麻醉，如腰部麻醉、硬膜外麻醉等，取截石位，局部消毒，于脓肿顶点处切开，切口呈放射状，长度应与脓肿等长，使引流通畅，同时寻找齿线处感染的肛隐窝或内口，将切口与内口之间的组织切开，并搔刮清除，以避免形成肛瘘。

（2）一次切开挂线法。①适应证：高位脓肿，如由肛隐窝感染而致坐骨直肠间隙脓肿，骨盆直肠间隙脓肿，直肠后间隙脓肿及马蹄形脓肿等；②操作方法：在腰俞穴麻醉

下，患者取截石位，局部消毒，于脓肿波动明显处，或穿刺抽脓，指示部位，做放射状或弧形切口，充分排脓后，以食指分离脓腔间隔，然后用过氧化氢或生理盐水冲洗脓腔，修剪切口扩大成梭形（可切取脓腔壁送病理检查）。然后用球头探针，自脓肿切口探入并沿脓腔底部轻柔地探查内口，另一食指伸入肛内引导协助寻找内口，探通内口后，将球头探针拉出，以橡皮筋结扎于球头部，通过脓腔拉出切口，将橡皮筋两端收拢，并使之有一定张力后结扎，创口内填以油纱条，外敷纱布，胶布固定。

（3）分次手术。①适应证：适用于体质虚弱或不愿住院治疗的深部脓肿；②操作方法：切口应在压痛或波动明显部位，尽可能靠近肛门，切口呈弧状或放射状，须有足够长度，用油纱布引流，以保持引流通畅。待形成肛瘘后，再按肛瘘处理。

（二）术后处理

术后酌情应用清热解毒、托里排脓的中药或抗生素，以及缓泻剂。术后每次便后用苦参汤或朴硝坐浴，换药。挂线者，一般约 10 d 自行脱落，可酌情紧线或剪除，此时创面已修复浅平，再经换药后，可迅速愈合。各种方式的手术后，须注意有无高热、寒战等，如有则应及时处理。

（三）手术中的注意事项

（1）定位要准确：一般在脓肿切开引流前应先穿刺，待抽出脓液后，再行切开引流。

（2）切口：浅部脓肿可行放射状切口，深部脓肿应行弧形切口，避免损伤括约肌。

（3）引流要彻底：切开脓肿后要用手指去探查脓腔，分开脓腔内的纤维间隔以利引流。

（4）预防肛瘘形成：术中应切开原发性肛隐窝（即内口），可防止肛瘘形成。

（5）如确实找不到内口，不应勉强行一次根治术，可行分次手术。

（金立鹏）

第七节　肛门直肠良性肿瘤

大肠良性肿瘤相对少见，包括大肠平滑肌瘤、纤维瘤、脂肪瘤及血管瘤等，除血管瘤外，其余均有恶变可能。

一、大肠平滑肌瘤

平滑肌瘤在胃肠道发病率很低，在 1% 左右，一般胃和小肠发病率高于结肠，其中约 3.4% 发生在结肠，直肠发病率相对高于结肠，约为 7%。大肠平滑肌瘤可发生在任何年龄，但多在 40 ～ 60 岁，且年龄越大则恶变可能性越大，男女性发病率无显著差异。肿瘤组织来源于肌层，少数可来源于黏膜肌层。

（一）病理

1. 大体分型

根据平滑肌瘤在肠壁的位置、形状和生长方式，将其分为四型。

（1）腔内型：肿瘤向肠腔内生长，呈球形或半球形肿物，有蒂或无蒂，有蒂者多为阔蒂，可因表面黏膜破溃形成浅溃疡。肿瘤直径一般不超过 3 ～ 5 cm。

（2）腔外型：位于浆膜下层，向肠壁外生长。

（3）哑铃型（混合型）：位于肠壁内，同时向肠腔内及肠腔外生长。

（4）狭窄型（壁内型）：壁内型肌瘤一般较小，直径常在 1 cm 以下，极少有症状，不易被发现，但可环绕肠壁生长，造成肠狭窄或肠梗阻。多数平滑肌瘤瘤体直径小于 5 cm，而恶变为肉瘤者常大于 5 cm，瘤体可呈分叶状，一般质坚韧，少数可因充血严重而质软。

2. 组织学特点

大肠平滑肌瘤在显微镜下可见分化成熟、形态比较一致的梭形平滑肌细胞束，亦可呈纵横交错的编织状或螺旋状排列，细胞核排列呈栅栏状，束间有增生的胶原纤维和结缔组织，核分裂象少见。低度恶性肉瘤与生长较快的良性肌瘤在镜下常不易区别，病程长者可有黏液变性、玻璃样变及钙化。

（二）临床表现

大肠平滑肌瘤有无症状、体征及严重程度与以下四个因素有关：①肿瘤的大小；②肿瘤是否有溃疡；③是否发生恶性变；④肿瘤的大体形态。

小肿瘤可无任何症状；肿瘤直径超过 2 cm 时，可因部分性肠梗阻、完全性肠梗阻而有阵发性腹痛；肿瘤较大者可在腹部扪到肿块。有溃疡者可有肠道刺激症状，如腹泻、腹痛、大便次数增多等；亦可为突发性的下消化道出血，便血量大且无先兆症状，可发生休克。肿瘤发生恶性变者可出现明显消瘦等。肿块位于直肠者症状、体征出现较早，类似于直肠癌表现，容易早期发现。

（三）实验室检查

1. 直肠指检

肿块位于直肠下段者，指检一般可触到界限清楚的肿块，质地中等，黏膜光滑，肿物活动度较好。恶性变者表面多有溃疡，肿瘤可有周围浸润，活动度变小。

2. 钡灌肠

有肠腔狭窄者结肠袋消失，肠壁僵直，有明显的钡剂充盈残缺。

3. 内镜检查

黏膜完整者可观察到突入腔内的球形肿块，取活检多不易成功。表面有溃疡者呈盘形凹陷，多有出血痕迹，可在边缘部取活检。

4. 选择性腹腔动脉造影

选择性腹腔动脉造影可见到肿块的轮廓，如有出血可见对比剂外溢。肿块部位血管迂曲变形，毛细血管簇生，可见血池。

5. 超声波检查

腔外型及混合型者用生理盐水灌肠后形成不同的声导介质，可观察肿块的部位及大小。

（四）诊断与鉴别诊断

1. 诊断

大肠平滑肌瘤术前准确诊断较困难，大部分病例是通过术后组织学检查而确诊。

2. 鉴别诊断

（1）大肠纤维瘤：外观形态上相似，但病程更长，极少发生溃疡。

（2）血吸虫病肉芽肿：有流行区生活史，并有血吸虫病的其他体征，在肠黏膜组织中可查到沉积和虫卵。

（3）平滑肌肉瘤：在大体观察上难以区别，一般认为高龄、病程长者恶变可能性大，有时甚至病理检查很难将两者准确区分。

（五）治疗

大肠平滑肌瘤只要诊断成立，应早期手术切除。原则上未恶变者行肠段切除即可；如确诊为恶变者，可根据病变范围及有无转移，决定手术方式及范围的大小。发生在肛管、直肠部位的病灶，原则上应保留肛门，行局部肿瘤切除术；若肿瘤已恶变而浸润周围组织者，则应行腹会阴联合切除术或 Dixon 手术。

二、大肠纤维瘤

结肠、直肠的纤维瘤（Fibroma）常起源于黏膜下层，临床上相对少见。纤维瘤根据所含纤维成分的多少可分为硬纤维瘤和软纤维瘤，凡纤维成分多的形成硬纤维瘤，纤维成分少并有部分细胞成分的为软纤维瘤。

（一）病因病理

大体上大肠纤维瘤一般较小，直径多在 3 cm 以下，临床上可分为腔内和腔外型两类。

（1）腔内型：常位于黏膜下，多呈无蒂的息肉状。

（2）腔外型：常位于浆膜下层，形成突出于肠外的肿物，外观呈结节状，与周围组织分界清楚，有包膜。镜下瘤组织由成纤维细胞、纤维细胞和多少不等的胶原纤维构成，排列呈束状，核分裂象少见。

（二）临床表现与诊断

本病的临床症状与肿瘤的生长部位、大小直接相关。肿瘤发生在结肠、突向肠腔者常引起便秘、腹泻、腹痛、黏液便，随着瘤体不断增大而压迫肠壁，影响肠内容物通过，可出现肠梗阻症状。如发生在直肠远端，常出现肛门坠胀、里急后重等直肠刺激症状。纤维结肠镜检查肿瘤表面为正常黏膜，表面光滑。直肠远端的纤维瘤在指诊及肛门镜检查时，可查及硬性、光滑、有弹性、边缘清楚的肿物，但确诊需依靠病理检查。

（三）治疗

较小的纤维瘤临床上无明显症状，可不必手术。但纤维瘤有发生恶变可能而形成纤维肉瘤，故应定期追踪检查。

对较大的纤维瘤，有明显临床症状，影响正常功能，甚至出现肠梗阻者，应及时手术。术中最好行快速冰冻病理检查，以了解是否发生恶变，以决定是否需进一步手术治疗。发生恶性改变者应按大肠恶性肿瘤处理。

三、大肠脂肪瘤

脂肪瘤是起源于脂肪组织的一种良性肿瘤。胃肠道脂肪瘤的发生率一般为0.035% ~ 4.4%，在大肠的发病率仅次于肠息肉和腺瘤而居第三位。发病年龄多在60岁以上，女性多于男性，女性为男性的1.5 ~ 2倍。其发生部位以盲肠为多见，其次为升结肠和乙状结肠。其中女性多发生于直肠、回盲瓣和右半结肠；男性则多发生于左半结肠。单发者占75% ~ 90%，多发者占10% ~ 15%。肛门周围脂肪瘤则多位于皮下组织内或肛门周围组织间隙中，多数为单发。

（一）病因病理

本病的发病原因尚不明了，但多数学者认为与炎症刺激导致结缔组织变性，纤维小梁周围脂肪浸润有关；或由于组织的淋巴供应和血液循环发生障碍，导致脂肪组织沉积有关。还有人认为脂肪瘤的发病与脑垂体性腺激素的分泌有关。另外，本病的发病尚与先天性发育不良、全身脂肪代谢障碍及肠营养不良等有关。其大体分型如下。

1. 黏膜下型

黏膜下型最多见，占85%以上，呈息肉样向肠腔突出，小部分仅表现为黏膜隆起。大部分有蒂，可因蒂扭转或肠套叠而发生坏死，或引起肠梗阻、出血等；如蒂部发生坏死，可自行脱落，随粪便排出。其黏膜表面可发生糜烂，形成溃疡，引起感染、深部坏死和出血。

2. 浆膜下型

浆膜下型约占10%，多向肠管壁外生长，一般不引起临床症状，少数可表现为有蒂或呈环形环绕于结肠，使之狭窄，或堵塞肠腔。有人认为此型本质来源于发达的脂肪垂。

3. 黏膜浆膜间型

肿瘤位于黏膜与浆膜中间，极少见。组织学上脂肪瘤与正常的脂肪组织一样，但瘤组织分叶大小不规则，间质组织分布也不规则，包膜完整。

（二）临床表现

脂肪瘤直径在 2 cm 以下者多数无明显症状，常在开腹手术后手术标本中发现；直径在 2 cm 以上者常有便秘、腹泻、腹痛、黏液血便、贫血、体重减轻、腹内肿块等；因大部分有蒂，故本病常以其伴发疾病如肠套叠、肠梗阻、肠坏死等而就诊。发生在回盲瓣的脂肪瘤可出现肠梗阻表现，个别患者可于右耻区扪及肿块。临床上少见大出血者，多表现为黏液血便。直肠脂肪瘤可经直肠指诊扪及，肿块柔软、光滑，呈分叶状，有时肿瘤可从肛门脱出。位于肛门周围组织间隙或皮下组织的脂肪瘤多为单发，表面呈结节状。

（三）实验室检查

1. X 线钡剂灌肠检查

X 线钡剂灌肠检查可见圆形或卵圆形充盈缺损，其透光度强，表面平展光滑。

2. X 线水灌肠检查

由于肿瘤的脂肪组织与周围水媒介之间有良好的对比度，从而使 X 线可透性更加显著，而其他非脂肪性肿瘤因其密度不同则不能增强透光，故可用水灌肠代替钡剂灌肠。在 X 线下由于黏膜下脂肪密度减低所致的粪便蠕动可以改变脂肪瘤的形状，这种 X 线检查的表现被称为"压缩体征"，是黏膜下脂肪瘤特有的现象。

3. 内镜检查

内镜下可见有正常黏膜覆盖着的有蒂或呈宽大的底部附着于肠壁的肿物，其表面光滑柔软，呈黄色，常有黏液苔覆盖，易出血，压之形态变小。

4. 病理检查

在显微镜下观察，脂肪瘤细胞与正常脂肪细胞相似，瘤外有包膜，中间可有大量纤维组织分隔。肿瘤有时可破溃或发生囊性变、钙化等。

（四）诊断

脂肪瘤较小者多数无症状；当脂肪瘤直径在 2 cm 以上时，常可出现便秘、腹泻、腹痛、黏液血便、贫血、体重减轻、腹内肿块等症状。

结合水灌肠 X 线检查及肠镜检查等可帮助诊断，但最后确诊则需依据组织学检查。

（五）治疗

脂肪瘤如无明显症状可不必治疗。如脂肪瘤较大且有症状者，则须根据其所在部位不同行手术治疗。

对于直肠内的脂肪瘤，有蒂的可行根部结扎切除；无蒂者可做局部切除。结肠脂肪瘤位于浆膜下者只需行简单的切除术，无须切开肠腔；位于黏膜下者若无蒂则需行结肠切开术切除肿瘤，若有蒂则可经纤维结肠镜行烧灼切除或圈套切除。如镜下切除有困难者，可行开腹局部切除肿瘤或病变肠段；对并发肠套叠、肠梗阻者则按急腹症处理。

对于肛门周围间隙或皮下组织的脂肪瘤，如体积较大，压迫肛管，影响肛管排便功能，可行手术切除，但应注意勿损伤肛门括约肌。回盲部脂肪瘤易引起慢性梗阻或肠套叠，故应行回盲部切除术。

四、血管瘤

血管瘤在消化道少见，而发生在大肠者更罕见，由于介入性放射学的发展，其检出率较前增高，以往认为是原因不明的下消化道出血有一部分就是血管瘤出血。有人认为血管瘤并不具有肿瘤的组织学特征，故不将其归入肿瘤范畴，认为血管瘤是血管的发育畸形和异常扩张所致。但多数学者在习惯上仍将其归入肿瘤类。

临床上根据其结构分为毛细血管瘤、海绵状血管瘤及混合性血管瘤三类。

（一）病理分类

1. 毛细血管瘤

毛细血管瘤边界清楚，但无包膜，多为孤立性斑块状或球形隆起于肠黏膜的小结节，直径在 1 cm 左右，有的可形成息肉样肿物。镜下见由大片分化成熟、排列紧密的毛细血管构成，管壁菲薄，有一层内皮细胞及基底膜，内皮细胞发育良好，但间质中缺乏弹力纤维及平滑肌细胞。

2. 海绵状血管瘤

海绵状血管瘤临床上较多见，质软如海绵，压之褪色或缩小。临床上可分为息肉型和弥散性扩张型。前者为突起于肠黏膜的息肉状物，直径不等，颜色紫暗，表面肠黏膜有时有溃疡形成；后者大小、形态各不相同，可累及相当长的肠段，有时可达数十厘米之长，往往累及肠壁各层，甚至穿透肠壁累及盆腔及腹腔组织。镜下可见由壁薄、互相吻合、管腔大小不一、外形不规则的血管构成，间质为少量结缔组织及平滑肌细胞。

3. 混合性血管瘤

混合性血管瘤多为局限性息肉状，表面可有溃疡形成，镜下可见由毛细血管及海绵状血管瘤构成。其内的血管可为静脉，亦可为动脉，并有动静脉瘘的存在，常有局灶性黏液变。

（二）临床表现

结肠的小血管瘤如无出血，可无任何临床症状。便血是最常见的症状，可为反复的少量便血，因病程长，患者多有贫血。也可为突然大量便血，甚至发生休克。肿瘤较大者可有肠道刺激症状，腹部隐痛，大便次数增多，黏液便及里急后重感等。如肿物在直肠肛管部，有肿物堵塞感，或便意频繁；有时肿物可由肛门突出，因充血、水肿而有坠胀感。

（三）实验室检查

1. 直肠指检

直肠肛管部的血管瘤指检可触到柔软而富有弹性的肿块，压之可缩小。

2. 内镜检查

内镜检查可观察到突入肠腔的紫色团块，触之软，有时可看到表面糜烂、溃疡及出血，此时不宜活检，以免发生大出血。

3. X线检查

（1）腹部平片：有时可见到有移动性的钙化点。

（2）钡灌肠检查：虽不能直接对大肠血管瘤做出诊断，但可以排除其他肠道疾患。

（3）选择性腹腔动脉造影：有较高的诊断价值，尤其是出血时可见对比剂外溢及团块状的阴影，周围血管迂曲、扩张及毛细血管簇生。

（四）诊断与鉴别诊断

直肠、肛管的血管瘤根据直肠指检及乙状结肠镜检查，可以做出诊断。

结肠血管瘤诊断较困难，血管瘤体积小时，甚至剖腹探查也难以发现病灶，选择性腹腔动脉造影对血管瘤出血时的诊断有较大的价值。对于较大的结肠血管瘤，纤维结肠镜检查多可以协助诊断。手术中对不明原因的结肠出血病例，借助于结肠镜冷光源的强光照射，尚可发现微小病灶。

如以出血为主的，须与溃疡性结肠炎、克罗恩病、结肠癌鉴别；以肠道刺激症状为主的，须与慢性肠炎、痢疾、过敏性结肠炎鉴别。

（五）治疗

结肠血管瘤一旦明确诊断，原则上均需行手术治疗，节段性肠切除是合理的手术方式，肛门、直肠部的小血管瘤可经肛门行局部切除。如血管瘤较大已累及周围组织，有时切除十分困难，一是止血困难，术中可造成大出血；二是手术可能损伤或切断括约肌，切破肠管及误伤周围器官。因此手术前应详尽了解肿瘤范围大小，细致讨论手术方案，充分估计可能遇到的困难及手术难度。

介入治疗可作为切除困难的血管瘤的辅助或直接的治疗手段，但应根据具体情况而定。其他，如硬化剂注射、激光气化等，对小的血管瘤有效。放射线治疗虽有效果，但大肠血管瘤采用者甚少。

（金立鹏）

病例 1 降结肠癌

一、病历摘要

姓名：李×× 性别：男 年龄：53 岁

过敏史：无。

主诉：发现结肠多发息肉半月。

现病史：半月前患者在外院体检行电子结肠镜检查时诊断发现结肠多发息肉，无脓血便，无腹痛腹泻，无嗳气反酸，腹胀，无恶心欲呕，无头晕头痛，无胸闷胸痛，无恶寒发热等不适，为行息肉切除，至我院门诊就诊，由门诊拟"结肠息肉"收入院。入院症见：患者神清，精神一般，无脓血便，无腹痛腹泻，无嗳气反酸，腹胀，无恶心欲呕，无头晕头痛，无胸闷胸痛，无恶寒发热，无咳嗽咳痰，纳欠佳，眠可，小便可，大便可。近期体重未见明显变化。

二、查体

体格检查：体温 36.3℃，脉搏 86 次 /min，呼吸 20 次 /min，血压 126/92 mmHg，心肺未见明显异常。

专科检查：腹部外形正常，腹式呼吸正常，未见胃肠形及蠕动波，脐部正常，无腹壁静脉曲张。腹软，全腹无压痛及反跳痛，未触及液波震颤。全腹未触及包块，肝脾肋下未触及，胆囊未触及，Murphy 征阴性，肾脏未触及。肝浊音界正常，肝上界位于锁骨中线第五肋间，移动浊音阴性，肾区无叩痛。肠鸣音正常，未闻及血管杂音及振水音。肛诊未见异常。

辅助检查。2020-11-09 在某医院健康管理中心查肠镜：结肠多发息肉，直肠炎，内痔。降结肠活检病理：管状腺瘤，局灶腺体轻 – 中度不典型增生。胃镜：慢性浅表性胃炎。

三、诊断

初步诊断：①结肠多发息肉；②直肠炎；③内痔；④慢性浅表性胃炎。

鉴别诊断：结肠癌，结肠绒毛状腺瘤。

最终诊断：①降结肠中分化腺癌（$pT_2N_0M_0$）；②结肠多发息肉；③直肠炎；④内痔；⑤慢性浅表性胃炎。

四、诊疗经过

入院后行肠镜检查提示：（降结肠3）绒毛管状腺瘤伴重度不典型增生，部分癌变（中分化腺癌），癌组织侵及黏膜下层，基底切缘可见癌。遂由脾胃科转至我科，排除手术禁忌证后，2020-12-01行腹腔镜下左半结肠癌根治术＋肠粘连松解术，术后给予抗感染、解痉、护胃、抑制胰酶分泌、补液等对症处理，术后病理回报：（左半结肠）中分化腺癌，肿瘤侵犯固有肌层（浅肌层，未穿透固有肌层），未见明确脉管内癌栓，神经束未见癌浸润，近端切缘、远端切缘未见癌组织。（LN1淋巴结）送检为纤维血管脂肪组织，未见癌组织。（LN2淋巴结、LN3淋巴结）淋巴结共3枚，未见转移性癌（分别为0/1、0/2）。（肠系膜Ca结节）淋巴结2枚，未见转移性癌（0/2）。（吻合口近端）未见癌组织。（吻合口远端）未见癌组织。pTNM分期：pT_2N_0。术后恢复好，安排出院。

五、出院情况

患者神清，精神可，腹部无明显疼痛，无发热恶寒，无恶心呕吐，无心悸胸闷，无头晕头痛，纳眠一般，大小便正常。查体：腹部切口甲级愈合，局部肤温可，无红肿，腹部无压痛反跳痛，肠鸣音听诊正常。

六、讨论

患者肠镜切除结肠息肉病理诊断为"绒毛管状腺瘤伴重度不典型增生，部分癌变（中分化腺癌），癌组织侵及黏膜下层，基底切缘可见癌"，按诊疗指南需进一步行外科手术。由内科转入我科，排除手术禁忌后行腹腔镜下左半结肠癌根治术＋肠粘连松解术，术后病理提示为Ⅰ期，不需要行术后化疗，术后定期随访即可。

（吴明义）

病例2　乙状结肠癌

一、病历摘要

姓名：姜×× **性别：**男

过敏史：无。

主诉：患者"反复便后肛门肿物脱出伴便血1年"收入我院肛肠科。

现病史：缘患者1年前因饮食失节出现便后肛门肿物脱出，可自行回纳，有便纸染血，无肛门疼痛，无里急后重感，每遇进食辛辣与劳累后肿物脱出症状反复发作，未重视及治疗。现患者肛门脱出物较前增大，仍可自行回纳，便纸染血，今患者为求进一步治疗，遂至我院肛肠科门诊就诊，门诊以"便血查因"收治入院。近来精神可，二便调畅，纳眠可。近半年以来体力下降，体重无明显减轻。

二、查体

体格检查：体温 36.5℃，脉搏 72 次/min，呼吸 18 次/min，血压 108/70 mmHg，心肺未见明显异常。

专科检查。（截石位）视诊：肛周未见瘘口、裂口。指诊：肛管及直肠中下段空虚，未扪及明显硬结及包块，指套无血染，肛管张力可，纳指通畅。肛门镜检：齿线上 3、7、11 点黏膜隆起，局部充血、血管曲张，无糜烂及明显出血点。

辅助检查：无。

三、诊断

初步诊断：便血查因出血性内痔，消化性溃疡？肠道肿瘤伴出血？

鉴别诊断：肠息肉、溃疡性结肠炎。

最终诊断：乙状结肠中分化腺癌（$pT_{4a}N_{1a}M_0$，ⅢB 期）

四、诊疗经过

患者入院后完善相关检查，查肠镜提示乙状结肠占位，病理提示乙状结肠中分化腺癌，为求进一步治疗转我科，排除手术禁忌证，于 2020-09-25 在全身麻醉下行腹腔镜下乙状结肠癌根治术＋肠粘连松解术，术后给予抗感染、补液及对症处理，术后病理回报"（乙状结肠）溃疡型中分化腺癌（大小约 5.5 cm×5 cm×1.2 cm），浸出浆膜层达周边脂肪组织，未见明确脉管癌栓及神经侵犯，两切端未见癌。淋巴结见转移癌（1/17），具体为：肠周（0/1），另送 LN1（1/7）、LN2（0/6）、LN3（0/2）、肠系膜（0/1）。免疫组化染色结果显示：CK7（－），CK20（＋），CEA（＋），Villin（＋），CDX-2（＋），P53（＋），Ki-67（约 70%＋）。错配修复：MLH-1（＋），MSH2（＋），MSH6（＋），PMS2（＋），提示微卫星稳定（MSS）。pTNM 分期：$T_{4a}N_{1a}M_x$"。术后恢复好出院。

五、出院情况

患者神清，精神可，诉腹部无明显疼痛，无咳嗽咳痰，无发热恶寒，无恶心呕吐，纳眠可，大小便正常，舌质红，舌苔白腻，脉滑。查体：腹部正中切口甲级愈合，右侧腹壁伤口少许渗血，见少许新鲜肉芽组织生长，外观敷料干洁。

六、讨论

患者术前诊断乙状结肠癌明确，目前腹腔镜作为结直肠癌手术首选术式已在外科医生中获得广泛共识。与常规开腹手术在术中并发症、术后并发症、术后恢复及远期生存无明显差异，创伤、术后胃肠恢复时间（术后肠鸣音恢复时间、术后排气时间、术后排便时间）、住院时间、疼痛评分上有明确的优势。本病例常规行腹腔镜下乙状结肠癌根治性切除，效果佳。术后病理提示乙状结肠中分化腺癌（$pT_{4a}N_{1a}M_0$，ⅢB期），按常规行术后化疗、随访。

（吴明义）

病例3　晚期结肠癌穿孔并形成坏死性筋膜炎

一、病历摘要

姓名：王××　性别：女　年龄：61 岁

主诉：发现左下腹及左侧大腿肿物伴疼痛 8 d。

现病史：缘于 8 d 前发现左下腹及左侧大腿内侧多个肿物伴疼痛，呈持续性胀痛，肿物最大位于左下腹，约鸡蛋大小，无波动感，无破溃，质地较硬，穿刺可抽出脓汁，未曾诊治，8 d 来肿物逐渐增大，现已扩散至整个左侧大腿及左下腹，疼痛明显，无法站立及行走，同时出现体温升高，最高约 39.0℃，仍未进行任何诊治措施。现为求明确诊治急诊来我院，急诊以"急性坏死性筋膜炎"收入我科。病程中无黄疸，无恶心及呕吐，无反酸、嗳气，饮食欠佳，二便如常。体重减轻 5 公斤。

既往史：否认"高血压、心脏病、糖尿病"等慢性病史，否认"结核、病毒性肝炎、梅毒、艾滋病"等传染病史，无输血及输血制品史，无重大外伤及手术史，无食物及药物过敏史。

二、查体

体格检查：体温 36.8℃，脉搏 76 次/min，呼吸 18 次/min，血压 105/66 mmHg。神志清楚，发育正常，营养良好，自主体位，皮肤、黏膜无黄染及出血点，浅表淋巴均未及肿大。头颅、五官无畸形，头颈部未闻及血管杂音。结膜无充血、巩膜无黄染。口唇无发绀、口腔黏膜无溃疡，咽部无充血。耳郭无畸形，外耳道及鼻腔内均未见脓性分泌物。甲状腺不大，气管居中。胸廓对称、无畸形，双侧呼吸运动度正常对称，双侧听诊呼吸音粗，听诊心率 76 次/min，心律齐，心音正常，未闻及心脏杂音及心包摩擦音。脊柱及四肢无畸形及压痛，双下肢无水肿，关节无红肿，活动正常。

专科检查：腹部略膨隆，未见胃肠型及蠕动波，未见腹壁静脉曲张，左耻区可见两处肿物，大小分别为 1.5 cm×1.0 cm 及 3.0 cm×3.0 cm，压痛阳性，无波动感，无破溃，质地较硬，穿刺可抽出脓汁。左侧大腿由大腿根部至膝盖部可见三处长约 1.5 cm×2.0 cm、2.5 cm×2.0 cm 及 3.5 cm×3.0 cm 肿物，压痛阳性，无波动感，无破溃，穿刺可抽出脓汁，肝脾肋下未触及，Murphy 征阴性，移动性浊音阴性，肠鸣音约 4 次 /min，未闻及气过水声。

辅助检查。血常规（2013-11-21）：白细胞 $13.26×10^9$/L，中性粒细胞百分比 91.34%，红细胞 $3.37×10^{12}$/L，血红蛋白 86 g/L。

生化（2013-11-21）：葡萄糖 7.47 mmol/L，钠离子 125.89 mmol/L，氯离子 91.94 mmol/L，钙离子 1.76 mmol/L。

心电图（2013-11-21）：窦性心动过速。

外院上腹、下腹 CT（2013-11-21）：①左耻区及盆腔异常密度灶并左侧胸腹壁、盆壁及左侧大腿软组织明显肿胀（肌间隙多发积液、积气），考虑感染性病变；不除外相邻肠管受累；②双侧胸腔少量积液，心包积液；③肝脏小钙化灶。

病理诊断（图 6-1）：结肠中分化乳头状管状腺癌，伴黏液腺癌（溃疡型肿物，体积：7.5 cm×7.0 cm×1.0 cm），癌组织侵及肠壁全层达肠周脂肪组织，脉管及神经未见确切癌侵及，两切缘未见癌组织，浆膜见急性炎症，肠周淋巴结未见癌转移（0/11），网膜组织见较多中性粒细胞浸润，未见癌侵及。pTNM：$T_{4a}N_0M_x$。免疫组化染色结果：Bcl-2（灶 +），EGFR（+），HER –2（1+/ 阴性），P53（+），Ki-67（+70%）。

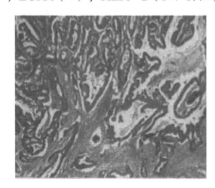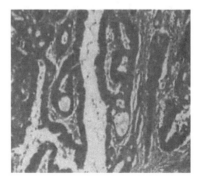

图 6-1　结肠病理诊断

三、诊断

初步诊断：左下腹、左侧大腿坏死性筋膜炎，双侧胸腔积液，心包积液，贫血，低钠血症，低氯血症，低钙血症。

鉴别诊断：

（1）肛门周围疖或痈：为单个或多个毛囊及其周围组织的急性化脓性感染，发生在皮肤，表现红、肿、痛，化脓后其中心先呈白色，触之稍有波动，继而破溃流脓，并出现黄白色的脓栓，本患者已发展为大部分筋膜坏死，故不考虑患本病。

（2）气性坏疽：多有外伤史，以突然出现"爆裂样"剧痛，进行性肿胀，伤口周围皮肤水肿、苍白，很快变为黑紫色，并出现大小不等的水疱，伤口内流出血性或浆液性恶臭液体，肌肉坏死呈暗红色或土灰色，轻压伤口周围可有捻发音。该患者无肌肉组织坏死，可排除本病。

最终诊断：左下腹、左侧大腿坏死性筋膜炎，双侧胸腔积液，心包积液，贫血，低钠血症，低氯血症，低钙血症，肠梗阻，腹腔积液，结肠癌。

四、诊疗经过

于 2013-11-22 给予患者行坏死性筋膜炎切开引流术：探查见左侧腹部上至肋缘下，向下至腹股沟区广泛红肿、皮肤隆起，有波动感，于波动最明显处穿刺可抽得深黄色、混浊、带恶臭味液体，送检细菌培养。左下肢肿胀，以大腿内侧为著，局部皮肤红肿，有波动感，穿刺抽得与腹部相同脓性液，考虑为腹壁脓肿蔓延播散所致，肛门检查未见异常。术中诊断：坏死性筋膜炎。决定行坏死性筋膜炎切开引流术：于左下腹波动最明显处分别取梭形切口 3 处，最长约 5 cm。电刀切开皮下组织，充分止血，以弯钳分离创腔，见大量深黄色脓汁溢出（约 800 mL），脓腔内有大量淡黄色坏死筋膜炎组织。吸尽脓汁、打开分隔，清除脓腔内坏死组织，与腹壁切口贯通，彻底敞开脓腔。以过氧化氢及碘附液及生理盐水冲洗各脓腔，并止血确实，切口内分别放置引流管，共 6 枚，固定确实。创口内及创面用油纱填塞。清点纱布器械数目无误，手术结束。术后给予患者抗感染、对症及每日换药治疗，患者创面恢复较好后，于 2013-12-10 再次行左半结肠切除术、远端封闭、近端造口术：取下腹正中切口长约 15 cm，逐层切开腹壁各层组织进入腹腔。探查见小肠及结肠扩张明显，其内充满气液体。腹腔内淡黄色积液，无味，量约 300 毫升。肝脏表面光滑，无结节，腹主动脉、肠系膜下动脉根部和髂内血管附近无肿大淋巴结，距腹膜返折上约 30 cm 降结肠见肿物透壁生长，直径约 6 cm，粘连浸润、固定于左下腹壁。钝性及锐性分离，将肿物自侧腹壁游离，见肿物向腹壁穿破，与原腹壁脓腔相联通。根据术前检查结果，术中诊断为：降结肠癌。决定行根治性左半结肠切除术、远端封闭、近端造口术。小肠全程扩张明显，肠壁薄弱，考虑患者身体素质差，推挤排出气液体困难，于距回盲部约 30 cm 荷包缝合后切开小肠壁，自切口排出大量潴留气液体，肠管空虚。间断缝合关闭小肠切口，并加行浆肌层包埋确实。将小肠推向腹上区，充分显露手术野。提起乙状结肠，拉向左侧，用电刀切开乙状结肠系膜，向上分离寻找到肠系膜下血管，于动静脉根部远近端分别夹闭后离断。将系膜切口向盆腔部延长至直肠膀胱凹陷，全程监视输尿管走形以防止损伤。再将乙状结肠拉向右侧，用同样方法切开乙状结肠系膜左侧叶与降结肠的侧腹膜至腹膜返折处，与对侧切口相会合。向上游离结肠脾曲至横结肠。再次确认肿物位置后距离肿物远端 5 cm、近端 10 cm 切断乙状结肠，将部分乙状结肠包括肿物，系膜和淋巴结整块切除。远端闭合器夹闭确实，浆肌层包埋。在右上腹切口右侧肋下皮肤做一直径约 3 cm 的圆形切口，将皮肤、皮下组织、腹外斜肌腱膜切除，分开腹内斜肌和腹横肌，切开腹膜，将横结肠近侧断端通过腹膜外间隙拉出腹腔外，然后将腹膜、腹外斜肌腱膜分别与腹外的横结肠浆膜层间断结节缝合，造瘘口周围皮肤荷包缝合收拢后与吻合器中心杆对合并激发吻合，肠管与皮肤固定良好。

大量温盐水冲洗盆腔，探查无出血，于腹腔内放置引流管 2 根，分别由腹壁另外作切口引出固定。清点器械、纱布数月无误，分层缝合腹壁切口。分离清洗各腹壁脓腔，腹壁切口间断缝合并置引流管 1 枚。右下肢切口冲洗后包扎固定。手术结束。整个手术过程顺利，无手术副损伤，出血不多。全身麻醉清醒后将患者送回病房监护治疗。术后剖检标本见结肠内肿物，直径约 5 cm，溃疡型，表面质脆，易出血。将切除的组织及吻合器上的组织送家属阅后送病理检查。术后病理回报：结肠中分化乳头状－管状腺癌，伴黏液腺癌。pTNM：$T_{4a}N_0M_x$。

术后给予患者抗感染、补液及对症支持治疗，现患者恢复较好，一般状态良好，已能进食及离床活动，能通过造口排便。腹部切口已经拆线，甲级愈合。

五、出院情况

患者出院后病情稳定，半年后患者再次出现腹胀、腹痛等症状，回院复查发现肿瘤腹腔内广泛转移，患者去多家医院行伽马刀等治疗，效果不理想，不久后去世。

随访情况：患者术后 6 个月出现腹胀、腹痛，检查发现肿瘤腹腔内广泛转移，去多家医院检查并行伽马刀治疗后，症状未见改善，不久去世。

六、讨论

作为一名较罕见的晚期结肠癌穿孔并形成坏死性筋膜炎的患者，患者起病较慢，病程较长，患者入院时病情已经较重，入院后积极给予患者完善检查，行坏死性筋膜炎切开引流术，术后给予患者积极对症治疗及每日彻底换药，经半个多月的积极治疗后，患者腹部及大腿切口愈合较好，遂再次给予患者行左半结肠切除术、远端封闭、近端造口术。术后患者恢复较好，饮食及睡眠良好，造口排便通畅。但根据患者术后病理结果回报，患者预后不佳。患者出院后半年不治去世。患者在院期间的治疗及时有效地解决了患者的症状、改善了患者的生存质量、延缓了患者的死亡，是非常成功的。

（金立鹏）

病例4　骨盆直肠间隙脓肿

一、病历摘要

姓名：唐××　性别：男　年龄：67 岁

主诉：肛周间断肿痛伴发热 4 d。

现病史：该患缘于 7 d 前无明显诱因出现持续性腹泻，每日 4～5 次，为稀便，4 d 前患者出现持续性肛周疼痛，性质为胀痛，自行以乙醇局部擦涂，症状未见缓解，同时伴有发热症状，体温最高达 38.5℃，今日疼痛及发热加重，现为求明确诊治就诊于我院，行肛周彩超检查，提示肛周脓肿，现为求明确诊治就诊于我院，门诊以"肛周脓肿"收入我科。病程中，患者无恶心、呕吐，无脓便及血便，无胸闷，无呼吸困难，进食尚可，体重无明显变化。

既往史：否认"心脏病、糖尿病"病史，否认"高脂血症、慢性支气管炎、肺气肿"等慢性病史，否认"结核、病毒性肝炎、梅毒、艾滋病"等传染病史，无输血史，无重大外伤及手术史，无食物及药物过敏史，无吸烟及饮酒史。

二、查体

体格检查：体温 36.9℃，脉搏 80 次/min，呼吸 20 次/min，血压 120/84 mmHg。神志清楚，发育正常，营养良好，自主体位，皮肤、黏膜无黄染及出血点，浅表淋巴均未及肿大。头颅、五官无畸形，头颈部未闻及血管杂音。结膜无充血、巩膜无黄染。口唇无发绀、口腔黏膜无溃疡，咽部无充血。耳郭无畸形，外耳道及鼻腔内均未见脓性分泌物。甲状腺不大，气管居中。胸廓对称、无畸形，双侧呼吸运动度正常对称，双侧听诊呼吸音粗，听诊心率 80 次/min，心律齐，心音正常，未闻及心脏杂音及心包摩擦音。脊柱及四肢无畸形及压痛，双下肢无水肿，关节无红肿，活动正常。

专科检查：

肛门检查：（胸膝位）肛门外 1 点～6 点位置距离肛缘 1 cm 处有一肿物，表面皮肤红肿，约 12 cm×10 cm 大小，无破溃，无液体流出，可触及明显波动感，触痛明显。指诊：肿物向坐骨直肠间隙蔓延，进指无法探及远端，退指指套无脓染及血染，周围未触及明显肿大淋巴结。

腹部查体：腹部平坦，未见胃肠型及蠕动波、无腹壁静脉曲张，右下腹压痛阳性，无反跳痛及肌紧张。腹部未触及异常肿物，移动性浊音阴性，肠鸣音正常。

辅助检查：

血常规（2015-06-13）：白细胞 24.26×10^9/L，中性粒细胞百分比 0.88。生化尿素氮

8.10 mmol/L，钠离子 133.8 mmol/L，氯离子 95.5 mmol/L，钙离子 1.90 mmol/L，葡萄糖 11.12 mmol/L，二氧化碳结合力 19.80 mmol/L。

胸正位片（2015-06-13）：右下肺散在炎变；主动脉硬化。

腹部 CT（2015-06-22）：①肛周、腹腔多发游离气体，较前片 2015-06-14 增多；②腹腔脂肪间隙混浊；腹腔积液，部分考虑包裹性积液，请结合临床；③考虑胆囊炎；胆囊腔内密度不均，考虑胆汁浓缩可能性大；④胸部改变，请结合胸部检查结果（图 6-2）。

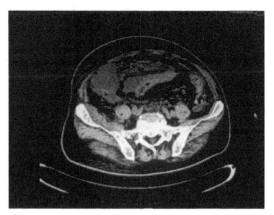

图 6-2　腹部 CT

颅脑多排 CT 平扫：①右侧基底核腔隙性脑梗死；②脑萎缩；③右侧上颌窦少许炎症；右侧乳突少许炎症；④右侧小脑幕幕上与颞叶间异常密度，考虑脑膜瘤可能性大，请结合临床进一步 MRI 检查。

三、诊断

初步诊断：骨盆直肠间隙脓肿。

鉴别诊断：

（1）肛门周围脓肿：肛门周围皮下脓肿最常见，多由肛腺感染经外括约肌皮下部向外扩散而成。常位于肛门后方或侧方皮下部，一般不大。主要症状为肛周持续性跳动性疼痛，行动不便，坐卧不安，全身感染性症状不明显。病变处明显红肿，有硬结和压痛，脓肿形成可有波动感，穿刺时抽出脓液。本患者脓肿较大较深，故不考虑患本病。

坐骨肛管间隙脓肿：又称坐骨直肠窝脓肿，也比较常见。多由肛腺感染经外括约肌向外扩散到坐骨直肠间隙而形成。也可由肛管直肠周围脓肿扩散而成。由于坐骨直肠间隙较大，形成的脓肿亦较大而深，容量为 60～90 mL。发病时患侧出现持续性胀痛，逐渐加重，继而为持续性跳痛，坐立不安，排便或行走时疼痛加剧，可有排尿困难和里急后重；全身感染症状明显，如头痛、乏力、发热、食欲缺乏、恶心、寒战等。早期局部体征不明显，以后出现肛门患侧红肿，双臀不对称；局部触诊或直肠指诊时患侧有深压痛，甚至波动感。如不及时切开，脓肿多向下穿入肛管周围间隙，再由皮肤穿出，形成肛瘘。该患者考虑由本病发展而来。

（2）骨盆直肠间隙脓肿：又称骨盆直肠窝脓肿，较为少见，但很重要，多由肛腺脓肿或坐骨直肠间隙脓肿向上穿破肛提肌进入骨盆直肠间隙引起，也可由直肠炎、直肠溃疡、直肠外伤所引起。由于此间隙位置较深，空间较大，引起的全身症状较重而局部症状不明显。早期就有全身中毒症状，如发热、寒战、全身疲倦不适。局部表现为直肠坠胀感，便意不尽，排便时尤感不适，常伴排尿困难。会阴部检查多无异常，直肠指诊可在直肠壁上触及肿块隆起，有压痛和波动感。诊断主要靠穿刺抽脓，经直肠以手指定位，从肛门周围皮肤进针。必要时做肛管超声检查或 CT 检查证实。结合该患者腹部 CT 检查和临床表现可以明确为本病。

最终诊断：骨盆直肠间隙脓肿；腔隙性脑梗死；颅内占位；2 型糖尿病。

四、诊疗经过

因肛周间断肿痛伴发热 4 d 入院，入院后给予完善术前检查，明确骨盆直肠间隙脓肿的诊断，同时联系手术室积极给予行脓肿切开引流术，术中予以彻底清创后纱布填塞创面，术后予以抗感染、抑酸、提高免疫、补液、支持对症治疗。术后给予患者每日换药，并在切口留置冲洗管给予过氧化氢及生理盐水冲洗引流，患者肛门切口水肿，每日有较多褐色臭味渗出液体流出，患者自 6 月 21 日起自觉腹胀及腹痛，患者周围臭味较重。于 6 月 22 日给予患者急诊行腹腔脓肿切开引流术、结肠造口术，术中顺利，术后给予患者每日换药，换药见腹部切口大量脓性渗出，有臭味，切口红肿，每日腹腔引流管引出脓性液体约 200 mL，碘附擦拭切口，给予患者切口间断拆除腹部切口缝合线，给予银离子纱布条引流，生理盐水 500 mL 及甲硝唑氯化钠注射液 250 mL 经腹腔引流管给予患者行腹腔冲洗，肛周切口无渗出。切口内逐渐长出肉芽组织。7 月 13 日患者结肠造口下肠管破裂周围溢出稀便，而且患者近几日间断发热，在急诊全身麻醉下行腹腔粘连松解术、再次行结肠造口术、腹腔引流术，术后继续给予患者抗感染、补液及对症治疗，继续给予患者腹部切口及肛周切口每日碘附棉球消毒换药。最终患者于 8 月 10 日带腹腔引流管出院（出院当天患者右侧腹腔引流管引出少量脓性液体，量约 10 mL）。并且引流管于出院三天后自行脱落。

五、出院情况

患者病情稳定、无腹痛及腹胀，能进食，能自造瘘口排便。可下床活动，精神及食欲可，二便正常。查体：腹部平坦、未见胃肠型及蠕动波、无腹壁静脉曲张，腹上区可见手术切口瘢痕，右侧腹部可见一枚引流管引出，内有少量脓液。左下腹及全腹无压痛、无反跳痛及肌紧张，肠鸣音正常。

随访情况：患者术后一般情况良好，饮食及睡眠佳，活动自如，逐渐恢复正常体力，能正常生活。

六、讨论

患者为一名骨盆直肠间隙脓肿患者，患者起病急骤，病程较短，入院后立即给予患者完善术前检查，及时给予患者行肛周脓肿切开引流术。术后给予患者抗感染、对症及肛周切口换药治疗，9 d后给予患者行腹腔脓肿切开引流术、结肠造口术，术后给予患者每日换药及对症支持治疗，因患者腹腔残余脓肿及造口下肠管破裂，21 d后给予患者行第三次手术，即腹腔粘连松解术，再次行结肠造口术、腹腔引流术。术后继续给予患者抗感染、补液及对症治疗，继续给予患者腹部切口及肛周切口每日碘附棉球消毒换药，最终患者于8月10日带腹腔引流管出院。该患者经过及时而有效地三次手术和术后精心细致的换药与对症治疗后恢复健康，是一例救治非常成功的病例。

（金立鹏）

病例5 直肠癌

一、病历摘要

姓名：史×× 性别：男 年龄：63岁

过敏史：无。

主诉：排便习惯改变半年，加重伴黏液脓血便5 d。

现病史：该患缘于6个月前无明显诱因出现排便习惯改变，每日排便3～5次，有里急后重感，就诊于市中医院后，医生建议服用一个月中药，用药后症状有所缓解。于5 d前上述症状加重，同时出现间断性脓血便，为暗红色，量不多，现为求进一步诊治来我院就诊，门诊以"直肠肿物"收入我科。病程中无腹痛，无恶心、呕吐，无发热、寒战，无尿频、尿急、尿痛，无胸闷，无呼吸困难，体重无明显减轻，饮食睡眠尚可，小便正常。

既往史：否认"心脏病、高血压、糖尿病"病史，否认"高脂血症、慢性支气管炎"等慢性病史，否认"结核、病毒性肝炎、梅毒、艾滋病"等传染病史，否认"血吸虫病、溃疡性结直肠炎"病史，无输血史，无重大外伤及手术史，无食物及药物过敏史。

二、查体

体格检查：体温36.8℃，脉搏78次/min，呼吸19次/min，血压141/97 mmHg。神

志清楚，发育正常，营养良好，自主体位，皮肤、黏膜无黄染及出血点，浅表淋巴均未及肿大。头颅、五官无畸形，头颈部未闻及血管杂音。结膜无充血、巩膜无黄染。口唇无发绀、口腔黏膜无溃疡，咽部无充血。耳郭无畸形，外耳道及鼻腔内均未见脓性分泌物。甲状腺不大，气管居中。胸廓对称、无畸形，双侧呼吸运动度正常对称，双侧听诊呼吸音粗，听诊心率78次/min，心律齐，心音正常，未闻及心脏杂音及心包摩擦音。脊柱及四肢无畸形及压痛，双下肢无水肿，关节无红肿，活动正常。

专科检查：腹部无明显阳性体征。直肠指诊（胸膝位）：肛门位置正常，肛周皮肤无红肿，无破损，无压痛，入指肛门括约肌松紧度适中，距肛缘2 cm左右于1～7点位可触及一溃疡型肿物，表面凹凸不平，大小约3 cm×4 cm，活动度差，界限不清楚，进指4 cm可触及肿物下缘，肿物表面凹凸不平，质地较硬。肿物上缘不能触及。退指指套无血染及脓染。

辅助检查：

心电图（2014-10-22）提示：异位心律，电轴不偏，不正常心电图，心房颤动。

心脏彩超（2014-10-23）：左房、右房、右室增大，左室舒张功能减退，三尖瓣中度反流，二尖瓣轻度反流，肺动脉压力轻度增高。

24 h动态心电图：异位心律，心房纤颤，R-R间期最长2.3 s。

胸正位片（2014-10-22）：双肺未见明显异常。

病理结果回报（2014-10-23）（图6-3）：肉眼所见不整形组织5块，总体积3.0 cm×2.2 cm×1.2 cm，部分组织呈菜花样。诊断：直肠管状腺癌（高－中分化）。

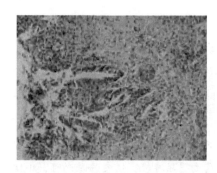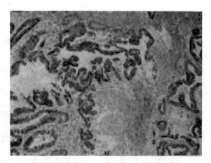

图6-3　直肠病理检查（2014-10-23）

肺功能检查（2014-10-29）。综合检查报告：①肺弥散功能符合轻度降低；TLCO%=71 < 80；②残气/肺总量百分比正常；③中心呼吸道阻力中度增加；④周边弹性阻力重度增加；⑤共振频率增高=14 > 10。

对比测试报告：①常规通气功能符合轻度阻塞型障碍；②小气道功能符合轻－中度阻塞型障碍；③最大通气量符合正常；④支气管舒张测定结果结合临床，FEV_1改善率=6 < 12。

腹部彩超回报（2014-10-26）：脂肪肝，前列腺增生症，不除外慢性胆囊炎。

直肠腔内超声（2014-10-27）：患者左侧卧位，肛周直肠扫查：相当于截石位9～1点钟，直肠前壁可见一个实质性低回声肿物，由于肿物体积较大，导致管腔狭窄，探头无法通过，凸阵显示肿物大小约40 mm×27 mm，边界不清，形态不规整，侵及肠壁全层及周围脂肪，肿物与前列腺界限欠清，肿物下极距肛缘53 mm。超声提示：直肠实质性肿物（考虑Ca，分期$T_4N_0M_x$）。

盆腔CT回报（2014-10-26）：前列腺形态增大，密度未见明显异常。直肠肠腔变窄，肠壁增厚，其内可见团块状软组织密度影，直径约为1.5 cm。盆腔未见肿大淋巴结影。结果提示：①前列腺增生；②直肠改变，建议行纤维结肠镜检查。

结肠镜结果回报（2014-10-27）：进镜40 cm至约降结肠，进镜顺利，肠道准备差，大量粪便，无法继续进镜，退镜。距肛缘约0.5 cm～11 cm见占周径约3/4的隆起肿物，凹凸不平，质脆，接触出血，临床已行病理检查，本次不再复检。诊断：大肠肿物（请结合临床）。

肛管直肠动力检测（2014-10-28）：见表6-2。

表6-2 肛管直肠动力检测结果

检测项目	检测结果	参考值
直肠静息压	7	20 mmHg
直肠排便压	56	45 mmHg
括约肌功能长度	3.4	3.2～3.5 cm
肛管静息压	67	50～70 mmHg
肛管最大收缩压	102	女/男：95～150/120～170 mmHg
肛管排便压	29	
初始感觉阈值	40	10～30 mL
初始排便阈值	90	50～80 mL
最大耐受阈值	120	110～280 mL
肛管收缩反射	+	+
直肠-肛管弛缓反射	上升相	下降相
直肠-肛管抑制反射	10 mL	+（5～10 mL引出）

病理检查（2014-10-29）（图6-4）：肉眼所见肠管1段，肠周附少许脂肪，长24.0 cm，周径6.5～7.0 cm，紧邻肛门侧切缘，距另一侧切缘19.5 cm，肠黏膜面见一溃疡型肿物，体积4.5 cm×4.5 cm×1.8 cm，肿物边缘区结构已破坏，切面灰白、质硬，另见脂肪样组

织 1 堆，体积 18.0 cm×9.5 cm×4.0 cm，其内找到淋巴结 18 枚，直径 0.2～0.4 cm。病理诊断：直肠中分化管状腺癌（溃疡型肿物，体积 4.5 cm×4.5 cm×1.8 cm），癌组织侵及肠壁深肌层，脉管及神经未见确切癌侵及，两切缘未见癌组织，肠周淋巴结未见癌转移（0/18）。pTNM：$T_2N_0M_x$。免疫组化结果显示：Bcl-2（−），EGFR（＋），Her2（2+/不确定），P53（＋），Ki-67（70%+）。

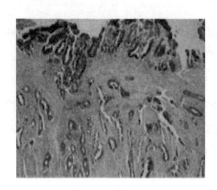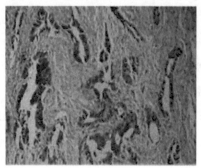

图 6-4　直肠病理检查（2014-10-29）

三、诊断

初步诊断：直肠癌，房颤，三尖瓣反流。

鉴别诊断：

（1）痔：痔为常见的肛肠良性疾病，其临床表现为肛门出血，血色鲜红，一般量不多，为手纸染血、便后滴血、粪池染血等，大便本身不带血，或仅有少许血迹。痔出血一般为间歇性，多为大便干结时或进食辛辣刺激食物后出现。不伴腹痛、腹胀。无大便变细或大便性状改变（如大便带"沟槽"）。直肠指诊无明显肿块，指套一般不染血。现本患者为间断性脓血便，并且直肠指诊可以触及肿物，故不考虑患本病。

（2）直肠腺瘤：临床可见便血或大便隐血试验阳性，腹部不适，腹痛腹泻，脓血黏液便相对直肠癌少见，息肉较大可见脱垂。直肠腺瘤指诊可扪及肠腔内有柔软的球形肿物，活动，有蒂或无蒂，表面光滑；直肠癌常呈质地较硬的肿块，一般无蒂。故该患者不考虑患本病。

（3）多发性息肉：多发性息肉可扪及肠腔内有葡萄串样大小不等的球形肿物，指套血染，肠镜可见单个息肉呈红色肉样，有蒂，可取病理活检与直肠癌鉴别。该患者病理结果报告明确，不考虑患本病。

最终诊断：直肠癌，心律失常－房颤，三尖瓣反流，前列腺增生。

四、诊疗经过

入院后给予患者诊断为"直肠癌"，给予患者积极完善术前各项检查，于2014-10-29行直肠癌根治术：取下腹正中绕脐切口长约20 cm，逐层切开腹壁各层进入腹腔，探查肝脏表面光滑，无结节，腹主动脉，肠系膜下动脉根部和髂内血管附近无肿大淋巴结，根据术前结肠镜活检病理结果，术中诊断为"直肠癌"决定行直肠癌根治性切除（DIXON/TME）、断端吻合器吻合术，将小肠推向腹上区，充分显露手术野。提起乙状结肠，拉向左侧，切开乙状结肠系膜，向上分离寻找到肠系膜下血管，于动静脉根部远近端分别离断后结扎确实。将系膜切口向盆腔部延长至直肠膀胱凹陷，全程监视输尿管走行以防止损伤。再将乙状结肠拉向右侧，用同样方法切开乙状结肠系膜左侧叶与降结肠的侧腹膜至腹膜返折处，与对侧切口相会合。提起乙状结肠及其系膜，显露骶前间隙，用电刀锐性游离直肠后壁及侧壁，直达肿瘤下端，将直肠及其系膜和淋巴结与骶骨盆筋膜完全分开；向上、向后提起直肠，用电刀分离直肠前壁；将直肠向上向左提起，显露右侧直肠侧韧带并切断。同样方法切断左侧直肠侧韧带。至此，直肠前、后、左侧侧壁均已游离。距离肿瘤近端15 cm切断乙状结肠，鉴于肿瘤远端距肛缘较近，仅约3 cm，向家属详细交代病情，建议行腹会阴联合直肠癌根治术，但家属均坚决拒绝，再次告知如行Dixon手术可能术后肿瘤早期复发及控便能力不恢复，家属仍坚持要求保肛并签字，决定行直肠癌根治性切除（DIXON/TME）、断端吻合术。

因肿瘤位置低，无法在腹腔内闭合肠管残端，离断部分结肠系膜后，将肠管内翻后自肛门拖出，于齿状线上约0.5 cm处切开直肠黏膜，向上自内外括约肌间沟逐步游离，将部分乙状结肠和部分直肠包括肿瘤、直肠系膜和淋巴结整块切除。将乙状结肠近侧残端自肛门拖出，用可吸收缝线与直肠黏膜间断缝合行端-端吻合，吻合口光整，无渗漏及出血。

再次向家属详细交代病情后，决定行回肠预防性造瘘术。在右耻区切口右侧皮肤做一直径约3 cm的圆形切口，将皮肤、皮下组织、腹外斜肌腱膜切除，分开腹内斜肌和腹横肌，切开腹膜，将距回盲部约30 cm，拟造瘘处小肠通过腹膜外间隙拉出腹腔外2 cm，肠系膜置支撑管，然后将腹膜、腹外斜肌腱膜分别与腹外的小肠浆膜层间断结节缝合。肠管固定良好。

冲洗腹腔，探查无出血，于腹腔内放置引流管两根，分别由左侧腹壁另作切口引出固定。将盆底腹膜与结肠侧壁缝合。清点器械、纱布数目无误，分层缝合腹壁切口。切开提出腹腔的小肠肠管，与皮肤间断缝合固定，外置造瘘口袋。手术结束。整个手术过程顺利，无手术副损伤，出血不多。全身麻醉清醒后将患者送回病房监护治疗，将切除的组织及使用后的吻合器送家属阅后将切除的组织送病理检查。

术后给予患者积极抗感染、止血、禁食水、静脉营养支持及对症支持治疗后患者饮食及睡眠较好，造口排便通畅。能正常活动，腹部切口已拆线，甲级愈合。

五、出院情况

患者病情稳定、无腹痛及腹胀，可下床活动，精神及食欲可，二便正常。查体：腹部平坦、未见胃肠型及蠕动波、无腹壁静脉曲张，腹部可见手术切口瘢痕，右下腹可见造口，造口通畅，无内陷及膨出。全腹无压痛、无反跳痛及肌紧张，肠鸣音正常。

随访情况：患者术后 6 个月后行小肠造口还纳术。术后患者恢复顺利，目前已经恢复正常工作及生活。患者定期复查结肠镜及盆腔 CT 以及肿瘤标志物等检查。目前未见明显异常。

六、讨论

作为一名发现较早、位置较低的直肠癌患者，患者起病较快，病程较短，患者入院后积极给予完善术前检查，送检病理并且行结肠镜检查、盆腔 CT 检查，由于患者心肺功能不佳给予患者完善并且评估心肺检查，经过科室术前讨论后，决定行直肠癌根治性切除（Dixon/TME）、断端吻合术，术中，鉴于肿瘤远端距肛缘较近，仅约 3 cm，向家属详细交代病情，建议行腹会阴联合直肠癌根治术，但家属均坚决拒绝，再次告知如行 Dixon 手术可能术后肿瘤早期复发及控便能力不恢复，家属仍坚持要求保肛并签字，决定行直肠癌根治性切除（Dixon/TME）、断端吻合术。为防止术后控便能力不恢复，再次向家属详细交代病情后，决定行回肠预防性造瘘术。术后给予患者积极对症治疗，患者恢复较好，饮食及睡眠良好，造口排便通畅。根据患者术后病理结果回报，患者直肠癌分期较早，预后较好。患者的手术及治疗比较成功。

（金立鹏）

病例 6　肛周脓肿术后

一、病历摘要

姓名：陈××　性别：男　年龄：42 岁

主诉：肛周脓肿术后肛周皮肤破溃不愈合 5 个月。

现病史：该患缘于 6 个月前无明显诱因出现肛周疼痛，呈间断性疼痛，呈持续性胀痛，皮肤红肿，局部皮温有所升高，触痛明显，在当地医院就诊，诊断为"肛周脓肿"，行肛周脓肿切开引流术，术后 5 个月患者出现肛周切口旁皮肤不愈合，现患者及家属为求明确治疗就诊于我院，门诊以"肛瘘"收入我科。病程中，患者无恶心、呕吐，无脓便及血便，无尿频、尿急，尿痛，无胸闷，无呼吸困难，进食尚可，二便正常，体重无明显变化。

二、查体

体格检查：体温 36.9℃，脉搏：80 次 /min，呼吸 20 次 /min，血压 120/84 mmHg。神志清楚，发育正常，自主体位，营养良好，皮肤、黏膜无黄染及出血点，浅表淋巴均未及肿大。双侧听诊呼吸音粗，未闻及心脏杂音及心包摩擦音。

专科检查：直肠指诊（胸膝位）。肛门外观正常，肛门外 5 点位置可见一手术切口瘢痕，长约 2 cm，切口外上方可见一处皮肤破溃处，挤压之后无炎性物质渗出，肛门外 7 点位置可以触及似有一肿物，大小约 1.0 cm，触痛阳性，肛门外无肿物脱出，入指肛门无狭窄，肛门内未触及异常肿物，退指未见指套血染及脓染。

辅助检查：未见明显异常。

三、诊断

初步诊断：肛周脓肿术后，肛周脓肿，肛瘘。
最终诊断：肛周脓肿术后，肛周脓肿，肛瘘。

四、诊疗经过

因肛周脓肿术后肛周皮肤破溃不愈合 5 个月入院，入院后给予完善术前检查，明确肛周脓肿；肛瘘的诊断，给予行肛周脓肿根治性切除术；肛瘘切除术，患者取截石位，术区碘附消毒，铺无菌巾单，扩肛 4 指通过，肛门位置正常，1 点位可见 2 cm 长手术切口瘢痕，11 点位置可触及一处质地较硬结节。肛内指检：无狭窄，进指顺利，未触及明显内口，肛管直肠环质韧，余未触及异常，退指指套无脓血染。术中诊断为：肛周脓肿；肛瘘。决定手术治疗，于 1 点位原手术切口处取一放射状梭形切口，在探针指引下完整打开脓腔，切除感染组织，刮勺搔刮创腔，修剪创缘，于 11 点位置处，打开皮肤，沿皮肤行皮下炎性结节切除术，再次探查创腔未见其他隐匿性窦道，查无活动性出血。于肛门填塞油纱 1 块，压迫止血，手术完毕，术中输液 500 mL。术后给予患者抗感染、补液及对症换药治疗后患者肛周切口恢复较好，请示上级医生同意后给予办理出院手续。

五、出院情况

患者病情稳定、无脓肿复发及肛周疼痛，精神及食欲可，二便正常。查体：腹部及肛周未见阳性体征。

随访情况：患者术后一般情况良好，饮食及睡眠佳，活动自如，逐渐恢复正常体力，能正常生活。

六、讨论

患者为一名肛周脓肿合并肛瘘患者，患者起病急骤，病程较短，入院后积极给予患者完善术前检查，及早给予患者行肛周脓肿根治性切除术、肛瘘切除术，手术进行较为顺利。术后给予患者抗感染、对症换药治疗，患者逐渐恢复健康，恢复正常饮食，睡眠良好，最终痊愈出院。

（金立鹏）

阑尾疾病

第一节 急性阑尾炎

一、概述

急性阑尾炎是腹部外科中最为常见的疾病之一，大多数患者能及时就医，获得良好的治疗效果。但是，有时诊断相当困难，处理不当时可发生一些严重的并发症。到目前为止，急性阑尾炎仍有 0.1% ~ 0.5% 的病死率，因此如何提高疗效，减少误诊，仍然值得重视。

急性阑尾炎在病理学上大致可分为三种类型，代表着炎症发展的不同阶段。

1. 急性单纯性阑尾炎

阑尾轻度肿胀，浆膜充血，附有少量纤维蛋白性渗出。阑尾黏膜可能有小溃疡和出血点，腹腔内少量炎性渗出。阑尾壁各层均有水肿和中性白细胞浸润，以黏膜和黏膜下层最显著。阑尾周围脏器和组织炎症尚不明显。

2. 急性蜂窝织炎性阑尾炎

急性蜂窝织炎性阑尾炎或称急性化脓性阑尾炎，阑尾显著肿胀、增粗，浆膜高度充血，表面覆盖有脓性渗出。阑尾黏膜面溃疡增大，腔内积脓，壁内也有小脓肿形成。腹腔内有脓性渗出物，发炎的阑尾被大网膜和邻近的肠管包裹，限制了炎症的发展。

3. 急性坏疽阑尾炎

阑尾壁的全部或一部分全层坏死，浆膜呈暗红色或黑紫色，局部可能已穿孔。穿孔的部位大多在血运较差的远端部分，也可在肠石直接压迫的局部，穿孔后或形成阑尾周围脓肿，或并发弥漫性腹膜炎。

二、临床表现

大多数急性阑尾炎患者不论病理学类型如何，早期的临床症状都很相似，诊断并无困难，大都能得到及时和正确的处理。

1. 症状

急性阑尾炎的症状主要表现为腹部疼痛，胃肠道反应和全身反应。

（1）腹部疼痛：迫使急性阑尾炎患者及早就医的主要原因就是腹痛，除极少数合并有横贯性脊髓炎的患者外，都有腹痛存在。

（2）胃肠道反应：恶心、呕吐最为常见，早期的呕吐多为反射性，常发生在腹痛的高峰期，呕吐物为食物残渣和胃液，晚期的呕吐则与腹膜炎有关。约 1/3 的患者有便秘或腹泻的症状，腹痛早期的大便次数增多，可能是肠蠕动增强的结果。盆位阑尾炎时，阑尾的尖端直接刺激直肠壁也可伴便次增多，而阑尾穿孔后的盆腔脓肿，不仅便次多，甚至会出现里急后重。

（3）全身反应：急性阑尾炎初期，部分患者自觉全身疲乏，四肢无力，或头痛、头晕。病程中自觉发热，单纯性阑尾炎的体温多在 37.5～38℃，化脓性和穿孔性阑尾炎时，体温较高，可达 39℃左右，极少数患者出现寒战高热，体温可升到 40℃以上。

2. 体征

急性阑尾炎腹部检查时，常出现的体征有腹部压痛，腹肌紧张和反跳痛等，这些直接的炎症的体征是诊断阑尾炎的主要依据。另外，一部分患者还会出现一些间接的体征如腰大肌征等，对判断发炎阑尾的部位有一定的帮助。

（1）步态与姿势：患者喜采取上身前弯且稍向患侧倾斜的姿势，或以右手轻扶右耻区，减轻腹肌的动度来减轻腹痛，而且走路时步态也缓慢。这些特点，在患者就诊时即可发现。

（2）腹部体征：有时需连续观察，多次比较才能做出较准确的判断。

腹部外形与动度：急性阑尾炎发病数小时后，查体时就能发现耻区呼吸运动稍受限，穿孔后伴弥漫性腹膜炎时，全腹部动度可完全消失，并逐渐出现腹部膨胀。

腹膜刺激征：包括腹部压痛，肌紧张和反跳痛。尽管各患者之间腹膜刺激征在程度上有差异，但几乎所有的患者均有腹部压痛。①右下腹压痛：压痛是最常见和最重要的体征，当感染还局限于阑尾腔以内，患者尚觉腹上区或脐周疼痛时，右下腹就有压痛存在。感染波及阑尾周围组织时，右下腹压痛的范围也随之扩大，压痛的程度也加重。穿孔性阑尾炎合并弥漫性腹膜炎时，虽然全腹都有压痛，但仍以感染最重的右下腹最为明显。盲肠后或腹膜后的阑尾炎，前腹壁的压痛可能较轻。②腹肌紧张：约有 70% 的患者右下腹有肌紧张存在。一般认为腹肌紧张是由于感染扩散到阑尾壁以外，局部的壁腹膜受到炎症刺激的结果，多见于化脓性和穿孔性阑尾炎，是机体的一种不受意识支配的防御性反应。腹肌紧张常和腹部压痛同时存在，范围和程度上两者也大体一致。肥胖者、多产妇和年老体弱的患者，因腹肌软弱，肌紧张常不明显。③反跳痛：急性阑尾炎的患者可出现反跳痛，以右下腹较常见，如取得患者的合作，右下腹反跳痛阳性，表示腹膜炎肯定存在。当阑尾的位置在腹腔的深处，压痛和肌紧张都较轻时，而反跳痛却明显者，也表示腹腔深部有感染存在。

（3）右下腹压痛点：传统的教材上，对急性阑尾炎的局部压痛点的具体位置都进行了介绍，并把局部压痛点阳性列为阑尾炎的体征之一。虽然各位学者提出的阑尾炎压痛点都是以阑尾根部在体表的投影为基础，由于总结的资料不尽相同，所推荐的局部压痛点的位置也不完全一致。临床实践证实，各压痛点的阳性率差异很大，因此仅靠某一压痛点的有无来确诊急性阑尾炎是不切实际的。更多的医师相信，右耻区固定压痛区的存在，要比压痛点的阳性更有诊断价值。现介绍常见的压痛点如下。

3. 间接体征

临床上还可以检查其他一些体征如罗氏征等，只要手法正确并获得阳性结果，对阑尾炎的诊断有一定参考价值。

（1）罗氏征（又称间接压痛）：患者仰卧位，检查者用手掌按压左耻区，或沿降结肠向上腹用力推挤，如右下腹疼痛加重即为阳性；或用力的方向是朝右耻区，出现同样结果时也为阳性，迅速松去按压力量的同时疼痛反而加重，更能说明右下腹有炎症存在。关于阳性结果的机制，目前的解释是：前者是因压力将左结肠内的气体向右结肠传导，最后冲击到盲肠，并进入发炎的阑尾腔，引起疼痛加重；后者是借助于耻区的小肠袢将压力传导到右下腹，使发炎的阑尾受到挤压。关于罗氏征的临床意义，阳性结果只能说明右耻区有感染存在，不能判断阑尾炎的病理学类型和程度。当右下腹疼痛需要与右侧输尿管结石等疾病鉴别时，罗氏征的检查可能有一定的帮助。①马氏点（Mc Burney's Lanis point）：在脐与右侧髂前上棘连线的中外 1/3 交界处；②兰氏点（Lanz's Lanis point）：在两侧髂前上棘连线的中、右 1/3 交界处；③苏氏点（Sonmeberg's Lanis point）：在脐和右髂前上棘连线与右侧腹直肌外缘相交处；④中立点：在马氏点和兰氏点之间的区域内，距右髂前上棘约 7 cm 的腹直肌外侧缘处；⑤腹部块：化脓性阑尾炎合并阑尾周围组织及肠管的炎症时，大网膜、小肠及其系膜与阑尾可相互粘连形成团块；阑尾穿孔后所形成的局限性脓肿，均可在右下腹触到包块。炎性包块的特点是境界不太清楚，不能活动，伴有压痛和反跳痛。深部的炎性包块，在患者充分配合下，仔细触摸才能发现。包块的出现表示感染已趋于局限化，发炎的阑尾已被大网膜等组织紧密的包绕，此时不宜于急诊手术。

（2）腰大肌征：让患者左侧卧位，检查者帮助患者将右下肢用力后伸，如右下腹疼痛加重即为阳性。腰大肌征阳性，提示阑尾可能位于盲肠后或腹膜后，当下肢过伸时，可使腰大肌挤压到发炎的阑尾。

（3）闭孔肌征：患者仰卧后，当右侧髋关节屈曲时被动内旋，右下腹疼痛加重即为阳性，表示阑尾位置较低，炎症波及闭孔内肌的结果。

（4）皮肤感觉过敏区：少数患者在急性阑尾炎的早期，尤其是阑尾腔内有梗阻时，右下腹壁皮肤可出现敏感性增高现象。表现为咳嗽、轻叩腹壁均可引起疼痛，甚至轻轻触摸右下腹皮肤，也会感到疼痛，当阑尾穿孔后，过敏现象也随之消失。过敏区皮肤的范围是三角形分布，其边界由右侧髂骨最高点、耻骨嵴及脐三点依次连接而构成。皮肤感觉过敏区不因阑尾位置而改变，故对不典型患者的早期诊断可能有帮助。

4. 肛门指诊检查

非特殊情况，肛门指诊检查应列为常规，正确的肛门指诊有时可直接提供阑尾炎的诊断依据。盆位急性阑尾炎，直肠右侧壁有明显触痛，甚至可触到炎性包块。阑尾穿孔伴盆腔脓肿时，直肠内温度较高，直肠前壁可膨隆并有触痛，部分患者伴有肛门括约肌松弛现象。未婚女性患者，肛门指诊检查还能除外子宫和附件的急性病变。

三、诊断

（一）辅助检查

1. 血、尿、便常规化验

急性阑尾炎病的白细胞总数和中性白细胞有不同程度的升高，总数大多在 1 万 ~ 2 万，中性为 80% ~ 85%。老年患者因反应能力差，白细胞总数增高可不显著，但仍有中性白细胞核左移现象。尿常规多数患者正常，但当发炎的阑尾直接刺激到输尿管和膀胱时，尿中可出现少量红细胞和白细胞。

如尿中有大量异常成分，应进一步检查，以排除泌尿系疾病的存在。盆位阑尾炎和穿孔性阑尾炎合并盆腔脓肿时，大便中也可发现血细胞。

2. X 线检查

胸腹透视列为常规，合并弥漫性腹膜炎时，为除外溃疡穿孔、急性绞窄性肠梗阻，立位腹部平片是必要的，如出现膈下游离气体，阑尾炎基本上可以排除。急性阑尾炎在腹部平片上有时也可出现阳性结果：5% ~ 6% 的患者右下腹阑尾部位可见一块或数块结石阴影，1.4% 患者阑尾腔内有积气。

3. 腹部 B 超检查

病程较长者应行右下腹 B 超检查，了解是否有炎性包块存在。在决定对阑尾脓肿切开引流时，B 超可提供脓肿的具体部位、深度及大小，便于选择切口。

（二）鉴别诊断

急性阑尾炎临床误诊率仍然相当高，国内统计为 4% ~ 5%，国外报道高达 30%。需要与阑尾炎鉴别的疾病很多，其中最主要的有下列十几种疾病。

1. 需要与外科急腹症鉴别的疾病

（1）急性胆囊炎、胆石症：急性胆囊炎有时需和高位阑尾炎鉴别，前者常有胆绞痛发作史，伴右肩和背部放射痛；而后者为转移性腹痛的特点。检查时急性胆囊炎可出现莫菲征阳性，甚至可触到肿大的胆囊，急诊腹部 B 超检查可显示胆囊肿大和结石声影。

（2）溃疡病急性穿孔：溃疡病发生穿孔后，部分胃内容物沿右结肠旁沟流入右髂窝，引起右下腹急性炎症，可误诊为急性阑尾炎。但本病多有慢性溃疡病史，发病前多有暴饮暴食的诱因，发病突然且腹痛剧烈。查体时见腹壁呈木板状，腹膜刺激征以剑突下最明显。腹部透视膈下可见游离气体，诊断性腹腔穿刺可抽出上消化道液体。

（3）右侧输尿管结石：输尿管结石向下移动时可引起右耻区痛，有时可与阑尾炎混淆。但输尿管结石发作时呈剧烈的绞痛，难以忍受，疼痛沿输尿管向外阴部、大腿内侧放射。腹部检查，右下腹压痛和肌紧张均不太明显，腹部平片有时可发现泌尿系有阳性结石，而尿常规有大量红细胞。

（4）急性梅克尔憩室炎：梅克尔憩室为一先天性畸形，主要位于回肠的末端，其部位与尾很接近。憩室发生急性炎症时，临床症状极似急性阑尾炎，术前很难鉴别。因此，当临床诊断阑尾炎而手术中的阑尾外观基本正常时，应仔细检查距回盲部 100 cm 远的回肠肠管，以免遗漏发炎的憩室。

2. 需要与内科急腹症鉴别的疾病

（1）急性肠系膜淋巴结炎：多见于儿童，常继于上呼吸道感染之后。由于小肠系膜淋巴结广泛肿大，回肠末端尤为明显，临床上可表现为右下腹痛及压痛，类似急性阑尾炎。但本病伴有高热，腹痛和腹部压痛较为广泛，有时尚可触到肿大的淋巴结。

（2）右下肺炎和胸膜炎：右下肺和胸腔的炎性病变，可反射性引起右下腹痛，有时可误诊为急性阑尾炎。但肺炎及胸膜炎常常有咳嗽、咳痰及胸痛等明显的呼吸道症状，而且胸部体征如呼吸音改变及湿啰音等也常存在。腹部体征不明显，右下腹压痛多不存在。胸部 X 线检查可明确诊断。

（3）局限性回肠炎：病变主要发生在回肠末端，为一种非特异性炎症，20～30 岁的青年人较多见。本病急性期时，病变处的肠管充血，水肿并有渗出，刺激右下腹壁腹膜，出现腹痛及压痛，类似急性阑尾炎。位置局限于回肠，无转移性腹痛的特点，腹部体征也较广泛，有时可触到肿大之肠管。另外，患者可伴有腹泻，大便检查有明显的异常成分。

3. 需要与妇产科急腹症鉴别的疾病

（1）右侧输卵管妊娠：右侧宫外孕破裂后，腹腔内出血刺激右下腹壁腹膜，可出现急性阑尾炎的临床特点。但宫外孕常有停经及早孕史，而且发病前可有阴道出血。患者继腹痛后有会阴和肛门部肿胀感，同时有内出血及出血性休克现象。妇科检查可见阴道内有血液，子宫稍大伴触痛，右侧附件肿大和后穹隆穿刺有血等阳性体征。

（2）急性附件炎：右侧输卵管急性炎症可引起与急性阑尾炎相似的症状和体征。但输卵管炎多发生于已婚妇女，有白带过多史，发病多在月经来潮之前。虽有右下腹痛，但无典型的转移性，而且腹部压痛部位较低，几乎靠近耻骨处。妇科检查可见阴道有脓性分泌物，子宫两侧触痛明显，右侧附件有触痛性肿物。

（3）卵巢滤泡破裂：多发生于未婚女青年，常在行经后2周发病，因腹腔内出血，引起右下腹痛。本病右下腹局部体征较轻，诊断性腹腔穿刺可抽出血性渗出液。

（4）卵巢囊肿扭转：右侧卵巢囊肿蒂扭转后，囊肿循环障碍、坏死、血性渗出，引起右腹部的炎症，与阑尾炎临床相似。但本病常有盆腔包块史，且发病突然，为阵发性绞痛，可伴轻度休克症状。妇科检查时能触到囊性包块，并有触痛，腹部B超证实右下腹有囊性包块存在。

四、治疗

（一）治疗原则

（1）急性单纯性阑尾炎：条件允许时可先行中西医相结合的非手术治疗，但必须仔细观察，如病情有发展应及时中转手术。经非手术治疗后，可能遗留有阑尾腔的狭窄，且再次急性发作的机会很大。

（2）化脓性、穿孔性阑尾炎：原则上应立即实施急诊手术，切除病理性阑尾，术后应积极抗感染，预防并发症。

（3）发病已数日且合并炎性包块的阑尾炎：暂行非手术治疗，促进炎症的尽快吸收，待3～6个月后如仍有症状者，再考虑切除阑尾。保守期间如脓肿有扩大并可能破溃时，应急诊引流。

（4）高龄患者，小儿及妊娠期急性阑尾炎：原则上应和成年人阑尾炎一样，急诊手术。

（二）非手术治疗

非手术治疗主要适应于急性单纯性阑尾炎、阑尾脓肿、妊娠早期和后期急性阑尾炎、高龄合并有主要脏器病变的阑尾炎。

（1）基础治疗：基础治疗包括卧床休息、控制饮食、适当补液和对症处理等。

（2）抗菌治疗：选用广谱抗生素和抗厌氧菌的药物。

（三）手术治疗

1. 手术指征

（1）脉搏加快，体温升高，白细胞计数较前增高。

（2）腹痛加剧，压痛、反跳痛及腹肌紧张范围扩大及程度加重。

（3）反复呕吐不止。

（4）已经较为局限的肿块，在治疗过程中又逐渐增大。

（5）有连续多次腹泻，粪便内含有大量黏液，表示已有盆腔脓肿形成，应予引流。

2. 术前准备

术前 4 ~ 6 h 应禁饮食，确定手术时间后可给予适量的镇痛药，已化脓和穿孔者应给予广谱抗生素。有弥漫性腹膜炎者，需行胃肠减压，静脉输液，注意纠正水和电解质紊乱。心和肺等主要脏器功能障碍者，应与有关科室协同进行适当处理。

3. 手术方法

手术方法以局部麻醉下经右下腹斜切口完成手术最为适宜，少数患者也可选择硬脊膜外麻醉和全身麻醉经右下腹探查切口完成。主要方式为阑尾切除术（有常规法和逆行法）。粘连严重者也可行浆膜下切除阑尾。少数阑尾脓肿保守无效时可行切开引流，腹腔渗出多时，放置引流物。

4. 术中注意事项

（1）采用右下腹斜切口（麦氏切口），视腹壁厚薄和病变情况决定切口长短。若诊断不太肯定时，取右下腹直肌旁切口为宜。

（2）寻找阑尾，沿盲肠前壁上结肠带追溯寻找。

（3）阑尾系膜处理，提起阑尾尖端，逐步贯穿缝合结扎切断系膜，遇有动脉出血时，应吸除积血，看清出血点后重新钳夹，必要时扩大切口，切忌用血管钳盲目钳夹，以免损伤肠壁。

（4）阑尾坏死或已穿孔，有较多脓性渗出液，在相应部位应放置烟卷引流条，必要时可放置双套管负压引流管，在切口外另戳口引流。

5. 术后处理

术后继续支持治疗，包括静脉输液、止痛镇静及抗感染等。引流物要及时拔除，切口按时拆线，注意防治各种并发症。

6. 术后并发症的防治

术后并发症与阑尾的病理学类型和手术时间的迟早有密切关系，阑尾炎阑尾未穿孔的阑尾切除术，并发症发生率仅 5%，而阑尾穿孔后的阑尾切除术的术后并发症则增加到 30% 以上，发病后 24 h 和 48 h 以后的手术者，阑尾穿孔率分别为 20% 和 70%，所以发病 24 h 内，应及时切除阑尾，以降低并发症的发生率。

（1）内出血：术后 24 h 的出血为原发性出血，多因阑尾系膜止血不完善或血管结扎线松脱所致。主要表现为腹腔内出血的症状如腹痛、腹胀、休克和贫血等，应立即输血并再次手术止血。有时出血可能自行停止，但又继发感染形成脓肿，也需手术引流。

（2）盆腔脓肿：穿孔性阑尾炎术后，腹腔脓汁吸收不完全，可在腹腔的不同部位形成残余脓肿。盆腔脓肿最常见，大多发生在术后 7～10 d，表现为体温再度升高，大便次数增多，伴里急后重，肛门指诊检查可见括约肌松弛，直肠前壁隆起。应及时抗感染，物理治疗，无效时切开引流。

（3）粘连性肠梗阻：阑尾术后肠粘连的机会较多，与手术损伤、异物刺激和引流物拔出过晚有关。

（4）粪瘘：可发生在处理不当的阑尾残端，也可因手术粗暴误伤盲肠和回肠而引起。主要表现为伤口感染久治不愈，并有粪便和气体逸出，由于粪瘘形成时感染已局限于回盲部周围，体液和营养丢失较轻。可先行非手术治疗，多数患者粪瘘可自行愈合，如病程超过了 3 个月仍未愈合，应手术治疗。

（5）手术切口的并发症：包括切口感染，慢性窦道和切口疝，三者有一定的内在联系。切口感染多发生在术后 4～7 d，也有在 2 周后才出现者。主要表现为切口处跳痛，局部红肿伴压痛，体温再度上升。应立即拆除缝线，引流伤口，清除坏死组织，经敷料更换促使其愈合，或待伤口内肉芽新鲜时 2 期缝合至愈。如伤口内异物（如线头）清除不干净，引流不畅，可长期不愈，遗留有一处或几处深而弯曲的肉芽创道，即为慢性窦道。病程可持续数月，有的甚至 1 年以上，伤口时好时坏。如经非手术治疗 3 个月仍不愈合者，可再次手术切除窦道，重新缝合。感染的伤口虽已愈合，但腹膜和肌层已裂开，小肠襻和网膜可由切口处突出于皮下瘢痕组织处，称为切口疝。如有明显症状，影响劳动，应行手术修补。

五、好转及治愈标准

（一）治愈

（1）手术切除阑尾，症状、体征消失，切口愈合，无并发症。

（2）非手术治疗后，症状、腹部体征消失，体温、白细胞计数恢复正常。

（二）好转

（1）阑尾未能切除，症状减轻，有待手术治疗。

（2）非手术治疗后，症状、体征减轻，右下腹有深压痛或触及条索状肿物，有轻度腹胀、腹痛等自觉症状。

（三）未愈

治疗后，症状和体征无减轻，甚至加重者。

（吴明义）

第二节　特殊的急性阑尾炎

一、小儿急性阑尾炎

小儿急性阑尾炎临床上并不少见，但发病率低于成年人。据综合医院统计，12 岁以下的小儿急性阑尾炎占急性阑尾炎总数的 4%～5%。与成年人比较，小儿急性阑尾炎发展快，病情重，穿孔率高，并发症多。1 岁内婴儿的急性阑尾炎几乎 100% 发生穿孔，2 岁以内为 70%～80%，5 岁时为 50%。小儿急性阑尾炎病死率为 2%～3%，较成年人平均高 10 倍。

（一）诊断依据

1. 病史特点

常伴有上呼吸道感染和肠炎等诱因，而转移性右下腹痛史常不能自述，全身反应和胃肠道症状出现早，且比成人明显，有时以频繁的呕吐为最初的首要症状，个别患儿起病时就伴有 39～40℃ 高热，也有以持续性腹泻为主要表现。阑尾壁薄，大网膜短而薄，穿孔后并发弥漫性腹膜炎，出现严重的全身中毒症状。

2. 体征

以右下腹固定压痛点或直肠指检发现右前方有触痛是诊断的主要依据。但小儿常哭闹不合作，应重视检查的技巧。

（二）治疗方法

一旦诊断明确，又无禁忌，应即刻手术治疗。术前应注意纠正水、电解质失衡和酸碱紊乱，尽早应用抗生素；及时处理高热，以免引起严重并发症。

二、老年急性阑尾炎

老年人常患有各种主要脏器疾病如冠心病等，急性阑尾炎的病死率较高，而且随年龄的逐渐增高而增高。据统计急性阑尾炎年龄 60～69 岁组病死率为 17%，70 岁以上组为 40%，如发病在 12 h 内立即手术者病死率为 13.3%。

（一）诊断依据

1. 病史特点

起病缓慢，老年患者反应能力低，腹痛多不剧烈，也无明显的疼痛转移史；胃肠道症状轻，恶心呕吐不多见，但便秘为常见症状；全身反应如体温、脉搏及白细胞计数的变化不显著，有时甚至正常。

2. 有并存病

老年患者常并存有心血管疾病，慢性肺疾病，胃肠道疾病及代谢性疾病如糖尿病，这些疾病的症状可能与急性阑尾炎的临床表现相混淆，增加了诊断上的难度。

3. 体征

多在阑尾部位有固定压痛点，但腹肌紧张多不明显。由于腹肌已萎缩，即使阑尾已穿孔，腹膜刺激征也不明显。有时阑尾周围脓肿形成后，右下腹已出现包块，但不伴有急性炎症表现，临床上很似回盲部恶性肿瘤。

（二）治疗方法

应力争早期手术，高龄本身不是手术禁忌证，但对手术耐受性较低，要做好全身检查和术前准备，手术操作要轻柔、迅速。术后预防肺部并发症及下肢深静脉血栓形成。

三、妊娠期急性阑尾炎

妊娠期急性阑尾炎的发病情况：国内产科医院统计妊娠期阑尾炎约占孕妇的 0.1%，一般医院中妊娠期急性阑尾炎占阑尾炎总数的 2%。大多发病于 25 ~ 35 岁，约 80% 是在妊娠的中、晚期。由于孕妇生理方面的变化，一旦发生阑尾炎其危险性较一般成人大。据统计妊娠期急性阑尾炎中妊娠妇女病死率为 2%，比一般阑尾炎患者高 10 倍，胎儿的病死率约为 20%。

随子宫的增大，盲肠和阑尾的位置也随之改变，阑尾在向上移位的同时，其尖端还呈反时针方向旋转。有时盲肠和阑尾向外和向后移位，部分为胀大了的子宫所覆盖。

（一）诊断依据

1. 病史特点

与非妊娠期急性阑尾炎相同，有转移性右下腹痛，疼痛部位可随子宫大小而变位。由于盆腔充血，不仅感染机会增多而且炎症发展较快、阑尾坏死穿孔的机会多。由于大网膜被推向一侧，不易限制炎症的发展，合并弥漫性腹膜炎的机会也增多。

2. 体征

阑尾压痛点可随子宫增大而向外向上变化。阑尾在子宫后方，腰前壁的压痛和腹肌紧张均可不明显。有时腰部可有压痛。

（二）治疗方法

妊娠早期（1 ~ 3 个月）症状轻者可非手术治疗，症状重者应手术。

妊娠中期（4 ~ 7 个月）一旦确诊，应手术治疗，切口比麦氏切口稍高或腹直肌旁纵向切口，术中不要过多刺激子宫，术后给予镇静、止痛及黄体酮等保胎治疗。

妊娠晚期（8 个月以上）可行阑尾切除，然后待其自然分娩。约 50% 孕妇可能早产，胎儿的病死率也较高，手术时应尽量减少对子宫的刺激。

预产期和临产期的急性阑尾炎，诊断和治疗均较复杂，应与产科医师共同研究处理。

四、异位急性阑尾炎

多数人出生时阑尾已下降到右髂窝内，如胚胎发育异常，阑尾可滞留于腹腔的任何部位。当异常位置的阑尾发生急性炎症时，诊断上有一定困难，临床上较多见的异位阑尾为盆腔位，肝下位和左侧位。

（一）低位（盆腔位）急性阑尾炎

由于盲肠下降过多或右半结肠游离而缺乏固定时，阑尾可位于髂嵴线以下，甚至完全进入盆腔内，临床估计盆位急性阑尾炎发生率为 4.8% ~ 7.4%，表现为转移性腹痛，只是腹痛部位及压痛区均较低，肌紧张也较轻。病程中可能出现直肠刺激症状如便次增多，肛门坠胀，或出现膀胱刺激症状如尿频和尿急等。低位阑尾炎的治疗与一般阑尾炎相同，应急诊手术切除阑尾。手术过程中应仔细探明盲肠和阑尾的位置，分离炎性粘连，使阑尾完全游离后予以切除。

（二）高位（肝下位）急性阑尾炎

先天性肠道旋转下降不全时，盲肠和阑尾可停留于肝下；后天性阑尾过长，尖端也可延伸于肝外下。肝下位阑尾炎时，腹痛、压痛和肌紧张均局限于右上腹，临床上常误诊为急性胆囊炎。必要时行腹部 B 超检查，如证实胆囊大小正常，轮廓清晰，胆囊腔内也无异物回声时，高位阑尾炎应该考虑，一旦确诊，应急诊切除阑尾。

（三）左侧急性阑尾炎

由于先天性腹腔内脏异位，盲肠可位于左耻区；后天性游离盲肠，也可移动并粘连固定于左下腹，阑尾也随之固定在左髂窝内。左侧位急性阑尾炎极少见，其病理学类型和发病过程与右侧急性阑尾炎相同，有转移性左下腹痛，压痛和肌紧张也局限于左髂窝。考虑到左侧急性阑尾炎的可能时，应仔细进行胸、腹部的体检和 X 线检查，确诊后可经左下腹斜切口切除阑尾。

（金立鹏）

第三节 慢性阑尾炎

一、概述

慢性阑尾炎大多为急性阑尾炎经非手术治愈的病例或有反复发作史，但有部分患者可无急性发作过程，而一开始就是慢性过程。

（一）分类

临床上将慢性阑尾炎大致分为两种类型。

（1）原发性慢性阑尾炎：其特点为起病隐匿，症状发展缓慢，病程持续较长，几个月到几年。病初无急性发作史，病程中也无反复急性发作的现象。

（2）继发性慢性阑尾炎：特点是首次急性阑尾炎发病后，经非手术治疗而愈或自行缓解，其后遗留有临床症状，久治不愈，病程中可再次或多次急性发作。

（二）病理学分析

慢性阑尾炎肉眼观察可有各种表现，镜下可见阑尾各层有淋巴细胞浸润。

（1）阑尾细长呈卷曲、折叠及纠搭状，使阑尾的排空受阻。阑尾及其系膜与周围组织和器官有不同程度之粘连。

（2）阑尾壁增厚，管径粗细不均匀，部分管腔呈狭窄状，有时相当一段远端管腔完全闭塞而呈条索状。

（3）阑尾腔内有肠石、异物阻塞，阑尾浆膜血管明显增多而清晰。

二、临床表现

（一）体征

1. 腹部疼痛

腹部疼痛主要位于右耻区，其特点是间断性隐痛或胀痛，时重时轻，部位比较固定。多数患者在饱餐、运动和长时间站立后，诱发腹痛发生。病程中可能有急性阑尾炎的发作。

2. 胃肠道反应

患者常觉轻重不等的消化不良、食欲不佳。病程较长者可出现消瘦、体重下降。一般无恶心和呕吐，也无腹胀，但老年患者可伴有便秘。

3. 腹部压痛

压痛是唯一的体征，主要位于右耻区，一般范围较小，位置恒定，重压时才能出现。无肌紧张和反跳痛，一般无腹部包块，但有时可触到胀气的盲肠。

4. 间接体征

各种特定的压痛点如马氏点、兰氏点及腰大肌征、罗氏征，在慢性阑尾炎的诊断中无意义。

（二）辅助检查

胃肠钡剂造影和纤维结肠镜检查有一定帮助。回盲部钡剂造影如出现显示的阑尾有压痛、阑尾呈分节状、阑尾腔内的钡剂排空时间延长及阑尾未显影等，均为慢性阑尾炎的特征。纤维结肠镜可直接观察阑尾的开口及其周围的黏膜的变化和活检，尚可对阑尾腔进行造影，对鉴别诊断有一定意义。X 线钡剂造影检查有如下特征：

（1）阑尾充盈后有明显压痛，当移动阑尾时，压痛点也随之有相应的移位；

（2）阑尾虽未见充盈，但多次检查盲肠内侧有局限性压痛；

（3）阑尾充盈不规则；

（4）阑尾充盈后，隔 48 h 以上仍未见钡剂排空，有的排空延迟到 2 ~ 3 周；

（5）阑尾有固定、纠结的现象或盲肠和末端回肠有变形的表现，提示阑尾周围有粘连。

三、诊断

慢性阑尾炎的确诊有时相当困难，国内统计慢性阑尾炎手术后症状未见减轻者高达 35%，其主要原因是诊断上的错误。应该对每一个慢性阑尾炎的诊断高度认真，用"排除法"来逐个除外容易与它相混淆的有关疾病。其中主要有回盲部结核、慢性结肠炎、慢性附件炎、胃肠神经官能症及结肠恶性肿瘤等。

确诊慢性阑尾炎的标准如下，除曾有典型的急性发作史、右下腹有经常存在和位置固定的压痛点、有 X 线钡剂造影的佐证外，阑尾切除后临床症状应消失。

四、治疗

手术治疗是唯一有效的方法，但在决定行阑尾切除术时应特别慎重。

（1）慢性阑尾炎确诊后，原则上应手术治疗，切除病变阑尾，特别是有急性发作史的患者，更应及时手术。对诊断可疑的患者或有严重并存病的高龄患者，应暂行非手术治疗，在门诊追踪观察。

（2）手术中如发现阑尾外观基本正常，不能轻易只切除阑尾后即刻关腹，应仔细检查阑尾附近的组织和器官如回盲部，回肠末段 100 cm，小肠系膜及其淋巴结。女性患者还应仔细探查盆腔及附件，以防误诊和漏诊。

（3）手术后应对每一个患者进行一段时间的随访，以了解切除阑尾后的实际效果。慢性阑尾炎的最后诊断不是病理学诊断，而是手术后症状的完全解除。术后仍有症状的患者，应做全面的检查，找出真正的病因，不能轻易地按术后肠粘连治疗。

治愈：手术切除阑尾后，症状及体征消失，切口愈合佳，无并发症。

（吴明义）

第四节　阑尾憩室病

一、概述

阑尾憩室是 Kelynack 于 1893 年首先报道的。但有关阑尾憩室或阑尾憩室炎的报道仍然罕见。据报道阑尾憩室病在阑尾切除标本的发现率仅为 0.004% ~ 0.02%，常规尸检中的发现率也仅为 0.2% ~ 0.66%。阑尾憩室可见于任何年龄，大多数为单发，也可多发，大小不一，最大直径可达 2 cm 以上。

阑尾憩室分为先天性和后天性两类，并有真性和假性之分。真性憩室罕见，其具备阑尾壁一样完整的肌层组织。阑尾憩室大多为假性憩室，其发病原因主要是由于增高的阑尾腔内压力和阑尾壁的薄弱。流行病学研究证明，由于食物纤维素的摄入不足，粪便量减少，可导致胃肠运动时间改变，致使结肠和阑尾分节段运动亢进，在肠壁薄弱处（血管穿越肠壁处），产生黏膜的疝出，所以憩室倾向于系膜和侧方阑尾之间成囊状排列。

二、临床表现

临床表现可根据以下 4 种情况而不同：①非炎症性的阑尾憩室；②急性阑尾炎合并憩室；③急性憩室炎合并急性阑尾炎；④急性憩室炎。阑尾憩室炎往往是在阑尾和阑尾憩室都出现炎症时才会被确诊。但单纯的急性阑尾憩室炎与单纯急性阑尾炎临床表现仍有些不同，一般急性阑尾憩室炎的患者的年龄较长，症状起始于右下腹，疼痛趋向平缓而持续时间较长。阑尾憩室炎往往存在阑尾周围炎、阑尾周围炎性包块和阑尾穿孔。

三、诊断

术前仅以临床症状诊断阑尾憩室很困难，原因在于临床表现及体征无明显特异性。多为诊断急性阑尾炎而实施手术时才获确诊。超声检查可发现阑尾呈不同程度的增粗，沿增粗的阑尾边缘有一个或数个囊性突起，囊性突起内有或无细小强回声光点漂浮。此种声像图对本病有特殊的诊断价值。CT 检查可出现右下腹阑尾区可见多囊状的 CT 值在 8 ~ 31 Hu 的异常囊性团块，同时还可能看到肿胀的阑尾异常回声，则考虑存在阑尾憩室炎的可能。

四、治疗

手术行阑尾切除是首选治疗方法。阑尾憩室的并发症最重要的是穿孔，较结肠憩室更易发生穿孔。其治疗原则为手术切除。对偶然发现者，即使无症状也应手术切除。

（吴明义）

<h2>病例 1　急性阑尾炎</h2>

<h3>一、病历摘要</h3>

姓名：宋××　性别：女　年龄：11 岁

过敏史：无。

主诉：转移性右下腹疼痛 1 d。

现病史：患者于 1 d 前无明显诱因出现耻区闷胀、疼痛不适，未向其他部位放射，无畏寒、发热，无恶心呕吐，无心悸、胸闷，无反酸、嗳气，无尿频、尿急、尿痛及肉眼血尿，疼痛逐渐转移至右下腹，遂至我院急诊就诊，行阑尾区彩超提示"右下腹异常回声，结合病史，考虑阑尾底部肿大可能，建议随访观察。"急诊以"腹痛查因：急性阑尾炎？"收入科。近来患者神清，精神一般，无畏寒、发热，无恶心、呕吐，无心悸、胸闷，无反酸、嗳气，纳眠一般，大小便正常。

<h3>二、查体</h3>

体格检查：体温 36.6℃，脉搏 76 次 /min，呼吸 20 次 /min，血压 104/69 mmHg，心肺未见明显异常。

专科检查：腹部平坦，无腹壁静脉曲张，无肠型及蠕动波，右下腹腹肌无紧张，下腹及右下腹麦氏点有压痛，反跳痛（-+），肝、脾肋缘下未触及，墨菲征（-），未扪及腹部包块，肝区叩击痛（-），脾区及双肾区无叩击痛，移动性浊音（-），未闻及腹部血管杂音，肠鸣音约 5 次 /min。

辅助检查：阑尾区彩超（2021-04-14 本院）显示右下腹异常回声，结合病史，考虑阑尾底部肿大可能，建议随访观察。

<h3>三、诊断</h3>

初步诊断：①腹痛查因，急性阑尾炎？②急性局限性腹膜炎。

鉴别诊断：肾绞痛、急性胃肠炎、消化道穿孔、胆道结石、妇科疾病。

最终诊断：①急性性阑尾炎；②急性局限性腹膜炎；③肠粘连；④盆腔粘连。

<h3>四、诊疗经过</h3>

患者入院后及时完善相关检查，妇科（含子宫、双附件）彩色多普勒超声：子宫、双侧附件区未见明显异常声像。盆腔少量积液。盆腔积液。泌尿系彩超、胸片、腹部彩超未见明显异常。排除手术禁忌证，患者于 2021-04-14 在插管全身麻醉下行单孔腹腔镜下化

脓性阑尾切除术＋肠粘连松解术＋盆腔粘连松解术，术程顺利，术后病理：慢性肠石性阑尾炎伴急性发作，急性单纯性阑尾炎。术后予抗感染、止痛等对症治疗。患者术后恢复可，予办理出院。

五、出院情况

患者神清，精神可，诉切口稍疼痛，无畏寒、发热，无腹胀、腹痛，肛门已排气未排便。

六、讨论

患者典型急性阑尾炎症状、体征，入院后排除肝胆、泌尿系、妇科疾病后，行单孔腹腔镜阑尾切除术。单孔腹腔镜较传统3孔腹腔镜在创伤、术后胃肠恢复时间（术后肠鸣音恢复时间、术后排气时间、术后排便时间）、住院时间、疼痛评分上有明确的优势。

（吴明义）

病例2 急性坏疽性阑尾炎

一、病历摘要

姓名：郭×× 性别：男 年龄：80岁

主诉：间断性右下腹痛4 d，加重6 h。

现病史：该患者4 d前无明显诱因出现右下腹疼痛不适，时轻时重，能忍受，伴恶心、无呕吐，未予重视，6 h前疼痛加重，为求明确诊治就诊于我院，门诊医生经详细询问病史及查体后以"急性阑尾炎"收入我科。病程中无发热，无盗汗，无头痛、头晕，无咳嗽、咳痰、喘息，无心悸、胸闷，无尿频、尿急、尿痛，饮食睡眠尚可，二便如常，体重无明显改变。

既往史：否认"心脏病、高血压、糖尿病"病史。否认"高脂血症、慢性支气管炎"等慢性病史，否认"结核、病毒性肝炎、梅毒、艾滋病"等传染病史，无输血史，无重大外伤及手术史，无食物及药物过敏史。

二、查体

体格检查：体温36.6℃，脉搏78次/min，呼吸20次/min，血压106/61 mmHg。神志清楚，发育正常，自主体位，发育正常，营养良好。皮肤、黏膜无黄染及出血点，浅表淋巴均未及肿大。头颅、五官无畸形，头颈部未闻及血管杂音。结膜无充血、巩膜无黄染。口唇无发绀、口腔黏膜无溃疡，咽部无充血。耳郭无畸形，外耳道及鼻腔内均未见脓性分泌物。甲状腺不大，气管居中。胸廓对称、无畸形，双侧呼吸运动度正常对称，双侧听诊呼吸音清，听诊心率 78 次 /min，心律齐，心音正常，未闻及心脏杂音及心包摩擦音。脊柱及四肢无畸形及压痛，双下肢无水肿，关节无红肿，活动正常。

　　专科检查：腹部平坦、未见胃肠型及蠕动波，未见腹壁静脉曲张，全腹未触及包块。右下腹麦氏点压痛阳性，轻度反跳痛及肌紧张，肝脾肋下未触及，Murphy 征（－），腹部未触及明显肿物。移动性浊音阴性，肝浊音界存在，肝区叩痛阴性。肠鸣音弱。

　　辅助检查：

　　心电图提示（2015-03-28）：窦性心律；多发室性期前收缩。

　　阑尾彩超（2015-03-28）：右下腹条形低回声（可疑阑尾炎）。

　　病理检查（2015-03-31）（图 7-1）：急性坏疽性阑尾炎，伴阑尾周围化脓性炎症。

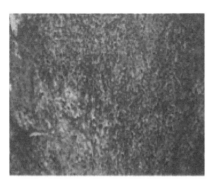 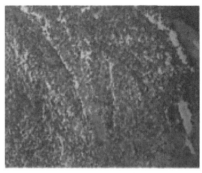

图 7-1　阑尾病理检查

三、诊断

　　初步诊断：急性阑尾炎，局限性腹膜炎，心律失常－室性期前收缩。

　　鉴别诊断：

　　（1）胃十二指肠溃疡穿孔：患者常有消化道溃疡病史、使用 NSAIDs 以及近期溃疡加重的症状，腹上区也可有明显压痛及腹膜炎体征。行立位腹部平片及全腹部 CT 检查可以明确诊断。现本患者无消化道溃疡病史，阑尾彩超结果显示阑尾炎且有典型阑尾炎体征，故不考虑患本病。

　　（2）右侧输尿管结石：多为绞痛，且可向腰部及外生殖器部位放射，可伴有血尿。泌尿系彩超，全腹部 CT 及 X 线片可以帮助排除本病，故该患者不考虑患本病。

　　（3）急性肠系膜淋巴结炎：多发生于小儿，患儿病前常有感冒病史，腹部彩超及腹部 CT 可以帮助排除本病，该患者不考虑患本病。

　　最终诊断：急性坏疽性阑尾炎；局限性腹膜炎；阑尾周围炎；心律失常－室性期前收缩。

四、诊疗经过

入院后给予完善术前检查，明确诊断，同时联系手术室积极给予行腹腔镜下阑尾切除术，术中探查见腹腔内多量脓性混浊渗液，提起部分回盲部，将阑尾充分暴露，见阑尾尖端部分粘连于侧腹膜，阑尾表面发黑坏疽，沿阑尾尖端逐次游离阑尾与侧腹膜，超声刀穿通阑尾系膜，分段切断阑尾系膜至阑尾根部，阑尾动脉止血确实，扣夹夹闭阑尾根部，离断阑尾，残端用超声刀电凝。切除阑尾自戳卡取出，于回盲部留置腹腔引流管一枚，自腹壁穿刺孔引出，查无活动性出血及渗出，清点纱布及器械无误，缝闭腹壁切口，术毕。术后给予患者抗感染、化痰、禁食水、补液及对症治疗，患者术后出现间断发热及咳嗽、咳痰，并短暂出现 I 型呼吸衰竭，给予对症治疗后现患者恢复尚可，无发热，无呼吸困难，无咳嗽及咳痰，饮食及排便正常，能正常离床活动，于 2015-04-13 出院。

五、出院情况

患者病情稳定、无腹痛及腹胀，可下床活动，精神及食欲可，二便正常。查体：腹部平坦、未见胃肠型及蠕动波、无腹壁静脉曲张，耻区可见腹腔镜手术切口瘢痕，全腹无压痛、无反跳痛及肌紧张，肠鸣音正常。

随访情况：患者术后一般情况良好，饮食及睡眠尚可，活动自如，逐渐恢复正常体力，需休养。一个月后患者突发肺内感染去世，具体原因考虑由于患者体质较差，年老体弱，近期承受过手术及麻醉打击，并且阑尾炎发病时间较长，阑尾已经坏疽，当时可能已经诱发感染性休克。推断在这一系列因素下，出院后一个月患者由于肺内感染诱发心脏病去世。

六、讨论

患者为一名老年阑尾炎患者，起病隐匿，发现较晚，患者症状及体征较轻，病情较危重，入院后积极给予患者完善术前检查，第一时间给予患者行腹腔镜阑尾切除术，术中发现阑尾坏疽，粘连较重，手术进行较为困难，在这种情况下依然坚持给予患者完成腹腔镜微创手术，减轻了患者的痛苦并且缩短了治疗周期，术后给予患者相对较长时间的禁食水、抗感染、对症治疗，并针对患者术后短暂出现的 I 型呼吸衰竭给予抢救及对症治疗，最后患者逐渐恢复正常饮食及活动，最终痊愈出院。

（金立鹏）

第八章

外周血管疾病

第一节　主动脉夹层

一、概述

主动脉夹层（AD）是指主动脉腔内的血液，从主动脉内膜撕破裂口进入主动脉中膜，使中膜分离，并沿主动脉长轴方向扩展，从而造成主动脉真、假两腔分离的一种病理改变。它是常见的、最复杂和最危险的主动脉疾病之一，年自然发病率约 1/100 000。

AD 的致病因素主要有年龄、性别、种族、高血压、动脉硬化、特发性主动脉中层退行性变、遗传性疾病、先天性主动脉畸形、主动脉壁炎症反应、创伤、怀孕等。Stanford A 型的 AD 患者 2/3 在急性期（2 周）内死于夹层破裂或心脏压塞，心律失常等并发症。Stanford B 型经保守治疗约有 75% 的患者可过渡到慢性期，发展为慢性夹层动脉瘤，但 5 年生存率仅为 10% ~ 15%，大多死于瘤体破裂。

传统的 AD 分型方法中应用最为广泛的是 Stanford 分型和 Debakey 分型。Debakey 将 AD 分为三型：Ⅰ型 AD 起源于升主动脉并累及腹主动脉；Ⅱ型 AD 局限于升主动脉；Ⅲ型 AD 起源于胸降主动脉，其中向下未累及腹主动脉者称为Ⅲ A，累及腹主动脉者称为Ⅲ B。Stanford 大学的 Daily 等将 AD 分为两型：Stanford A 型相当于 Debakey Ⅰ型和Ⅱ型，Stanford B 型相当于 Debakey Ⅲ型。

二、临床表现

（1）疼痛特点：发作开始即为持续性撕裂样或刀割样疼痛。

（2）临床上虽然有休克表现，但是血压可以不降，在发病早期还可能升高。

（3）突然出现的主动脉瓣关闭不全体征，伴有心力衰竭进行性加重。

（4）病变部位触摸到搏动性肿块或听到血管杂音。

（5）双侧颈动脉、肱动脉、桡动脉或股动脉搏动强度不一致，或一侧消失，或两臂血压有明显差别。

（6）急腹症或突然的神经系统障碍伴有血管阻塞现象。

（7）胸部 X 线平片显示进行性主动脉增宽或外形不规则，局部异常隆起。

（8）本病诊断有赖于 DSA 或选择性动脉造影、MRA、CT 和超声心动图。

三、诊断

在诊治过程中，首先需明确 AD 的分期。AD 发病 3 d 之内称为急性期，3 d 至 2 个月为亚急性期，2 个月以上为慢性期。

（一）病史

对怀疑 AD 的患者最重要的是尽快明确诊断。在急诊室遇到的典型 AD 患者往往是年龄较大的男性，多具有原发性高血压史和伴突发剧烈胸背痛史。如果并存主动脉瓣严重反流可迅速出现心衰、心脏压塞，导致低血压和晕厥。主动脉分支动脉闭塞可导致相应的脑、肢体、肾脏、腹腔脏器缺血症状，如脑梗死、少尿、截瘫等。主动脉壁损伤导致热源释放引起发热的发生率并不高，但需要注意和其他炎症性发热相鉴别。

（二）查体

（1）血压升高：95% 以上的患者可出现血压升高，可能与主动脉弓压力感受器受累释放儿茶酚胺，或肾动脉阻塞引起肾缺血导致肾素 – 血管紧张素系统激活有关。

（2）休克表现：急性期大约有 1/3 的患者出现面色苍白、大汗淋漓、四肢皮肤湿冷、脉搏细速和呼吸急促等休克现象。血压与休克表现不呈平行关系，患者有休克表现，但是血压仅稍有下降，甚至不下降或反而升高。

（3）心脏表现：约半数患者出现主动脉瓣关闭不全，主动脉瓣区闻及舒张期杂音。慢性期可出现周围血管征等表现。

（4）周围血管表现：当夹层累及锁骨下动脉时，受累侧上肢可出现脉搏减弱。当降主动脉受累严重时，可出现下肢缺血体征，如下肢苍白、发凉、脉搏减弱等。

（5）其他表现：如某些神经系统病理表现。

（三）辅助检查

1. 主动脉 Duplex 彩超

Duplex 包括经胸或经食管超声心动图描记法。其优点是可在床边无创进行，无须对比剂，可定位内膜裂口，显示真、假腔的状态及血流情况，并可显示并发的主动脉瓣关闭不全、心包积液及主动脉弓分支动脉的阻塞。但该检查较为主观，对检查者要求较高。

2. 主动脉 CTA

CTA 断层扫描可观察到夹层隔膜将主动脉分割为真假两腔，CTA 的各种等重建图像可提供主动脉全程的二维和三维图像，是目前最常用的术前影像学评估方法。其主要缺点是对比剂产生的副作用和主动脉搏动产生的伪影干扰。

3. 主动脉 MRA

MRA 无创，可从任意角度显示 AD 真、假腔和累及范围，其诊断 AD 的准确性和特异性均接近 100%，有替代动脉造影成为 AD 诊断金标准的趋势。其缺点是扫描时间较长，用于循环状态不稳定的急诊患者有一定限制；另外，磁场周围有磁性金属时干扰成像，因而不适用于体内有金属植入物的患者。

4. 主动脉数字减影血管造影术（DSA）

尽管无创诊断技术发展迅速，主动脉 DSA 仍然保持着诊断 AD "金标准" 的地位，目前常在腔内隔绝术中应用。其常规方法是采用经动脉穿刺，将 6 F 造影导管送至升主动脉或弓部，以 20 ~ 25 mL/s 的速度注射对比剂 40 ~ 50 mL，以正、斜位片全面评估 AD 裂口的数量、分布、大小及与重要分支动脉的关系，结合术前 MRA 和（或）CTA 精确评估瘤颈的口径、长度及扭曲度等，以最终选定腔内移植物和确定隔绝方案。有时经股动脉插管不易进入夹层真腔，导致造影困难，此时可改用经肱动脉插管造影。新一代三维 DSA 造影对准确判断夹层裂口的大小和位置有其他各项检查难以企及的效果。DSA 的缺点是其有创操作及应用对比剂均有导致并发症的可能。

5. 其他检查

其他检查，如血管腔内超声、X 线平片等。

该病需与以下疾病鉴别：

（1）急性心肌梗死：根据病史、ECG 及心肌酶谱、肌钙蛋白 I、T 的动态变化，一般可明确诊断。

（2）急腹症：结合病史、体格检查、影像学及实验室检查明确诊断。

（3）其他原因引起的主动脉瓣关闭不全，结合病史、心脏超声检查。

（4）真性主动脉瘤。

（5）急性主动脉中断。

（6）其他。

四、治疗

（一）保守治疗

患者应严格卧床，避免用力及较剧烈的活动，立即开始药物治疗，目的为控制疼痛、降低血压及心室收缩速率，防止夹层进一步扩展或破裂及其他一些严重并发症的发生。

（二）外科治疗

Stanford A 型夹层原则上采用手术治疗，由胸心外科医师完成。Stanford B 型夹层急性期如出现以下情况应紧急手术：①夹层破裂；②进行性血胸及严重的内脏和肢体缺血；③无法控制的疼痛和高血压；④正规保守治疗后夹层进行性扩展等。手术方式有：破口切除人工血管置换术、主动脉成形术、内膜开窗术和各种血管旁路手术等。

（三）血管腔内治疗

血管腔内治疗主要目的是封堵主动脉内膜破口，消除假腔血流，使假腔血栓形成而治愈夹层。Stanford B 型夹层的腔内支架治疗在国内外开展较为广泛，近期疗效满意，已成为首选治疗手段，远期疗效有待随访。手术方法如下。

患者取仰卧位，两侧腹股沟区消毒铺巾全身麻醉或局部麻醉下切开暴露股动脉约 3 cm，直视下穿刺股动脉后置入 5 Fr 猪尾造影导管到 T_{12} 水平造影确认导管位于真腔及观察内脏血管血供情况，然后在导管导丝的配合下将导管送至升主动脉行左前斜位造影，判别真假腔、标记头臂干、左锁骨下动脉、左颈总动脉开口及夹层破口，测量两者间的距离，瘤体近端正常主动脉的最大直径，与术前 CTA 对照后选择适当的支架。沿导管将超硬导丝插至升主动脉。为防止释放过程中支架移位将血压降至收缩压 90 mmHg 左右。全身肝素化后切开股动脉 1/3 周径，沿导丝送入支架人造血管释放系统到预定位置，固定内鞘管，缓慢退出外鞘管，记忆合金支架自动张开，再次造影观察左侧颈总、左锁骨下动脉血流，支架有无内漏，如果内漏严重可用配套球囊行支架内扩张使支架更好地贴壁减少内漏，立即再次造影观察弓部血管分支和内脏动脉的血流。最后恢复患者血压，以适量鱼精蛋白中和肝素，缝合股动脉和腹股沟部切口。回病房后继续控制血压、心率。

该术的主要并发症有：内漏、截瘫、支架植入后综合征、支架移位、夹层延迟破裂、移植物感染、术中术后夹层破裂等。

虽然腔内手术治疗 AD 时间尚短，但由于较之传统手术的低致残率、低致死率，微创、恢复快等优势，对于慢性期 Stanford B 型主动脉夹层腔内支架人造血管植入术已经成为公认的首选治疗方法，传统手术已逐渐成为补充手段。

Stanford B 型 AD 适应证的拓展：传统的腔内治疗手术适应证要求近端破裂口与左锁骨下动脉开口距离大于 15 mm，随着经验的逐渐积累，当近端破裂口与左锁骨下动脉开口距离小于 15 mm 时，在术前建立左颈总动脉 – 左锁骨下动脉旁路的前提下仍可行腔内手术，甚至当夹层近端破口距左侧颈总动脉小于 15 mm 时我们采用右颈总动脉 – 左颈总动脉，左侧锁骨下动脉旁路的前提下腔内治疗仍然可行。新的分支支架人造血管更进一步简化了操作。

Stanford A 型 AD 的腔内治疗：撕裂口位于升主动脉区域的主动脉夹层已不再成为血管腔内治疗的禁区，但病例的选择应有一定的指征，即支架前缘置放时必须要有足够的锚定区，即撕裂口的位置应距离冠状窦至少 2.0 cm，以利于支架前缘的锚定，切不可将裸支架置于主动脉瓣区，从而造成主动脉瓣扩张。腔内修复主动脉病变之前做右颈总动脉 – 左颈总动脉 – 左锁骨下动脉的旁路术；经股动脉或右颈总动脉将修改的支架型血管主体放入升主动脉。通过腔内技术重建主动脉弓实现累及升主动脉和主动脉弓主动脉病变的微创治疗。这可能成为复杂胸主动脉病变新的腔内治疗模式。

（庄佩佩）

第二节　腹主动脉瘤

一、概述

腹主动脉瘤（AAA）是因为动脉中层结构破坏，动脉壁不能承受血流冲击的压力而形成的局部或者广泛性的永久性扩张或膨出。Johnston 等认为这种永久性扩张或膨出的直径应该大于正常预期的腹主动脉直径的 50% 以上才能诊断为动脉瘤。大多数医师认为腹主动脉直径超过 3 cm 时可以诊断为腹主动脉瘤。

腹主动脉瘤多发于老年人，自 50 岁以后发病率逐渐上升，据报道为 3 ~ 117/100 000。随着人口老龄化及检测手段的日趋先进等因素，发病率仍呈上升趋势。男女之比约为4∶1 ~ 6∶1。患腹主动脉瘤的危险因子是男性、老年、家族史、吸烟、原发性高血压、高脂血症、动脉硬化闭塞症和状动脉硬化性心脏病等。其中吸烟和家族史最为重要。腹主动脉瘤破裂的危险因子是瘤体直径大、高血压和慢性阻塞性肺病。动脉瘤的形状与破裂也有关，偏心的囊状比同心的均匀扩大的更倾向于破裂。瘤体的直径越大，破裂的概率就越大。

根据瘤体侵犯部位的不同，可分为两大类：一类是肾动脉水平以上的高位腹主动脉瘤，也可称为胸腹主动脉瘤；另一类是肾动脉水平以下，称为腹主动脉瘤。临床上多见于肾动脉水平以下，髂动脉以上的腹主动脉瘤，瘤体近远端都有一段动脉壁较为正常，为手术治疗的有利条件。

以往的观点认为腹主动脉瘤多由动脉粥样硬化而引起，但这无法解释一些腹主动脉瘤患者同时存在动脉硬化闭塞的现象。目前，多数观点认为将腹主动脉瘤归咎于动脉的退行性改变更为准确。此类约占腹主动脉瘤的 90%，其他的因素还包括创伤、梅毒感染、真菌感染、动脉中层囊性变、大动脉炎、先天性结缔组织病及吻合口破裂形成的假性动脉瘤等。腹主动脉瘤多位于肾动脉水平以下至主动脉分叉，部分累及髂动脉。肾动脉水平以下的主动脉壁的弹力纤维含量及滋养血管较少，可能是腹主动脉瘤多位于肾动脉以下的主要原因。随着分子生物学的发展，近年来的研究提示腹主动脉瘤的形成可能与局部动脉壁的酶学改变有关，并具有一定的遗传学基础。

二、临床表现

（一）病史及查体

临床上约有 3/4 的腹主动脉瘤是在体检时发现的无症状患者。

1. 搏动性肿块

腹部搏动性肿块是最典型的体征，常位于脐周偏左，呈膨胀性搏动。

2. 腹痛

一部分患者可有腹部隐痛。当动脉瘤出现迅速增大时，可因腹膜受牵拉而引起剧烈腹痛，并向腰背部放射。腹部触诊可有压痛。

3. 下肢动脉栓塞

瘤壁的附壁血栓或动脉粥样硬化斑块脱落可致远端动脉栓塞，出现肢体疼痛、皮色苍白、动脉搏动减弱或消失，严重时可发生肢体坏死。

4. 压迫症状

较大的动脉瘤还可引起邻近脏器的压迫症状，如胃肠道梗阻，以十指肠受压最多见。如压迫输尿管，还可导致肾积水。

5. 破裂

破裂是腹主动脉瘤最严重的并发症。如破裂向游离腹腔，可发生猝死。如破裂后局限于后腹膜，患者常有腹部或腰背部持续性剧痛，体检可发现腹部搏动性肿块，并伴有休克表现。一部分患者的腹部体征及休克表现常不明显，易延误诊断。

6. 其他

腹主动脉肠瘘和腹主动脉下腔静脉瘘是罕见的并发症。瘤体偶尔会与邻近肠管发生粘连和侵蚀，最终产生腹主动脉肠瘘。多发生于十二指肠第四段。起初表现为慢性上消化道失血，如黑便和贫血，最终会出现突发性呕血和休克。如发生腹主动脉下腔静脉瘘，多数患者会因下腔静脉和肾静脉高压而出现下肢肿胀和血尿，腹部听诊可闻及典型的、隆隆样杂音。约 75% 的患者可出现急性心力衰竭。

（二）辅助检查

1. 腹部平片

腹部平片偶尔能显示腹主动脉瘤壁的"蛋壳样"钙化影，常在正位片上较明显。因大部分患者无此表现，目前已极少使用，但在行腹部平片检查时，不应忽略这一影像学表现。

2. 彩色多普勒超声波检查

根据扫描图像可以了解下列问题：①有无腹主动脉瘤；②腹主动脉瘤的直径大小，其准确程度可达 3 mm 左右；③动脉瘤腔内有无血栓形成，血栓部位、大小、范围及动脉瘤腔内通道的口径大小；④动脉瘤壁搏动的幅度；⑤进一步了解腹主动脉瘤上下端腹主动脉的腔径大小、规则及钙化程度；⑥了解肾动脉上腹主动脉上端与膈肌的关系；⑦因为超声检查为无损伤的检查，可以对手术或非手术患者进行追踪观察，了解手术效果或瘤体增长程度；⑧还可以了解腹主动脉和动脉壁夹层之间的渗漏情况。

3. 磁共振血管成像检查（MRA）

MRA 是最先进的无创影像学检查方法，通过计算机成像，能清晰显示主动脉瘤的形态，除横断面和矢状面的图像外，还可三维血管成像，对诊断动脉瘤极有帮助。国内已比较广泛地应用这一无创诊断技术。

4. 计算机断层扫描血管成像技术（CTA）

CTA 检查也是一种无创检查技术，对肾上腹主动脉瘤、胸腹主动脉瘤及累及髂总动脉的腹主动脉瘤在诊断和测量上有明显的优越性，从影像学上它可得到胸腹段的各个横切面和多排 CT 合成的三维立体图像，质量很高，为腔内和手术治疗提供了正确的形态学资料。

5. 腹主动脉造影

过去列为常规检查，但现在认为只有必要时才进行造影。因为腹主动脉瘤腔内常有附壁血栓，对比剂只能通过动脉瘤腔的中央部分，不能反映出全貌，只有在下列情况才能考虑腹主动脉造影：①以上无创检查仍诊断不肯定者，特别是瘤颈与肾动脉的关系不确切者；②伴有肾性高血压者，或怀疑兼有肾动脉病变者；③瘤体较大，怀疑动脉瘤在肾动脉以上，需了解病变范围和累及的内脏动脉，以决定手术方案者；④存在多处动脉瘤，如髂动脉瘤、股动脉瘤。

此外，在腔内移植术中，血管造影仍被视为测量工作的最终依据。

三、诊断

根据本病缓慢的病程，腹部脐周围或中上腹扪及有膨胀性搏动的肿块，伴有下肢急性或慢性缺血症状者。腹部扪诊瘤体有轻度压痛，一些病例并可以听到血管杂音及震颤，即可怀疑腹主动脉瘤，进一步行 B 型超声检查、CT 检查或磁共振检查，显示腹主动脉瘤直径大小，与邻近组织的关系，必要时行腹主动脉造影，以进一步明确诊断。

但应注意在瘦弱的患者因其腹壁较薄，常能扪及腹主动脉搏动，此时勿将位于脐周的腹主动脉分叉部误以为腹主动脉瘤。扭曲的腹主动脉亦可扪及搏动性肿块，但常位于腹中线左侧，而腹主动脉瘤的右侧边界一般位于腹中线右侧。此外，伴有传导性搏动的腹腔或后腹膜肿瘤常与腹主动脉瘤相混淆，但此时肿块缺少向四周的膨胀性搏动。

四、治疗

腹主动脉瘤的治疗方法有开放手术治疗、腔内人工支架型血管修复术和保守治疗。我们认为手术仍是腹主动脉瘤的主要治疗手段。近年来关于手术适应证有了新的认识，我们认同美国血管外科学会新近提出的手术指征：随意确定一个临界直径应用于所有患者是不合适的，治疗必须因人而异。AAA手术指征的掌握主要在于权衡手术风险、瘤体破裂风险和预期寿命。随机研究发现，直径 < 55 mm 的 AAA 患者每年破裂风险为 0.6% ~ 3.2%，直径 55 ~ 59 mm 者为 9.4%，60 ~ 69 mm 者为 10.2%，> 70 mm 者为 32.5%，而择期手术死亡率为 2.7% ~ 5.8%。因此，国外开放手术的指征是瘤径 > 55 mm 并且预期寿命 > 2 年，国内结合国人正常腹主动脉直径相对较细的情况，指征为瘤径 > 50 mm。

（一）开放手术

1. 手术方法（OR）

肾动脉下的腹主动脉瘤手术方法基本已成常规：多数术者采用经腹手术途径，显露腹主动脉和双髂动脉，静脉肝素化后，用无创血管钳钳夹腹主动脉及双髂总动脉。纵切瘤体前壁，迅速取尽血栓及动脉硬化斑块，逐一缝扎各腰动脉。一般取直径 18 mm 或 20 mm 直型或 Y 形聚四氟乙烯人造血管或涤纶人造血管行血管重建。肠系膜下动脉一般可结扎。

2. 术后并发症及预防

应当承认开腹手术，常常会出现较多的并发症。早期严重并发症是腹腔内或腹膜后大出血，可能与吻合口出血、渗血或全身凝血功能障碍等有关。如有出血性休克表现，则应密切注意腹部情况，必要时需手术止血，术后肾衰竭仍为常见并发症，原因是手术大或有暂时肾缺血过程等所致。术中应用甘露醇 12.5 ~ 25 g，呋塞米 20 ~ 40 mg 利尿，必要时，术后可重复应用或增大剂量。术后要注意观察降结肠及乙状结肠有无缺血表现，以便及时发现和处理。动脉瘤患者大多因动脉硬化致病，患者常并发心、脑、肾等重要脏器的动脉硬化，阻断腹主动脉后，血流动力学的改变、手术的打击等造成患者心脑血管的意外，术中、术后应采用预防措施，应用扩血管、强心药物、避免血压过高等。重视血管开放后出现松钳休克综合征的预防，术中一定要控制血压的平稳，避免血压的大起大落。术中应用血液回输装置减少了血液的丢失，减少甚至不用外源性输血。髂内动脉重建尤为重要。如局部条件允许应尽可能行双侧或单侧髂内动脉重建手术。吻合口管壁条件差时，人工血管与腹主动脉吻合时多采用垫片加强的方法，有效地避免血管的撕脱，防止了吻合口出血和假性动脉瘤，避免动脉栓塞。围术期注重心肺功能的处理等均很重要。

3. 破裂性腹主动脉瘤的手术方法

破裂性腹主动脉瘤保守治疗预后不佳，死亡率高达 80% 以上。有条件时应急诊手术。手术关键是如何迅速有效地控制腹主动脉的近心端，以便控制出血，完成手术。打开腹腔后，应果断采取控制出血的措施，否则因腹压骤然降低，造成更大的破裂和出血，常可导致患者死亡。控制出血的方法大致有：①先进胸，在膈上控制降主动脉的下端，然后再开腹手术；②直接进腹，迅速打开小网膜，膈下控制腹主动脉，此法最为常用，迅速有效；

③肾动脉上方，用特制的器械或用手指或用纱布块，压迫腹主动脉，作为腹主动脉暂时控制出血措施，然后再改在膈下阻断腹主动脉；④若腹主动脉瘤已有明显破口，可从该破口插入 Foley 尿管，球囊注水，阻塞腹主动脉近心端而控制出血。只有在控制出血后，才能按上述手术方法，从容完成动脉瘤切除，人造血管移植的手术。腹主动脉瘤破裂后，急诊手术的死亡率为 20% ~ 50%，仍然明显高于择期手术病例。

（二）腔内人工支架型血管修复术（EVAR）

近年来国内外在腔内治疗腹主动脉瘤的实验和临床进行了大量的工作，有了很大的突破。腔内治疗具有治疗的创伤小、出血量少、胃肠功能恢复快和患者住院时间缩短等优势。国外一项多中心的对照性试验表明，其腔内治疗组（235 例）早期重要并发症发生率为 14%，而外科手术组（99 例）为 57%。上海中山医院手术病例主要并发症发生率为 16.6%，围术期死亡率为 0.53%，与腔内治疗相比并无明显劣势。

国外资料近五年腔内治疗和手术治疗在 1：2 ~ 1：3（Mayo 中心为 94：261，美国一项 7112 例患者调查，手术 64%，腔内治疗 36%）。总体近期 30 d 手术治疗死亡率（1% ~ 2%）和并发症高于腔内治疗，但相差不是太大或几乎为零，但腔内治疗患者更趋高龄、高危，部分文献报道两者相差更大，校正后近期死亡率和并发症要更低于手术。但更远期随访腔内并发症要更高。2 年左右大概有 10% ~ 20% 发生移位，10% ~ 20% 有内漏，2 年需处理的并发症 10% ~ 20%。目前随访平均为 2 ~ 3 年，到 5 年的还不多。

腔内隔绝术的手术适应证相对较窄，瘤颈近端成角不可以小于 120°，髂动脉成角最大不能超过 90°，动脉瘤近端瘤颈长度小于 1.5 cm、颈瘤的严重钙化、瘤颈内膜附壁血栓形成和漏斗状瘤颈是腔内治疗的禁忌。腔内治疗的远期并发症比较多，需要严密定期复查。内漏发生率为 10% ~ 44%，需要中转外科手术治疗者为动脉瘤继续增大、破裂、移植物移位等。外科手术治疗远期疗效肯定，并发症比较少。

在解剖位置合适介入治疗的前提下，高龄、不适合开腹手术者，以及其他手术高危的患者，腔内血管治疗是最合适的。腔内治疗的动脉瘤直径与手术治疗原则相同。对于解剖位置不合适的患者，勉强行腔内血管治疗可明显增加并发症的发生率，多需要转为开放手术治疗。是手术治疗还是腔内治疗，患者的意愿非常重要，让患者充分地了解情况以便做出选择是必需的。

腹主动脉瘤是手术治疗好，还是腔内治疗好，取决于外科医师对手术治疗和介入治疗的把握程度、医院条件和治疗的成功率、患者的意愿、经济问题等。相信在今后相当长的医学历史阶段中，手术和介入治疗将继续同时并存，相互扬长避短，不断改进，不断提高，使腹主动脉瘤的治疗效果达到更高的水平。

（庄佩佩）

第三节　雷诺综合征

一、概述

雷诺综合征是指肢体动脉和小动脉出现阵发性收缩状态，常于寒冷或精神紧张时发病，表现为肢体尤其手指（足趾）皮肤出现对称性的苍白、青紫和潮红的阵发性改变。一般以上肢最常见，偶可累及下肢。女性多见，占 60%～90%，尤其多见于伴有结缔组织疾病的 20～30 岁女青年。男性患者则多见于老年，且伴有动脉粥样硬化，操作振动剧烈工具的人员发病率高达 40%～90%。

二、临床表现

（一）病史

1. 病因未明

雷诺综合征的病因，至今未完全明了，主要的诱因有寒冷刺激、情绪波动、精神紧张等，相当部分的雷诺综合征患者生活在气候较为寒冷的北欧、北美、英国、中国北方等地；女性患者常于月经期加重，妊娠期减轻，可能与性腺功能有关；常有家族史，提示与遗传有关；患者血液循环中肾上腺素与去甲肾上腺素的含量增高，呈交感神经功能亢奋状态；长期从事振动性作业（如汽钻、电锯）的工人中间，雷诺综合征的发病率可高达50%，长期从事冷热交替工作如食品行业的工人，其雷诺综合征发病率亦增高；多数患者的免疫学检查提示：血清中有抗原－抗体复合物存在，通过化学递质或直接作用于交感神经终板，引起血管痉挛及与之相关的临床表现。

2. 症状

典型的雷诺综合征发作主要表现在寒冷和精神紧张时，手指皮肤出现典型的发作性苍白、青紫、潮红性改变。但不少患者仅有两种改变。每次发作的持续时间大致是10～30 min。发作多有明显的对称性特征。两侧小指和无名指常最先受累，继而延及食指和中指。拇指因血运丰富而很少累及。除范围外，发作的程度上也有明显的对称性，少数患者最初发作为单侧，以后转为两侧。如果是长期单侧、单指受累，则有力地提示有潜在的动脉阻塞性改变。

3. 伴发多种疾病

雷诺综合征患者常伴有多种其他疾病：①结缔组织疾病，是最常见的伴随疾病；②动脉阻塞性疾病；③药源性因素引起或加重雷诺综合征；④其他致病因素如慢性肾衰竭、冷凝集增多症、冷球蛋白血病、高凝状态等疾病。

（二）查体

雷诺综合征的查体多数正常，应重点观察手和手指的皮肤，患肢末端有无持续性的缺血表现包括溃疡和坏疽；同时体检时还应注意有无关节炎、关节痛、肌痛、皮疹、脱发、黄色瘤、毛细血管扩张、肢端肿胀和口咽、会阴溃疡以除外硬皮病和白塞综合征等，检查有无周围血管脉搏减弱或消失，有无血管杂音和动脉硬化表现。

（三）辅助检查

下列特殊检查有助于诊断。

（1）冷激发试验：将患部浸于4℃左右冷水中1 min，诱发症状发生。

（2）阻塞性手指低温激发性试验：由 Nielsen 和 Lassen 描述，是目前雷诺综合征最敏感、特异的试验方法。方法是患者置于21℃的室温状态下，将一用于冷却的、有双入口的袖带置于远端指骨（常见右手食指），测量手指收缩压作为基线血压，冷水灌注试验指5 min 后，测手指血压，计算冷却后手指收缩压占基线血压的百分比，以正常做对照进行比较。血压降低20% 以上者可诊断雷诺综合征。该方法敏感性可达100%，特异性达80%，准确性达97%。

（3）皮肤紫外线照射试验：皮肤对紫外线照射的红斑反应减弱。

（4）X 线检查：可见末节指骨脱钙。

（5）手指体积描记波幅分析和手指动脉压测定：为一无损伤的检查方法，可准确地评价手指血流状态。

（6）动脉造影检查：方法是先在正常情况下经股动脉插管至肱中动脉，加压注入对比剂，手部连续摄片，无症状者，仅显示轻的或无血管痉挛；而绝大多数雷诺综合征的患者，显示血管痉挛明显加重。动脉造影是一种有损伤的检查方法，因此，不列为常规检查，目前只在怀疑存在上肢大动脉闭塞性疾病时才考虑使用。

三、诊断

雷诺综合征的诊断主要依靠病史确定，因此，对所有患者均应仔细询问病史，注意症状发作时的特点，尤其应注意发作时皮色改变的性质、范围和持续时间，询问有无心绞痛、心肌梗死、一过性脑缺血发作史等，其次是患者有无关节酸痛、吞咽困难、口腔干燥、肌痛、低热、皮疹等其他提示存在结缔组织疾病的临床表现；还有患者有无其他部位动脉硬化闭塞的病变，如冠心病、脑梗死、短暂性脑缺血发作及其他大动脉的闭塞性病变。

四、治疗

（一）一般治疗

对于症状轻微的雷诺综合征患者，应避免寒冷刺激，保持手温。避免情绪激动和创伤。由于香烟中的烟碱成分致血管痉挛收缩，有吸烟习惯者，应戒烟。有明显职业原因患者，应调换工作或职业。经上述措施，约 10% 患者可自行缓解。

对精神过分紧张和伴失眠患者，可给谷维素、溴剂或安定、氯氮等调整中枢神经或精神。

（二）药物治疗

对于雷诺综合征患者除针对原发性疾病的治疗外，为缓解血管痉挛性发作常需采用药物治疗。

1. 肾上腺素能神经阻断药

（1）利舍平：为交感神经递质耗竭药物，对轻度雷诺综合征患者适用。利舍平 0.25 mg，3 次 /d，可缓解临床症状。

（2）胍乙啶：本品同利舍平一样，可影响肾上腺素能神经递质的摄取、存储和释放，从而阻断交感神经末梢冲动的传导，使周围血管扩张。但易导致直立性低血压，应用受到限制。剂量为 10 ~ 20 mg，1 ~ 2 次 /d。

（3）甲基多巴：其代谢产物为假性递质，干扰交感神经递质的功能，使交感神经功能降低。一般剂量为 1 ~ 2 g，分两次口服，可增加手指（趾）的血流量，改善肢端温度，减少发作次数。主要不良反应是直立性低血压。

（4）哌唑嗪：哌唑嗪可阻断交感神经节后 α - 受体，抑制血管收缩，不影响节前 α - 受体，是目前治疗雷诺综合征不良反应小的有效药物，给药 1 周内发作次数可减少 50%。剂量为 1 mg，2 ~ 3 次 /d。常见不良反应有直立性低血压和晕厥，为避免不良反应，建议首次用药和逐渐加量时应在睡前给药。

需要指出的是上述各类肾上腺素能神经阻滞剂均有不同程度的直立性低血压和（或）心动过速的不良反应，因此，最好是在睡前服药，或者多种药物低剂组合服用。

2. 钙离子通道阻断剂

钙离子通道阻断剂可松弛血管平滑肌和减轻动脉血管痉挛，在血管扩张的同时有周围血管阻力降低和血流增加作用，目前已经相当程度上替代了肾上腺素能神经阻滞剂的应用。最常用的是硝苯地平（心痛定）10 mg，3 次 /d。但有导致面部潮红、头痛及消化道不适的不良反应，对此可改用缓释剂型，一天只需服用一次，不良反应小。

3. 改善微循环的药物

（1）前列腺素 E（PGE）及前列环素（PGI$_2$）：可显著扩张末梢血管，同时抑制血小板的聚集，因此，可以明显改善雷诺综合征者的末梢循环，缓解症状。此药短期效果相当明显，但长期疗效不确切，且价格较为昂贵。

（2）潘通：为己酮可可碱类药物，可改善微循环中红细胞的变形能力，由于存在直立性低血压及过敏症状，因此，推荐首剂 100 mg 加入 250 mL 5% 葡萄糖注射液中静脉滴注，若无不良反应，第二天起每天 300 mg 加入 500 mL 5% 葡萄糖液中静脉滴注，维持 10 d。

4. 肾上腺素能 β–受体兴奋剂

肾上腺素能 β–受体兴奋剂主要为 β$_2$ 受体选择性兴奋剂，可一定程度上松弛血管平滑肌，所用药物有间羟异丙肾上腺素及间羟叔丁肾上腺素。

5. 局部用药

局部用药包括 2% 硝酸甘油软膏局部涂擦，每次 20 min，每天 4 ~ 6 次，具有扩张外周血管，解除血管痉挛作用，能改善指趾温度和血流，唯其作用短暂，需经常应用。

6. 其他药物

（1）罂粟碱：可显著扩张末梢血管，改善皮温微循环，口服 30 mg，3 次 /d，也可以局部动脉内注射，每次 30 mg，效果相当明显，但使用不够方便。

（2）血管紧张素转换酶抑制（ACEI）：如卡托普利（开搏通），口服 12.5 mg，3 次 /d。可改善末梢循环。

（3）降钙素基因相关肽（CGRP）：是一种神经递质，它在末梢神经中的分布尤其丰富，对于调节体内各器官的血流量有重要作用。Bunker 等采用 CGRP 静脉滴注治疗继发于结缔组织病的雷诺综合征患者，结果表明患者指端血流量及皮温有明显改善。

（三）血浆置换治疗

由于一部分雷诺综合征的患者存在着血液黏度的变化及血小板功能的改变，因此，有人应用血浆置换进行治疗，其作用机制首先是降低血液的纤维蛋白水平，此外它也有助于溶解纤维蛋白沉积，清除有害的循环免疫复合物。一般每周置换 2 ~ 2.5 L 血浆，共 4 ~ 6 周。当然需要指出的是血浆置换疗法主要适用于存在血液黏度指标异常的症状严重的雷诺综合征患者，而对于大部分患者，作用并不明显。因此，血浆置换治疗对大部分患者并不适用。

（四）手术疗法

大多数患者（80% ~ 90%）经内科治疗可使症状好转或停止发展。因此，只有在内科治疗无效，或者存在指、趾动脉闭塞时才考虑使用外科治疗。

1. 交感神经节切除术

上胸交感神经切除术和腰交感神经切除术，分别用于治疗上肢和下肢的动脉缺血性疾病。由 Atkins 于 1949 年首先提出经胸腔途径切除胸交感神经节，但对患者的正常生理影响较大。后 1971 年 Roas 提出经腋窝胸膜外途径切除胸交感神经节，此法出血较少，显露好，创伤较小，但是需要去除第 1 肋骨，而且，在肺上叶有病变或局部存在瘢痕粘连时，解剖较困难。为此 Telford 又提出经锁骨上途径手术，损伤较小，但显露较困难，且易引起气胸。胸交感神经干位于脊柱两侧，相应的肋骨之前，其中第 1 胸交感神经节参与星状神经节组成，手术中需切除第 2、3、4 胸交感神经节，而不应切除第 1 胸交感神经节，否则可能引起同侧 Horner 征、鼻塞和头皮脱屑等并发症。需要指出的是术后早期患者症状可能缓解，肢体末端变暖，但远期疗效欠佳，2～5 年复发率较高，究其原因主要有下列几方面：①交感神经变异或者星状神经节内本身含有支配上肢血管的神经支导致切除不完全；②术后交感神经再生或者存在对侧交叉过来的交感神经；③交感神经切除后血管对肾上腺素及去甲肾上腺素产生高敏反应；④伴发有其他疾病，尤其是动脉闭塞性疾病。鉴于该手术较大，患者较难接受，因此，近年来已较少采用。

2. 尺、桡动脉或指、趾动脉交感神经末梢切除术

早期较多采用腕关节处尺、桡动脉外膜及交感神经末梢切除，短期效果较好，皮温可明显升高，但一部分远期易复发。近年来开展手术剥除末梢指、趾动脉的外膜及交感神经末梢，切断旁路支配，复发率有明显下降。

3. 指、掌动脉显吻合

有学者报道采用指、掌动脉的吻合取得一定疗效，但大多数雷诺综合征患者末梢动脉广泛受累限制了这一术式的应用。

原发性雷诺综合征进展缓慢，由于内科疗法可使 80%～90% 的患者症状缓解或停止进展，因此，轻度和非进行性患者不必考虑手术治疗。继发性雷诺综合征患者因继发疾病而异，交感神经切除术的长期效果并不理想，往往在术后 2～5 年疾病复发。为了控制症状发作，对指尖已有疼痛的表浅溃疡可施行交感神经切断术，一般可使疼痛缓解、病灶愈合。利用显微外科技术做指动脉交感神经切除术或者吻合术，具有保留交感神经主干的功能和手术创伤小的优点，是近年来应用于临床的新术式，适当选择病例可以试行。

（庄佩佩）

第四节　血栓闭塞性脉管炎

一、概述

血栓闭塞性脉管炎（TAO）是一种以肢体中、小动脉为主的炎症性闭塞性疾病，偶尔静脉也可受到侵犯。病变主要累及四肢远端的中、小动静脉，病理上主要表现为特征性的炎症细胞浸润性血栓，而较少有血管壁的受累。研究表明吸烟与 TAO 之间密切相关，患者中有吸烟史者（包括主动和被动吸烟）可高达 80%～95%。可能的机制有：烟碱能使血管收缩；对烟草内某些成分的变态反应导致小血管炎性、闭塞性变化；纯化的烟草糖蛋白可影响血管壁的反应性。其他可能参与血栓闭塞性脉管炎起病的因素还包括遗传易感性、寒

冷刺激、性激素（由于本病多见于青壮年男性）、高凝倾向、内皮细胞功能受损及免疫状态紊乱。血栓闭塞性脉管炎的发病虽为全球性分布，但亚洲地区的发病率明显高于欧美，我国各地均有发病，但以北方地区为主，可能与气候寒冷有关。

二、临床表现

（一）病史和查体

血栓闭塞性脉管炎多见于男性吸烟者，一般在 40 ～ 45 岁以前起病，按照病程的进展及病情的轻重，临床上可分为三期。

第一期：局部缺血期，主要表现为患肢的苍白、发凉、酸胀乏力和感觉异常（包括麻木、刺痛、烧灼感等），然后可出现间歇性跛行（简称间跛），即当患者行走一段路程（间跛距离）后，由于局部组织的缺血缺氧，酸性代谢产物的大量积聚，引起局部肌肉组织剧烈的胀痛或抽痛，无法继续行走。休息片刻后，随着酸性代谢产物的排空，疼痛症状即可缓解，但再度行走后又可复发，而且随着病情的进展，间跛距离会逐渐缩短，休息时间延长。间歇性跛行是动脉供血不足的一种表现，但与动脉硬化导致肢体缺血不同的是，血栓闭塞性脉管炎的间跛往往起始于足背或足弓部。随着病情的进展，才会出现小腿腓肠肌的疼痛，体检则主要表现为患肢远端的动脉搏动减弱。此外，此期还可能表现为反复发作的游走性血栓性静脉炎，表现为浅表静脉的发红、呈条索状，并有压痛，需对此引起重视。

第二期：营养障碍期，此期主要表现为随着间跛距离的日益缩短，患者最终在静息状态下出现持续的患肢疼痛，尤以夜间疼痛剧烈而无法入睡。同时，患肢皮温明显下降，出现苍白、潮红或发绀，并伴有营养障碍，可表现为皮肤干燥、脱屑、脱毛、指（趾）甲增厚变形及肌肉的萎缩、松弛，体检提示患肢的动脉搏动消失，但尚未出现肢端溃疡或坏疽，交感神经阻滞后也会出现一定程度的皮温升高。

第三期：组织坏死期，为病情晚期，出现患肢肢端的发黑、干瘪、溃疡或坏疽，多为干性坏疽，先在一两个指（趾）的末端出现，然后逐渐波及整个指（趾），甚至周边的指（趾），最终与周围组织形成明显界线，坏疽的肢端可自行脱落。此时患者静息痛明显，整夜无法入睡，消耗症状明显，若同时并发感染，可转为湿性坏疽，严重者出现全身中毒症状而危及生命。

值得一提的是血栓闭塞性脉管炎往往会先后或同时累及两个或两个以上肢体，可能症状出现不同步，但在诊治时应引起注意。

（二）辅助检查

1. 常规检查

（1）临床上主要是行常规的血、尿及肝肾功能检查了解患者全身情况，测定血脂、血糖及凝血指标，明确有无高凝倾向和其他危险因素。此外，还可行风湿免疫系统检查，排除其他风湿系疾病可能，如 RF、CRP、抗核抗体、补体、免疫球蛋白等。

（2）无损伤血管检查：即通过电阻抗血流描记，了解患肢血流的通畅情况，通过测定上肢和下肢各个节段的血压，计算踝肱指数（ABI）评估患肢的缺血程度及血管闭塞的平面，正常 ABI 应大于或等于 1，若 ABI 小于 0.8 提示有缺血存在，若两个节段的 ABI 值下降 0.2 以上，则提示该段血管有狭窄或闭塞存在。此外，本检查还可以作为随访疗效的一个客观指标。

（3）多普勒超声检查可以直观地显示患肢血管，尤其是肢体远端动、静脉的病变范围及程度。结合彩色多普勒血流描记，还可测算血管的直径和流速，对选择治疗方案有一定的指导意义。

2. 其他检查

（1）CT 血管造影（CTA）：目前临床较常用多排螺旋 CT 血管成像，作为一种新型非损伤性血管成像技术，正在临床广泛地应用。其可以准确地检测下肢动脉节段性狭窄和闭塞，但对末梢细小的血管显示效果较差。

（2）磁共振血管造影（MRA）：这是近年来新发展起来的一种无损伤血管成像技术，在磁共振扫描的基础上，利用血管内的流空现象进行图像整合，从而整体上显示患肢动、静脉的病变节段及狭窄程度，其显像效果一定程度上可以替代血管造影（尤其是下肢股腘段的动脉）。但是 MRA 对四肢末梢血管的显像效果不佳，这一点限制了 MRA 在血栓闭塞性脉管炎患者中的应用。

（3）数字减影血管造影（DSA）：目前为止，血管造影（主要是动脉造影）依旧是判断血栓闭塞性脉管炎血管病变情况的"黄金标准"，虽然 DSA 为有创检查，而且无损伤的检查手段也越来越多，但是在必要的情况下，仍需通过造影来评估血管的闭塞情况，指导治疗方案。在 DSA 上，血栓闭塞性脉管炎主要表现为肢体远端动脉的节段性受累，即股、腘动脉以远的中、小动脉，但有时也可同时伴有近端动脉的节段性病变，但单纯的高位血栓闭塞性脉管炎较为罕见。病变的血管一般呈狭窄或闭塞，而受累血管之间的血管壁完全正常，光滑平整，这与动脉硬化闭塞症的动脉扭曲、钙化及虫蚀样变不同，可以资鉴别。此外，DSA 检查还可显示闭塞血管周围有丰富的侧支循环建立，同时也能排除有无动脉栓塞的存在。

三、诊断

（1）绝大多数发病于 20 ～ 45 岁。

（2）绝大多数男性吸烟者，在我国女性患者 < 5%。

（3）有游走性浅静脉炎的病史和体征。

（4）主要侵犯肢体中小动脉。

（5）动脉造影显示多呈节段性闭塞，两段间基本正常，侧支动脉形态似树根样。

（6）除外动脉硬化闭塞症（ASO）等动脉闭塞性疾病。

（7）如获血管标本，可看到 TAO 特有的病理变化。

根据血栓闭塞性脉管炎的病史特点，在诊断中应与下列疾病进行鉴别。

（1）动脉硬化闭塞症：本病多见于 50 岁以上的老年人，往往同时伴有高血压、高血脂及其他动脉硬化性心脑血管病史（冠心病、脑梗死等），病变主要累及大、中动脉，如腹主动脉、髂动脉、股动脉等，X 线检查可见动脉壁的不规则钙化，血管造影显示有动脉狭窄、闭塞，伴扭曲、成角或虫蚀样改变。

（2）急性动脉栓塞：起病突然，既往常有风湿性心脏病伴房颤史，在短期内可以出现远端肢体苍白、疼痛、无脉、麻木、麻痹。血管造影可显示动脉连续性中断，而未受累的动脉则光滑、平整，同时，心脏超声还可以明确近端栓子的来源。

（3）大动脉炎：发病年龄在 10 ~ 29 岁者占 70%，女性患者占 65% ~ 70%，活动期有风湿样全身症状，病变主要在主动脉及其分支动脉上，上肢血压低和无脉是最常见的体征。

（4）雷诺现象：此征发生于青年女性，初期多有典型的雷诺现象，双手比双足多见，而且严重。晚期者会出现指尖处片状坏疽或营养特点状瘢痕、桡和足背动脉搏动正常。

四、治疗

（一）一般治疗

1. 戒烟

研究表明即使每天抽烟仅 1 ~ 2 支就足以使血栓闭塞性脉管炎的病变继续发展，使得病情恶化。

2. 保暖

由于血栓闭塞性脉管炎易在寒冷的条件下发病，因此，患肢应当注意保暖，防止受寒，但也不能热敷，因会加重缺氧。

3. 加强运动锻炼

包括缓步走和 Buerger 运动。

（二）药物治疗

药物治疗主要适用于早、中期患者，包括以下几类。

1. 血管扩张剂

（1）血管 α - 受体阻断剂：妥拉唑啉，可口服，推荐剂量 25 ~ 50 mg，3 次 /d，也可 25 ~ 50 mg，肌内注射，2 次 /d。

（2）钙离子阻滞剂：尼卡地平、佩尔地平，一般剂量为 5 ～ 10 mg，3 次 /d。

（3）盐酸罂粟碱：本药可显著解除血管痉挛，且起效较快，一般口服或动脉内注射，一次 30 mg，3 次 /d。

2. 抗凝剂

理论上抗凝剂对血栓闭塞性脉管炎并无效，但有报道可减慢病情恶化，为建立足够的侧支循环创造时间，这可能与预防在脉管炎基础上继发血栓形成有关。目前使用的抗凝剂为肝素及华法林。但抗凝治疗一般在临床很少应用。

3. 血小板抗聚剂

可防止血小板聚集，预防继发血栓形成。常用药物如肠溶阿司匹林，一般剂量为 25 ～ 50 mg，1 ～ 2 次 /d，本药虽为肠溶片，但有时患者的胃肠道不良反应仍较明显；双嘧达莫，3 次 /d，一次 2 片；西洛他唑 50 mg，2 次 /d；或用噻氯匹定 250 mg，1 片 /d。

4. 改善微循环的药物

改善微循环的药物主要有下列两类。

（1）潘通：为己酮可可碱类药物，可加强红细胞变形能力，促进毛细血管内的气体交换，改善组织氧供。由于存在直立性低血压及过敏症状，因此推荐首剂 100 mg 加入 250 mL 5% 葡萄糖注射液中静脉滴注，若无不良反应，第二天起 300 mg 加入 500 mL 5% 葡萄糖中静脉滴注，维持 10 d。

（2）前列腺素 E_1（PGE）：此类药物可抑制血小板聚集，并扩张局部微血管，静脉用药可明显缓解疼痛，并促进溃疡愈合，目前在临床上使用较为广泛。而通过脂质球包裹 PGE，可沉积在病变血管局部，持续释放。推荐剂量 20 μg 加入 20 mL 生理盐水中，静脉推注，1 次 /d，10 ～ 14 d 为一个疗程，每 3 ～ 6 个月可以重复一个疗程。此药短期效果相当明显，但长期疗效不确切，且价格较为昂贵。

5. 止痛剂

为对症处理，缓解静息痛。口服用药有非甾体类的抗感染镇痛药，如吲哚美辛（吲哚美辛）、双氯芬酸（扶他林）、布洛芬（芬必得），作用较为温和的索米痛片、曲马朵缓释片（100 mg 一片，每晚服用一片）以及新型的麻醉类止痛药美施康定（硫酸吗啡控释片）。其剂量有 10 mg 和 30 mg 两类，一般每晚睡前服用一片。

6. 激素

一般不宜使用，仅在病变进展期（如血沉较快），在短期内可予使用。常用药物有泼尼松 10 mg 口服，3 次 /d，或者地塞米松 0.75 mg 口服，3 次 /d。

（三）高压氧治疗

高压氧治疗可以提高血氧分压，增加血氧张力及血氧弥散程度，从而达到改善组织缺氧的目的。具体的方法为：待患者进入高压氧舱后，在 20 min 左右将舱内压力提高到

2.5 ～ 3 个大气压，给患者分别呼吸氧浓度为 80% 的氧气 30 min 和舱内空气 30 min，反复 2 次，然后再经过 20 ～ 30 min 将舱内压力降至正常。如此 1 次 /d，10 d 为一个疗程，休息数天后可开始第二个疗程，一般可持续 2 ～ 3 个疗程。经过如此治疗后一般患者的症状均有不同程度的缓解，皮温升高，溃疡缩小，有一定的近期疗效。

（四）手术治疗

目前血栓闭塞性脉管炎的手术方法较多，但由于病变多累及中小动脉，因此手术效果欠理想。手术术式主要有下列几种。

1. 腰交感神经节切除术

腰交感神经节切除术至今已有 70 年历史，主要适用于Ⅰ、Ⅱ期患者，尤其是神经阻滞试验阳性者，同时也可以作为动脉重建性手术的辅助术式。由于血栓闭塞性脉管炎大多累及小腿以下动脉，因此手术时主要切除患肢同侧 2、3、4 腰交感神经节及神经链，近期内可解除血管痉挛，缓解疼痛，促进侧支形成，但远期疗效不确切，而且对间歇性跛行也无显著改善作用。手术入路有前方径路和后外侧径路两种，以前者术野显露较好，使用较多。术中下列几点请予以注意：①应正确辨认腰交感神经节，与其他类似组织相鉴别，其中生殖股神经为白色，但无结，为此术中应将切除的腰交感神经节即刻送检病理证实；②腰静脉与腰交感神经节关系密切，右侧腰静脉在右交感干前跨过，左侧腰静脉则位于腰交感干，在腰交感神经节切除术左侧手术时，距腹主动脉外后侧方切开腰大肌内缘及脊柱旁筋膜，在腰大肌内侧沟缘脂肪组织中，显露呈结节状黄白色腰交感干后方，术中应避免损伤腰静脉，一旦出血，予以缝扎；③对男性患者，手术时尤其要注意应避免切除双侧第 1 腰交感神经节，以免术后并发射精功能障碍。

同理，对于上肢血栓闭塞性脉管炎可考虑采取胸交感神经节切除。

2. 动脉旁路术

动脉旁路术主要适用于动脉节段性闭塞，远端存在流出道者，但由于血栓闭塞性脉管炎者多为中、小动脉病变，因此符合这项适应证的患者较少。可采用自体大隐静脉倒置移植或原位大隐静脉移植，也可利用人造血管做旁路。

3. 动脉血栓内膜剥除术

动脉血栓内膜剥除术也主要适用于股 - 腘动脉节段性闭塞，远端流出道血管条件尚佳的病例，因此适合本术式的患者不多。术中在剥除血栓内膜后，可在局部血管壁上加缝一人工血管补片，扩大动脉腔，减少术后再狭窄及闭塞的发生。

4. 动静脉转流术

由于许多血栓闭塞性脉管炎患者患肢末梢动脉闭塞，缺乏流出道，因此，很多学者均考虑通过动脉血向静脉逆灌来改善血栓闭塞性脉管炎的缺血症状。首先是由 Johansen 通过动物实验证实采用分期动静脉转流术可有效地改善缺血下肢的动脉血供，其首次手术是在动脉和静脉之间端－侧吻合－移植物来建立下肢的动静脉瘘，通过动脉血冲入静脉，一部分向心回流，另一部分向远端持续冲击，最终造成远端静脉瓣膜单向阀门关闭功能丧失，而后行第二次手术结扎近端静脉，使所有动脉血均向静脉远端逆行灌注。

目前的临床实践表明，动静脉转流术可改善血栓闭塞性脉管炎患者的静息痛，但术后肢体肿胀明显，有湿性坏疽可能（尤其是同时合并糖尿病者），因此并不降低截肢率，而且对于术后动脉血逆行灌注的微循环改变也有待进一步探讨。

5. 大网膜移植术

大网膜移植术主要适用于动脉流出道不良，不宜行动脉搭桥及三期的血栓闭塞性脉管炎的病例，可缓解疼痛，有利于溃疡愈合。主要是将大网膜剪裁成长条形，同时保留其原有血管蒂供应，然后从腹腔游离到患肢的深筋膜下固定，通过大网膜本身丰富的血管网对缺血的下肢提供侧支血流。此后又有学者直接取游离的大网膜与下肢动静脉吻合，然后与深筋膜固定来改善下肢供血。这两种方法经临床应用证明均有一定疗效，部分患者溃疡愈合，疼痛缓解。而且进一步实验研究表明 24 h 内大网膜即可与缺血组织产生粘连，造影证明大网膜动脉的血流能灌注下肢组织后并经深静脉回流。但本术式创伤大，操作较复杂，而且大网膜个体差异很大，因此，远期效果待随访，且目前临床应用较少。

6. 截肢术

对于晚期患者，溃疡无法愈合，坏疽无法控制，或并发感染时，可予以截肢或截指（趾）。

截肢术主要应用于坏疽或感染扩散到足跟甚至踝关节以上者，截肢平面应尽量考虑行膝下截肢，以便今后可安装假肢。术中不宜使用止血带，截肢残端的皮瓣及肌肉应适当保留得长一些，避免缝合时张力过大，影响愈合，术后切口需注意引流，如果肢体残端血供仍然较差，愈合不良，必要时可提升截肢平面。

截指（趾）术一般不宜采用局部浸润麻醉，以免感染扩散，术中应注意将坏死组织完全剪除，术后一般将碘仿纱条填塞创面，敞开换药。此外，还可以局部使用表皮或纤维细胞生长因子（如贝复济），以利肉芽生长。

7. 血管内皮生长因子（VEGF）基因治疗

由于血栓闭塞性脉管炎主要累及肢体远端的中、小动脉，因此，很多情况下动脉流出道不佳，无法施行动脉架桥手术，而促进侧支血管再生则成为一项重要的治疗措施。由此，随着分子生物学的发展，基因治疗性血管生成为血栓闭塞性脉管炎患者带来一种全新的治疗手段。

血管内皮生长因子（VEGF）可以特异性地与血管内皮细胞表面的 VEGF 受体结合，从而促进内皮细胞分裂，影成新生血管。在动物实验方面最早是由 Reissner 于 1993 年将覆有 phVEGF165 的气囊导管插至实验兔的股动脉，通过血管成形术将气囊与动脉壁紧密接触而完成基因转移，后 RT-PCR 证实在局部组织有 VEGF 的表达，血管造影及肌肉活检也提示有新的侧支形成。当然 VEGF 本身也存在着一定的不良反应，其中主要一点是它可以促进肿瘤生成并加速转移。此外，VEGF 也有可能加重由于糖尿病引起的视力恶化，因此目前 VEGF 的基因治疗尚属试验阶段，远期疗效有待进一步研究。

对于血栓闭塞性脉管炎主要是介入插管至病变部位溶栓，常用溶栓药物为尿激酶，一次推荐用量为 25 万 U，也可保留导管在动脉内持续给药。但由于血栓闭塞性脉管炎远端血管多为闭塞，而且血栓以炎性为主，因此疗效尚不确切。此外，对于节段性狭窄病变，如果导引钢丝可以通过，也可考虑予以血管成形并释放支架。

血栓闭塞性脉管炎虽然常在肢端造成严重的损害，甚至截肢而致残，但是本症并不侵袭冠状动脉、脑动脉和内脏动脉。因此本症对患者的寿命并无显著影响。综合国内外文献报道，患者的 5 年生存率和 10 年生存率分别为 97% 和 94%。

（庄佩佩）

第五节　下肢动脉硬化性闭塞症

一、概述

动脉硬化性闭塞症（ASO）是因为动脉壁硬化内膜增厚导致动脉狭窄甚至闭塞的一组缺血性疾病，基本发生在下肢。主要临床表现为患肢发冷、麻木、疼痛、间歇性跛行、动脉搏动消失、肢体组织营养障碍、趾或足发生溃疡或坏疽。

（一）病因

动脉硬化的病因尚不清楚。流行病学研究显示动脉硬化的三大高危因素是高血压、高胆固醇和吸烟，与 ASO 的发生和发展有一定关系。

（二）病理

动脉硬化性病变先起于动脉内膜，再延伸至中层，一般不累及外膜。发病机制虽然不清楚，但可能与动脉内膜损伤有一定关系。内膜损伤后暴露深层胶原组织，形成由血小板和纤维蛋白组成的血栓；或者内膜通透性增加，低密度脂蛋白和胆固醇积聚在内膜下，进而局部形成血栓并纤维化、钙化成硬化斑块。脂质不断沉积，斑块下出血凝固，病变处管壁逐渐增厚，管腔狭窄，最终闭塞。斑块表面如果形成溃疡，碎屑脱落常栓塞远端细小的分支动脉，造成末梢动脉床减少，指端缺血、坏死。

虽然，动脉硬化是一种全身性疾病，但分布不均匀，动脉分叉部最易受累。斑块常在大动脉分叉处，在管壁后方和分叉锐角处最多见。腹主动脉分叉、髂动脉分叉、股动脉分叉及腘动脉分叉均是病变集中的部位。位于收肌管内的股浅动脉也是病变多见的部位，硬化斑块常位于动脉后壁。

动脉狭窄或闭塞后，侧支循环的建立程度直接影响远端肢体的血液灌流。当动脉主干发生狭窄或闭塞时，病变近、远端间压力差加大，促使侧支血管内血液流速加快，侧支血管开放，血管床增大，流经侧支循环的血流不断增加，最终可使病变段两端压力差减小。肢体运动诱发组织缺氧，酸性代谢产物增多，促进侧支血管的进一步扩张，有利于侧支循环的建立。但随病变发展，狭窄或闭塞段不断延伸，将破坏侧支循环。肢体组织慢性缺血以后皮肤萎缩变薄，皮下脂肪消失，由纤维结缔组织所替代，骨质疏松，肌肉萎缩，出现缺血性神经炎。当组织缺血严重到组织不能获得维持活力所必需的氧含量时，就会发生坏疽。肢体坏疽往往先从末端开始，可以局限在趾处，也可以扩展到足部或小腿，很少超过膝关节。ASO患者一旦出现静息痛，据Walker观察，5年生存率为31%，10年生存率仅13.7%，死亡原因最多为心肌梗死，本病常与高血压、冠心病、脑梗死、糖尿病等并存。

二、临床表现

本病发病年龄大多在50～70岁，是一种中年以后发病的老年性疾病。男性患者比女性多见，女性患者仅占20%左右。本病病程分为4个临床时期。

（一）轻微症状期

发病早期，多数患者无症状，或仅有轻微症状，例如患肢怕冷、行走易疲劳等。体格检查可扪及下肢动脉搏动，此时让患者行走一段距离再检查，常能发现下肢动脉搏动减弱甚至消失。

（二）间歇性跛行期

间歇性跛行期是ASO的常见临床表现。随着下肢动脉狭窄程度及阻塞范围不断增大，病变动脉只能满足下肢肌肉组织静息状态下的供血。步行后病变动脉无法满足肌肉更多的血液灌注需求，代谢产物使小腿酸痛。患者被迫停下休息一段时间后再继续行走。酸痛部位随动脉阻塞部位不同而不同，髂总动脉阻塞以臀部肌肉酸痛为主，髂外动脉阻塞以大腿肌为主，股动脉阻塞则以小腿肌酸痛为主。病变发展使间跛距离越来越短，休息时间则越来越长。

（三）静息痛期

当病变动脉不能满足下肢静息状态下血供时即出现静息痛。疼痛部位多在患肢前半足或趾端，夜间及平卧时容易发生。疼痛时患者喜屈膝，常整夜抱膝而坐，部分患者因长期屈膝，导致膝关节僵硬。此期患肢常有营养性改变，表现为皮肤呈蜡纸样，指甲生长缓慢且变形增厚，患足潮红但上抬时又呈苍白色，小腿肌萎缩。静息痛是患肢趋于坏疽的前兆。

（四）溃疡和坏死期

当患者皮肤血液灌注连最基本的新陈代谢都无法满足、连轻微的损伤也无法修复时出现肢端坏疽。坏疽不断增大，导致肢体坏疽。合并感染将加速组织坏死。

三、诊断

根据典型发病年龄、症状和病史，体格检查发现动脉搏动减弱或消失，听诊有时闻及动脉收缩期杂音等，多伴高血压、高血脂或糖尿病，应考虑本病，并做以下检查或试验。

（1）Buerger 试验：检查结果只能说明肢体有无缺血，诊断 ASO 要结合病史。

（2）踝 / 肱指数测定和节段性测压：通过多普勒技术测定踝部和上肢肱动脉的压力，踝 / 肱指数（ABI）参考值 $\geqslant 1$。ABI 低于 $0.6 \sim 0.8$ 时患者出现间歇性跛行；ABI $\leqslant 0.4$ 时，说明下肢有明显缺血，患者可能出现静息痛。

（3）彩色多普勒超声：能显示血管形态、内膜斑块位置和厚度，分辨动、静脉，显示血流流速、方向和阻力等。可在术前、术后重复使用。目前是下肢 ASO 重要的筛选性检查。

（4）MRA：尤其对大血管病变有较高应用价值，狭窄远侧动脉分支因湍流和流速降低可致 MR 信号丧失，需配合其他检查方法来确定。

（5）DSA：可显示动脉粥样硬化狭窄和闭塞性病变的部位、范围和程度，侧支循环的建立，动脉流入道和流出道情况等，有助于手术适应证的确立和手术方式的选择。

鉴别诊断：

（1）ATO：多见于中青年男性，90% 以上患者有吸烟史。主要累及四肢中、小动脉，上肢动脉受累远较 ASO 多见。30% 患者发病早期小腿部位反复发生游走性血栓性浅静脉炎。指端发生坏疽的概率远较 ASO 高得多。

（2）多发性大动脉炎：多见于青少年女性，虽然下肢缺血，但很少发生静息痛、溃疡和坏疽。

（3）动脉栓塞：一般有心房颤动史，突发下肢剧烈疼痛、皮肤苍白、动脉搏动消失，迅速出现肢体运动神经麻痹、感觉迟钝和坏疽。根据发病前无间歇性跛行史，发病急骤，较易与 ASO 相鉴别。

（4）神经源性跛行：椎间盘脱出、坐骨神经痛等的症状与 ASO 早、中期相似，但下肢动脉搏动正常。

（5）髋关节炎或膝关节炎：患者行走时腿部常感疼痛，但休息时症状不一定缓解，下肢动脉搏动正常。

四、治疗

（一）戒烟

戒烟也是 ASO 首要治疗措施。间歇性跛行患者戒烟与不戒烟相比，ABI 和间跛距离都有明显改善。动脉旁路手术患者吸烟与否也影响旁路血管的长期通畅率。

（二）步行锻炼

PTA 或行旁路手术患者步行锻炼也有利于维持血管长期通畅。

（三）患肢保护

即使很小的创伤，也可能诱发下肢缺血、坏疽。患者应认真做好足部护理，剪甲或修剪老茧时不损伤皮肤，选择较宽松的鞋子。尽量不用局部取暖设备。医师处理足部溃疡时应该检查患者足背动脉，不能盲目清创。

（四）药物治疗

主要针对早、中期 ASO 患者，或者无法耐受手术的患者。经常应用的有降血脂药物、降血压药物、血管扩张药物、降低血黏度药物和中药制剂，但目前尚无一种药物能治疗动脉硬化本身。

（五）手术治疗

手术重建血供是挽救濒危肢体有效的手段。严重影响生活质量的间歇性跛行、静息痛、下肢溃疡和坏疽，影像学检查显示有手术治疗可能者，必须考虑手术。动脉旁路转流术为首选。

1. 动脉旁路转流术

旁路转流术已广泛应用于动脉粥样硬化节段性闭塞的患者。自体大隐静脉多用于重建中、小动脉血流，人造血管多用于重建大、中动脉。按移植血管行径可分为：①解剖内旁路：即转流的血管伴病变的血管而行，在闭塞动脉近、远侧做吻合，以重建肢体动脉血流，如腹主－髂动脉、腹主－股动脉、髂－股动脉、股－腘动脉转流术；②解剖外旁路：即转流血管与原血管行径无关，如腋－股动脉、股对侧股动脉转流术等。

2. 动脉腔内介入治疗

（1）经皮腔内球囊扩张血管成形术（PTA）与血管腔内支架术：PTA 是采用导管技术在 X 线导引监视下将球囊送至动脉狭窄处，加压气囊压迫粥样斑块，使斑块壳受压破裂而扩张管腔。在加压扩张时动脉中层弹力纤维、胶原纤维和平滑肌细胞被过度伸展，而使管腔扩大。病变长度 > 5 cm 者难以 PTA 治疗。PTA 的主要并发症有出血、假性动脉瘤、血栓形成、穿孔等，远期可能再狭窄。为了对抗 PTA 术后血管弹性回缩，各种血管内支架应运而生。一般均在扩张后即放置支架，常用的支架有不锈钢、钽及镍钛合金三种。支架根据释放的形式分为球囊扩张式和自膨胀扩张式两种。

（2）粥样斑块机械性切除术：利用机械装置削、磨或锉去粥样斑块。优点是成功率高、适应证广、内膜损伤小。常见装置有 Simopson 旋切导管、Kensey 碾磨器、Auth 旋切器、带吸引的旋切器（TEC 导管）等。这些技术多与 PTA 及血管腔内支架术成形术结合使用。

（3）血管内超声血管成形术：利用超声波机械振动和空化效应可清除斑块。空化效应是指在声学区内当拉力大于内聚力时微泡快速形成，突然爆裂，在瞬间产生巨大冲力，可冲断高分子化学键，使斑块分散成直径 < 20μm 的碎屑。该技术对血管壁无损伤，并发症少，是一种较安全、可靠的血管成形术。

3. 截肢术

截肢术适用于患肢已大片坏疽者。小腿段动脉闭塞，一般行膝下截肢；股 – 腘段动脉、主 – 髂段动脉闭塞，行膝上截肢，后者截肢平面较前者更高。手术中如发现创面血供较差，则应考虑提高截肢平面。

（六）基因治疗

采用基因移植技术直接向闭塞动脉近端移植具有血管再生的生长因子或基因，以 VEGF 最特异，利用其促使内皮细胞增生而形成大量新生血管的生物学性能，跨越闭塞的动脉段，从而建立丰富的侧支循环，达到"自体旁路血管转流"、改善血运的目的。

（庄佩佩）

第六节　单纯性下肢浅静脉曲张

一、概述

（一）定义

单纯性下肢浅静脉曲张又称原发性下肢静脉曲张，是指下肢深静脉及穿通静脉通畅且瓣膜功能正常情况下，仅限于隐 – 股静脉瓣膜关闭不全，使血液从股总静脉反流入大隐静脉，逐步破坏大隐静脉中各个瓣膜，远端静脉淤滞，继而病变静脉壁扩张、变性、出现不规则膨出和扭曲，包括大隐静脉曲张和小隐静脉曲张。

（二）病因和发病机制

静脉壁软弱、静脉瓣膜缺陷及浅静脉内压力升高，是引起浅静脉曲张的主要原因。静脉壁薄弱和静脉瓣膜缺陷，有明显的遗传倾向。任何增加血柱重力的后天性因素，如长期站立、重体力劳动、妊娠、慢性咳嗽、习惯性便秘等，使瓣膜承受过度的压力，逐渐松弛，不能紧密关闭；循环血量经常超负荷，亦可造成压力升高，静脉扩张，从而形成相对性瓣膜关闭不全。当隐－股或隐－腘静脉连接处的瓣膜遭到破坏而关闭不全后，就可影响远侧和穿通静脉的瓣膜。由于离心愈远的静脉承受的静脉压愈高，因此静脉曲张在小腿部远比大腿部明显。而且病情的远期进展比开始阶段迅速。小腿肌肉泵对下肢静脉回流起着主动的推动作用，肌组织的病理改变和收缩力的软弱，将使泵血功能大为减弱，其结果是静脉腔内血液排空不良和内压升高，肢体酸胀、沉重、乏力，并加重静脉曲张。迂曲的静脉内，血流缓慢，易引起局部的血栓性静脉炎，出现红、肿、热、痛等症状。炎症消退后，静脉壁可与皮肤粘连呈条索状，色素沉着。静脉炎可反复发作。由于静脉高压向皮肤微循环传递，内皮细胞损害、纤维蛋白渗出和沉积、局部组织缺氧，造成营养交换障碍及毒性代谢产物释放，引起皮肤和皮下组织出现色素沉着、脂质硬化等营养性改变。

（三）流行病学

下肢静脉曲张是一种较为常见的静脉疾病，多于年轻时发病，一般以中壮年发病率高。下肢静脉曲张是许多静脉病变所共同的一种临床症状，大部分患者都发生在大隐静脉，少部分患者发生在小隐静脉或两者同时存在，病情一般较轻，手术治疗后可取得满意效果。

（四）并发症

单纯性下肢浅静脉曲张病程进展中可能出现下列并发症。

1. 血栓性浅静脉炎

曲张静脉内血流缓慢，容易引起血栓形成，并伴有感染性静脉炎及曲张静脉周围炎，可用抗生素及局部热敷治疗。炎症消退后，常遗有局部硬结与皮肤粘连。症状消退后，应施行曲张静脉的手术治疗。

2. 溃疡形成

踝上足靴区是承受压力较高的部位，又有恒定的穿通静脉，一旦其瓣膜功能破坏，皮肤发生营养性改变，易在皮肤损伤破溃后引起经久不愈的溃疡，大都并发感染，愈合后常复发。处理方法：创面湿敷，抬高患肢以利回流，较浅的溃疡一般都能愈合，接着应采取手术治疗。较大或较深的溃疡，经上述处理后溃疡缩小，周围炎症消退，创面清洁后也应做手术治疗，同时做清创植皮，可以缩短创面愈合期。SEPS手术可有效治疗静脉性溃疡。

3. 曲张静脉破裂出血

曲张静脉破裂出血大多发生于足靴区及踝部，可以表现为皮下瘀血，或皮肤破溃时外出血，因静脉压力高而出血速度快。抬高患肢和局部加压包扎，一般均能止血，必要时可以缝扎止血，以后再做手术治疗。

二、临床表现

原发性下肢静脉曲张以大隐静脉曲张多见，单独的小隐静脉曲张少见；以左下肢多见，但双下肢可先后发病。主要临床表现为下肢浅静脉扩张、伸长、迂曲。如病程继续进展，当穿通静脉瓣膜破坏后，可出现踝部轻度肿胀和足靴区皮肤营养性变化，包括皮肤萎缩、脱屑、瘙痒、色素沉着、皮肤和皮下组织硬结、湿疹和溃疡形成。

（一）病史

发病初期，患者无明显不适。下肢浅静脉曲张逐渐进行性扩张、隆起、迂曲，以膝下小腿内侧为明显，伴有患肢酸胀、沉重不适，容易疲劳乏力，久站及午后加重，休息后或抬高肢体明显好转。少数伴有小腿肌肉痉挛现象。病程较长者，在小腿，特别是踝部皮肤常出现营养性改变，包括皮肤萎缩、色素沉着、脱屑、湿疹样皮炎、皮下组织硬结和溃疡形成。有时并发血栓性静脉炎和淋巴管炎。浅静脉血栓可发展为深静脉血栓。外伤等原因，可造成急性出血。

（二）查体

通过查体了解浅静脉瓣膜功能、深静脉回流和穿通静脉瓣膜功能情况，便于确定治疗方案。下列传统检查有助于诊断：①大隐静脉瓣膜功能试验（tren delenburg 试验）。患者仰卧，抬高下肢使静脉排空，在大腿根部扎止血带，阻断大隐静脉，然后让患者站立，10 s 内释放止血带，如出现自上而下的静脉逆向充盈，提示瓣膜功能不全。应用同样原理，在腘窝部扎止血带，可以检测小隐静脉瓣膜的功能。如在未放开止血带前，止血带下方的静脉在 30 s 内已充盈，则表明有穿通静脉瓣膜关闭不全。②深静脉通畅试验（perthes 试验）。用止血带阻断大腿浅静脉主干，嘱患者用力踢腿或做下蹲活动连续 10 余次。此时，由于小腿肌泵收缩迫使静脉血液向深静脉回流，使曲张静脉排空。如在活动后浅静脉曲张更为明显，张力增高，甚至有胀痛，则表明深静脉不通畅。③交通静脉瓣膜功能试验（Pratt 试验）。患者仰卧，抬高下肢，在大腿根部扎止血带。然后从足趾向上至腘窝缚缠第一根弹力绷带，再自止血带处向下，缠绕第二根弹力绷带。让患者站立，一边向下解开第一根弹力绷带，一边向下继续缚缠第二根弹力绷带，如果在两根绷带之间的间隙内出现曲张静脉，即意味着该处有功能不全的交通静脉。

（三）辅助检查

（1）常规检查：多普勒超声检查可作为首选。

（2）其他检查：静脉造影检查是金标准，但属于有创检查，且应注意对比剂引起的不良反应。还有容积描记、下肢静脉压测定等方法。这些辅助检查可以更准确地判断病变性质、部位、范围和程度。尤其疑有深静脉血栓后遗症、原发性深静脉瓣膜功能不全的患者更需上述无创检查及静脉造影，以明确深静脉通畅和瓣膜功能情况。

三、诊断

一般根据下肢浅静脉曲张的症状和静脉造影检查可确立诊断。

单纯性下肢浅静脉曲张必须与伴有继发性下肢静脉曲张的疾病相鉴别，才能确立诊断。

1. 原发性下肢深静脉瓣膜功能不全（PDVI）

PDVI 可继发浅静脉曲张，但症状相对严重，做下肢活动静脉测压试验时，站立活动后压力不能降至正常。最常用的方法是多普勒超声检查，最可靠的检查方法是下肢静脉造影，能够观察到深静脉瓣膜关闭不全的特殊征象。

2. 下肢深静脉血栓形成后遗综合征

在深静脉血栓形成的早期，浅静脉扩张属于代偿性表现，伴有肢体明显肿胀。在深静脉血栓形成的再通过程中，由于瓣膜遭破坏，静脉血液逆流及静脉压升高导致浅静脉曲张，并伴有活动后肢体肿胀（合并有淋巴水肿）、静脉性疼痛、皮肤营养障碍性改变比原发性下肢静脉曲张重。如鉴别诊断仍有困难，应做彩色超声多普勒或下肢静脉造影检查。

3. 动静脉瘘

动静脉瘘多为先天性或外伤性。由动–静脉瘘继发的浅静脉曲张，局部曲张显著，有的为怒张；肢体局部可扪及震颤和闻及连续性血管杂音；肢体增粗、皮温增高、易出汗，静脉血的含氧量增高，远端肢体可有发凉缺血表现，浅静脉压力高，抬高肢体静脉不易排空。静脉造影时不规则的末梢迂曲静脉及主干静脉早期显影是诊断依据。在先天性动静脉瘘，患肢常比健肢长且增粗。

4. 静脉畸形骨肥大综合征（KTS）

静脉畸形骨肥大综合征（KTS）为一种少见的先天性血管畸形。KTS 多于出生后或幼儿行走时出现，并随年龄增长而加重，都具有典型的三联征表现：①多发性血管痣（瘤），常见为下肢外侧皮肤有广泛葡萄酒色血管痣或血管瘤变化；②患肢较健侧增粗、增长；③浅静脉曲张，但不一定全部同时出现。部分患者可伴有多趾、巨趾、并趾畸形及淋巴系统异常。Servelle 分析 768 例 KTS 患者的病因后指出患肢主干静脉狭窄或闭塞的原因主要是受到纤维束带、异常肌肉或静脉周围鞘膜组织的压迫所致，认为只有切除松解这些异常组织，才能有效缓解患肢慢性静脉高压状态。

5. 其他

下腔静脉阻塞可引起双下肢肿胀及浅静脉曲张（可有下腹壁、臀部、腰背部甚至下胸壁浅静脉曲张），因此在双侧下肢静脉曲张患者，必须检查上述部位，以免误诊。如疑下腔静脉阻塞，需进一步行 CTV 或静脉造影等检查。

四、治疗

单纯性下肢静脉曲张的治疗，可分为姑息疗法、药物治疗、手术疗法。

（一）姑息疗法

保守治疗只能延缓浅静脉曲张的病变进程，减轻临床症状和体征，而不能根治浅静脉曲张性病变。仅适用于早期轻度静脉曲张、妊娠期妇女、年龄大、不愿手术者及全身情况差难以耐受手术的患者。

1. 一般治疗

一般治疗要求患者避免久站、重体力劳动、强体育运动或训练，休息时抬高患肢，要求超过心脏平面，促进静脉回流，以减轻肢体肿胀、疼痛或沉重感。

2. 穿循序压力袜

在站立或行走时穿循序压力袜压迫浅静脉，借助远侧高而近侧低的压力差，以利回流，使曲张静脉处于萎瘪状态。循序压力袜可增加皮下组织间隙的张力，以对抗毛细血管通透性，达到促进血液回流和防止血液反流，减轻下肢酸胀和水肿，延缓病情进展，但不能达到彻底治疗的目的。但夜晚睡觉时禁用，有诱发肢体肿胀、深静脉血栓形成的危险。无压力袜时可采用弹力绷带；但同时伴有下肢缺血表现时，禁止使用。

3. 梯度压力治疗

当肢体发生肿胀时，用 12 腔间歇梯度压力治疗，对肢体静脉淋巴性水肿疗效较好。

（二）药物治疗

药物治疗仅适用于减轻临床症状及促进溃疡愈合，对瓣膜功能及静脉曲张无作用。药物种类繁多，有降低毛细血管通透性、改善血流动力学、改善微循环等，常用的有迈之灵、爱脉朗、前列腺素 E_1 等。

（三）手术治疗

手术是根本的治疗方法。凡有症状且无禁忌证者（如手术耐受力极差等）都应手术治疗。手术包括大隐或小隐静脉高位结扎及主干与曲张静脉剥脱术。已确定穿通静脉功能不全的，可选择筋膜外、筋膜下或借助内镜做穿通静脉结扎（离断）术。应根据患者情况选择手术方式。

1. 大隐静脉高位结扎剥脱、分段曲张静脉团剥脱术

大隐静脉高位结扎剥脱、分段曲张静脉团剥脱术是传统、经典的手术方法。做高位结扎时，同时将主干的 5 条属支均予以切断和结扎，以防止术后患肢复发浅静脉曲张。

2. 大隐静脉高位结扎剥脱、曲张静脉团剥脱＋穿通支静脉结扎（离断）术

大隐静脉高位结扎剥脱、曲张静脉团剥脱＋穿通支静脉结扎（离断）术是治疗单纯性下肢静脉曲张确切的手术方法。

3. 单纯曲张静脉剥脱术

单纯曲张静脉剥脱术适用于隐－股静脉瓣膜功能正常，大隐静脉无反流者。将保留大腿段大隐静脉，行膝下大隐静脉及曲张静脉团剥脱。有利于大腿段自体大隐静脉资源被利用。约 2/3 以上患者检查均有大隐静脉反流现象，因此目前较多采用大隐静脉高位结扎、曲张静脉团剥脱加穿通支静脉结扎术，可以永久性阻断大隐静脉血液自上而下和穿通静脉自深而浅的反流，从而逆转其病理生理变化，效果确切，复发率低。

4. 手术方法

（1）术前准备：患者站立，用记号笔标记曲张静脉走行及穿通静脉的位置。如条件允许，也可用多普勒超声标记穿通静脉。

（2）麻醉：采用硬膜外麻醉。

（3）手术步骤分以下几项。

1）体位：仰卧位，患肢轻度外旋。消毒范围自脐水平至患肢足趾。

2）切口：于耻骨结节外下方 4 cm 处或腹股沟皮纹下方股动脉搏动点内侧 0.5 ～ 1 cm 处做顺皮纹切口，长 2 ～ 4 cm。此切口优点为：便于暴露卵圆窝；便于结扎大隐静脉各属支；利于切口愈合及减少瘢痕；减少淋巴漏的发生。

3）切开浅筋膜，显露大隐静脉主干后结扎各属支，距隐－股静脉交界点约 0.5 cm 切断，近端缝扎。如遇双大隐静脉，一并切断结扎，避免遗漏。

4）向远端大隐静脉内插入剥离器至膝关节或内踝处，将静脉残端缚于录螺器头部，慢慢抽出。

5）不能置入剥离器的成团曲张静脉，按术前标记范围，另做小切口 2 ～ 3 mm 局部切除。

6）如有小隐静脉曲张，则在腘窝处横切或纵向切口，用同样方法高位结扎剥脱。

7）穿通支静脉标记处做小切口，给以切断结扎。

8）逐层缝合切口，覆盖敷料后弹力绷带自足背向上至腹股沟部加压包扎。

（4）术后处理：术后抬高患肢，鼓励患者尽早活动踝关节，一般术后 1 d 下床活动，9 ～ 14 d 拆线，可酌情穿循序压力袜，可适当给予祛聚药物。

（5）并发症防治有以下几点。

1）切口出血及血肿形成：多数是大隐静脉近端结扎线脱落所致，必要时打开切口，寻找断端，重新缝扎。

2）股静脉损伤：股静脉损伤是一种严重并发症，术中大隐静脉近端牵拉过度误扎股静脉；结扎大隐静脉近端过短，易结扎部分股静脉造成股静脉狭窄，深静脉回流不畅，造成肢体肿胀；大隐静脉汇入股静脉处撕裂出血，应及时修补。因此，要正确识别大隐静脉，操作轻柔准确，结扎大隐静脉距股静脉入口处 0.5 cm，切勿过度牵拉，避免撕裂和误扎股静脉。

3）隐神经损伤：隐神经出内收肌后与大隐静脉伴行，因此，剥脱该部位时，尤其在内踝处隐神经与大隐静脉紧贴，分离时轻柔、仔细，一旦损伤可造成小腿及足内侧感觉障碍。

4）小腿皮下水肿：多为术后压迫包扎不均匀引起。术后检查发现皮下血肿，重新加压包扎，必要时清除血肿后再加压包扎。

5）静脉曲张复发原因及对策：大隐静脉曲张手术后复发大致与以下原因有关。①未切实做到高位结扎；②扩张的属支误认为是大隐静脉结扎；③大隐静脉残留端保留过长、属支结扎遗漏；④变异的双大隐静脉结扎遗漏或股骨外侧静脉直接汇入股静脉，其上端位于筋膜之下，术中难以发现，如遗漏可使术后复发；⑤瓣膜关闭不全的穿通静脉未结扎或遗漏；⑥忽略了同时存在的小隐静脉曲张的处理；⑦一部分大隐静脉瓣膜关闭不全患者同时存在深静脉瓣膜关闭不全，虽然剥脱了大隐静脉，但深静脉血液反流，导致静脉高压，引起穿通支静脉瓣膜关闭不全，使残留静脉又逐渐扩张、迂曲，这是静脉曲张手术后复发的一个重要原因；⑧其他与手术操作不规范有关。

为此，手术中应仔细辨认大隐静脉主干及其属支，结扎所有属支；大隐静脉高位结扎残端部易保留过长，应以 0.3 ~ 0.5 cm 为合适；注意大隐静脉解剖变易，切误遗漏；瓣膜关闭不全的穿通支静脉术前尽量标出，术中一一结扎切断。对有原发性深静脉瓣膜关闭不全患者，还需做深静脉瓣膜修复或重建手术，该术式疗效肯定。

（四）新型技术

1. 硬化剂注射和压迫疗法

利用硬化剂注入曲张静脉后引起的炎症反应使之闭塞。适用于少量、局限的病变，或作为手术的辅助疗法，处理残留的曲张静脉。应避免硬化剂渗漏造成组织炎症、坏死或进入深静脉并发血栓形成。

2. 穿通静脉结扎（离断）术

正常情况下，穿通静脉功能是将浅静脉系统的血液向深静脉系统引流，进而向心脏回流。但穿通静脉瓣膜功能不全时，穿通静脉却发挥着病理作用。下肢深静脉系统的血液就会向浅静脉系统异常逆流，引起小腿浅静脉曲张瘀血，甚至发生静脉溃疡。因此，对穿通支静脉功能不全者须做穿通静脉结扎术。

（1）切口选择：根据多普勒定位、下肢静脉顺行造影穿通支逆流可做出正确定位。临床上较重要的小腿穿通支静脉有位于内踝的 Cockett Ⅰ 交通支，距足底（13±1.0）cm，即内踝上约四横指，小腿内侧中部的 Cockett Ⅲ 交通支，距足底（24±1.0）cm，以及前两者之间的 Cockett Ⅱ 交通支，距足底（18±1.0）cm。

（2）方法：小腿皮肤正常者可取 2 ~ 3 mm 切口，于筋膜下或外切断并结扎穿通支静脉；对局部同时有曲张静脉团时用同一切口剥离切除曲张静脉；对于足靴区皮肤有色素沉着、皮炎、溃疡及瘢痕无法做皮肤切口的，可行 SEPS 治疗。

3．腔镜深筋下穿通支结扎术（SEPS）

SEPS 术式是基于静脉微创外科观念的建立和腔镜外科技术发展的结果。SEPS 适用于严重的慢性静脉功能不全、CEAP 分类 4 级以上，即 C_4（皮肤色素沉着、疼痛、皮肤瘢痕硬结）、C_5（愈合后的溃疡）、C_6（活动性溃疡）的病例，是在正常皮肤做切口，避开了色素沉着和溃疡区皮肤，有效解决了术后切口坏死及感染并发症。结扎后有利于溃疡愈合。SEPS 手术的并发症有：皮肤肿胀、麻木感持久存在、烧灼所致皮肤烫伤、坏死、皮下气肿等。

4．经皮浅静脉连续环形缝扎术

经皮浅静脉连续环形缝扎术（PCCS）是采用大隐静脉高位结扎后对曲张的浅静脉隔皮缝扎的手术方法。具体方法是从曲张静脉一侧皮肤进针，绕过静脉深面，从对侧出针，进行螺旋形捆扎。术中无手术切口，术后不予弹力绷带包扎。缝扎法的学者认为曲张的大隐静脉是由于承受淤积血液压力所累，在解决了血液回流障碍后，不必剥掉这些受累的血管，扩张的血管留在体内也无妨；大隐静脉曲张术后复发多是由于患肢深静脉瓣膜或穿通支、深静脉血栓形成后遗症等原因所致，并非由于这些浅静脉的存在所造成；高位结扎加环形缝扎术符合微创治疗的原则，减少创伤，术后恢复快，但长期观察有一定的复发率。

5．点式剥脱术

点式剥脱术首先高位结扎、剥脱大隐静脉主干，对于曲张的分支静脉采用多处约 1 mm 的小切口切除病变静脉。患者术后切口不缝合，能早期下床活动，术中出血极少，手术时间短，不妨碍美观，瘢痕小，局部复发率低。其优点是手术瘢痕较传统手术明显缩小，疗效相近。但仍遗留较多明显手术瘢痕。

6．硬化剂注射压迫疗法

下肢静脉硬化剂治疗是向曲张静脉内注入化学性硬化剂，刺激静脉内膜产生炎症反应，继后血栓形成，血管内膜粘连，最后导致曲张静脉纤维性堵塞，消除或减轻局部的静脉高压。硬化疗法是 1853 年由 Cassaigness 首先提出。由于需要多次注射和复发率高达 50% ~ 63%，几度处于被弃的边缘。当今再度兴起的主要原因是迎合部分患者不愿意手术、费用低和重形体美的心理需要。1967 年 Fegan 提出硬化剂注射压迫疗法（CST），强调硬化剂注射后弹性压迫的重要性。随着操作技术的不断改进和新一代硬化剂的研发，联合手术的硬化剂治疗临床应用前景广阔。

（1）制剂：按照硬化剂的化学结构可分为三类：①表面活化剂或去污剂，如鱼肝油酸钠、polidocanol（聚多卡醇），该类物质干扰内皮细胞表面脂质代谢。polidocanol 泡沫剂具有较小剂量和较大内膜接触面的优点；②化学刺激剂，如多碘化盐、甘油络酸盐，直接作用于内皮细胞使其坏死，内皮下胶原纤维裸露，促使血小板和纤维蛋白沉积；③高渗溶液，如高渗葡萄糖、高渗 NaCl 溶液，通过细胞内外渗透压的改变使内皮细胞脱水、坏死。

（2）方法：Fegan 方法的操作原则包含三点：①小剂量（0.5 mL）硬化剂准确注入一短段静脉腔内，硬化剂与管壁接触时间不少于 1 min；②注射完毕立即进行主动活动（行走 0.5 h），以减少血栓形成并发症的发生率；③小腿部位静脉注射后应持续压迫 6 周以上、大腿部位持续压迫 1 周，使静脉内膜充分黏合，以免形成较大的血栓，日后因血栓再通而复发，同时可减轻硬化剂引起的疼痛和炎症反应。为达到上述要求，注射时患者应取斜卧位而不是直立位，选用细针，先拍击静脉或下垂肢体，使静脉充盈，以便于穿刺。针头刺入静脉证实有回血后，改为平卧位，在穿刺点上下各用手指向近远侧压迫，使受注射的静脉段处于空虚状态。注入硬化剂 0.5 mL，维持手指压迫 1 min 然后局部置纱布垫压迫，自踝至注射处近侧应用弹力绷带或穿弹力袜，立即开始主动活动，至少在注射后的 1 周内尽量多走动。硬化剂注入静脉腔内，患者仅有刺痛感觉，如果发生疼痛，提示硬化剂外溢，应停止注入，换用生理盐水稀释外渗液。

硬化剂疗后通过血栓纤维化使静脉腔完全闭塞，这一过程通常需要 6 个月以上。过大的血栓阻碍静脉内壁的黏附和融合，当血栓溶解或收缩后，静脉腔再通，造成曲张静脉复发。另外，血栓可以通过交通静脉蔓延至深静脉，引起深静脉血栓形成，甚至肺栓塞。因此，在注射硬化剂的过程中和注射之后，都应该排空静脉，一旦发现静脉排空后，迅即出现血液充盈，提示有交通静脉存在，应仔细寻找并予以阻断，以免硬化剂进入深静脉，造成深静脉血栓的并发症。

近 20 年来，血管镜开始在临床应用，Belcaro 等最先将此用于硬化剂治疗，血管镜可到达静脉的起止点，注入硬化剂观察血管反应，联合多普勒超声直观监测注射硬化剂的部位、速度、剂量，减少和预防并发症的发生，大大提高了硬化剂注射的安全性和有效性。

（3）CST 适应证：①毛细血管扩张、网状静脉扩张和小静脉曲张，尤其是直径小于 4 mm 的小静脉首选硬化剂注射；②非隐静脉主干的大口径曲张静脉、属支静脉、穿通静脉，宜先纠正主干静脉近端的反流和静脉高压；③大、小隐静脉曲张，虽然手术治疗仍为首选，部分患者可以根据静脉的口径、反流程度及症状轻重，选择合适的硬化剂注射；④术后残留的曲张静脉、不能耐受手术患者；⑤正在接受抗凝治疗的静脉曲张患者。

（4）CST 禁忌证：①绝对禁忌证有硬化剂过敏，胶原性疾病史，近期有血栓形成病史，伴有局部或全身性感染，卧床制动患者，下肢严重缺血患者；②相对禁忌证有过敏体质，妊娠早期和哺乳期，乳胶过敏，高凝状态（C 蛋白、S 蛋白缺乏等），有深静脉血栓形成复发或肺栓塞史，糖尿病微循环病变，未控制的高血压（如嗜铬细胞瘤）。

（5）CST 常见的并发症：变态反应、血栓性静脉炎、皮肤坏死、色素沉着、新生毛细血管形成等。

（6）硬化剂疗法优点及存在问题：操作简单、患者痛苦轻、不需住院、费用低，对包括术后复发及残留的局部曲张静脉效果好，且能满足不愿意手术和肢体"美容"患者的心理需要。但不能安全阻断高位主干静脉和治疗穿通支静脉反流，这是复发率高的根源。

（7）注意事项：硬化剂治疗复发率高，常需要多次注射；有一定并发症，避免注射药液外溢或引起硬化剂过敏、皮肤起血疱、水疱、硬化剂渗入皮内或皮下脂肪，出现皮肤片状坏死和难愈性溃疡；损伤周围神经引起肢体顽固性疼痛；注射时血液排空和压迫不完全，导致难以吸收的血栓性静脉炎；因加压包扎过紧甚至发生深静脉血栓形成，严重的甚至发生肺栓塞死亡。故临床应用受到一定限制。

7. 电凝法

电凝法是利用电凝使曲张静脉的内膜受到破坏，辅助局部压迫使管腔闭塞，进而形成血栓栓塞及纤维化使管腔闭塞，达到消除静脉曲张的目的。此术式减少切口和并发症，缩短手术时间，不影响患肢的美观，疗效肯定。

董国祥设计的导管电凝术，电凝器：直径 1 mm，长约 1.2 m 的不锈钢丝，一端焊接直径约 3 mm、长约 5 mm 柱状铜质电凝头（尖端钝圆），外套输尿管导管（绝缘），另一端折一直径为 3 mm 小圆 < 接电极。套管针：为 8 ~ 9 号有芯腰穿针，针体套输尿管导管（绝缘），针尖外露 2 mm（导电）。于患肢内踝处切开皮肤 1 cm，分离出大隐静脉，切断，远心端结扎 9 向近心端导入电凝器达卵圆窝处，在电凝头导引下，沿腹股沟皮皱切开皮肤 2 ~ 3 cm，常规分离，结扎各静脉属支及主干。接通电极（功率为 30 ~ 40 W），即时缓慢匀速退出（连续电凝，速度约 1 cm/s），同时助手用手轻压并随退出电凝器头移动，完成主干血管的电凝。电凝小腿迂曲浅静脉：用尖刀刺破皮肤约 2 mm，将套管针缓缓插入曲张血管内或其周围组织内，同法电凝，逐一电凝所标记曲张静脉。其机制是：通过电灼伤血管内膜，促使其粘连从而使血管闭合，即旷置了该段血管，截断了曲张静脉腔内血液倒流，达到了切除血管同样的作用。与传统术式相比，极大地减少了创伤，住院时间明显缩短，也降低了医疗费用。

董国祥等总结 10 年 426 例患者经电凝法治疗的经验，认为电凝术是治疗大隐静脉曲张可靠的方法，远期疗效好。

8. 射频消融疗法

射频消融系统是由计算机控制的腔内闭合射频发生器和直径为 2 mm 和 2.7 mm 的闭合电极两部分组成，治疗电极头部由一个球形电极头和周围数个可自膨胀式电极片组成。射频消融治疗机制为仅与发射电极接触的有限范围内（＜1 mm）的局部组织高热，使其变性，热量在向周围组织传导过程中迅速被驱散，阻止热量向深层组织扩散。射频消融静脉闭合是一种新型治疗大隐静脉曲张方法。

腔内射频消融治疗大隐静脉曲张其中一个机制是：利用射频的热效应使瓣膜的静脉壁胶原挛缩，管腔缩小，完成对静脉瓣功能不全的修复，阻止了血液反流。这项技术最早是在 1996 年，VNUS 医学中心实验室开始动物实验。尽管它在修复瓣膜功能方面，作用还不完全可靠，但的确能缩小静脉的管径。这是一种新颖的管腔介入的修复瓣膜功能的方法。

腔内射频消融治疗大隐静脉曲张的另一个机制是：经导管将射频探头导入曲张静脉腔内，射频探头释放热量，使静脉塌闭，结构崩解炭化。射频探头释放的热量主要局限在静脉管腔内，透过管壁释放到周围组织的热量非常少，不会对周围组织产生热损伤。在 1% 的利多卡因局部麻醉下，多普勒超声引导 6 F 或 8 F 的导管将探头从大隐静脉踝关节处插入至卵圆窝下方约 1 cm 水平。射频探头的输出功率设为 6 W。射频探头后退的速度由计算机根据静脉壁的度自动调节，如果探头设置的温度为 85℃，则导管后退的速度为 2.5 cm/min，当温度设在 90℃，则导管后退的速度为 4.0 cm/min。后退速度太慢会在探头和导管上形成血栓影响功能，太快不会对管壁产生热损伤。大量研究表明，射频消融是大隐静脉曲张剥脱术良好的替代治疗方法。体外研究显示，内皮细胞的丢失与静脉壁胶原的变性和平滑肌坏死有关。影响因素包括温度、探头与静脉壁的接触有关。管腔内的蓄积温度与管壁阻力决定的血流速度、探头的设置温度和后退速度有关；探头与静脉壁的接触与探头、静脉腔的直径有关。影像学研究显示，射频消融治疗后，即刻做多普勒超声，静脉腔回缩为 65% ~ 77%，腔内仍有少量血流，但很快静脉腔就被形成的血栓所堵塞。此后静脉腔会继续挛缩直到彻底消失，在术后 12 个月，85% 的治疗静脉做多普勒超声已不能发现。

9. 透光法静脉旋切术

透光法静脉旋切术（TIPP）是另一种可供选择的微创治疗方法。该手术采用的 Trivex 系统汇集了 3 种技术，更便于曲张静脉的切除。此系统是在水环境中及直视曲张静脉的条件下通过内镜切除静脉。先行大隐静脉属支结扎及高位结扎，接着将大隐静脉剥脱到踝部。然后将 Trivex 系统的内镜光源从切口插入，该装置有两个通道，一个用于沿着曲张静脉下方及边上的皮下组织平面输入麻醉充盈液，另一个则提供了一个 45℃ 的照明装置发出的光源，以透射皮肤下的静脉束，调暗手术室的灯光，将内窥照明装置推进静脉深处，曲张静脉束会透射在皮肤上。曲张静脉在其下方光亮的皮下组织上的轮廓为暗色条状。在其相应位置切一小口，将内窥电动组织切除器插入。该装置含有一个旋转的管状刀头，该刀头被包在一个护套中，切割窗口位于外侧。该组织切除器被插在静脉平面内，顺着静脉曲张的路线慢慢地将其旋切，随后该静脉会在直视下被碎解，碎解后的产物会立刻被连接在该器械背部的吸入装置吸入该系统内。透视法可确保所有的曲张静脉均被去除。刀头的旋转方向可以是顺时针，也可以是逆时针，最常用的设置是以1000 圈 /min 的转速进行交替模式的操作。术后恢复顺利，术后次日即下床活动，有不同程度的皮下瘀血，瘀血在 10 d 左右消退。Spitz 等研究证实，透光静脉旋切术治疗大隐静脉曲张是安全、有效和美观的。

10. 半导体激光治疗术

半导体激光治疗术无须剥脱主干，于血管腔内治疗即可完成，将损伤降至最低，且不遗留手术瘢痕，患者痛苦较少，容易接受，因此值得推广。半导体激光治疗下肢静脉曲张的原理是激光导致血液沸腾产生蒸汽气泡引起了静脉壁热损伤，导致血凝状态升高使静脉内广泛血栓形成而最终闭锁静脉达到治疗目的。其具体方法是：①于术肢大腿内侧腹股沟韧带下方约 2 cm 处切开皮肤皮下 2 cm，游出大隐静脉主干后高位结扎；②小腿上止血带，用 18 G 套管针穿刺内踝部位的大隐静脉，成功后松开止血带，经套管插入超滑导丝；③撤出套管针，用尖刀片稍微扩大穿刺孔，以便导管进入；④测量自穿刺点至卵圆窝投影的长度，在多用途导管上做标记，剥离光纤外包膜，使裸露的光纤长度刚好超过多用途导管1 ~ 2 cm；⑤在超滑导丝的引导下将多用途导丝插入大隐静脉至超过标记点约 2 cm，拔出导丝，用注射器回抽有血，注入少量肝素盐水；⑥用无菌液状石蜡涂抹光纤，打开指示光，将光纤插入导管，关闭手术灯，观察光线的走行，至光纤与导管等长，后撤导管约 1 cm，将导管与光纤一同后撤直到在卵圆窝投影看到指示光，再后撤 0.5 ~ 1 cm；⑦用 13 W/0.5 Hz 半导体激光烧灼，一边以 0.2 ~ 0.5 cm/s 速度后撤导管和光纤，至距内踝穿刺点约 0.5 cm，一边烧灼，助手一边对已烧灼部位加压压迫；⑧在其他曲张血管部位用 18 G 套管针穿刺后，插入光纤，撤出导管后烧灼；⑨术毕用无菌敷料覆盖穿刺点，用纱布对曲张血管走行部位进行加压，用弹力绷带包扎患肢三天后改穿医用弹力袜。术后予抗感染治疗 2 ~ 3 d。梅家才等报道用该方法治疗下肢静脉曲张 450 例，疗效满意。半导体激光治疗下肢静脉曲张是一种不遗留明显手术瘢痕的微创手术方法，具有创伤小、恢复快、安全、有效、美观、住院时间短等特点。腔内激光是治疗大隐静脉曲张可靠的方法，但缺乏大量远期临床观察指标的证据。

综上所述，静脉曲张的手术治疗由对大隐静脉反流的处理，对交通支的处理及曲张静脉的处理三部分组成。每一部分的处理方法多种多样，在临床中应结合各种方法治疗。随着对静脉曲张疾病的深入认识，新技术的不断出现，血管外科医生在治疗大隐静脉曲张的手术方法上有了更多的选择，由于目前还没有哪一种方法是治疗静脉曲张最为有效和完美的方法，因此根据患者不同病情及意愿，并结合各自医院的仪器设备给予个性化治疗是今后的方向。

（五）并发症及其处理

单纯性下肢静脉曲张病变较重且长期未经治疗者，可发生血栓性静脉炎、瘀积性皮炎、静脉性溃疡、曲张静脉团破溃出血等并发症。处理方法如下。

1. 血栓性静脉炎

血栓性静脉炎为下肢静脉曲张常见的并发症。表现为局部疼痛，静脉表面皮肤潮红、肿胀，皮温升高，静脉呈索条状或团块状，伴压痛。治疗应抬高患肢，局部热敷或理疗，穿弹力袜，多不需应用抗生素，当合并全身感染或局部皮肤细菌感染可适当应用抗生素治疗。待炎症控制后行手术切除受累静脉，而且解决静脉曲张的根本问题。若发现血栓扩展，有向深静脉蔓延趋向者，应早期施行高位结扎术。

2. 瘀积性皮炎

多位于足靴区，严重者可广泛累及整个小腿。早期表现为皮肤红斑，有轻度鳞屑，伴皮肤瘙痒，逐渐出现皮肤粗糙、脱屑、渗液，皮肤增厚、皲裂，呈苔藓化样损害。反复发作或加重，以冬季为甚。皮肤易继发葡萄球菌或链球菌感染。治疗包括休息时抬高患肢，应用弹力袜或弹力绷带改善静脉回流，避免长久站立或重体力劳动。合并感染者选择敏感抗生素控制，保持局部清洁和干燥，分泌物多时，可先用 0.1% ~ 0.5% 依沙可啶湿敷，待分泌物减少后再外用药物。其治疗的根本方法是针对静脉曲张手术治疗，减少下肢静脉高压及静脉瘀血，通过改善下肢内环境缓解症状。

3. 静脉性溃疡

为下肢静脉曲张病情进展后期常见的并发症。多发生于足靴区和小腿下端前内侧。溃疡肉芽苍白水肿，表面稀薄分泌物，周围皮肤色素沉着，有皮炎和湿疹样变化，有时呈急性炎症发作。局部治疗以控制感染和保持创面清洁为主。加压疗法为静脉性溃疡非手术治疗的主要措施，包括应用弹力袜、弹力绷带、间歇性气囊加压疗法等，改善静脉汇率，促进溃疡愈合。而手术治疗是静脉性溃疡的首选方法，包括对浅静脉主干反流的手术治疗、溃疡周围曲张静脉团缝扎及穿通支结扎手术。对面积较大的溃疡可同期或二期行溃疡清创、皮肤移植术或游离皮瓣移植术。

4. 曲张静脉破裂出血

曲张静脉团因静脉压力较高，静脉壁缺乏弹性，在轻微外伤下即可出血甚至自发出血，出血特点为出血量多且多无痛觉，很难自行停止。出血发生后应紧急处理：立刻抬高患肢，加压止血，有明显破裂的静脉可予缝扎止血。手术治疗下肢静脉反流及切除曲张静脉团是根本的治疗方法。

（庄佩佩）

第七节　原发性下肢深静脉瓣膜功能不全

一、概述

下肢深静脉走行于主干动脉及各分支动脉旁，均位于深筋膜下方，胫前、胫后及腓动脉相伴同名动脉，往往成对，在膝关节处汇入腘静脉，腘静脉在膝关节后侧上行并沿内侧收肌管下缘走行成为股浅静脉。股深静脉由紧邻股骨的大腿深部肌肉发出，在腹股沟以下靠近腹股沟皱褶处，股深及股浅静脉汇成股总静脉，股总静脉在腹股沟韧带下缘向上为髂外静脉。瓣膜广泛存在于双侧胫前、后静脉及腓静脉，研究表明，每条静脉平均有 3～12 对瓣膜分布，大多数腘静脉都有 1～3 对瓣膜，股浅静脉有 1～5 对瓣膜，约 90% 的患者股浅静脉具有永久性瓣膜，它位于股浅静脉与股深静脉汇合处远端 1～2 cm 处，约 88% 的患者股深静脉有 1～4 对瓣膜，在腹股沟韧带附近数厘米处，股总静脉一般有 1～2 对瓣膜。

目前对于原发性下肢深静脉瓣膜功能不全的发病机制已达成初步共识，即持续的静脉高压是导致临床症状发生的根本原因。其中 Kistner 提出的瓣膜学说，认为深静脉瓣膜长期受血流重力的冲击，使瓣叶的结构形态和强度发生改变，瓣叶边缘对合出现缝隙，从而出现反流。国内的张柏根等提出管壁学说认为是下肢静脉管壁长期处于高压状态，引起管径增加以至瓣膜关闭相对不全，而血液反流更加重了高压，进而形成了周而复始的恶性循环。还有些研究表明在发病过程中，炎症先于静脉瓣膜功能不全而发生，炎症反应引起了上皮细胞的渗透性增加，炎性细胞黏附、浸润、内皮间隙纤维组织增生引起细胞连接间隙增大，从而加速了瓣膜功能损害的进程。

二、临床表现

在原发性下肢深静脉瓣膜功能不全中，随着病程的发展，临床症状的发生逐渐涉及深静脉、交通静脉、浅静脉 3 个系统。①肿胀、胀痛：这是深静脉瓣膜功能不全、静脉高压的特征性表现，下肢出现明显的乏力、酸胀、不适或胀痛，小腿呈均匀性肿胀，胫前可有指压性水肿，症状在午后、行走时加重，晨起、休息、抬高患肢可缓解；②浅静脉曲张：沿大隐静脉和（或）小隐静脉解剖位置分布的浅静脉扩张、迂曲，部分可出现球状扩张；③皮肤营养性改变：包括皮肤萎缩、脱屑、瘙痒、色素沉着、皮肤和皮下组织硬结、湿疹和溃疡，如果合并踝部交通静脉功能不全，则可加速这些变化的出现。

辅助检查如下：

1. 空气体积描记术

可检查深静脉的病理生理改变，该技术的基础是在静脉排空和灌注期间，通过围绕小腿的袖套内空气置换来监测血容量的改变。将闭合的袖套置于抬高肢体的附近，在快速排气时评估静脉流量，它有 70% ~ 80% 的敏感性并且有 99% 的阳性预测值。

2. 肢体光电容积描记检测

这是对静脉瓣膜功能的测定，是用感光探针反向光反射的方法测定下肢真皮层血容量的相对改变，静脉灌注时间不足 18 ~ 20 s 预示静脉瓣膜功能不全，> 20 s 表示静脉正常充盈。

3. 动态静脉压测定

平均非卧床静脉压（正常值 20 ~ 30 mmHg）和再灌注时间（正常值 18 ~ 20 s）是测量的标准值。在患者确诊为深静脉反流病变后，将探针埋入足底静脉并与压力转换连接，可了解静脉高压病情的严重程度。

4. 静脉多普勒超声

彩超能观察静脉瓣膜的活动，判别反流的部位，并利用血流频谱，测量静脉血反流量，是最先进的无损伤检查方法，在相当程度上可以代替静脉造影检查。但是有以下缺点：诊断的准确性随检查者的技术水平和个人经验有着较为显著的差异；不能清晰地显示股浅静脉远端以下的深静脉，并且受患者肥胖程度影响；在检测时患者的体位及判断深静脉反流的标准不一。

5. 静脉造影检查

下肢深静脉造影术虽然是有创性检测手段，但仍然是诊断下肢静脉病变的"金标准"。

（1）下肢深静脉顺行造影术。原发性下肢静脉功能不全的特征为：①深静脉主干增粗，呈现明显的直管状扩张；②瓣膜影模糊或消失，该处的静脉段失去竹节状膨隆外形；③大隐静脉显影呈曲张状态，严重时局部扩张成囊状；④内踝上方可见增粗的交通静脉。

（2）下肢深静脉逆行造影术：此法的检查目的是判断深静脉倒流的范围。患者平卧于造影床上，行股静脉穿刺，使患者处于 60° 头高位，向静脉内注入非离子型对比剂 10 mL，观察下腔 - 腘静脉是否通畅，然后将静脉导管缓缓向外拉出，使其顶端处于股骨头平面，一次性注入对比剂 10 ~ 15 mL，嘱患者屏气并做 Valsalva 动作，观察髂股静脉中瓣膜的位置，以及瓣膜是否有血液反流，向远端跟踪观察反流的范围。

（3）腘静脉插管造影术：部分患者有着明显和严重的临床表现，行顺行造影符合下肢深静脉功能不全，但逆行造影结果为 0 级，对比剂受阻于腘静脉第一对瓣膜，因此行腘静脉插管造影术。根据腘动脉的体表投影或者超声引导，穿刺腘静脉成功后造影。

（4）曲张浅静脉造影术：患者直立，使曲张的浅静脉充盈，在需要检查的部位，如解剖学所示交通静脉存在处，或者曲张静脉特别明显处，用 16 F 套管针直接穿刺曲张的浅静脉，患者平卧于检查床，头高足低 15° ～ 30° ，持续注入对比剂；曲张静脉造影可以清晰地显示交通静脉的病变程度，特别是溃疡周围的曲张静脉，可以作为指导手术的依据。

三、诊断

（1）大多为长期站立及强体力劳动者，可具有单纯性下肢静脉曲张的症状与体征。患肢肿胀，久立时出现膨胀性剧烈疼痛。

（2）彩色多普勒超声检查多作为筛查用，可发现股、腘静脉瓣膜关闭不全，且未发现深静脉血栓形成。

（3）顺行或逆行静脉造影为最可靠的检查方法，并可依据其结果进行瓣膜功能分级。

Ⅰ级：瓣膜功能良好。对比剂无明显逆流。

Ⅱ级：瓣膜最轻度关闭不全。对比剂逆流至大腿近端。

Ⅲ级：瓣膜轻度关闭不全。对比剂逆流至膝上。

Ⅳ级：瓣膜中度关闭不全。对比剂逆流至膝下。

Ⅴ级：瓣膜严重关闭不全。对比剂逆流到小腿部直到踝水平。

四、治疗

根据术前的超声多普勒及血管造影检查，外科医生可以确定可以修复的瓣膜位置，目前多数医生选择近端股静脉进行瓣膜成形术，对于股深静脉瓣膜重度反流的患者，也需同期处理，有些医生针对下肢深静脉瓣膜反流的患者选择修复腘静脉瓣膜，他们认为腘静脉瓣是下肢深静脉的"入口"，而且是有效阻断反流血的最佳位置。外科治疗的目的是达到：①使患者重新具备符合生理结构和血流动力学的瓣膜；②预防术后血栓形成；③维持长期的疗效。但目前尚无一种外科治疗方法能够同时具备上述 3 点，以下方法各具优点，但也有一些不足。

（一）瓣膜修复术

针对原发性下肢静脉瓣膜功能不全、反流分级在 Kistner 3 ～ 4 级的患者，通过腔内或者腔外的手术方法，缩窄了血管管径，重塑了静脉瓣膜结构，消除了血液反流。但国内外的回访资料显示：术后 2 ～ 4 年的临床有效率为 70% ～ 85%，4 年以后的疗效降至 50% 以下。

（二）瓣膜缩窄术

在 1972 年由 Hdlberg 首先报道，应用材料将股静脉周长缩窄 1/4 ～ 1/3，恢复瓣叶间贴合的紧密程度，提高瓣膜阻挡回流血液的能力。包窄用的材料主要有：自体大隐静脉、阔筋膜片、人造血管片、静脉瓣膜外支撑环，宽度掌握在 1 ~ 2 cm。早期手术针对的是股浅静脉的第一对瓣膜，随着对下肢肌肉泵的研究深入，有学者对腘静脉瓣膜实施手术，获得明显的手术效果。该术式适应于 PCVI 患者的静脉瓣叶功能尚好、深静脉通畅、反流 > 3 级的人群。瓣膜包窄术操作简便，而且保持了血管壁的完整性，术后不需抗凝治疗，是开展较多的术式，但阔筋膜的退行性变和大隐静脉的渐进性挛缩可以导致管腔的进一步缩窄，影响了患者的长期疗效。

（三）瓣膜移植术

有学者将带瓣腋静脉段移植到股静脉或腘静脉处治疗下肢静脉瓣膜功能不全，但移植静脉段因缺血发生退行性病变或者局部血栓形成是影响该术式长期疗效的重要因素。

（四）瓣膜移位术

Kistner 在 1979 年首先报道，具体手术方法包括：股深 - 股浅静脉移位术；股浅 - 大隐静脉移位术。但大多数学者认为股浅静脉的瓣膜抗反流能力较股深静脉和大隐静脉瓣膜能力强，当股浅静脉瓣膜受到压力而功能不全时，股深静脉和大隐静脉瓣膜也大都被破坏，所以手术后的长期疗效也是不确定的。

（五）肌襻代瓣术

1963 年 Psthakis 首先提出此术式，以半腱肌和股二头肌肌腱，在腘动静脉间缝合形成"U"形肌襻。在站立位时，肌襻处于松弛状态，腘静脉完全开放，进入摆动后，肌襻开始收缩，腘静脉因肌襻收缩产生的压迫作用而逐渐闭合，阻止了腘静脉血液的反流。由于肌腱结构坚韧，作用有力且持久，所以该术式是治疗严重反流病变的优选术式，主要并发症是肌襻过短或术后组织粘连而造成血液回流困难或者血栓形成的问题。

（六）非手术治疗

非手术治疗包括药物治疗和物理机械加压治疗两方面，应是原发性下肢深静脉瓣膜功能不全患者的首选治疗方案，贯穿其整个治疗过程（包括手术后），非手术治疗的目的是改善下肢慢性静脉高压引起的症状及体征。药物治疗包括利尿药、微粒化黄酮、羟基脲类、活血药物、前列腺素及各种局部使用的相关制剂，药物在欧洲应用广泛，但北美应用极少。加压治疗对于合并下肢静脉性溃疡或下肢充血、沉重感的患者效果明显，加压治疗可以通过各种技术和设备来实现，包括弹力袜、弹力绷带及间歇式充气压力泵等，应用过程中须注意监测患者的下肢动脉情况，避免对下肢动脉缺血的患者使用。

（庄佩佩）

第八节　肢体深静脉血栓形成

一、下肢深静脉血栓形成

（一）发病原因

19世纪中期，Virchow提出深静脉血栓形成的3大因素：静脉血流滞缓、静脉壁损伤和血液高凝状态，至今仍为各国学者所公认。美国每年约有70万例，欧盟为68万例DVT患者，我国尚无统计数字，但并不少见。

下肢深静脉血栓的高危因素包括：男性、手术、外伤、妊娠、医院或疗养院住院、恶性肿瘤、中央静脉导管或经静脉放置起搏器、静脉曲张和浅表静脉血栓等。

（二）临床分型

下肢深静脉血栓依据部位可以分为3种类型。

（1）周围型：血栓只累计膝下静脉系统。

（2）中央型：血栓累计腹股沟韧带上的髂股静脉。

（3）混合型：血栓涉及髂股静脉及膝下静脉系统。

依据发病时间可以分为急性期（发病14 d以内）、亚急性期（发病15～30 d）及慢性期血栓（发病30 d以上）。

（三）临床表现

下肢深静脉血栓的症状会因血栓发生的时间、部位、范围、侧支循环建立情况不同而有差异。

急性期DVT可以引起下肢疼痛、水肿、触痛、发热、发绀等，慢性期则可表现为下肢肿胀、浅静脉曲张、下肢酸沉、色素沉着甚至溃疡形成。

当血栓只发生于膝下深静脉时，症状不明显，表现为轻微小腿胀痛、腓肠肌轻压痛、局部沉重感，因此易被忽视；当血栓从小腿向大腿继续伸延时，小腿肿胀、疼痛日益明显，腹股沟以下浅静脉扩张、肿胀，股三角区有明显压痛，并可摸到一条有压痛的索状物，血栓就蔓延到了髂股静脉，此时，可伴有发热、乏力、心动过速，血白细胞计数升高等全身症状。如果血栓脱落，可造成肺栓塞，会出现咳嗽、胸痛、呼吸困难，甚至发生发绀、休克、猝死。若整个下肢深静脉系统广泛性血栓形成，不仅血栓造成静脉阻塞，同时刺激动脉强烈痉挛，则下肢疼痛剧烈，整肢明显肿胀，皮肤紧张、发亮、呈紫褐色，有的可发生水疱，足背、胫后动脉搏动消失，此种类型也称为"股青肿"。表现为下肢凹陷性水肿及苍白者成为"股白肿"。

（四）诊断

多数下肢深静脉血栓患者临床症状明显，结合辅助检查容易确诊，但部分患者无明确下肢不适症状，血栓的辅助检查 D- 二聚体特异性较低，需要结合静脉超声检查来明确，下肢静脉造影诊断深静脉血栓特异性高，但费用贵、操作复杂、有辐射，目前应用较少。对于门诊疑似下肢深静脉血栓患者，首先行血管超声检查，如结果阴性，需检查 D- 二聚体，对于检查结果阳性患者，为防止漏诊需继续复查血管超声。

（五）治疗

深静脉血栓一般采取以下治疗方法。

1. 初期治疗

患者应卧床休息，抬高患肢，可以缓解急性腿部肿胀和压痛，同时给予的药物抗凝治疗可以预防血栓的蔓延及脱落，国外的资料表明早起下地活动并不增加肺动脉栓塞的概率，但国内刘建龙等分析临床数据后发现 DVT 患者早期的活动（下地、便秘、腹压增加）与肺动脉栓塞正相关，国内的专家共识建议早期卧床、制动、抬高患肢。

2. 药物治疗

药物治疗包括抗凝、溶栓治疗。下肢深静脉血栓诊断成立后立即给予静脉肝素或皮下注射低分子肝素，同时给予华法林口服，重叠 5 ~ 10 d，将 INR 控制在 2 ~ 3，停用肝素应用。对于中央型急性深静脉血栓，可以给予溶栓治疗，以最大限度地去除血栓负荷，尽快减轻症状，避免出现静脉瓣膜功能障碍，目前研究支持导管溶栓，可以最大限度地发挥药效并减少溶栓的全身并发症。

3. 手术治疗

手术治疗适用于急性期髂股静脉血栓患者，手术越早效果越好。手术方法有两种，一种是静脉切开取栓术，一般发病 1 周内取栓最好。如果病期已经超过了上述时间，血栓已经与血管内膜广泛粘连，则取栓效果不佳。第二种方法是腔内超声血栓消融术和血栓消融器溶栓术。上述手术后都应配合抗凝治疗，以防血栓再次形成。

4. 腔内治疗

随着介入技术的发展及器械的进步，下肢急慢性期血栓均可采用腔内介入的方式来治疗。目前常用的溶栓导管可以在急性期减低血栓负荷，对于合并左髂静脉受压患者，可以同期行血管内成形术。Raju 等对血栓后综合征的患者行腔内治疗后，60% ~ 70% 的患者下肢肿胀、疼痛、溃疡改善。

5. 腔静脉滤器

放置滤器的目的是预防肺动脉栓塞的发生，对于已经有大面积 PE 发生后放置滤器是为了防止发生进一步致命性 PE 或患者溶栓治疗禁忌。目前滤器分为永久型、临时型及可转换型三种，临时型滤器主要用于创伤等存在抗凝禁忌且短期可脱离血栓危险因素的患者，永久型滤器主要应用与高龄、血栓高危因素持续存在、有肺动脉栓塞的患者，但也发现永久滤器在放置 2 ~ 8 年后可增加 DVT 的复发率。可回收滤器是不错的选择，缺点是大多数滤器的回收时间窗短，不能完全覆盖血栓的治疗期。

（1）腔静脉滤器的适应证：①有抗凝禁忌的 DVT 患者；②有抗凝并发症的 DVT 患者；③尽管使用抗凝治疗，仍导致 PE 发生的患者；④抗凝治疗无效的 DVT 患者。

（2）扩大的适应证：①使用抗凝药物依从性差；②髂静脉漂浮血栓；③导管溶栓 / 手术取栓；④有高风险抗凝并发症的 DVT；⑤复发性 PE 合并肺动脉高压；⑥有 DVT 的孕妇、烧伤、高危手术、创伤、癌症患者。

（六）预防

下肢深静脉血栓在住院患者中有着很高的发病率，预防 DVT 的最重要因素是对高危患者的识别。住院患者中根据手术部位及范围、时间分为高危、中危、低危组，采取物理性（弹力袜、下肢加压装置）及药物性（肝素、低分子肝素、口服维生素 K 拮抗药、X a 因子抑制药）的方法来降低 DVT 的发生率。

二、上肢深静脉血栓形成

腋 – 锁骨下静脉血栓形成是以上肢肿胀、疼痛、皮肤发绀和功能障碍为主要表现的一组综合征。1949 年，Hughes 首先描述本症为：健康成人出现严重程度不同的急性上肢静脉闭塞，而无明确病因学、病理学依据者，称为 Paget–Schroetter 综合征。

（一）发病原因

腋 – 锁骨下静脉血栓形成通常分为原发性和继发性两大类。

1. 原发性

原发性的致病原因在血管外，一般因上肢的体位改变或强力活动，造成血管受压，可伴有或无解剖异常所致的胸廓出口压迫症，如锁骨下静脉在穿过肋锁三角时，受到肋锁韧带、锁骨下肌、前斜角肌和突出的斜角肌结节等压迫，当上肢做强有力的活动（游泳、攀登、举重、垒球、网球等），或者因某些职业造成上肢的不习惯动作等，均可使锁骨下静脉遭受反复损伤而内膜。

2. 继发性

继发性往往是因为静脉壁损伤而导致的血栓形成，如 PICC 管置入、锁骨下静脉置管、起搏器置入、上肢骨骨折损伤静脉内壁等。

（二）临床表现

男、女和任何年龄均可发病，继发性者常有发病原因可追溯；而 Paget–Schroetter 综合征则以中青年男性多见，2/3 病变发生于右上肢，这可能与右上肢用力较多有关。4/5 的患者在发病前 24 h 有受挫病史，如上肢强有力的活动或长时间上肢处于不习惯的姿势，约

1/10 的患者可无任何诱因，只是经过一夜睡眠后，清晨醒来时发现。上肢肿胀、疼痛、皮肤发绀和浅静脉曲张是四大主要表现。

（三）治疗

腋 – 锁骨下静脉血栓形成的治疗包括 3 个方面：急性血栓治疗、血管外压迫治疗和血栓后遗的静脉管腔狭窄的治疗。

急性血栓形成而无明显临床表现者，可给予抗凝治疗，对于存在中心静脉导管患者，可尽早拔除导管，有明显症状和体征者，行抗凝和溶栓治疗，溶栓成功后症状不改善，仍有患肢疼痛、肿胀和发绀者，应考虑做手术治疗。

（庄佩佩）

病例 1　主动脉夹层

一、病历摘要

姓名：谢 × ×　性别：男　年龄：48 岁

主诉：突发胸腰痛 8 h。

现病史：缘患者 8 h 前无明显诱因出现胸背痛，无意识丧失，无头晕头痛，无心悸气促，患者至当地医院就诊，查 CT 提示可疑主动脉夹层，具体诊疗过程不详。患者为求进一步就诊，遂至我院急诊就诊，我院急诊查主动脉 CTA：①胸、腹主动脉夹层，（DeBakey Ⅲ 型）；②双肾多发小结石。现由急诊拟诊断"主动脉夹层（DeBakey Ⅲ 型）"收入我科。入院时症见：神清，精神不振，表情痛苦，胸背痛，呈撕裂样疼痛，伴有背部放射，时有下肢关节疼痛，无恶心呕吐，无汗出，无发热恶寒、头晕头痛、咳嗽咳痰、心悸气促、双下肢浮肿、口干口苦，纳可眠可，二便调。

既往史：平素健康状况一般；有患慢性疾病，肾结石、痛风病史；否认传染史，否认输血史，预防接种史不详，否认手术史，否认外伤史，未发现药物食物过敏史。有吸烟史 20 余年，平均半包 /d，无嗜酒史。

二、查体

体格检查：体温 36.7℃，脉搏 50 次 /min，呼吸 20 次 /min，血压 156/97 mmHg。体格检查：意识清楚，查体合作，发育正常，营养中等，急性面容，表情痛苦，自动体位。皮肤黏膜色泽正常，无皮疹，无皮下出血。皮肤润泽，弹性正常，全身浅表淋巴结无肿大。头颅无畸形。结膜正常，双侧巩膜无黄染，瞳孔等圆、等大。左侧对光反射正常，右侧对光反射正常。咽无充血，无扁桃体肿大，无脓性分泌物。颈部无抵抗感，气管居中，颈静脉正常，肝颈静脉回流征阴性。无甲状腺肿大，质软。心肺查体见专科检查。腹部外形平。腹部无压痛、反跳痛，无腹部包块。肝未触及，肝浊音界存在。墨菲征阴性。脾未触及。无肾区叩痛，无输尿管行程压痛。移动性浊音阴性，肠鸣音正常，未闻及气过水声。肛门直肠未查。外生殖器未查。脊柱无畸形，四肢正常。神经系统检查见生理性反射存在，病理性反射未引出，四肢浅表感觉正常，四肢肌张力正常，肌力正常。双足背动脉搏动正常。双下肢无明显凹陷性浮肿。

专科检查：胸廓对称。呼吸正常，双肺叩诊正常清音，呼吸音正常，双肺未闻及干湿啰音。心界正常，心率 50 次 /min，心律齐，各瓣膜听诊区无病理性杂音。

辅助检查：我院主动脉 CTA（图 8-1）：①胸、腹主动脉夹层，（DeBakey Ⅲ 型）；②双肾多发小结石。

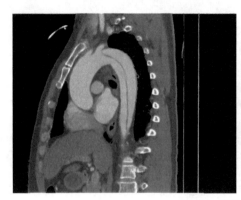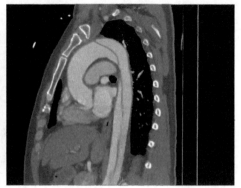

图 8-1　主动脉 CTA 检查

心梗 5 项无异常。心电图无异常。血钾：3.14 mmol/L。心电图：①窦性心律；②左心室高电压；③ST 段改变。

三、诊断

初步诊断：①主动脉夹层（DeBakey Ⅲ 型）；②原发性高血压；③多发双肾结石；④痛风；⑤低钾血症；⑥窦性心动过缓。

鉴别诊断：本病需与急性心包炎鉴别，两者都有胸部疼痛，后者多伴有发热症状，且咳嗽、呼吸时加重，早期即有心包摩擦音，通过彩超、CT 不难鉴别；本病需与急性心肌梗死鉴别，后者心电图、心酶标志物有动态变化，通过 CT、DSA 不难鉴别。

最终诊断：①主动脉夹层（DeBakey Ⅲ 型）；②原发性高血压；③多发双肾结石；④痛风；⑤低钾血症；⑥窦性心动过缓；⑦高脂血症。

四、诊疗经过

入院完善术前准备，急诊局部麻醉下行主动脉夹层腔内隔绝术，术中在导丝引导下将 5 F 猪尾巴管置入升主动脉造影，确诊为主动脉夹层（Debakey Ⅲ型）。

植入覆膜支架，定位准确后在透视监视下成功释放支架，术后造影示原胸主动脉夹层破口已封闭。

手术顺利，术后予镇痛、控制血压、预防应激性溃疡、预防感染、维持电解质平衡及对症处理等（图 8-2）。

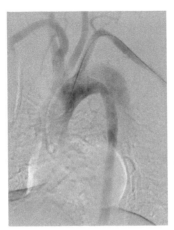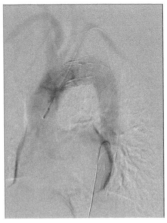

图 8-2　主动脉夹层患者治疗经过

五、出院情况

患者神清，无明显胸背痛，双足踝、膝关节无疼痛，无发热，无恶心呕吐，无汗出，无恶寒、头晕头痛、咳嗽咳痰、心悸气促、双下肢浮肿、口干口苦，纳可眠可，二便调。

术后复查主动脉CTA，主动脉支架术后，原胸主动脉夹层已修复，腹主动脉残余少许小夹层。予控制血压，定期复查（图 8-3）。

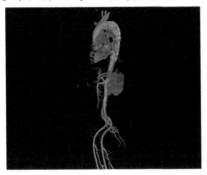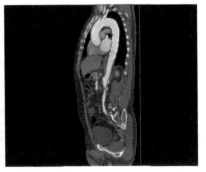

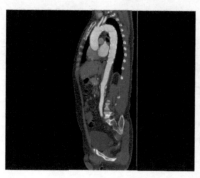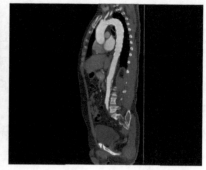

图 8-3　术后复查主动脉 CTA

六、讨论

主动脉夹层（aortic dissection，AD）是由于各种原因导致的主动脉内膜与中膜撕裂、分离，动脉血液进入其间形成的腔隙内，沿主动脉长轴方向使其被分隔为真腔与假腔，使血流动力学发生显著变化。1965 年 DeBakey 等根据破口的位置及夹层累及的范围将 AD 分为Ⅰ型、Ⅱ型、Ⅲ型。随后 Daily 等于 1970 年根据夹层累及的范围提出 Stanford 分型，将 AD 分为 A、B 两型。Stanford B 型主动脉夹层（stanford type B aortic dissection，TBAD）累及胸降主动脉及其远端，相当于 DeBakey Ⅲ型。临床上按发病时间将 TBAD 分为超急性期（≤ 24 h）、急性期（≤ 14 d）、亚急性期（15 ～ 90 d）及慢性期（＞ 90 d）。主要原因是高血压，其次也有先天性遗传因素，如马方综合征等。

1999 年，Dake 等首次提出胸主动脉腔内修复术（thoracic endovascular aortic repair，TEVAR）的概念，使得 AD 拥有微创治疗的可能，20 年来，随着介入技术及相关材料学的发展，腔内修复术已成为治疗 Stanford B 型 AD 的主要方法，它具有手术创伤小、术后恢复快、并发症少、手术死亡率低等优点。

患者心率、血压的大幅度波动比血压的增高更容易诱发 AD 的继续分离，因此，术前维持心率及血压的稳定是术前 AD 护理重要的一项指标。急性期嘱患者严格卧床休息，保持病室安静，减少无关人员探视，帮助患者在床上完成各种生活需要，护送患者完成相关检查，保持大便通畅，避免用力排便，必要时用缓泻剂，同时避免剧烈咳嗽，保证患者良好的睡眠，必要时给予镇静药。术前患者血压控制在 100 ～ 120/60 ～ 70 mmHg 或使重要脏器达到适合灌注的相应血压水平，心率控制在 60 ～ 70 次 /min，由于夹层血肿压迫造成一侧血压降低或上肢血压高于下肢，或者形成四肢血压不对称，所以应每日测量四肢血压，并以健侧肢体血压作为临床用药的标准。

本病例术前通过 CTA 同时测量瘤颈长度、直径、夹层动脉瘤最大直径和夹层长度，选择适当的覆膜支架。手术采用局部麻醉，左侧肱动脉穿刺引入"猪尾巴"导管至升主动脉留作造影及定位使用。右侧股动脉穿刺口，将覆膜支架释放系统在导丝指引下送入主动脉，使其近心端超过并覆盖主动脉内膜破口，控制性降压使血压达到 90/60 mmHg，在 X 射线确认位置后缓慢释放支架。

术后并发症观察：

（1）内漏：重视患者主诉，疼痛的加重与缓解都是病情变化的重要指标之一。如患者主诉胸痛，血压升高。

（2）脊髓缺血和截瘫：脊髓缺血是主动脉腔内修复术可能出现的最为严重的并发症，程度从轻度截瘫到迟缓性麻痹不等。因此，术后应注意患者的肢体感觉、运动及排便情况，听肠鸣音、注意有无腹胀、腹痛，观察左桡动脉及双侧足背动脉搏动情况，四肢皮肤的颜色及温度。有任何下肢功能异常需立即处理，做到及早发现截瘫。

TEVAR 因创伤小、中远期效果良好在 AD 中的应用逐渐推广，因创伤小，并发症少，目前已成为 B 型主动脉夹层治疗的首选。

（庄佩佩）

病例 2　腹主动脉瘤破裂

一、病历摘要

姓名：谢×× 性别：男 年龄：62 岁

主诉：突发右下腹痛、腰痛 4 h。

现病史：缘患者 4 h 前无明显诱因出现右下腹痛，腰痛伴头晕，无发热恶寒，无恶心呕吐，无心悸气促，遂至我院急诊就诊。查 CT 提示：腹主动脉动脉瘤，累及双侧髂总动脉，并动脉瘤破裂、腹膜后广泛积血。由急诊拟诊断"腹主动脉瘤破裂出血"经绿色通道送介入室急诊介入手术。入院时症见：神清，精神不振，腹胀痛，无发热恶寒、头晕头痛、咳嗽咳痰、心悸气促、口干口苦，纳可眠可，二便调。

既往史：平素健康状况一般；有患慢性疾病，曾患肺气肿多年，规律服药，控制良好；否认传染史，否认输血史，预防接种史不详，否认手术史，否认外伤史，未发现药物食物过敏史。无嗜烟史，无嗜酒史。

二、查体

体格检查：体温 36.7℃，脉搏 74 次/min，呼吸 20 次/min，血压 82/56 mmHg。意识清楚，查体合作，发育正常，营养中等，急性面容，表情痛苦，自动体位。皮肤黏膜色泽正常，无皮疹，无皮下出血。无甲状腺肿大，质软。胸廓对称。呼吸正常，双肺叩诊正常清音，呼吸音正常，双肺未闻及干湿啰音。心界正常，心率74次/min，心律齐，各瓣膜听诊区无病理性杂音。肛门直肠未查。外生殖器未查。脊柱无畸形，四肢正常。神经系统检查见生理性反射存在，病理性反射未引出，四肢浅表感觉正常，四肢肌张力正常，肌力正常。双足背动脉搏动正常。双下肢无明显凹陷性浮肿。

专科检查：腹部外形平，有压痛、反跳痛，可扪及腹部搏动性包块，大小约5 cm×5 cm，位置固定，质韧。肝未触及，肝浊音界存在。墨菲征阴性。脾未触及。无肾区叩痛，无输尿管行程压痛。移动性浊音阴性，肠鸣音正常，未闻及气过水声。

辅助检查。血常规：白细胞10.71×10⁹/L，淋巴细胞0.52×10⁹/L，淋巴细胞（%）4.90%，中性粒细胞8.99×10⁹/L，中性粒细胞（%）83.90%，血红蛋白84 g/L，血小板57×10⁹/L；DIC全套凝血酶原时间16.6 s，国际标准化比率1.3，凝血酶原活动度65%，活化部分凝血酶时间47.3 s，D-二聚体20.00μg/mL，抗凝血酶Ⅲ74.00%，纤维蛋白（原）降解产物85.41μg/mL；肝功+生化+心梗谷丙转氨酶87 U/L，谷草转氨酶116 U/L，总蛋白44.6 g/L，白蛋白28.0 g/L，球蛋白16.6 g/L，α-羟丁酸脱氢酶252 U/L，尿素氮11.70 mmol/L，肌酐115μmol/L，葡萄糖7.10 mmol/L，磷酸肌酸激酶1366 U/L，磷酸肌酸MB同工酶37 U/L，乳酸脱氢酶358 U/L，钠148.7 mmol/L，钙1.73 mmol/L，超敏肌钙蛋白I0.102 ng/mL；降钙素原1.42 ng/mL。

我院急诊CT提示（图8-4）：腹主动脉夹层动脉瘤，累及双侧髂总动脉，并夹层动脉瘤破裂、腹膜后广泛积血。

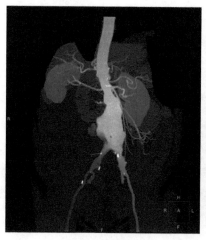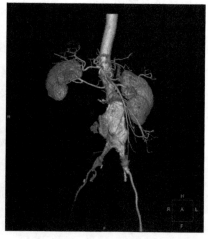

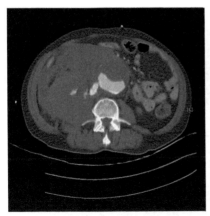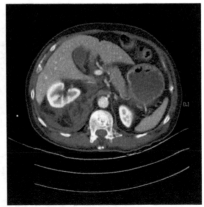

图 8-4 急诊 CT

心电图：可疑心肌缺血。

三、诊断

初步诊断：①腹主动脉瘤破裂出血；②失血性休克；③腹膜后血肿；④慢性肺气肿。

鉴别诊断：本病需与胃炎胃痛相鉴别，两者都有腹痛，胃炎胃痛为剑突下疼痛，疼痛性质多为胀痛、隐痛，多伴有反酸、嗳气等症状，通过病史、症状、彩超不难鉴别；本病需与腹部肿瘤鉴别，两者皆可扪及腹部肿物，后者包块无搏动性，通过彩超、CT、肿瘤标志物不难鉴别。

最终诊断：①腹主动脉瘤破裂出血；②失血性休克；③腹膜后血肿；④慢性阻塞性肺疾病伴肺部感染；⑤二型呼吸衰竭。

四、诊疗经过

入院后急诊经绿色通道送介入室局部麻醉下行腹主动脉瘤腔内隔绝术，术中行腹主动脉并造影，可见对比剂外渗，确诊为腹主动脉瘤破裂出血。

术后胸腹部 CT 示：①双肺炎症，双肺膨胀不全，双侧肺气肿；②双侧胸腔少量积液；③腹主动脉瘤支架植入术后复查。阴囊彩超示：双侧睾丸未见明显异常。双侧附睾未见明显异常。术后予气管插管接呼吸机辅助通气、抗感染、升压、输血治疗、化痰平喘、预防应激性溃疡、维持水电解质酸碱平衡及相应对症处理。病情稳定后转入普通病房（图 8-5 ~ 图 8-8）。

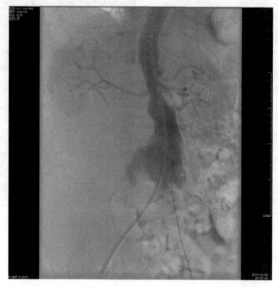

图 8-5　在准备支架过程中，引入球囊导管（AB46）至腹主动脉上段，予打开球

囊暂时阻断下段血流，并间歇性松开

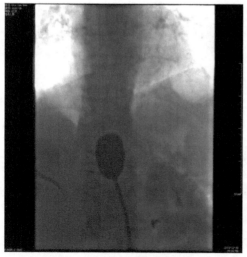

图 8-6　植入支架，经原预置在已封闭的瘤

腔内导管注入配制好生物蛋白胶 4 mL

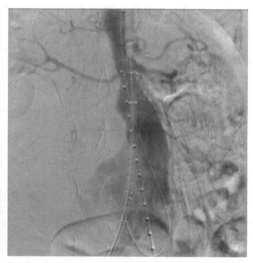

图 8-7　术后造影：腹膜支架血流通畅，原

动脉瘤已封堵，未见内漏形成

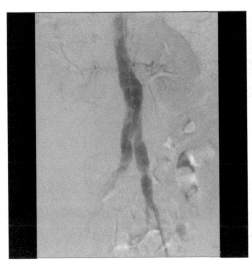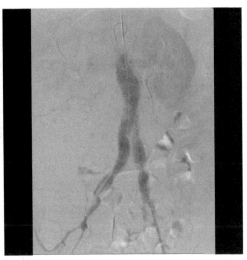

图 8-8 术中血压偏低，予输血等对症治疗，术后转 ICU

五、出院情况

患者神清，精神可，少许咳嗽、咳痰少，色白质粘，无明显气促，无诉腹痛腹胀等，无发热恶寒、头晕头痛、口干口苦，纳眠一般，二便调。

六、讨论

破裂腹主动脉瘤（ruptured abdominal aortic aneurysm，RAAA）是严重危及生命的疾病，是导致动脉瘤死亡的首要原因，总死亡率可达 90%，传统开放手术死亡率为 40% ~ 70%。

1994 年 Marin 等首次报道成功使用腔内治疗 RAAA 后。目前腔内治疗已成为抢救 RAAA 的另一有效手段。现已有大量研究显示腔内治疗较开放手术的优越性，合理的诊疗流程是降低术前死亡率的关键。允许性低血压的收缩压可控制在 70 ~ 80 mmHg，但对高龄或合并心血管疾病患者，保证冠状动脉（ST-T 没有压低）及脑部灌注（意识清醒），收缩压维持在 70 mmHg 是偏低的，我们的诊疗流程中在限制补液的同时维持收缩压 > 90 mmHg。

麻醉方案是导致 RAAA 死亡的重要因素。我们首选局部麻醉下行腔内治疗。因为全身麻醉诱导易致循环崩溃，包括麻醉药的心脏抑制作用；肌松药减轻后腹膜的包裹作用；间断的正压通气减少静脉回流：交感张力减低. 外周血管扩张等原因。

使用球囊阻断可减少术中死亡率，增加脑和冠状动脉供血，维持血流动力学稳定的同时，球囊阻断降低了腹主动脉的压力，减少了出血。

内漏是腔内治疗的主要并发症。严重的内漏可导致动脉瘤继续出血，为了增加成功率，术中通过预置的导管注入生物蛋白胶进行瘤体内栓塞。纤维蛋白胶是一种可吸收的胶冻状液体栓塞材料，主要由凝血酶和纤维蛋白原两种组分构成。使用时，凝血酶和纤维蛋白原通过双联注射器经导管同时注入瘤腔，两者在瘤腔内很快合成纤维蛋白单体，不仅本身能占据 RAAA 瘤腔的血流空间，还可以激发凝血系统"瀑布效应"，促进瘤腔血液快速凝结，进而填充整个瘤腔纤维蛋白胶的主要优点是凝结快、促凝强、可吸收、生物兼容性好，并且凝结成胶冻状也避免了移动注射导管时对血管壁的损伤，但注射时应始终在 X 线透视下缓慢进行，并观察瘤腔对比剂走向，避免进入分支。

腔内治疗后因腹膜后残留大量血肿可致相应压迫症状，甚至出现腹腔室间隔综合征（abdominal compartment syndrome，ACS）。危重患者的正常腹内压（intra-abdominal pressure，IAP）为 5～7 mmHg，IAP > 12 mmHg 时就可能存在脏器功能衰竭，如果 IAP > 20 mmHg 并伴有新脏器功能衰竭或 IAP > 30 mmHg，需要急诊剖腹减压。

破裂腹主动脉瘤危害巨大，死亡率极高，需要加强筛查，及时干预，避免悲剧的发生。

（庄佩佩）

病例 3　下肢动脉硬化闭塞症

一、病历摘要

姓名：卓 ××　性别：女　年龄：74 岁

主诉：左下肢发冷、疼痛 3 个月，加重伴左足溃疡 1 个月。

现病史：缘患者 3 月前无明显诱因下出现左下肢肤温下降，伴疼痛，行走时明显，休息后好转；当时未予重视，未行系统诊治，症状逐日加重，1 月前开始出现左足溃疡未愈，无发热恶寒，无胸闷气促，无下肢乏力等不适；现为进一步系统治疗，遂由门诊收入我科住院治疗。

既往史：平素健康状况一般，有患慢性疾病，2019-06-13 我院住院诊断：①双下肢动脉硬化闭塞症；②右足第 2 趾、左足第 3 趾坏疽并感染；③原发性高血压；④糖耐量异常；⑤贫血；⑥冠心病、两支血管病变、心功能 1 级，LAD 心肌桥。否认有传染史；否认有输血史；预防接种史不详，有手术史，2019-06-04 行右足第 2 趾、左足第 3 趾伤口清创缝合、残端修整术；否认有外伤史；有药物或食物过敏史，过敏源：安乃近过敏。无嗜烟，无嗜酒。

二、查体

体格检查：体温 36.4℃，脉搏 74 次 /min，呼吸 20 次 /min，血压 160/87 mmHg。意

识清楚，查体合作，发育正常，营养良好，正常面容，表情自然，自动体位。皮肤黏膜色泽正常，无皮疹，无皮下出血。皮肤润泽，弹性正常，无水肿。全身浅表淋巴结无肿大。头颅无畸形。结膜正常，双侧巩膜无黄染，瞳孔等圆、等大，左 3 mm，右 3 mm。左侧对光反射正常，右侧对光反射正常。咽无充血，无扁桃体肿大，无脓性分泌物。颈部无抵抗感，气管居中，颈静脉正常，肝颈静脉回流征阴性。无甲状腺肿大。胸廓对称。呼吸正常，双肺叩诊正常清音，呼吸音正常，双肺未闻及啰音。心界范围正常，心率 74 次/min，心律齐，无杂音。腹部外形平。腹部无腹肌紧张，全腹无压痛，无反跳痛，麦氏点压痛阴性，无腹部包块。肝未触及，肝浊音界存在。莫菲氏征阴性。脾未触及。无肾区叩痛，无输尿管行程压痛。移动性浊音阴性，肠鸣音正常，未闻及气过水声。脊柱无畸形，四肢详见专科情况。神经系统检查见生理性反射存在，病理性反射未引出，四肢肌张力、肌力正常。

专科检查（图 8-9）：双下肢肤温明显下降，左下肢明显，肤色苍白，左足溃疡，少许渗液，肢体远端趾动感觉麻木，双侧足背动脉搏动消失，左侧胫后动脉及腘动脉搏动消失，右侧胫后动脉及腘动脉、双侧股动脉搏动正常。

辅助检查。心脏彩超：符合高血压心脏改变。心瓣膜结构退行性改变。主动脉瓣关闭不全（轻-中度）。二尖瓣关闭不全（轻度）。三尖瓣关闭不全（轻度）。肺动脉高压（轻度）。左室舒张功能降低，收缩功能测值正常。尿常规：尿白细胞 3+，尿亚硝酸盐：阳性。血生化：糖化血红蛋白 6.3%，尿素氮 9.90 mmol/L，肌酐 106 μmol/L，尿酸 664 μmol/L，二氧化碳 20.5 mmol/L，总胆固醇 6.15 mmol/L，低密度脂蛋白胆固醇 4.28 mmol/L。凝血功能：凝血酶原时间 14.1 s，血浆纤维蛋白原 4.37 g/L，D-二聚体 0.58 μg/mL。血常规：白细胞 8.21×10^9/L，淋巴细胞 2.10×10^9/L，血红蛋白 94 g/L，血细胞比容 0.29，RBC 分布宽度 CV15.7%。下肢动脉 CTA（2020-03-24 14：36：46）（图 8-10）：下肢动脉粥样硬化，双侧胫前后动脉及腓动脉多发管腔闭塞。ABI：左侧测不出，右侧 0.6。

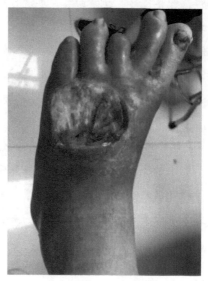

图 8-9　左足溃疡

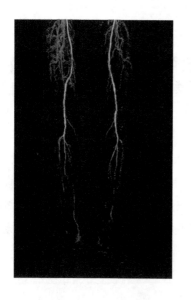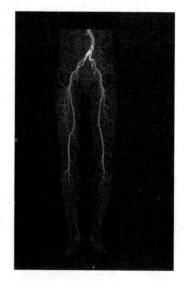

图 8-10　辅助检查

三、诊断

初步诊断：①双下肢动脉硬化闭塞症；②左足坏疽感染；③原发性高血压；④糖耐量异常；⑤冠心病、两支血管病变、心功能1级、LAD心肌桥。

鉴别诊断：需与血栓闭塞性脉管炎鉴别，血栓闭塞性脉管炎多发于青壮年男性，多有长期吸烟史，无糖尿病及高血压等慢性病史，结合各项检查结果，不难鉴别。

最终诊断：①双下肢动脉硬化闭塞症；②左足坏疽感染；③原发性高血压；④糖耐量异常；⑤冠心病、两支血管病变、心功能1级、LAD心肌桥；⑥肾功能异常；⑦高脂血症；⑧轻度贫血。

四、诊疗经过

入院后予阿托伐他汀钙片降脂稳斑；贝前列素钠片改善微循环；氯吡格雷片、阿司匹林肠溶片抗血小板治疗、余降压、抗生素抗感染治疗。

完善相关术前检查，未见明显手术禁忌证。于2020-03-26在局部麻醉＋强化下行左侧下肢动脉造影＋腔内治疗，术中造影：左侧股浅动脉及腘动脉弥漫性轻度狭窄，左胫前动脉中远段、左腓动脉中段及胫后动脉中段节段性严重狭窄及闭塞。

经鞘组注入3000 U肝素水，在交换导丝、球囊导管（2.5 mm×120 mm 2个、3 mm×120 mm）配合下开通左胫前动脉、腓动脉及胫后动脉。在开通血管过程中经导管缓慢注入20万U尿激酶。退出球囊导管后造影：左胫前动脉、左腓动脉、左胫后动脉均可见显影，血流速度好。

术后予控制血压、镇痛、抗血小板、改善微循环、术口换药等治疗，于2020-04-01在全身麻醉下行左足部伤口清创、坏死组织清除、VSD术；术后经抗感染、伤口换药等对症治疗，经治疗患者恢复情况良好。术后左侧ABI 0.9（图8-11）。

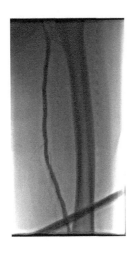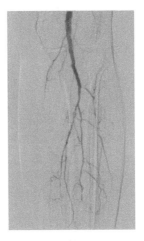

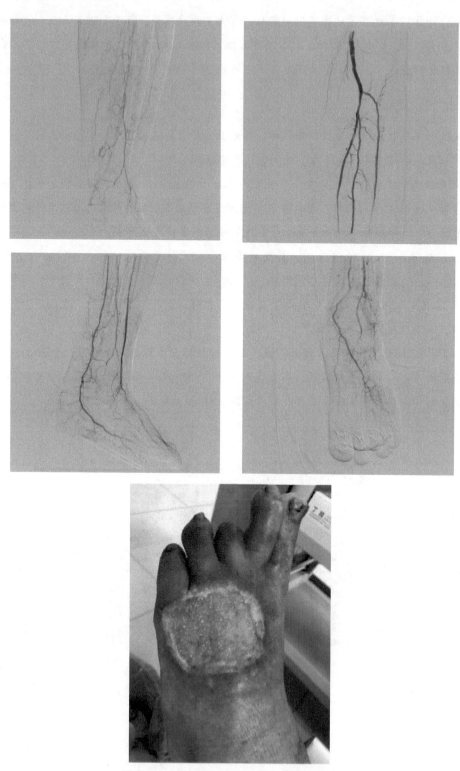

图 8-11　下肢动脉硬化闭塞症患者诊疗经过

五、出院情况

患者神清，精神良好，患肢伤口疼痛缓解，无发热恶寒、头晕头痛、咳嗽咳痰、心悸气促、口干口苦，纳可眠可，二便调。专科检查：患肢肤温可，无肿胀，活动及感觉可，远端血运良好，足背溃疡伤口可见细沙样新鲜肉芽组织生长。出院后继续服药、伤口换药处理（图8-12）。

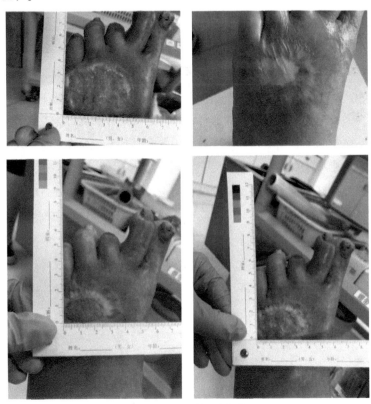

图8-12　患者创面恢复情况

六、讨论

下肢动脉硬化闭塞症又称外周血管病，指由于动脉硬化造成的下肢供血动脉内膜增厚、管腔狭窄或闭塞，病变肢体血液供应不足，引起下肢间歇性跛行、皮温降低、疼痛、甚至发生溃疡或坏死等临床表现的慢性进展性疾病，常为全身性动脉硬化血管病变在下肢动脉的表现。下肢动脉硬化闭塞症可累及单支或多支下肢动脉，是导致下肢截肢的最主要原因。下肢动脉硬化闭塞症的早期症状不显著，不易引起人们注意，多数患者因此延误治疗时机，造成截肢。本病例以膝下动脉病变为主，PTA是目前临床上治疗膝下动脉硬化闭塞症的主要微创术式。该术式的基本原理是以加压的气囊对粥样斑块进行压迫，使斑块壳受压破裂，进而实现扩张动脉管腔的目的。微创伤是 PTA 的显著特点，且该术式能够重复操作，减少住院时间，日益受到血管外科医师的关注。PTA 的即时成功率非常高。PTA 的近期效果也比较令人满意。但 PTA 术后的远期畅通率相对不高。

2016 年纳入 6769 例共 9399 条膝下动脉行普通球囊成形术患者的荟萃分析结果显示，1 年的一期通畅率为 63.1%，大截肢率为 14.9%。这个结果虽比过往的报告有明显提高，但仍无法获得满意的临床疗效。因此，目前众多的临床研究仍聚焦于提高膝下动脉通畅性的方法，如使用不同的药物涂层球囊（紫杉醇、西罗莫司）、不同的减容装置、不同的支架（药物洗脱支架、生物可吸收支架、点状支架）等。膝下动脉病变的腔内治疗方兴未艾，这主要是由于其病变基础与股腘动脉不同，且病变管腔较小、病变长度较长，使许多在股腘动脉取得良好效果的器械和手段大打折扣。目前对于短及中段的膝下动脉病变，研究显示药物洗脱支架是最佳选择。而对于紫杉醇涂层球囊还是西罗莫司涂层球囊的安全性及有效性比较、减容装置还是需要辅助其他手段、需要和哪种手段结合，目前还难以定论。还需要更多的临床研究结果来确定。

我们应当清楚地认识到，下肢缺血症状仅为全身动脉硬化的外周血管表现，患者往往合并心脑血管疾病，而且患者更多的不是死于下肢缺血，而是死于冠心病和脑血管疾病。而患者的基础疾病是影响远期通畅率的重要危险因素。降压、降脂、降糖、降同型半胱氨酸及针对免疫性疾病的治疗，是非常重要的基础治疗。通过对危险因素的控制，可以降低心肌梗死、脑卒中、血管源性死亡等主要血管事件的发生率。药物治疗也是外科手术和腔内治疗取得良好效果的基础和保证。美国胸科医师学会（ACCP）/美国心脏协会（AHA）下肢动脉疾病治疗指南已明确推荐，所有血管重建患者术后均应接受抗血小板治疗，如：阿司匹林加波立维的联合用药至少用药 1 年。同时应积极控制高血压、高血脂及糖尿病，糖尿病是动脉硬化发生发展的重要危险因素，对于合并糖尿病的下肢 ASO 患者，必须加强饮食管理，控制血糖。建议患者主动学习并掌握足部日常护理方法，养成足部自我检查习惯，选择合适的鞋袜，正确护理并治疗足部的擦伤、裂伤、溃疡等。

（庄佩佩）

病例 4 腹主动脉、双髂动脉闭塞

一、病历摘要

姓名：吴×× 性别：男 年龄：75 岁

主诉：左足截趾术后伤口不愈 2 月。

现病史：缘患者 1 年半前无明显诱因下出现左下肢红肿，伴疼痛，行走时明显，休息后好转，无发热恶寒，无胸闷气促，无下肢乏力等不适；当时未予重视，未行系统诊治，症状逐日加重，2月余前出现左足溃疡坏死，至当地医院行左足第一足趾截趾术，术后伤口不愈，现为进一步系统治疗，遂收入我科住院治疗。

既往史：平素健康状况良好；有患慢性疾病，患原发性高血压多年，平素规律口服降压药，具体控制不详，2月前外院行左足第一足趾截趾术；否认有外伤史；否认药物及食物过敏史。有嗜烟史50年，20支/d；无嗜酒。

二、查体

体格检查：体温36.5℃，脉搏74次/min，呼吸20次/min，血压左100/66mmHg，右160/70mmHg。意识清楚，查体合作，发育正常，营养良好，慢性面容，表情自然，自动体位。皮肤黏膜色泽正常，无皮疹，无皮下出血。皮肤润泽，弹性正常，无水肿。全身浅表淋巴结无肿大。头颅无畸形。结膜正常，双侧巩膜无黄染，瞳孔等圆、等大，左3mm，右3mm。左侧对光反射正常，右侧对光反射正常。咽无充血，无扁桃体肿大，无脓性分泌物。颈部无抵抗感，气管居中，颈静脉正常，肝颈静脉回流征阴性。无甲状腺肿大。胸廓对称。呼吸正常，双肺叩诊正常清音，呼吸音正常，双肺未闻及啰音。心界范围正常，心率74次/min，心律齐，无杂音。腹部外形平。腹部无腹肌紧张，全腹无压痛，无反跳痛，麦氏点压痛阴性，无腹部包块。肝未触及，肝浊音界存在。莫菲氏征阴性。脾未触及。无肾区叩痛，无输尿管行程压痛。移动性浊音阴性，肠鸣音正常，未闻及气过水声。脊柱无畸形，四肢详见专科情况。神经系统检查见生理性反射存在，病理性反射未引出，四肢肌张力、肌力正常。

专科检查：双下肢肤温明显下降，肤色苍白，以左下肢为著，肢体远端趾动感觉麻木，伴左足第一跖骨远端缺如，创面溃疡坏死，部分骨外露，少许渗液，味腥臭（图8-13）。双侧下肢指压试验阳性，以左侧明显，双侧足背动脉搏动消失，左侧胫后动脉及腘动脉搏动消失，左侧股动脉搏动消失，右侧胫后动脉及腘动脉、股动脉搏动减弱。

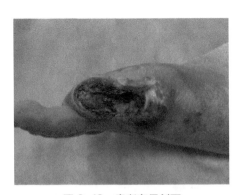

图8-13　患者左足创面

辅助检查（图8-14）。左锁骨下动脉彩超：考虑左侧锁骨下动脉起始段重度狭窄。双侧锁骨下动脉硬化。血常规：白细胞 7.16×10^9/L，淋巴细胞 1.67×10^9/L，红细胞 4.06×10^{12}/L，血红蛋白：128 g/L。凝血功能：凝血酶原时间 13.6 s，血浆纤维蛋白原 4.83 g/L，D-二聚体 0.67 μg/mL，抗凝血酶Ⅲ 125.00%。下肢动脉 CTA：①符合双下肢动脉硬化闭塞症，腹主动脉下段、双侧髂动脉及左侧股浅动脉闭塞；②左足第 1 趾截趾术后改变，请结合临床。ABI：左侧测不出，右侧 0.4。

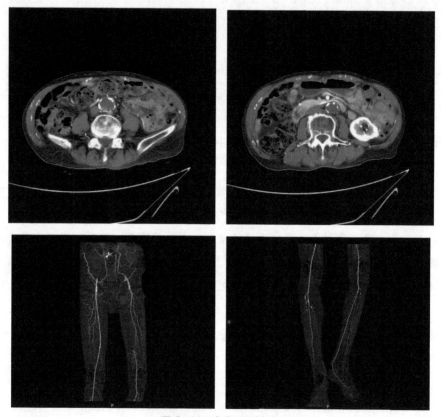

图 8-14 患者影像检查

三、诊断

初步诊断：①双下肢动脉硬化闭塞症；②原发性高血压；③左足第一足趾术后伤口愈合不良。

鉴别诊断：需与血栓闭塞性脉管炎鉴别，血栓闭塞性脉管炎多发于青壮年男性，多有长期吸烟史，无糖尿病及高血压等慢性病史，结合各项检查结果，不难鉴别。

最终诊断：①腹主动脉、双髂动脉闭塞；②双下肢动脉硬化闭塞症；③左锁骨下动脉狭窄（重度）；④原发性高血压；⑤左足伤口愈合不良；⑥左足第一足趾术后。

四、诊疗经过

入院后予阿托伐他汀钙片降脂稳斑；贝前列素钠片改善微循环；氯吡格雷片、阿司匹林肠溶片抗血小板治疗、余降压、抗生素抗感染治疗。

完善相关术前检查，未见明显手术禁忌证。于局部麻醉+强化下行腹主动脉、双髂动脉、左下肢动脉造影+腔内治疗，术中造影：腹主动脉左肾动脉开口以下至双侧髂外动脉全程闭塞，右肾动脉闭塞；左股总动脉、股深动脉、股浅动脉远段、腘动脉、胫前动脉、腓动脉近段及胫后动脉全程可见显影，左股浅动脉近中段闭塞；右股总动脉、股深动脉、股浅动脉、腘动脉、腓动脉可见显影，右胫前动脉、腓动脉闭塞。在交换导丝、球囊导管（3 mm×20 mm、5 mm×200 mm、6 mm×80 mm、8 mm×80 mm 2个、10 mm×60 mm）及支架（5 mm×150 mm 2个、6 mm×60 mm 1个、6 mm×100 mm 2个；8 mm×60 mm 1个、8 mm×100 mm 2个、10 mm×80 mm 2个）配合下开通腹主动脉、双侧髂总、髂外动脉、左股浅动脉近中段。退出球囊导管后造影：腹主动脉、双侧髂总、髂外动脉、股总动脉、左股浅动脉、腘动脉全程、胫后动脉均可见显影，血流速度好（图8-15）。

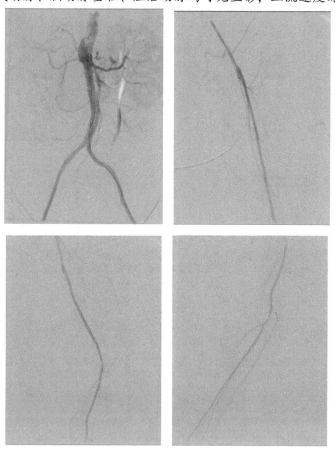

图8-15　患者治疗经过

术后予控制血压、镇痛、抗血小板、改善微循环、术口换药等治疗，于2020-04-01在全身麻醉下行左足部伤口清创、坏死组织清除、VSD术；术后经抗感染、伤口换药等对症治疗，经治疗患者恢复情况良好。术后左侧ABI 0.9右侧ABI 0.8。

五、出院情况

患者神清，精神良好，少许患肢疼痛，无发热恶寒、头晕头痛、咳嗽咳痰、心悸气促、口干口苦，纳可眠可，二便调。专科检查：术口无渗血，周围无血肿，留置VSD固定在位，拆除VSD后可见创面较多新鲜肉芽组织生长，无渗血渗液，无肿胀，活动及感觉可，远端血运良好。出院后继续服药，门诊换药处理（图8-16）。

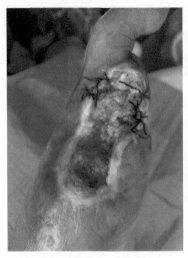
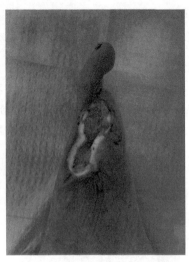
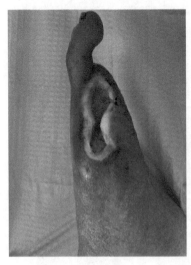
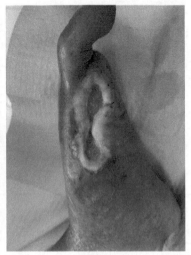

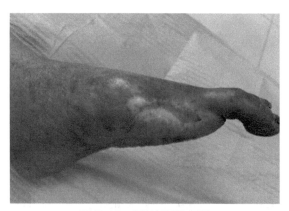

图 8-16 患者创面恢复图

六、讨论

主髂动脉闭塞性疾病（AIOD）是指累及腹主动脉末端 - 主髂动脉分叉处的闭塞性病变，为血管外科常见疾病。AIOD 可引起一系列的下肢慢性缺血表现。AIOD 患者可以发生重症下肢缺血和静息痛，在男性患者可以出现性功能障碍，病情严重者可引起截肢、多脏器衰竭或危及生命。传统的人工血管转流术创伤大、术后并发症发生率、死亡率均较高，文献报道这类手术的死亡率高达 7%，严重影响了其在临床的应用。相比而言，腔内血管成形术治疗 AIOD 的围术期死亡率可降低至 4%，甚至为 0。

自 1964 年介入治疗动脉硬化闭塞症的首次面世，经过材料及技术的不断发展，AIOD 腔内治疗成功率可达 90% ～ 100%。腔内介入治疗的早期和中期通畅率较高，手术并发症发生率和死亡率均较低，具有效果好、创伤小、恢复快、住院周期短等优点，可以迅速改善患者症状，并且具有良好的风险获益比，这是对比传统手术治疗的明显优势，如果介入治疗失败，还可以尝试开放手术治疗。

对于主髂动脉分叉处病变，球囊血管成形术中仅对一侧髂动脉行球囊扩张，可能会造成跨过主 - 髂动脉分叉部动脉斑块或血栓移位或碎片脱落向下栓塞对侧髂动脉，也可能造成血管成角，影响对侧肢体血流，为避免上述意外发生，可使用"对吻"球囊技术。该技术使用时是将两个球囊同时放置，跨越主 - 髂动脉分叉部位呈"对吻"状态，并使其一致地膨胀。这样的操作之后，往往会接着进行对吻式支架置入术。技术操作要点：尽量选择同种型号、同一品牌、同等长度的球囊、支架；从两侧髂总动脉进入腹主动脉的球囊和支架应超过髂动脉分叉 2 ～ 3 cm，高度相同，呈平行状态；一般多选择自膨式裸支架，高度钙化、破裂危险大、腔内有血栓填充的病变应选用覆膜支架；球囊扩张时压力和时间相同，支架释放时要求同时、同步。

（庄佩佩）

病例 5　下肢静脉曲张 1

一、病历摘要

姓名：李 ×× 　性别：男　年龄：49 岁

主诉：右下肢浅静脉迂曲扩张 7 年余，右小腿反复溃疡 1 年。

现病史：缘患者因长期站立工作 7 年余前出现右下肢浅静脉迂曲扩张，久站后明显，无胀痛、肿胀，当时未予重视，未行系统诊治，症状逐年加重，右小腿时有胀痛，劳累后加重。1 年前右小腿出现溃疡难愈，今为进一步系统治疗到我院门诊就诊，遂由门诊拟"右下肢静脉曲张伴溃疡感染"收入院。

既往史：平素健康状况良好；否认患慢性疾病；否认有传染史；否认有输血史；预防接种史不详，否认有手术史；否认有外伤史；否认药物及食物过敏史。

二、查体

体格检查：体温 36.8℃，脉搏 80 次 /min，呼吸 20 次 /min，血压 125/81 mmHg。意识清楚，查体合作，发育正常，营养良好，正常面容，表情自然，自动体位。皮肤黏膜色泽正常，无皮疹，无皮下出血。皮肤润泽，弹性正常，无水肿。全身浅表淋巴结无肿大。头颅无畸形。结膜正常，双侧巩膜无黄染，瞳孔等圆、等大，左 3 mm，右 3 mm。左侧对光反射正常，右侧对光反射正常。咽无充血，无扁桃体肿大，无脓性分泌物。颈部无抵抗感，气管居中，颈静脉正常，肝颈静脉回流征阴性。无甲状腺肿大。胸廓对称。呼吸正常，双肺叩诊正常清音，呼吸音正常，双肺未闻及啰音。心界范围正常，心率 80次/min，心律齐，无杂音。腹部外形平。腹部无腹肌紧张，全腹无压痛，无反跳痛，麦氏点压痛阴性，无腹部包块。肝未触及，肝浊音界存在。莫菲氏征阴性。脾未触及。无肾区叩痛，无输尿管行程压痛。移动性浊音阴性，肠鸣音正常，未闻及气过水声。脊柱无畸形，四肢正常。神经系统检查见生理性反射存在，病理性反射未引出，四肢肌张力、肌力正常。

专科检查（图 8-17）：右下肢浅静脉隆起、扩张、迂曲，久站和过多行走后明显，可见局部皮肤明显色素沉着，右内踝伴有溃疡。双下肢无无明显肿胀，感觉运动如常，双侧股动脉、足背动脉搏动良好。Perthes 试验：阴性。CEAP 分级：C_6 级伴活动性溃疡。

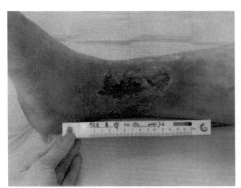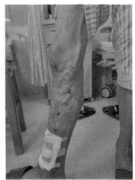

图 8-17 患者右下肢专科检查

辅助检查：心电图、血常规、血生化、肝肾功能、凝血功能、二便常规，未见明显异常。

下肢静脉彩超：考虑右侧隐股静脉瓣功能不全，右侧大隐静脉及属支曲张，属支及穿支反流点已标记"X"。右侧下肢深静脉未见明显异常。右侧小隐静脉未见明显异常。心脏彩超：心脏结构未见明显异常。左室舒张功能及收缩功能测值正常。

三、诊断

初步诊断：右下肢静脉曲张伴溃疡感染。

鉴别诊断：深静脉血栓形成后遗综合征：有深静脉血栓形成病史，浅静脉代偿性曲张的表现常在短期内形成，皮肤营养障碍较显著，深静脉通畅试验阳性，彩超及静脉造影有助鉴别。

最终诊断：右下肢静脉曲张伴溃疡感染。

四、诊疗经过

完善相关术前检查，未见明显手术禁忌证，予腰麻下行右大隐静脉高位结扎＋主干及部分分支激光消融＋反流点点状结扎，手术顺利，手术出血约 15 mL。术后予口服地奥司明，伤口换药、右下肢弹力绷带加压治疗。48 h 后拆除弹力绷带，改穿弹力袜加压治疗。

五、出院情况

患者神清，精神良好，少许右下肢术口疼痛，无发热恶寒、头晕头痛、咳嗽咳痰、心悸气促、双下肢浮肿、口干口苦，纳可眠可，二便调。专科检查：术口无渗血，周围无血肿，患肢维持弹力袜加压包扎，无肿胀，活动及感觉可，远端血运良好。继续门诊换药治疗，术后一周拆除右腹股沟伤口缝线，术后两周拆除右腿伤口缝线，术后一个月右内踝伤口愈合（图 8-18）。

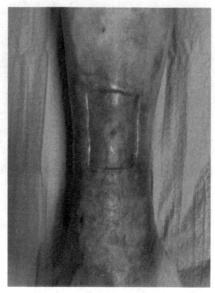

图 8-18　患者术后创面

六、讨论

下肢浅静脉曲张是一种常见疾病，指由于下肢浅静脉瓣膜功能不全等原因，导致血液反流引起下肢浅静脉迂曲、扩张，轻者下肢酸胀、乏力，影响生活质量；重者肢体水肿、色素沉着、湿疹或静脉性溃疡，丧失部分劳动能力。下肢浅静脉曲张以大隐静脉（great saphenous vein，GSV）曲张最多见。国外文献报道大隐静脉曲张患病率高达 25%，国内文献报道其成年男、女患病率分别为 10% ~ 15%、20% ~ 25%。下肢静脉曲张可导致皮肤局部微循环改变，血液含氧量降低，白细胞附壁和渗出，皮肤营养障碍，出现静脉性溃疡。

手术治疗是目前治疗下肢静脉曲张 C_2 期以上有效的方法，大隐静脉高位结扎 + 抽剥术是目前仍广泛应用的传统经典术式，存在手术时间长、切口多、创伤大及并发症多的缺点。微创手术已逐渐替代传统高位结扎剥脱术，多种方法联合使用实行个体化治疗，在减少手术并发症及复发方面取得相同甚至更好的疗效。腔内激光消融术和射频消融术目前已经成为处理大隐静脉主干的主流方法。而关于处理小腿大隐静脉分支曲张静脉团的方法主要有透光静脉旋切术（Trivex）、点式剥脱术、多点穿刺激光消融术和泡沫硬化剂注射，本病例采用右大隐静脉高位结扎 + 主干及部分分支激光消融 + 反流点点状结扎术多种手段联合治疗，在保证治疗效果的同时尽量减小创伤。穿通静脉在下肢慢性静脉疾病发展过程中具有重要作用。穿通静脉数目越多，直径越大，肢体皮肤的营养性变化越明显，静脉病变的程度越重。穿通静脉功能不全常常是下肢静脉曲张复发的原因。术前超声定位并标记，术中进行结扎是非常重要的。激光消融通过光导纤维发射激光，光纤周围的血红蛋白吸收能量产生蒸汽气泡，导致静脉壁广泛损伤、收缩，静脉全程血栓形成，血管闭塞。激光消融注意控制激光功率及回撤速度，注意避免皮肤灼伤和隐神经损伤。

【参考文献】

[1] Biemans, A. A., et al. Comparing endovenous laser ablation, foam sclerotherapy, and conventional surgery for great saphenous varicose veins [J]. J Vasc Surg, 2013. 58（3）：727-734. e1.

[2] 叶志东等. 下肢静脉曲张微创治疗的思考与评价 [J]. 中国实用外科杂志, 2006（10）：755-756.

（庄佩佩）

病例 6　下肢静脉曲张 2

一、病历摘要

姓名：吴 ××　性别：男　年龄：51 岁

主诉：右下肢浅静脉迂曲扩张 5 年余。

现病史：缘患者因长期站立工作 5 年余前出现右下肢浅静脉迂曲扩张，久站后明显，无胀痛、肿胀，当时未予重视，未行系统诊治，症状逐年加重。现右下肢浅静脉迂曲扩张明显，时有胀痛，今天为进一步系统治疗到我院门诊就诊，遂由急诊拟"右下肢静脉曲张"收入院。

既往史：平素健康状况良好；否认患慢性疾病；否认有传染史；否认有输血史；预防接种史不详，否认有手术史；否认有外伤史；否认药物及食物过敏史。

二、查体

体格检查：意识清楚，查体合作，发育正常，营养良好，正常面容，表情自然，自动体位。皮肤黏膜色泽正常，无皮疹，无皮下出血。皮肤润泽，弹性正常，无水肿。全身浅表淋巴结无肿大。头颅无畸形。结膜正常，双侧巩膜无黄染，瞳孔等圆、等大，左 3 mm，右 3 mm。左侧对光反射正常，右侧对光反射正常。咽无充血，无扁桃体肿大，无脓性分泌物。颈部无抵抗感，气管居中，颈静脉正常，肝颈静脉回流征阴性。无甲状腺肿大。胸廓对称。呼吸正常，双肺叩诊正常清音，呼吸音正常，双肺未闻及啰音。心界范围正常，心率 80 次 /min，心律齐，无杂音。腹部外形平。腹部无腹肌紧张，全腹无压痛，无反跳痛，麦氏点压痛阴性，无腹部包块。肝未触及，肝浊音界存在。莫菲氏征阴性。脾未触及。无肾区叩痛，无输尿管行程压痛。移动性浊音阴性，肠鸣音正常，未闻及气过水声。脊柱无畸形，四肢正常。神经系统检查见生理性反射存在，病理性反射未引出，四肢肌张力、肌力正常。

专科检查（图 8-19）：右下肢浅静脉隆起、扩张、迂曲，久站和过多行走后明显，可见局部皮肤少许色素沉着，无皮疹、毛细血管扩张、脱屑。双下肢无无明显肿胀，感觉运动如常，双侧股动脉、足背动脉搏动良好。Perthes 试验：阴性。CEAP 分级：C4a 级色素沉着。

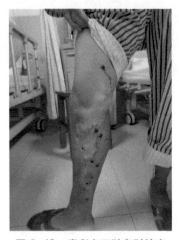

图 8-19 患者右下肢专科检查

辅助检查：心电图、血常规、血生化、肝肾功能、凝血功能、二便常规未见明显异常。

下肢静脉彩超：右侧下肢深静脉通畅。右侧大隐静脉扩张并隐股静脉瓣反流，属支及穿支反流点已标记"X"。右侧小隐静脉未见明显异常。心脏彩超：心脏结构未见明显异常。左室舒张功能及收缩功能测值正常。

三、诊断

初步诊断：右下肢静脉曲张。

鉴别诊断：深静脉血栓形成后遗综合征。有深静脉血栓形成病史，浅静脉代偿性曲张的表现常在短期内形成，皮肤营养障碍较显著，深静脉通畅试验阳性，彩超及静脉造影有助鉴别。

最终诊断：右下肢静脉曲张。

四、诊疗经过

完善相关术前检查，未见明显手术禁忌证，予腰麻下行右大隐静脉高位结扎＋主干激光消融＋反流点点状结扎＋分支泡沫硬化剂注射，手术顺利，手术出血约 10 mL。术后予口服地奥司明，伤口换药、右下肢弹力绷带加压治疗。48 h 后拆除弹力绷带，改穿弹力袜加压治疗。

五、出院情况

患者神清，精神良好，未诉疼痛等不适，无发热恶寒、头晕头痛、咳嗽咳痰、心悸气促、双下肢浮肿、口干口苦，纳可眠可，二便调。专科检查：术口无渗血，周围无血肿，患肢维持弹力袜加压包扎，无肿胀，活动及感觉可，远端血运良好。继续门诊换药治疗，术后一周拆除右腹股沟伤口缝线，术后两周拆除右腿伤口缝线（图 8-20）。

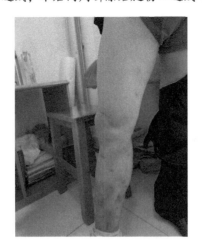

图 8-20　患者术后创面

六、讨论

本病例采用右大隐静脉高位结扎＋主干激光消融＋反流点点状结扎＋分支泡沫硬化剂注射多种手段联合治疗，在保证治疗效果的同时尽量减小创伤。泡沫硬化剂治疗是一种将液体或者泡沫硬化剂注入曲张静脉，破坏静脉内皮细胞，发生无菌性炎症形成纤维条索，从而使曲张静脉萎陷的治疗方法。

1. 治疗适应证

（1）适用于隐静脉（大隐静脉和小隐静脉）、穿通静脉功能不全、网状型静脉曲张、毛细血管扩张。

（2）其他外科治疗或微创治疗后残余的曲张静脉。

（3）复发、新生静脉曲张。

2. 治疗禁忌证

（1）绝对禁忌证：已知对硬化剂过敏，患肢急性下肢深静脉血栓形成，长期制动和卧床，已知右向左分流的先天性心血管发育畸形，拟治疗部位感染或严重全身感染。

（2）相对禁忌证（建议术者对患者进行获益——风险评估后进行操作）：妊娠期妇女，哺乳期妇女，患肢合并严重外周动脉闭塞性疾病，严重过敏体质，高血栓栓塞风险，全身情况较差无法耐受手术，表浅静脉血栓形成急性期，既往行泡沫硬化剂治疗后出现包括偏头痛在内的神经功能不全者。常见并发症：色素沉着，注射部位疼痛，血栓性浅静脉炎，注射局部硬结形成，一过性干咳。罕见的严重并发症：过敏性休克，急性下肢深静脉血栓形成，肺栓塞，下肢动脉栓塞、房间隔缺损状态下出现的脑动脉栓塞等。注射时控制注射速度及使用剂量。通常建议单次治疗单侧肢体的推荐使用量为聚桂醇原液用量 8 ~ 10 mL，即泡沫总量在 20 ~ 40 mL。

硬化治疗结束后，在注射部位局部压迫 5 ~ 10 min 后，使用无菌纱布对注射的血管进行侧壁加压，然后用弹力绷带自远端向近端包扎下肢或穿戴相应型号的医用静脉曲张袜。弹力绷带持续包扎或持续穿戴医用静脉曲张袜 3 ~ 7 d 后，改使用医用静脉曲张袜白天穿（不少于 12 h）、晚上脱的原则，建议进行至少 4 周加压治疗，以避免或减少残留血栓、硬结、血栓性静脉炎和皮肤色素沉着的发生。治疗后 2 周内避免重体力劳动，避免长途旅行。

泡沫硬化剂注射，因为具有微创、美观、操作简单、经济等优点，近年来越来越受到欢迎。但常发生血栓性浅静脉炎，因为损伤静脉壁，使内膜下的胶原暴露，导致血小板黏附，形成血小板血栓。外加凝血因子的激活，导致血液中大量纤维蛋白形成，与血小板血栓相互作用，形成血栓，静脉内压力越大，残留血液越多，血栓静脉炎的发生率越高。

本病对反流点进行结扎，因为减轻了静脉压，增加泡沫硬化剂的闭塞成功率，减少再通率，降低泡沫硬化剂的使用量，减少静脉内的残余血液，减少泡沫硬化剂注射带来的并发症。

（庄佩佩）

病例 7　下肢深静脉血栓形成

一、病历摘要

姓名：吴××　性别：女　年龄：65 岁

主诉：左下肢肿胀疼痛 7 d。

现病史：缘患者 7 d 前无明显诱因下出现左下肢肿胀，伴疼痛，站立时明显，当时无胸闷气促，无下肢乏力等不适；当时未予重视，未行系统诊治，症状逐日加重；至当地医院就诊，1 d 前行 B 超检查报告示：左侧股浅静脉、腘静脉、腓静脉血栓形成待排。现为进一步系统治疗，遂收入我科住院治疗。入院时症见：患者神清，精神好，左下肢肿胀，疼痛，无恶心呕吐，无腹胀腹泻，无恶寒发热，无汗出，无胸闷心悸气促，无头晕头痛，无尿频、尿痛、血尿，无耳鸣耳聋，无口干口苦，纳眠可，二便调。近期体重无明显减轻。

既往史：2019 年行阑尾切除术，2020 年行胃大切手术；否认有外伤史，否认药物及食物过敏史；无嗜烟，无嗜酒。

二、查体

体格检查：体温 36.7℃，脉搏 87 次 /min，呼吸 20 次 /min，血压 114/69 mmHg。体格检查：意识清楚，查体合作，发育正常，营养良好，正常面容，表情自然，自动体位。皮肤黏膜色泽正常，无皮疹，无皮下出血。皮肤润泽，弹性正常，无水肿。全身浅表淋巴结无肿大。头颅无畸形。结膜正常，双侧巩膜无黄染，瞳孔等圆、等大，左 3 mm，右 3 mm。左侧对光反射正常，右侧对光反射正常。咽无充血，无扁桃体肿大，无脓性分泌物。颈部无抵抗感，气管居中，颈静脉正常，肝颈静脉回流征阴性。无甲状腺肿大。胸廓对称。呼吸正常，双肺叩诊正常清音，呼吸音正常，双肺未闻及啰音。心界范围正常，心率 87 次 /min，心律齐，无杂音。腹部外形平。腹部无腹肌紧张，全腹无压痛，无反跳痛，麦氏点压痛阴性无腹部包块。肝未触及，肝浊音界存在。莫菲氏征阴性。脾未触及。无肾区叩痛，无输尿管行程压痛。移动性浊音阴性，肠鸣音正常，未闻及气过水声。脊柱无畸形，四肢见专科情况。神经系统检查见生理性反射存在，病理性反射未引出，四肢肌张力、肌力正常。

专科检查（图 8-21）：左下肢肿胀明显，有压痛，肤温稍有增高，肤色正常，皮肤张力有增加，肢体远端趾动感觉正常，足背动脉搏动可扪及。右下肢未见明显异常。

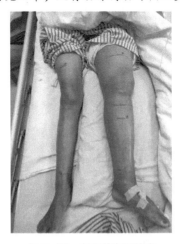

图 8-21　左下肢专科检查

辅助检查：

B 超检查报告示：左侧股浅静脉、腘静脉、腓静脉血栓形成待排。

心脏彩超：心瓣膜结构退行性改变。三尖瓣关闭不全（轻度）。肺动脉高压（轻度）。左室舒张功能降低，收缩功能测值正常。左下肢深静脉彩超：左侧下肢深静脉血栓形成（完全性）。胸片：主动脉硬化。血常规：白细胞 7.09×10^9/L，淋巴细胞 0.33×10^9/L，红细胞 3.68×10^{12}/L，血红蛋白 110 g/L。凝血功能：凝血酶原时间 14.0 s，国际标准化比率 1.1，凝血酶原活动度 89%，血浆纤维蛋白原：5.03 g/L，D- 二聚体 8.84 μg/mL，纤维蛋白（原）降解产物 27.03 μg/mL。血生化：总蛋白 63.8 g/L，白蛋白 36.3 g/L，总胆红素 6.69 μmol/L，直接胆红素：2.40 μmol/L，间接胆红素：4.29 μmol/L，磷酸肌酸激酶：21 U/L。

三、诊断

初步诊断：①左下肢深静脉血栓形成；②胃大切术后；③阑尾切除术后。

鉴别诊断：本病应与"淋巴水肿"鉴别，两病都见有患肢肿胀，但后者发病缓慢，往往有几年以上病史，多发生于青年人的足部，开始轻度水肿，逐渐加重，可累及小腿，随着病情进展，皮肤变得肥厚粗糙，呈硬韧性，溃疡少见。

最终诊断：①左下肢深静脉血栓形成；②胃大切术后；③阑尾切除术后。

四、诊疗经过

完善相关检查后，在局部麻醉下行下腔静脉滤器置入 + 左下肢深静脉腔内治疗，术中患者先取仰卧位，采用 Seldinger 技术，经右股静脉放置下腔静脉滤器。

然后患者取俯卧位，经左侧腘静脉穿刺造影示：左侧髂总静脉严重狭窄，髂外、股总、股浅、股深、腘静脉均可见血栓影，予留置溶栓导管。术后予抗凝、溶栓等治疗 5 d 后。再次行经溶栓导管左下肢深静脉造影、腔内治疗，术中引入球囊扩张导管（12 mm×60 mm）超选至左侧髂段狭窄段静脉并在 5 ～ 8 个大气压下扩张血管，复查造影仍见中重度狭窄，予植入支架（14 mm×90 mm）。复查造影，血流速度可。

术后予利伐沙班片 15 mg po bid 抗凝、改善静脉循环等治疗（图 8-22）。

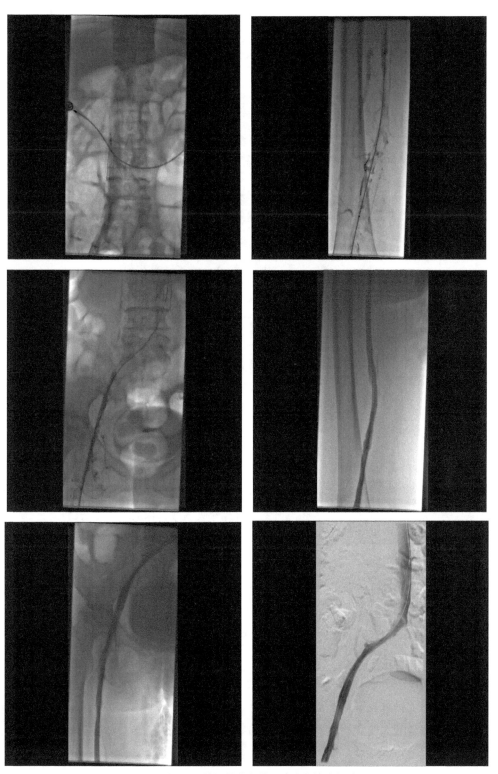

图 8-22　下肢深静脉血栓形成患者诊疗经过

五、出院情况

患者一般情况可，生命体征平稳，左下肢少许肿胀，无诉疼痛。出院后约一个月返院取出下腔静脉滤器（图 8-23）。

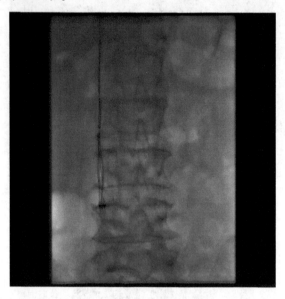

图 8-23　取出下腔静脉滤器

六、讨论

下肢深静脉血栓形成（DVT）是血液在下肢深静脉内异常凝结引起的疾病。患者因血液回流受阻，出现下肢肿胀、疼痛、功能障碍，血栓脱落可引起肺动脉栓塞，导致气体交换障碍、肺动脉高压、右心功能不全，严重者出现呼吸困难、休克甚至死亡。

急性DVT诊断一旦明确，宜尽快作介入处理，以缩短病程，提高管腔完全再通率，避免或减少静脉瓣膜粘连，降低瓣膜功能不全和血栓复发发生率，尽量阻止病程进入慢性期和后遗症期。对长段急性血栓，介入治疗前置入下腔静脉滤器可有效预防肺动脉栓塞；采用静脉内导管溶栓（CDT）可明显降低溶栓剂用量，减少颅内及内脏出血等并发症发生。对伴有髂静脉闭塞的DVT，可结合采用PTA和支架植入术，以迅速恢复血流，缩短疗程，提高疗效。

CDT适应证：①中央型或混合型急性期DVT；②中央型或混合型亚急性期DVT；③髂股静脉DVT慢性期或后遗症期急性发作。禁忌证：①3个月内有脑出血和（或）重大手术史、1个月内有消化道及其他内脏出血和（或）脏器手术史；②伴有较严重感染；③急性期髂股静脉或全下肢DVT，血管腔内有大量游离血栓而未行下腔静脉滤器置入；

④难以控制的高血压［血压＞180/100 mmHg（1 mmHg = 0.133 kPa）］；⑤75 岁以上患者和妊娠伴发 DVT 者慎重选择。

根据插管入路不同，CDT 可作以下区分。顺行溶栓：①经患侧小腿深静脉（胫后静脉、胫前静脉、腓静脉）插管至腘静脉，保留导管进行溶栓；②经患侧腘静脉（仰卧位或俯卧位）穿刺插管至髂股静脉，保留导管进行溶栓；③经患侧大隐静脉穿刺插管至股总静脉、髂静脉，保留导管进行溶栓。逆行溶栓：①经健侧股静脉插管至患侧髂股静脉，保留导管进行溶栓；②经颈内静脉插管至患侧髂股静脉，保留导管进行溶栓。

溶栓剂剂量不宜过大，尿激酶不宜＞120 万 U/ d。应用溶栓剂期间宜每日监测凝血常规，FIB ＜ 1.5 g/L 时应减少溶栓剂剂量，FIB ＜ 1.0 g/L 时及时停用溶栓剂。

抗凝溶栓治疗过程中，要密切观察患者皮下、黏膜及内脏出血征象。皮下瘀斑、牙龈出血较为常见，偶尔发生咯血和呕血。当患者出现神经系统症状如头痛、喷射性呕吐，应首先考虑脑出血可能，须立即停用抗凝、溶栓药物，行急诊头颅 CT 检查以明确诊断。

综合性介入治疗后，宜长期抗凝（3 个月）或延长抗凝（＞ 3 个月），定期随访、复查，以减少 DVT 复发。

（庄佩佩）

病例 8　下肢深静脉血栓形成后综合证

一、病历摘要

姓名：孙×× 　性别：女　年龄：72 岁

主诉：左小腿溃疡伴红肿疼痛 2 周。

现病史：缘患者 2 周前无明显诱因下出现左小腿溃疡，伴红肿疼痛，走路后明显，当时无胸闷气促，无下肢乏力等不适；当时未予重视，未行系统诊治，症状逐日加重；到我院门诊就诊，我院行 B 超检查报告示：考虑左侧下肢深静脉瓣功能不全（Ⅲ级），左侧大隐及小隐静脉未见明显扩张。现为进一步系统治疗，遂由门诊拟"左小腿溃疡并感染"收入我科住院治疗。入院时症见：患者神清，精神好，左下肢溃疡，伴红肿疼痛，无恶心呕吐，无腹胀腹泻，无恶寒发热，无汗出，无胸闷心悸气促，无头晕头痛，无尿频、尿痛、血尿，无耳鸣耳聋，无口干口苦，纳眠可，二便调。近期体重无明显减轻。

既往史：平素健康状况一般；有患慢性疾病，9 年前因左下肢肿胀行左下肢深静脉腔内治疗术，具体不详；否认有传染史；否认有输血史；预防接种史不详，有手术史，2012 年因左下肢肿胀行左下肢深静脉腔内治疗术，具体不详；否认有外伤史；否认药物及食物过敏史。无嗜烟，无嗜酒。

二、查体

体格检查：意识清楚，查体合作，发育正常，营养良好，正常面容，表情自然，自动体位。皮肤黏膜色泽正常，无皮疹，无皮下出血。皮肤润泽，弹性正常，无水肿。全身浅表淋巴结无肿大。头颅无畸形。结膜正常，双侧巩膜无黄染，瞳孔等圆、等大，左 3 mm，右 3 mm。左侧对光反射正常，右侧对光反射正常。咽无充血，无扁桃体肿大，无脓性分泌物。颈部无抵抗感，气管居中，颈静脉正常，肝颈静脉回流征阴性。无甲状腺肿大。胸廓对称。呼吸正常，双肺叩诊正常清音，呼吸音正常，双肺未闻及啰音。心界范围正常，心率 75 次 /min，心律齐，无杂音。腹部外形平。腹部无腹肌紧张，全腹无压痛，无反跳痛，麦氏点压痛阴性无腹部包块。肝未触及，肝浊音界存在。莫菲氏征阴性。脾未触及。无肾区叩痛，无输尿管行程压痛。移动性浊音阴性，肠鸣音正常，未闻及气过水声。脊柱无畸形，四肢见专科情况。神经系统检查见生理性反射存在，病理性反射未引出，四肢肌张力、肌力正常。

专科情况：左小腿溃疡，伴红肿疼痛，有压痛，肤温稍有增高，肤色正常，皮肤张力有增加，肢体远端趾动感觉正常，足背动脉搏动可扪及。右下肢未见明显异常（图 8-24）。

辅助检查：我院行 B 超检查报告示考虑左侧下肢深静脉瓣功能不全（Ⅲ级），左侧大隐及小隐静脉未见明显扩张。

盆腔增强 CT：左侧髂静脉重度狭窄。

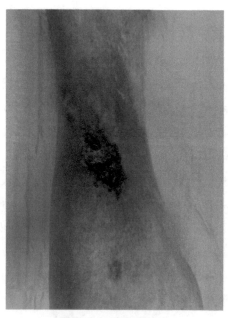

图 8-24　左下肢检查

三、诊断

初步诊断：①左下肢深静脉血栓形成后综合征；②左小腿皮肤溃疡感染；③左下肢深静脉瓣瓣膜功能不全；④下腔静脉滤器植入术后。

鉴别诊断：本病应与下肢急性动脉栓塞相鉴别，后者多见于风湿性心脏病、冠心病、心房纤颤等所引起，表现为突然发生肢体剧烈疼痛，以（指）趾端为重，患者厥冷、苍白、感觉丧失，浅静脉萎缩，栓塞平面以下动脉搏动消失，可发生坏疽，从症状、体征鉴别不难。

最终诊断：①左下肢深静脉血栓形成后综合征；②左小腿皮肤溃疡感染；③左下肢深静脉瓣瓣膜功能不全；④左髂静脉狭窄；⑤下腔静脉滤器植入术后。

四、诊疗经过

完善相关检查后，于局部麻醉下行左下肢静脉造影＋腔内治疗，经左侧腘静脉穿刺成功后置入导管鞘，经鞘管造影示：左侧髂总、髂外总静脉呈细线样狭窄，在交换球囊扩张后植入支架（14 mm×90 mm）于髂总外静脉，鞘管造影示：左髂静脉狭窄较前明显改善。

术后予镇痛、抗凝、改善微循环、术口换药、弹力绷带加压包扎等治疗（图8-25）。

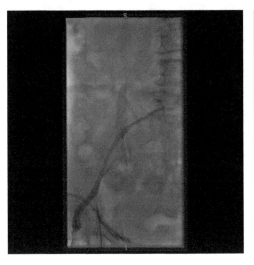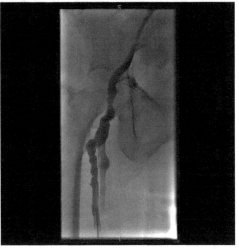

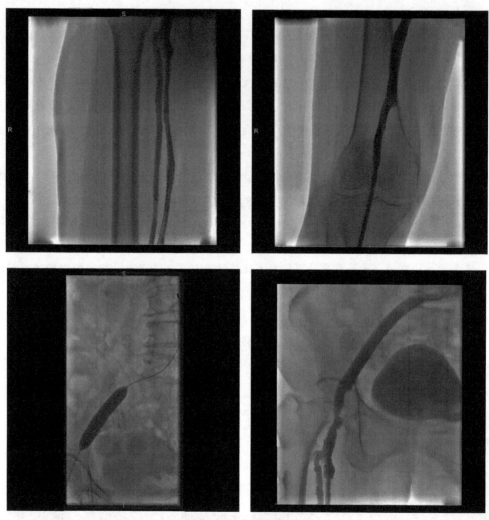

图 8-25　患者诊疗经过

五、出院情况

患者神清，精神良好，患肢疼痛缓解，无发热恶寒、头晕头痛、咳嗽咳痰、心悸气促、口干口苦，纳可眠可，二便调。专科检查：术口无渗血，周围无血肿，伤口稍许分泌物，可见局部有新鲜肉芽组织生长。

出院后继续门诊换药，伤口愈合（图 8-26）。

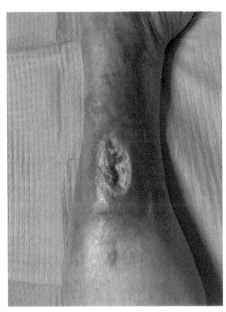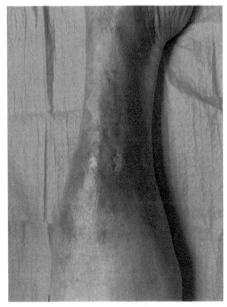

图 8-26　患者创面恢复图

六、讨论

研究表明，20% ~ 50% 的下肢深静脉血栓形成（deep venous thrombosis，DVT）最终将发展成为深静脉血栓后综合征（post thrombotic syndrome，PTS）。PTS 的临床症状包括肢体肿胀疼痛、浅静脉曲张、瘀积性皮炎、色素沉着、静脉性溃疡等。致病机制主要为血管再通不足导致静脉流出道受阻，静脉回流继发静脉瓣膜功能受损和静脉阻塞性疾病，最终引起静脉性溃疡；静脉高压与静脉瓣膜功能不全持续存在，然后通过交通静脉传送至浅静脉系统（继发性静脉曲张）。

PTS 的主要诊断依据是 DVT 患者的典型临床症状和体征。PTS 的临床症状通常发生在 DVT 3 ~ 6 个月后，也可能发生在 2 年后。PTS 的临床症状不典型，主要表现为反复出现不同程度下肢肿胀，站立或行走症状加重，休息和腿抬高有不同程度缓解。其他的临床症状包括毛细血管扩张、色素沉着、湿疹、静脉曲张、溃疡等。

PTS 的治疗主要有：

1. 弹力袜疗法

ECS 可以减轻水肿和静脉高压作用来预防 PTS。循证共识指导方针建议在 DVT 后至少 2 年内使用 ECS 预防 PTS。弹力袜疗法的目的是缓解症状，尽管只有数量有限的对照研究证明了压缩疗法的有效性，但是鉴于这种治疗的低风险性仍然是一个可行的选择。建议患者从 20 ~ 30 mmHg 压力 ECS 开始尝试使用，如果患者仍有症状，可以进一步尝试

30 ~ 40 甚至 40 ~ 50 mmHg 的 ECS。

2. 运动疗法

腿部强化运动有助于治疗 PTS，通过促进静脉血回流和减轻体质量而使患者从运动和腿部锻炼中获益。

3. 药物治疗

药物治疗可用于 PTS 相关水肿和静脉性溃疡。总的来说，药物治疗 PTS 的研究有限，存在高度不一致性和不精确性，相关研究表明药物对于症状改善有帮助。

4. 介入治疗

保守治疗失败、CEAP 分类 PTS 评分大于 3 被认为是血管内介入治疗的适应证。PTA 和专用静脉支架植入术已经在临床诊疗中广泛应用，通过静脉造影以确定狭窄或闭塞范围，大于 50% 的狭窄被认为腔内治疗适应证。对于重症 PTS 患者，应首先治疗髂静脉回流障碍，通过正确的手术措施可以顺利恢复髂静脉到下腔静脉流出道。为了防止支架移位到髂股静脉内，建议释放支架前应延长支架 1 ~ 2 cm 至下腔静脉，一般选择 12 ~ 16 mm 髂静脉支架。如果支架必须重叠，必须保证 2 cm 重叠范围以防止脱离。静脉支架具有更大的径向力和高柔性，以便静脉支架能适应静脉的解剖过程中运动，特别是在髂静脉分叉区域。

血管内支架成形术治疗髂静脉闭塞表现出良好的通畅率和症状改善。对于中、重度髂股静脉狭窄，静脉狭窄 > 50% 的病变，通过球囊扩张和支架置入来保持髂股静脉通畅已成为专家共识。

（庄佩佩）

普外科微创技术应用

第一节　胸腹腔镜食管癌切除术

一、概述

与传统开胸手术相比，胸腹腔镜食管癌手术可减轻创伤、提高手术安全性、减轻手术后疼痛，并取得与开胸食管癌切除术同样的效果。近年来已逐步应用于食管癌的治疗。

目前对早中期食管胸中上段癌多采用胸腹腔镜联合食管癌根治，即胸腔镜下游离胸段食管、清扫纵隔淋巴结，腹腔镜游离胃及清扫腹腔淋巴结，管状胃经食管床拉至颈部（或经建立的胸骨后隧道），最后完成胃与食管颈部手工（或器械）吻合的一种全新术式。另外对于累及食管下段及食管胃交接部肿瘤可行胸腹腔镜联合 ivor-lewis 手术，先行腹腔镜游离胃，再行胸腔镜游离食管行胸内吻合。

二、胸腹腔镜手术适应证

食管癌胸腹腔镜手术适应证同开胸术适应证。新辅助放化疗不是胸腹腔镜食管癌手术的禁忌证。

（一）术前检查

除常规术前心电图、肺功能、实验室检查、X 线钡餐、胃镜、气管镜等检查外，还必须行胸腹部增强 CT 检查，必要时需行食管内镜超声检查。可考虑行食管 MRI 或 PET/CT 检查进行术前分期评估。

（二）麻醉

胸腔镜食管癌手术目前更多单位采用单腔气管插管人工气胸，少数单位采用双腔气管插管、左肺单侧通气麻醉。由于左肺单侧通气，术时右肺塌陷，利于良好的显露纵隔，为手术提供了良好的手术野。

（三）体位

根据病变的部位、性质和手术方式进行体位选择。

切口设计原则：第一切口不可过低，以免伤及腹腔内器官；切口间不可相距太近，以免器械互相碰撞；切口位置可兼顾上下操作。

（四）胸部切口和体位

取左侧卧位，略向前倾，以使术中右肺受重力影响前倾，最大限度暴露后纵隔和食管。切口选择 4 孔操作。腹腔镜取平卧位，头高脚低，切口选择 5 孔操作。具体位置见胸 / 腹腔镜手术操作。

（五）手术步骤

食管癌手术分 3 步进行：

（1）胸腔镜下游离胸段食管和淋巴结清除；

（2）腹腔镜游离胃；

（3）右侧胸顶吻和颈部切口行胃、食管颈部端 – 侧吻合术。

具体操作如下：

1. 胸腔镜手术操作

患者气管插管全身麻醉后，取左侧卧位，略向前倾，以使术中右肺塌陷后向前坠，最大限度暴露后纵隔和食管。患侧右上肢前举，固定于托手架上，术者位于患者腹侧，胸腔镜进镜孔选在腋中线第 7 肋间，长 1.0 ~ 1.5 cm，操作孔 3 个，一个位于腋后线偏后第 9 肋间，长 1.5 ~ 2.0 cm，另一个位于肩胛下角线第 5 肋间，长 0.5 ~ 1.0 cm，一个位于腋中线第 4 肋间，长 1.5 ~ 2.0 cm。建立人工气胸（CO_2 压力 5 ~ 10 mmHg），第 9 肋间操作孔植入扇形牵拉器，将肺压于腹侧，尽量沿食管走行暴露食管，探查胸腔内有无种植转移，探查食管病变有无明显外侵，用电凝钩打开奇静脉上、迷走神经及脊柱间三角纵隔胸膜，游离胸上段食管同时清扫右侧喉返神经旁淋巴结，打开奇静脉下纵隔胸膜，使用超声刀切断支气管动脉，游离奇静脉弓，用 Hemo-lock 夹或内镜下直线切割缝合器离断奇静脉弓，从隆突下，右下肺静脉上缘处，沿食管纵行剖开纵隔胸膜。退胃管，在肿瘤上（或下方）离断食管，使用丝线或食管带连接上下食管残端，清扫下肺静脉旁、隆突下、食管床、左喉返神经旁等处淋巴结。彻底止血，冲洗胸腔，检查支气管膜部等处有无漏气，术中要小心使用超声刀和电钩，注意保护好胸导管、气管膜部和左右喉返神经。于观察孔放置胸腔引流管，关闭切口。

2. 腹腔镜手术操作

患者取平卧位，头高脚低，靠近脐上方做长约 1 cm 的切口，切开皮肤、皮下组织，植入气腹针，建立人工气腹（CO_2 压力 13 ~ 15 mmHg）。在此位置植入 10 mm Trocar，植入镜头，主操作孔 2 个，一个位于锁骨中线约脐上 3 cm，植入 12 mm Trocar，另一个位于右侧腋前线约脐上 5 cm 处，植入 5 mm Trocar。副操作孔 2 个，一个位于剑突下，植入 10 mm Trocar，另一个位于左侧锁骨中线约脐上 3 cm，植入 5 mm Trocar。术者位于患者右侧，探查腹腔。检查腹腔内有无粘连，肝、脾、盆腔、大网膜有无结节及肿块。患者向右侧倾 30°，用超声刀由下至上游离胃大弯侧，注意保护胃网膜右血管弓，上至膈肌食管裂孔，切断胃网膜左动脉及胃短动脉、腹段食管周围腹膜。于剑突下操作孔植入扇形牵拉器，牵拉肝左叶，用超声刀切开小网膜，游离肝胃韧带、腹段食管周围腹膜、上端膈肌食管裂孔，在胰腺上缘牵引游离胃左血管，用 Hemo-lock 夹处理，离断，清除胃左动脉、脾动脉及肝总动脉旁淋巴结。显露两侧膈肌脚，牵引腹段食至腹腔。取消气腹，扩大剑突下切口，长 3 ~ 5 cm，牵引胃至体外，贲门部胃小弯侧使用直线型切割缝合器将其切断闭合，使其呈部分管状胃，加固切缘，连续浆肌层关闭切缘。在胃底最高点缝 4 号丝线与食管连接丝线打结相连，确定无扭转，将胃还纳至腹腔。

3. 颈部手术

经左侧颈胸锁乳突肌前缘做 4 cm 切口，沿颈血管鞘内侧游离颈段食管，勾起食管，做胸骨后隧道或经食管床，将胃牵至颈部，使用手工或器械吻合，安置胃管至十二指肠，彻底止血，关闭切口。

（六）常见并发症及处理

由于超声刀或电钩的使用不当，误伤血管或离断的血管头在摩擦后导致出血，误伤支气管膜部后可导致即刻膜部破损漏气或延迟穿孔，导致气管、支气管胸膜瘘形成。误伤胸导管后可导致乳糜胸。由于清扫喉返神经旁淋巴结可能会损伤喉返神经，损伤后患者会出现声音嘶哑及饮水呛咳、误吸等，双侧喉返神经损伤后会出现呼吸困难需行气管切开。若术中发现喉返神经切断可立即行神经的端－端吻合。术后肺炎为常见并发症，术后 48 h 要预防性应用抗生素，若肺炎加重可根据痰培养结果选用敏感抗生素。术后吻合口瘘亦较常见，一旦吻合口瘘发生要充分引流，充分的营养支持。术后胃排空障碍时应行胃肠减压，禁食水，应用促胃肠动力药如甲氧氯普胺、多潘立酮、西沙比利、红霉素、新斯的明等。术后吻合口狭窄应行胃镜下扩张。

Luketich 等用胸腔镜结合腹腔镜对 222 例患者进行了食管切除术，是迄今为止最大的一组病例报道。7.2% 的患者转开放手术，吻合口漏的发生率为 11.7%，肺炎的发生率为 7.7%，平均 ICU 时间为 1 d，平均住院时间为 7 d，手术死亡率为 1.4%。Nguyen 等对 46 例患者进行了手术，其严重并发症发生率为 17.4%，吻合口漏的发生率为 8.6%，平均住院天数为 8 d，死亡率为 4.3%。目前认为种手术方法可行，相对传统手术来说，其在减少肺部并发症及住院时间方面有优势。

综上所述，经过 10 余年的发展，已经证明微创手术在技术上来讲是可行的，用胸腔镜和腹腔镜操作代替传统的开胸开腹手术操作从理论上来讲可以减少对患者的创伤，减少肺部并发症，减少出血，缩短住院时间，机器人操作系统的发明更是使微创操作具有更加广阔的前景。目前有很多术式可供选择，可根据病变的位置、范围和术者的经验灵活选择某种术式。微创手术对术者的要求很高，医生必须在开放手术和胸腔镜腹腔镜方面有丰富的经验才能进行微创手术。将来在选择最佳术式，术者的培训，以及长期预后的观察方面仍有很多工作要做。

（陈云山）

第二节　腹腔镜胃癌根治术

腹腔镜胃癌手术初期主要应用于早期胃癌，1997 年 Goh 等首次将腹腔镜胃癌 D_2 根治术用于治疗进展期胃癌，取得了良好的近期疗效，使手术指征从早期胃癌扩大到较早期的进展期胃癌。由于清扫 No 13、No 14 组淋巴结技术难度较大，手术操作跨越不同的解剖层次，因此腹腔镜下进展期胃癌根治术鲜见报道。腹腔镜手术由于术野局部放大作用，较开腹手术可以观察到更多的解剖层次并进行精确分离。胃背系膜在胃、脾、胰腺、肾和横结肠等脏器之间的广泛联系形成的系膜及其间隙，为腔镜手术提供了安全的外科操作平面，能有效缩短手术时间，减少术中并发症。

一、适应证和禁忌证

（一）适应证

（1）年龄小于 75 岁，手术耐受良好。

（2）胃恶性肿瘤诊断明确。

（3）术前腹部 CT 检查无腹主动脉周围明显肿大淋巴结，无胃肿瘤侵犯胰腺、脾脏、肝脏、结肠等器官。

（4）无肝、肺、腹腔等远处转移。

（二）禁忌证

Trocar 为辅助孔（如果需要应用腔镜下直线切割闭合吻合器，则此孔可用 15 mm Trocar 或临时改为 15 mm Trocar），右腋前线肋缘下 2 cm 置入 5 mm Trocar 为辅助孔。术者常规站于患者左侧。

（1）不能耐受长时间气腹的疾病：如严重的心肺疾病。

（2）可能导致难以控制的出血：如门静脉高压、凝血功能障碍等。

（3）腹腔镜技术受限的情况：如病理性肥胖、腹内广泛粘连、合并肠梗阻和（或）妊娠等。

（4）晚期肿瘤侵及邻近组织和器官：如输尿管、膀胱、小肠等。

（5）腹腔镜探查见腹腔广泛转移者。

二、术前准备

（一）常规准备

（1）各重要器官功能检查。

（2）纠正代谢性疾病、贫血及低蛋白血症等，提高机体手术耐受性。

（3）预防性应用抗生素。

（4）术前评估，确定 TNM 分期。

（5）常规放置胃管及尿管。术前 1 d 禁食，并进行肠道准备（口服 3000 mL 肠道清洗液，口服庆大霉素 4 万 U 和甲硝唑 0.4 g，2 次），术中应用抗生素（头孢曲松 2.0 g 和甲硝唑 0.915 g）。

（二）手术器械准备

常规腹腔镜手术器械，30° 腹腔镜，5 mm、10 mm、12 mm 穿刺器，超声刀，电凝钩，钛夹，无损伤抓钳，分离钳，剪刀，各种腹腔镜肠道切割缝合器和钉枪，管状吻合器等。

三、手术步骤

（一）Trocar 位置与体位

静脉全身麻醉，麻醉成功后患者取平卧位。自脐下做 10 mm 切口直接进腹并置 10 mm Trocar 为观察孔，建立气腹，维持压力在 12 mmHg。左侧腋前线肋缘下 2 横指置 10 mm Trocar 为主操作孔，左锁骨中线平脐上约 20 mm 置 5 mm Trocar 为辅助孔，其右侧相对应位置置入 5 mm。

（二）操作步骤

1. D_2 淋巴结清扫和十二指肠横断

常规探查肝脏、盆腔内有无转移，明确肿瘤的位置及浆膜侵犯程度。分别提起大网膜和横结肠，从横结肠中部以超声刀离断大网膜，进入小网膜囊。首先游离大网膜至结肠脾区，靠近胰尾裸化胃网膜左动静脉，于根部切断，清扫 No 4 sb 组淋巴结。裸化胃大弯侧至预切平面，向右侧至结肠肝曲。将胃向上结肠向下方牵拉，沿结肠中动脉的左右支及边缘动脉进行分离系膜前叶并清扫 No 15 组淋巴结，向上分离结肠中动脉根部，沿胰腺下缘向右分离，暴露肠系膜上静脉，清扫 No 14 v 组淋巴结。于胃网膜右血管根部切断，清扫 No 6 组淋巴结。暴露胃胰皱襞，在胃左动静脉根部断扎。暴露胃左动脉，在胃左动脉的根部上 Hemo lock 后横断，清扫 No 7 组淋巴结。暴露腹腔动脉干、肝总动脉及近端的脾动脉，清扫 No 9、8a、11p 淋巴结。打开肝十二指肠韧带被膜，沿肝固有动脉前方及外侧，清扫 No 12 a 淋巴结，于胃右动脉根部切断，充分游离十二指肠。沿肝下方清扫小网膜至贲门右侧，向下裸化食管下段及胃小弯侧，清扫第 1、3 组淋巴结。直线切割吻合器距幽门 3 cm 横断十二指肠。

2. 胃体的横断和胃肠道重建

（1）腹腔外横断和重建：上腹正中切口长 5 cm 左右，胃提出腹腔外，在预切平面切除肿瘤，在结肠前用直线切割吻合器行胃空肠吻合。

（2）腹腔内横断和重建：腔镜下采用直线切割吻合器（Endo-GIA 60 mm）在预切位置横断胃，将标本放入标本袋暂放膈下间隙。在腔镜下，在残胃的大弯侧距残端 2 cm 处及空肠对系膜缘分别戳孔，用直线切割吻合器（Endo-GIA 60 mm）进行残胃空肠吻合，手工缝合直线切割缝合器的放置孔（间断全层缝合后，间断浆肌层缝合）。脐部穿刺孔扩大后取出标本。

四、重点及难点

腹腔镜胃癌根治术的实施依靠准确的镜下定位来确定正确的操作平面，操作的安全性和淋巴结清扫的彻底性有赖于对胃周系膜及其间隙在腹腔镜下的解剖层次和分布特点的深刻认识。与开腹手术相比，腹腔镜视角缺乏易于识别的解剖学标志和整体解剖方位感，在术中进行游离、血管裸化和淋巴结清扫时很容易进入错误的操作平面或引起血管意外损伤而被迫中转开腹；忽视相关系膜的解剖学来源亦可导致切除范围不足而根治不彻底。

必须遵循肿瘤外科根治原则：腔镜外科是外科的一个分支，它也必须遵循外科原则，如肿瘤切除的无瘤原则，包括肿瘤的完整切除、系统的淋巴结清扫、先结扎静脉再处理动脉和不接触肿瘤进行分离操作的无瘤技术，在肿瘤定位后，像开放手术一样，在预切除段近远侧用绳带系住，可部分放入标本袋中，器械尽量不接触肿瘤部位。当取标本时，用塑料套保护切口，从套内取出病变肠管，防止肿块强行通过无保护的切口，如果怀疑切口有肿瘤种植，可用无水乙醇反复擦洗伤口。另外，术中要注意防止肿瘤破裂，对于浆膜层有侵犯的患者，先用电凝棒凝固破坏该处的肿瘤细胞，避免瘤细胞脱落随气流种植，必要时在手术结束时用 52 对腹腔、腹壁进行冲洗或浸泡 5 min。

五、术后注意事项及并发症

腹腔镜胃癌根治术的并发症与开腹胃癌根治术有许多相同点，其发生率国内外文献报道基本相当。主要的并发症有吻合口漏、吻合口狭窄、十二指肠残端吻合口出血、腹腔内出血、切口感染等。腹腔镜胃癌根治术有关并发症的发生与手术者腹腔镜操作技术的正确与否及腹腔镜器械使用的熟练程度有关。要成功完成腹腔镜胃癌根治术，预防手术并发症的发生和降低手术并发症的发生率，术者首先应具有开腹胃癌根治手术的丰富经验，其次要掌握熟练的腹腔镜操作技术。腹腔镜下的分离、解剖及缝合技术与开腹情况下有许多不同之处，需要更好的视野显露和更可靠确切的器械吻合技术，如果在腔镜下的技术没有把握，宁可借助辅助口来完成重要的技术操作。如十二指肠残端的处理、胃肠吻合等可以借助辅助口完成操作，对于预防吻合口漏、吻合口狭窄及吻合口出血有很大的帮助。一旦出现术后吻合口或残端漏应该积极充分引流、抗感染、支持治疗。多数情况保守治疗可以痊愈。吻合口出血和吻合口狭窄也可先行保守治疗，如果非手术治疗不能控制病情，应及时行手术止血和吻合口狭窄的手术处理。

（陈云山）

第三节 腹腔镜肝脏手术

自 1991 年 Reich 首先报道腹腔镜肝脏肿瘤切除术以来，目前腹腔镜技术已用来治疗肝囊肿、肝脓肿、肝棘球蚴病、肝外伤及肝脏良性肿瘤和恶性肿瘤等。由于肝脏是实质性器官，血运十分丰富，目前尚无有效控制出血的方法。对腹腔镜肝切除技术要求非常高，因此腹腔镜切肝手术还未达到开腹手术时的满意程度。但随着腹腔镜器械的不断改进，以及外科医师腹腔镜手术技术经验的积累，腹腔镜在肝脏手术中的应用会越来越普及。下面分别介绍腹腔镜下的肝囊肿手术、肝脓肿引流术、肝叶切除术、肝破裂修补术和肝动脉结扎术。

一、腹腔镜肝囊肿手术

（一）肝囊肿开窗术

自 1991 年首次报道腹腔镜肝囊肿开窗引流术以来，由于腹腔镜囊肿开窗术的治疗效果不亚于开腹手术，且手术创伤小、安全、可靠、恢复快、住院时间短，目前已成为肝囊肿的首选治疗方法。

1. 适应证和禁忌证

凡位于肝表面单纯性肝囊肿均可适用,禁忌证主要根据肝囊肿性质和全身情况而确定。

（1）适应证：①有症状的先天性、单纯性单发或多发肝囊肿，直径大于 5 cm；②创伤性肝囊肿；③囊肿不与胆管相通；④边缘性囊肿浅部囊壁离肝表面 1 cm 以内；⑤无急性感染和出血。

（2）禁忌证：①肿瘤性、寄生虫性肝囊肿；②中心性位置深的囊肿；③多发性肝囊肿伴有肾功能不全者；④有出血倾向，凝血机制障碍者。

2. 术前准备

根据 B 超或影像学确定诊断，明确肝囊肿的部位、数量和大小，并排除其他肝胆疾病的可能。像开腹手术一样进行全面的化验检查和重要脏器的功能测定，并给予全身麻醉术前用药。

3. 麻醉及体位

麻醉采用气管内插管全身麻醉。体位一般取头高足低 15° 平卧位，术者位于患者左侧，在术中可根据病灶部位，随手术需要向左、右倾手术床，以利于手术操作及术野的暴露，也可以采取截石位，术者位于患者两腿之间。

4. 穿刺部位

根据情况可选用 3 孔法或 4 孔法进行手术操作。通常右肝囊肿穿刺部位 A 点位于脐下缘，B 点位于剑突下，C 点位于右锁骨中线肋缘下 2 cm 处，必要时增加 D 点，位于右腋前线肋弓下 2 cm 处；左肝囊肿的 C 点改为左锁骨中线肋缘下 2 cm 处，D 点位于右腋前线肋弓下 2 cm 处。对于腹腔镜技术熟练者，亦可根据操作习惯选择穿刺部位，但原则是穿刺点的选择应有利于接近病变，方便操作为目的。

5. 手术方法

在脐下缘作 10 mm 切口，置入气腹针，确认其在腹腔内后，连接自动气腹机，建立 CO_2 气腹后维持 1.7 kPa 左右的压力，拔出气腹针，用 10 mm 套管针缓慢穿刺成功后，经鞘放入腹腔镜，直视下分别于右锁骨中线、右腋前线（或左锁骨中线，右腋前线）作 5 mm 切口，置入 5 mm 套管针及抓持钳，剑突下作 10 mm 切口，置入 10 mm 套管针、止血钳、电钩、电铲或电剪等。首先探查腹腔内脏器，然后仔细检查肝脏，囊肿常突出肝表面而呈现蓝色。清楚了解囊肿的位置、大小及数目，用穿刺针穿刺出囊肿清亮透明囊液以证实诊断。用电凝钩于囊肿最薄或最低处开一小口，将吸引器插入囊腔内，吸净囊液，用分离钳夹起囊壁，用电凝钩或刀剪去除囊肿盖顶，尽量多地去除囊壁组织，敞开囊腔。囊壁边缘小的血管可用电凝止血，遇到较大的血管出血可用钛夹钳夹。剩余的囊腔用 3% 的碘酒或无水乙醇烧灼，也可用电铲电灼囊壁，以减少残囊腔壁继续分泌。最后，视囊腔的大小用大网膜组织填入或置入引流管，从腋前线穿刺孔引出。

（二）腹腔镜肝包虫内囊摘除术

肝棘球蚴病是我国北方地区的一种严重寄生虫病，是因感染寄生虫 – 肝包虫的虫卵后，在肝脏中形成的寄生虫头节囊肿。已证实我国有感染病例的省、市和自治区达 23 个，外科手术是治疗肝棘球蚴病唯一有效的治疗方法，任何药物治疗都不能达到治愈的目的。近年我国学者在严格掌握适应证的条件下，配合口服杀虫剂，用腹腔镜微创手术的方法行肝包虫内囊摘除术，证明既是一种有效、安全、简便、痛苦少、创伤小、住院时间短的方法，又能预防肝棘球蚴病复发。

1. 适应证与禁忌证

腹腔镜肝包虫内囊摘除术的适应证与禁忌证很明确。

（1）适应证：任何位于肝表面、腹腔镜能够达到并能有效行肝包虫内囊摘除术的肝棘球蚴病患者。

（2）禁忌证：①肝内型肝棘球蚴病；②复发性肝棘球蚴病；③位于右肝膈面近第二肝门的肝棘球蚴病；④继发感染的肝棘球蚴病；⑤伴有出血性疾患，凝血功能障碍者。

2. 术前准备

首先应经 B 超或影像学检查，明确肝棘球蚴病的部位、数量、大小，并进行定位和行体表投影标记，以利于术中寻找囊肿。其他准备同一般肝棘球蚴病开腹手术前准备。

3. 麻醉及体位

麻醉及体位与肝囊肿开窗术相同。

4. 穿刺部位

穿刺部位与肝囊肿开窗术相同。

5. 手术方法

手术方法在脐下缘作 10 mm 切口，建立 CO_2 气腹后维持 1.7 kPa 左右的压力，用 10 mm 套管针穿刺成功后，经鞘放入腹腔镜，直视下分别于右锁骨中线、右腋前线或左锁骨中线、左腋前线作 5 mm 切口，置入 5 mm 套管针及抓持钳，剑突下作 10 mm 切口，置入 10 mm 套管针及相应器械。探查腹腔内脏器，观察肝脏，确定肝包虫的部位、大小、数量及腹腔和术区的粘连状况。先经剑突下的套管将 4 ~ 6 块干纱布送入腹腔，分别置入囊肿周围及所在肝叶的上下间隙，经吸收器三通管推注少量灭活剂（20% 高渗盐水或 10% 福尔马林液），将纱布喷淋浸湿。在腹腔镜直视下选择肝包虫囊于肝表面最突出的部位，用三管接 PTC 穿刺针或粗针头，经皮对囊肿垂直进行穿刺，负压吸出肝包虫内囊液。注入抽出量 1/3 的灭活剂，留置 5 ~ 10 min 杀灭头节后抽出。此时另一套管中放入另一吸引器，紧对着穿刺附近吸引，反复用大量生理盐水或甲硝唑溶液冲洗囊腔，直至液体清亮，用电凝钩切开肝包虫外囊，吸引管进入囊腔吸出粉皮样内囊、子囊和孙囊等。吸引时切莫将囊液流入腹腔。尽量切除不带肝组织的外囊壁，用高频电凝进行彻底止血。最后将腹腔镜送入囊腔内，观察检查有无残存包虫成分、渗血及胆漏等，敞开外囊，囊腔内置引流管一根，依包虫的通畅引流部位从相应腹壁位置引出，注意保持引流通畅，妥善固定，解除气腹，拔除各套管，结束手术。术后可酌情给予抗生素。

二、肝脓肿引流术

1994 年 Cappuccino 等首先报道腹腔镜肝脓肿置管引流术，由于具有创伤小、安全、痛苦少、恢复快、冲洗彻底、引流通畅等优点，认为此术式优于 CT 或 B 超介导的肝脓肿穿刺引流术和开腹肝脓肿引流术。

（一）适应证与禁忌证

腹腔镜肝脓肿引流术的适应证和禁忌证都很明确。

1. 适应证

以下病情非常适合应用腹腔镜手术。

（1）肝脓肿穿刺引流不畅或效果差。

（2）肝囊肿合并感染。

（3）肝脓肿直径 5 cm 以上，基本液化，脓肿 3 个以下，脓肿位置表浅。

（4）肝脓肿患者病情危重，无法耐受剖腹手术者。

2. 禁忌证

以下情况腹腔镜手术有限制。

（1）直径过小，多发性肝脓肿。

（2）位于肝深部，腹腔镜难以接近的脓肿。

（3）脓肿尚未液化。

（二）术前准备

肝脓肿患者术前一般情况多较差，应积极改善全身情况、加强营养、纠正贫血和水电解质紊乱，针对肝脓肿的类型，合理使用大剂量有效抗生素或抗阿米巴药物，注射维生素 K，纠正凝血功能障碍。经 B 超或影像学检查明确脓肿部位、大小、数量，全面化验检查和重要脏器的功能测定。

（三）麻醉和体位

同本节肝囊肿开窗术。

（四）穿刺部位

同本节肝囊肿开窗术，但通常采用 3 孔法。

（五）手术方法

气腹、穿刺套管针和腹腔镜探查等基本操作，同腹腔镜肝囊肿开窗术。采用 30° 腹腔镜从 A 点插入探查，寻找肝脓肿位置，可用一根平头操纵杆向后下压住肝脏膈面，若表面充血、隆起或膈面粘连处多为肝脓肿所在处，用电灼分离粘连，直至病变区域。如肝表面隆起、操作杆施压后有明显凹陷的，则可确定为脓肿表面。在脓肿最薄处电灼一小孔，立即将导尿管送入脓腔内，充盈导尿管水囊，适当拉紧尿管，尽量吸尽脓液后，用大量过氧化氢和抗生素冲洗脓腔，直至吸出液体无脓为止。如果在冲洗过程中有脓液污染腹腔，则用生理盐水冲洗腹腔至清洁。术后继续支持治疗，全身给予抗生素，必要时可作脓腔冲洗。

三、肝叶切除术

自 1991 年 Reich 首先报道腹腔镜肝脏肿瘤切除术以来，由于腹腔镜器械的不断改进及临床经验的积累，腹腔镜用于肝叶切除已较前普及，但仍处于探索阶段，进展缓慢，其技术有待进一步发展提高。

（一）适应证和禁忌证

腹腔镜肝叶切除术适应证及禁忌证较明确。

1. 适应证

以下包括肝脏恶性肿瘤和非变性的良性肿瘤。

（1）位于左肝外叶、右肝前叶下段 7 cm 以内的良性肿瘤及 5 cm 以内的恶性肿瘤。

（2）患者肝功能正常，心、肺、肾等重要脏器功能正常。

（3）无腹上区手术史。

2. 禁忌证

肿瘤很大、黄疸和肝硬化等。

（二）术前准备

除了常规检查外，术前准备应做到：

1. 精确定位病灶

应作 B 超、CT、MR 或血管造影，以明确肝脏脓肿的位置、大小、边界、包膜情况，以及肿瘤与大血管的关系。应排除肝内卫星灶、肝外肿瘤的肝脏转移、肝门淋巴结肿大及门静脉癌栓方可施行腹腔镜肝叶切除术。

2. 准备重点

重点检查肝功能，根据肝细胞储备功能情况决定切肝范围，行必要的心、肺、肾功能检查，术前备血，插胃管，插导尿管。

3. 特殊设备

优化腹腔镜，腹腔镜肝外科手术器械，常规开腹器械等。

4. 快速输血准备

准备浓缩红细胞和新鲜冰冻血浆，术中输血宜采用上肢静脉或颈内静脉。

（三）麻醉与体位

同腹腔镜肝囊肿开窗术。

（四）手术方法

1. 腹腔镜肝叶切除术断肝的方法

腹腔镜肝叶切除术断肝的方法有以下几种：①水刀断肝；②超声刀断肝；③用 Endo-GIA 断开；④缝扎后断肝；⑤微波凝固后断肝；⑥钳夹法断肝；⑦分离器断肝等。目前，腹腔镜断肝方法还未有统一标准，究竟采用哪种方法更合适，需要探索。

2. 手术步骤

首先，建立气腹、穿刺套管针和腹腔镜探查等基本操作，同腹腔镜肝囊肿开窗术。找到病灶后，距肿瘤边缘 2 cm 处用电凝钩灼开肝包膜，以剑突下套管送入 3.0～2.5 型内镜式胃肠离断吻合器（Endo-GIA），沿预定切线插入肝实质中分次切断肝组织，如有肝硬化，每次离断肝组织厚度不宜超过 1 cm，肝内血管同时夹闭及切断。切除肿瘤后肝切面电凝止血，用止血纱布覆盖。或用腹腔镜专用微波针沿肝切线每 1 cm 插入肝组织内固化 15 s，见肝组织固化变白后，再用电凝钩分离肝组织，遇到较粗血管用钛夹夹闭后剪断，直至肿瘤切除或用大圆针距肿瘤边缘 2 cm 缝扎肝组织一周，再用电凝刀切开离断肝组织，遇较粗血管用钛夹夹闭后剪断，直至肿瘤切除。或用超声刀沿肝切线将肝组织切碎并吸出，仅保留血管和胆管，钛夹夹闭或结扎后切断。亦可用分离器或水刀等断肝，切下的肝肿瘤置入塑料袋中，延长腹壁切口至相应大小将肿瘤取出，肝断面喷洒 F-TH 胶，并覆盖大网膜，置双套管引流。

四、腹腔镜肝破裂修补术

（一）适应证和禁忌证

若为 Ⅰ～Ⅱ 级肝外伤，腹腔镜治疗效果可靠；若肝Ⅲ级破裂，或合并肝胆管破裂的，暂为禁忌。

1. 适应证

浅表的肝实质裂伤，出血不剧烈，不伴有出血性休克，血压稳定或经处理后稳定，无其他部位复合伤者。

2. 禁忌证

肝损伤严重，出血剧烈，尾状叶破裂，有血性腹膜炎体征，有休克征象或合并其他部位损伤者。

（二）术前准备

全面细致地全身检查，排除复合伤的可能，预防性应用抗生素，积极备血，输液，稳定血压，纠正水电解质紊乱和酸碱失衡，插胃管、导尿管，并做好随时开腹手术的准备。

（三）手术方法

麻醉和体位同腹腔镜肝囊肿开窗术，腹腔镜下肝破裂的手术方式较多。根据肝损伤的部位确定主辅操作孔位置。探查肝脏损伤情况，了解裂口位置、大小、深度及出血程度，并必须同时探查脾脏等其他腹腔内脏器是否有损伤。吸净腹腔内积血和血块，冲洗肝脏裂口后，对裂伤处实施电凝止血或大圆针带 10 号线缝扎止血，裂口内可注入生物胶再覆盖止血纱布。

五、腹腔镜肝动脉结扎术

（一）适应证和禁忌证

1. 适应证

无法手术切除的中晚期肝癌，肝功能 Child 分级为 A 级，无腹腔积液或少量腹腔积液，无腹上区手术史，肝动脉造影显示肝固有动脉及左右肝动脉走向正常者。

2. 禁忌证

严重肝硬化伴门脉高压，门静脉癌栓和肝功能明显受损，肿瘤累及肝门或有腹上区手术史者。

（二）术前准备

除常规检查外，重点检查肝功、AFP。肝功能损害者须术前护肝治疗，B 超及影像学检查明确肿瘤大小、数量、位置，常规行肝动脉造影，插胃管。

（三）手术方法

麻醉、体位及穿刺管部位同腹腔镜肝囊肿开窗术。良好的暴露肝十二指肠韧带是手术成功的关键。先轻轻挑起肝脏，向下推十二指肠壶腹部，显露肝十二指肠韧带后辨认胆总管，在其左侧浆膜下电灼分离出肝固有动脉，用钛夹夹闭。若肿瘤位于半肝，可于左、右肝动脉分叉处分离出肝左、右动脉，用钛夹夹闭患侧肝动脉。分离中遇到淋巴结，可将其切除。如需肝动脉插管注药，可在胃窦部下方找到胃网膜右动、静脉，穿刺套内置入腹腔镜血管钳，钳夹胃网膜，将胃网膜及胃网膜右动脉一并拖出腹腔外，撤气腹后，用常规手术方法在腹腔外经胃网膜右动脉行肝动脉插管，经药泵注入无菌亚甲蓝，见肝脏染色再行肝动脉丝线结扎，药泵埋于皮下。亦可将肝圆韧带剪断，游离后拉出腹腔外，用 3 ~ 4 号胆道探子探通肝圆韧带内闭塞的脐静脉，导管插入静脉内直至门静脉，注入无菌亚甲蓝见肝脏显影后，结扎脐静脉，药泵埋于皮下。

六、腹腔镜肝脏手术并发症的防治

（一）肝囊肿手术并发症及防治

常见的并发症有囊肿复发和顽固性腹腔积液。

1. 囊肿复发

肝囊肿开窗术中见多房性囊肿，由于术中没将中隔穿通或开窗时囊壁切除太少，或囊肿位于膈顶部，虽然开窗足够大，但由于被膈肌覆盖粘连，术后均可能造成囊肿复发。

（1）预防：多房性囊肿应尽可能多地切除中膈；囊顶应尽量多地切除，充分敞开囊腔，囊壁用无水乙醇，或 3% 碘酒擦拭或电铲烧灼，破坏囊壁细胞，减少分泌。位于膈肌顶部的肝囊肿考虑到开窗术效果差时不宜使用腹腔镜手术。

（2）治疗：复发囊肿根据其不同部位给予不同的处理。位于肝脏面的囊肿可再次开腹手术，充分切除囊壁或囊中膈后用无水乙醇，或 3% 碘酒擦拭或电铲电灼囊壁，再将大网膜填入囊腔内固定，以利囊液吸收。位于膈肌顶部的囊肿再手术的效果仍然差，可在 B 超引导下行囊肿穿刺，吸尽囊液后注入无水乙醇，破坏囊壁细胞，可使囊肿明显缩小。

2. 顽固性腹腔积液

顽固性腹腔积液主要发生在多囊肝开窗引流后的患者。由于开窗后解除了囊肿内的高压，囊壁内皮细胞分泌增加，加上开窗的囊肿数目多，使大量囊液流入腹腔，引起顽固性腹腔积液。另外，多囊肝患者多因肝功能受损而血浆蛋白合成障碍，手术打击使蛋白进一步降低，低蛋白血症促使顽固性腹腔积液形成。

（1）预防：术前护肝治疗，输注白蛋白，使蛋白尽量接近正常；术中尽可能多地破坏囊壁细胞，以减少细胞的分泌。

（2）治疗：关键是加强护肝治疗，输注白蛋白，将血浆白蛋白维持在正常范围，根据病情选用口服或静脉利尿药，将尿量维持在 1500 ～ 2000 mL/d。如果肝功能正常，利尿药效果差，腹腔积液使患者腹胀得难以忍受，可行腹腔穿刺，每日缓慢排放腹腔积液 1500 ～ 2000 mL。

（二）肝包虫内囊摘除术并发症及防治

囊肿随时有穿破的危险，囊肿从肝上取下后，易溢入腹腔，造成种植。

腹腔内包囊虫种植肝包虫内囊摘除术中，因对囊肿穿刺时穿刺点旁边的纱块隔离不彻底，使未被杀死的子囊和头节随囊液溢出流入腹腔，不仅可能引起过敏，数月后尚可在腹腔内形成新的囊肿，称为继发性棘球蚴病。

（1）预防：关键是防止包囊虫液溢至腹腔，穿刺时除严格用纱块保护外，尚可在纱块上浸湿灭活剂，在吸尽囊液后，需用 10% 甲醛液冲洗囊腔才可将外囊切开。内囊应彻底摘除干净，并反复用甲醛纱布擦洗囊壁，以防止活的头节残留而继发感染。

（2）治疗：一旦明确继发性棘球蚴病的诊断，必须尽早手术，彻底地清除腹腔内的内囊和囊肿液，并用 10% 甲醛液冲洗灭活。

（三）肝切除并发症及治疗

肝切除最主要的并发症是出血，其次是胆漏和肝功能损害。

1. 出血

由于肝脏血运丰富，且无确切有效地控制出血的方法，分离肝实质时，将较粗的血管剪破，极易大出血；当钛夹夹闭血管不牢固而松脱时，亦可导致出血；当切除肝肿瘤后，因肝切面无法缝合拉拢，肝断面的小血管亦可以出血。

（1）预防：防止大出血的关键是术者应熟悉肝内血管的解剖，对血管的走向必须心中有数，对于门静脉的各分支及左静脉，也可用内镜胃肠离断钉合器（Endo-GIA）离断或双重缝扎切断，其他血管亦应在钛夹牢固夹闭后再切断。

（2）治疗：术中大出血，应在充分暴露的情况下，先用钳夹住，再经另一操作孔置入有效器械，确切止血，切记不能在血泊中盲目钳夹，以免造成更大的出血。如果不慎将瘤体弄破时，可立即将微波固化针刺入瘤体，进行固化止血或尽量快速切除瘤体，一旦不能有效止血，应立即中转开腹手术。如为肝切面的渗血，用氩激光刀止血或电灼止血效果都比较好，也可将止血纱块压紧肝切面止血。术后密切观察生命体征及腹腔引流管引流量，一旦出现影响血压甚至休克的大出血，即应开腹手术。

2. 胆漏

胆漏主要由于肝切面小胆管未夹闭，或术中血凝块阻塞当时未发现，术后腹腔引流管引出胆汁样液体，量少引流通畅时，患者无明显不适感，量多或引流不通畅时，可出现腹膜炎体征。

（1）预防：术中仔细检查肝切面有否胆漏，可疑者用生理盐水冲洗干净后，用白净纱块压迫局部，仔细查看纱块颜色，一旦有胆漏，应用细针线缝扎，局部置管引流。

（2）治疗：对手术后胆漏，症状轻微、压痛部位局限者，可采取保守治疗，关键是保持腹腔引流管通畅。术后较早出现症状，并出现弥漫性腹膜炎体征者，应在积极纠正水电解质和酸碱平衡紊乱的同时，尽早开腹手术治疗。

3. 肝功能损害

当严重肝硬化患者接受腹腔镜肝切除术时，由于麻醉、手术创伤打击和出血等因素，术后可能引起肝功能损害。

（1）预防：关键是严格掌握手术指征，术前准备完善，对于严重肝硬化、肝功能受损明显和合并严重食道静脉曲张者，不宜接受切肝手术。

（2）治疗：术后给予人体白蛋白、支链氨基酸、利尿剂和降转氨酶、降黄疸药物，保持水电解质平衡，避免使用对肝脏有损害的药物，一般通过系统的护肝治疗，肝功能均可以恢复正常。

（陈云山）

第四节　腹腔镜胆囊切除术

腹腔镜胆囊切除是一种微创手术，它具有创伤小、痛苦少、恢复快、安全系数大、切口小的特点。包括腹腔镜胆囊切除（LC）手术在内的腹腔镜技术，在我国已经得到了迅速发展。LC 已经成为胆囊疾病治疗的金标准，LC 作为最先开展的微创手术已经逐渐向广大基层医院扩展。

一、适应证和禁忌证

（一）适应证

1. 各种类型有症状的胆囊结石

一百多年来对症状性胆囊结石必须外科治疗这一原则已经没有争议。但是操作者还要根据患者发病情况与次数估计胆囊病变及周围组织粘连程度。

2. 静止性胆囊结石

所谓静止性胆囊结石也就是无症状性胆囊结石，这类结石一般较大，直径大于 3 cm，在 OC 时代可以列为观察对象。一般不需要手术治疗，但在 LC 时代这一观念有所改变。

（1）无症状胆囊结石，人群当中每年仍有 1% ~ 4% 出现症状，只是症状大部分较轻。

（2）无症状是因为有一部分人述说病史不清晰，把胆囊疾病症状当成胃病症状或服用胃药治疗有效。

（3）一旦出现症状，有一些患者很快出现并发症。

3. 非结石性胆囊炎

（1）慢性胆囊炎、胆囊壁增厚、胆囊功能不良或无功能者。

（2）急性胆囊炎发病早期 2 d 以内或炎症控制后有手术指征者。

4. 胆囊隆起样病变

胆囊隆起样病变又称胆囊息肉样病变，是胆囊黏膜局限性隆起的统称。

（二）禁忌证

（1）胆囊恶性病变。

（2）由于各种原因形成的胆肠内瘘。

（3）合并急性重症胆管炎、急性坏死性胰腺炎。

（4）腹腔内严重感染。

（5）严重出血倾向患者，严重肝硬化、门静脉高压，严重器官功能障碍，不能耐受 LC 手术患者。

（6）膈疝、Mirrizi 综合征。

二、术前检查和术前准备

（一）术前检查

1. 实验室检查

（1）血常规：了解白细胞、红细胞、血小板计数和出、凝血时间。

（2）尿常规：了解患者肾功能情况，如有异常，应抽血查肾功能。

（3）血生化检查：了解电解质及血糖、肾功能、肝功能。

（4）乙肝、丙肝检查：如果乙肝、丙肝抗原阳性，术中、术后设备应做特殊处理。

（5）年纪较大者（＞65 岁）或体质差者，应查动脉血气分析或查肺功能。

2. 影像学检查及其他检查

（1）胸部 X 线片：了解肺部情况，有无肺部原发疾病。

（2）心电图检查：了解患者心脏情况，如有异常可请心内科会诊，完善术前准备。

（3）腹部 B 超：了解胆囊本身病变情况及与周围关系，使术者在术前对手术的难易程度、手术方式及术中、术后可能出现的一些意外情况有一个大概的估计，术中、术后预防并发症。

（4）口服法胆囊造影：如胆囊不显影或显影差，排空功能差，可能系胆囊炎症重、胆囊萎缩或结石嵌顿、周围粘连严重，手术困难度大。这种方法可受患者胃肠道吸收药物的影响，也可能诱发急性胆囊炎，目前较少应用。

（5）静脉胆管造影：了解胆系情况及胆囊周围情况。

（6）逆行胆胰管造影：为选择性检查，有创伤性，不作为常规检查。

（7）肝胆胰 CT 检查：胆总管下端有结石时，B 超常因气体干扰难以发现，CT 检查很容易发现，且可以根据 CT 情况判断胆囊与周围脏器的关系，对手术的难易程度有一个大概的估计。

（8）胃镜检查：对于年纪较大（＞40 岁），有明显消化道症状或大便潜血阳性者，应行胃镜检查，排除胃部疾病，以免术中因漏诊而中转开腹。

（二）术前准备

1. 患者心理方面的准备

外科手术不管其手术大小都会给患者在治疗疾病的过程当中带来一定的创伤打击，有一些患者因此惧怕手术，LC 也不例外。由于其开展时间不长，患者对它存在担心也不足为怪。因此应针对患者的具体情况而定，细致地做好思想工作，客观地介绍这一新术式的好处及术中、术后可能出现的各种情况、手术的必要性，消除患者的恐惧、紧张心理，更好地配合手术。

2. 生理准备

针对患者的具体情况，调整好患者术前生理状态，使患者术前各项化验值正常或接近正常，达到能够耐受 LC 手术的程度，使患者能够最大限度地耐受手术。

（1）术前支持疗法：病史较长的胆囊炎症患者，由于多次炎症发作消化系统功能减弱，长期低脂饮食或伴有贫血、低蛋白血症、营养不良等，都将影响患者对手术的耐受，降低抗感染的免疫能力，因此，术前就给予支持治疗，年老体弱者更应如此。

（2）术前伴有高血压：血压过高还会使术中出血增多，且不易止血。术后血压波动幅度大，易发生心脑血管意外，是 LC 手术的潜在危险因素。因此，术前应请心血管内科医师会诊，协助治疗，使血压维持在正常或稍高范围，必要时术中请心内科医师监护。

（3）心电图异常或有明确心脏病史者，应请心脏内科医师会诊，术前给予纠正，尽量择期手术。

（4）肺功能障碍者：有慢性阻塞性肺病、哮喘病史者，肺功能测定及动脉血气分析有明显异常患者对手术及麻醉耐受差，应请呼吸内科医师会诊，给予药物治疗。完全控制呼吸道及肺部症状，改善肺功能，使血气指标接近正常范围后，再行 LC 手术。

（5）术前伴有糖尿病：伴有糖尿病的患者，其全身动脉硬化较常见，因患者一般年纪较大，如果控制不好可能累及全身多个脏器，在手术应激情况下易发生心脑肾的并发症，且抗感染能力减低。对糖尿病患者的术前评估包括糖尿病慢性并发症（如心血管、肾疾病）和血糖控制情况，并作相应处理。

（6）肝功能障碍者：在我国肝功能障碍目前多为肝硬化门静脉高压所致，代偿期可耐受手术，失代偿期应给予清蛋白、血浆纠正低蛋白血症，极化液保护肝脏功能，肌内注射维生素 K_1，间断输入新鲜全血纠正贫血，纠正凝血机制障碍。按 Child 分级标准评定肝功能 A 级者可行 LC，B 级者纠正后择期行 LC，C 级者不予施行 LC。

（7）对水、电解质、酸碱平衡紊乱者均应在术前治疗，给予纠正。

三、操作方法

（一）体位

腹腔镜胆囊切除术患者常采取仰卧位，术者站在患者的左侧，第一助手站在患者的右侧，第二助手（持镜者）站在术者的左侧，监视器、录像系统、冷光源、气腹机、电凝器等可以放置在可移动的手术架上，置于患者头部或术者的对侧。此体位患者舒适，操作方便，很少引起患者小腿静脉压迫，目前腹腔镜胆囊切除术多取此体位。截石位：术者与第一助手的站位不变，第二助手站于患者两腿前，这种体位目前较少应用。

（二）CO_2 气腹的建立

用尖刀在脐上或下缘作一长约 10 mm 的切口，切开皮肤和皮下组织，术者与第一助手分别提起脐窝两侧的腹壁，术者右手拇指、示指夹持气腹针，垂直刺入，有突破感后，拔出针栓，滴入生理盐水。滴入的生理盐水很快消失，表示针尖已进入腹腔，接上充气管充气。建立气腹后，即行腹腔穿刺，并留置 4 个套管。术者以巾钳提起腹壁，助手右手握套管锥于手心，拇指紧靠套管，经脐部切口（SU），用腕部压力反复旋转刺入腹腔，当套管锥尖进入腹腔时有明显的突破感，拔除针芯，留置套管，接上气腹机导管，打开气阀，维持腹腔内 CO_2 压力在 12 mmHg（1.5 kPa）。进镜观察，如果能够实施 LC 手术，则可以进行以下三个穿刺点：经白线剑突下（SX）4 cm 处，纵行切开皮肤长约 10 mm，在腹腔镜的监视下，一助手的右手握大套管锥，经切口向右下方旋转刺入腹腔退出套管锥；然后分别于右腋前线（AA），右锁骨中线（MC）肋缘下 2 ～ 4 cm 处切开皮肤 5 mm，在腹腔镜监视下将直径 5 mm 的穿刺锥经切口垂直旋转穿入腹腔，拔除锥芯，留置套管。AA 鞘管可插入冲洗器、吸引器或作为牵拉器，MC 鞘管可插入无损伤的抓钳，用于牵拉胆囊，由于此三点的穿刺是在腹腔镜直视下进行，不易引起腹腔脏器的损伤。

（三）胆囊切除的具体步骤

胆囊三角的处理与 OC 手术一样，LC 手术分离的关键在于 Calot 三角区的处理。

1. Calot 三角的暴露

首先，依靠患者体位来显露，头高脚低，左侧倾斜，倾斜角度可根据具体情况而定。术者左手的无创伤抓钳抓住胆囊壶腹部，将胆囊向外上方拉开。助手用无创伤钳杆将十二指肠壶腹部大网膜及部分胃体向脚侧端推开，这样就可以充分显露肝十二指肠韧带和胆囊壶腹 Calot 三角。也可用 10 号丝线将胆囊底部悬吊于前腹壁来加以显露。丝线悬吊不适用于初学者。在形体较瘦的患者，此时的显露可以清楚地显示 Calot 三角的各个结构，而在比较肥胖的患者 Calot 三角结构看不清，需进一步分离来显示。另外在手术过程当中，可根据手术需要调节各操作钳的位置。Calot 三角充分显露后，术者以抓钳提起三角前方浆膜，用电钩切开直至胆囊管后方，然后用分离钳分离，向两侧分离显露胆囊管及肝总管。肥胖患者因脂肪堆积，注意勿损伤胆管系统。此时分离应紧靠胆囊壶腹部，先分出壶腹部变细的部位，然后逐渐向胆总管分离，如果电钩钩起的组织有张力，应仔细分清是否为胆囊动脉。游离胆囊管长度为 1.0 cm 左右，显露胆囊管与胆总管的关系。仔细寻找有无变异胆囊动脉及胆管系统。确信为胆囊管后，距胆总管 0.5 cm 处放置第一枚钛夹，在其内侧再放置一枚钛夹，在其外侧相距 0.2 cm 放置一枚钛夹。确信为胆囊管无误后可以在第一枚钛夹外侧剪断。否则留待最后剪断。进行钝性分离时，动作要轻柔，以免损伤胆囊动脉及其分支，引起出血影响手术视野或被迫中转手术。上钛夹时一定要看到钛夹的对端，以免关闭不全造成术后胆汁漏。两钛夹之间一般用剪刀剪断，而不用电钩烧灼，电灼时千万注意勿碰触到钛夹，以免术后胆管坏死，钛夹脱落。

2. 分离钳夹切断胆囊动脉

胆囊管处理完毕后，于其上方组织当中分离找到胆囊动脉，分离过程当中，遇到小的出血点可以电凝止血。如果靠近胆总管处出血，在没有看清前切忌盲目电凝止血，电凝时钳夹组织不要过多以免损伤胆总管造成胆汁漏。有条件的地方可用超声刀止血。超声刀对周围损伤很轻。于胆囊动脉近心端置两枚钛夹，远侧端置一枚钛夹，在第二枚钛夹外侧剪断胆囊动脉。注意胆囊动脉有时分前后支，手术分离时若只钳夹了其中前支，分离胆囊床时可造成大出血，有时因此被迫中转手术，对于初学者更应特别注意。

3. 剥离胆囊

当胆囊管与胆囊动脉处理完毕后，可以向前、向上牵拉胆囊，用电钩钩起，距肝床0.3 cm处浆膜电灼烧，电灼胆囊后方的结缔组织即可游离胆囊。术中可根据手术当中显露情况，顺逆行交替剥离；遇到小的出血可电凝或超声刀止血。注意术中勿弄破胆囊以免污染腹腔。剥离完毕后胆囊床小出血点电凝止血。然后，将胆囊床电凝一遍，从而封闭可能存在的迷走胆管，避免术后胆汁漏。如创面有渗血，可于肝下置引流管引流，术后第二天拔除。

4. 取出胆囊

如果胆囊结石或肿瘤较小，无须扩大切口，可直接将胆囊由 SX 鞘管取出。术者右手持大抓钳，通过 SX 鞘管进入腹腔，抓住胆囊管处，将其拉入鞘内，将胆囊连同鞘管一起向外拔出。如果胆囊连同其内容物不能拉出，可松开胆囊管，吸净其内胆汁及小结石将其取出。若结石块较大，可将止血钳伸入切口，扩大切口将其取出，或者将结石夹碎取出。如果结石或肿瘤直径大于 3 cm 也可适当扩大切口，将其取出。

5. 冲洗腹腔置引流管

胆囊取出后，重新显露手术视野，胆囊床用生理盐水冲洗，观察有无出血、胆汁漏。腹腔镜胆囊切除一般不主张放置引流管，但放置引流管可观察腹腔内有无出血、胆汁漏。对于初学者应放置。有以下几种情况之一应予放置引流管：急性炎症胆囊及周围组织水肿充血严重或胆囊壁破裂、腹腔有污染者；腹腔内广泛粘连，分离粘连时出血较多且创面大，术后渗出液较多者；萎缩性胆囊或其他原因致切除困难，勉强切除者；胆囊动脉术中未显示清楚。引流管应根据情况放置24 h，此后渗液逐渐减少，于48 h 后拔除。

6. 解除气腹，缝合切口

以上各操作完毕后，再一次全面检查腹腔，确认无异常。先拔除 MC、AA 两套管，最后拔除腹腔镜。拔镜前观察腹壁各切口有无出血。术后 CO_2 气体尽量放净，以免刺激膈肌引起术后背部疼痛不适，或因 CO_2 过度吸收造成高碳酸血症。两大切口可分别于腹膜、皮下组织各缝合一层，两小切口不必缝合。

（四）腹腔镜胆囊切除术中的中转开腹

LC 对手术设备具有高度依赖，它本身具有诸多优点，也有一定的不足之处。术中由于病变本身或各种设备及操作者本身技术情况而必须行开腹手术者，称为中转开腹。导致中转开腹手术的原因如下：

（1）病变本身非常复杂，术前远未估计到；

（2）术前漏诊、误诊；

（3）患者不能耐受气腹；

（4）术中发生镜下无法操作的并发症；

（5）术中机械故障短时间无法修好。

（6）术者本身技术所限（随着术者操作技术逐渐熟练，由此所发生的中转开腹手术率逐渐降低）。从中转开腹的时限上分为即刻开腹、延期开腹；从中转开腹的原因上分被迫开腹与强迫开腹。要降低中转开腹率、提高手术成功率应做到：重视腹腔镜技术基础训练，特别对初学者应加强培训，术中应由经验丰富的上级医师把关；严格控制手术适应证，不能随意扩大手术指征；努力提高 LC 术前诊断水平，患者术前检查一定要全面。

四、并发症及防治

（一）胆管损伤

1. 并发症

胆管损伤是最严重的并发症，它可分为以下几种类型：胆管横断损伤；胆管节段性损伤，此类损伤最严重，也是最常见的；肝外胆管撕裂伤；胆管穿孔；胆管部分或全部被钛夹夹闭而闭锁；胆管电热伤；肝外胆管缺血性狭窄。

2. 预防

（1）充分显露胆囊及周围脏器，仔细解剖 Calot 三角，注意分清胆囊管、肝总管、胆囊动脉的位置关系，注意有无变异的胆囊动脉、副肝管，注意分离胆囊管时不要进入肝外胆管所在区域。

（2）分离 Calot 三角时应靠近胆囊管，必要时从胆囊颈部开始变细处分离，对胆囊管没有十分把握，暂时不要先剪断。钛夹夹闭胆囊管时，一定要看钛夹的对侧，以防夹闭不全。

（3）采用变通的腹腔镜胆囊切除术，如果术中 Calot 三角解剖结构复杂，为避免损伤胆管，也可行次全切除或大部切除胆囊。

（4）术中胆管造影，对降低术中胆管损伤有一定作用，也可应用腹腔镜胆管超声检查。

（5）操作者应尽快熟悉胆囊切除的各种技术，冷静处理术中突发情况，把握中转开腹时机，尤其是初学者，中转开腹宜早不宜迟。

（二）胆汁漏

胆汁漏也是 LC 术后较为常见的并发症，发生率约在 0.14% ~ 0.29%。主要有：胆囊管残端漏，由于钛夹关闭不全，钛夹术后脱落，胆囊管术后坏死，胆囊管损伤；副肝管或迷走肝管损伤，副肝管位置异常，迷走肝管较细，术中未充分注意。预防：剥离胆囊时尽量把胆囊后间隙疏松结缔组织保留在胆囊床上，这样可以避免损伤小胆管。处理胆囊管时近胆总管处双重夹闭钛夹，不要用电钩电凝，而要用剪刀剪断。夹闭胆囊管时，注意其后方组织内有无其他管道组织。

（三）术中、术后出血

术中、术后出血主要为胆囊动脉出血，术中仔细分离，找到胆囊动脉，钛夹夹闭其主干，术后仔细冲洗胆囊床及手术区，肝下可置引流管，便于发现与引流。术中胆囊动脉主干出血由于出血多，影响视野，一般要中转开腹手术。术后出血一般较少，可以给予适当止血药物治疗。

（四）胆总管结石

胆总管残留结石是指 LC 术后一年内发现的胆总管结石，常常是 LC 术前检查未查到的结石。术前检查技术越来越先进，其发生率越来越低，一般不需外科治疗，EST 技术应用效果令人满意。

五、临床评价

腹腔镜胆囊切除术（LC）具有创伤小、痛苦轻、恢复快和安全可靠等优点，已经作为外科治疗胆囊炎等良性疾病的首选方法并得到国内外学者的认可。手术死亡率从 0.1% 降至 0.019%，胆管损伤从 0.31% 降至 0.19%，胆漏从 0.72% 降至 0.14%，出血率从 0.15% 降至 0.11%，胃肠道损伤率 0.04%。此项数据与同期美国统计结果相似，说明我国 LC 技术已经成熟。目前，国内经验较丰富的单位已将 LC 初期的手术禁忌证逐步纳入相对适应证。关于 LC 术中胆管造影及术后腹腔引流与否，目前多数意见是选择性应用。丰富的胆管外科理论知识、成熟的胆管外科临床经验加上娴熟的腹腔镜外科手术技巧是合格的 LC 手术者的理想条件。前两条是 LC 遵循胆管外科原则的基础，而娴熟的腹腔镜手术技巧是靠规范的专科培训和经验的积累逐步获得的。

（陈云山）

第五节 腹腔镜脾切除术

一、适应证和禁忌证

（一）适应证

需行脾切除治疗的血液病患者。如遗传性球形红细胞增多症、原发性血小板减少性紫癜（ITP）、血栓性血小板减少性紫癜（TTP）、溶血性贫血、遗传性椭圆形红细胞增多症、霍奇金病、非霍奇金淋巴瘤、慢性淋巴细胞性白血病等；脾脏良性占位病变：如脾错构瘤、脾多发囊肿、肉芽肿性脾炎等；脾外伤；门静脉高压症伴脾脏中度肿大患者；发现HIV 感染的患者。

（二）禁忌证

禁忌证主要包括：重要器官功能不全，难以耐受麻醉；有难以纠正的凝血机制障碍；膈疝和肥胖患者；急性腹膜炎、有左上腹手术史；脾脓肿等脾感染性疾病；中、后期妊娠；脾脏恶性肿瘤；脾动脉瘤；淋巴瘤伴脾门淋巴结肿大；门静脉高压症患者巨脾、周围静脉曲张、侧支循环丰富，术中常发生镜下难以控制的出血，应列为腹腔镜脾切除术（LS）禁忌证。

二、术前准备

（一）器械准备

除一般的腹腔镜设备和器械外，还需要准备特殊器械和设备。如处理脾胃韧带或脾蒂用的内镜组织钉合器、圈套器、持针器和内镜下缝合针线，牵开左肝叶或按压胃用的扇形牵开器，向上挑脾脏的钝性拨棒，牵胃钳，置入内镜钉合器用的 12 mm 套管，标本取出袋，腹腔镜超声刀，30° 腹腔镜等器械。

（二）一般准备

在腹腔镜脾切除术前，通过行超声检查测量脾脏的大小，注意是否有副脾存在。对于脾大的患者术前行脾动脉栓塞可使脾脏缩小，有利于手术操作和减少术中出血。可以术前输全血或血小板悬液。ITR 免疫性溶血性贫血的患者在术前 3 d 用肾上腺糖皮质激素。术前要预防性应用抗生素。凝血机制异常的患者，应尽可能地纠正凝血缺陷。采用气管插管静脉复合麻醉或连续硬膜外麻醉。

三、操作方法

根据患者体位不同，大致可分为三类：右侧卧位、仰卧位（仰卧截石位）和混合体位。术者站在患者右侧或患者两腿之间。

下面介绍常用的右侧卧位手术。患者右侧卧，手术台屈曲并腰部垫高以加大肋下缘与髂嵴的距离。于肋下缘置入 4 个 12 mm 套管。3 个套管位于肋前缘，另一个偏后，每两个套管之间保持足够的距离，以保证操作器械互不影响。患者稍微向后倾斜，以便增加肋缘下各种操作器械的活动度。如果患者的体位不合适，在手术操作时器械的把手可能与手术台接触使活动受限。

首先，沿肋前缘用气腹针建立气腹，并由此置入第一个套管，放入摄像镜头。彻底探查有无副脾，一经发现应予以切除。其余套管的位置应由患者的脾脏大小和形状来决定。偏后方的第 4 个套管通常在游离完脾结肠韧带或脾肾韧带之后才置入腹腔。切断脾结肠韧带后轻柔地向上牵拉脾脏的下极就形成了一个拱状结构，脾胃韧带是拱的左壁，脾肾韧带是右壁，底部是胃，所有脾的解剖在一个视野中都能看到。

电灼或钛夹夹闭胃网膜左动脉的分支，然后切开脾胃韧带中无血管的部分，以显露脾肾韧带中脾门的结构，这样第 4 个套管在直视下由后方置入，可以避免左肾损伤。脾左侧有约 2 cm 宽的韧带与脾相连，借此可以用抓钳把脾提起。将腹腔镜从后方的套管放入，把胰尾与脾门处已无血运的腹膜后组织分离开，以免在控制出血时损伤胰尾。如果脾门血管是分散型血供类型，因其分支在脾门范围较广，应逐支夹闭和切断。脾蒂处如为集中型血供，在将脾门与胰尾分开并辨认清楚后，可以使用内镜组织钉合器钉合、切断。经扩张器将取脾袋放入腹腔，把脾装入袋内，用抓钳夹闭袋口，从扩张器内将袋口拉至腹腔外。展开袋口，用剪刀从袋内将脾剪碎取出。

四、并发症及防治

由于脾脏质地脆，器官血运丰富，脾蒂血管粗大，尤其病理性脾脏，体积明显增大，血供更加丰富，毗邻器官较多，如术中操作不当，则可能导致难以控制的出血等严重并发症。

腹腔镜脾切除术的并发症包括术中和术后出血、左下叶肺不张、左侧肺炎、左侧胸腔积液、膈下积液、静脉血栓形成，医源性的胰腺、胃和结肠损伤导致的胰瘘和胃肠道穿孔等。

（一）LS 术中、术后出血

血液病和肝硬化的患者术中术后出血的原因除凝血机制异常外，主要与以下因素有关。

1. 脾被膜损伤出血

用抓钳钳拉脾脏、钳夹提拉脾周围韧带时过度用力或脾脏与侧腹壁有纤维粘连带，在未预先分离粘连的情况下推移脾脏，均可撕破脾被膜。此外，胃短动、静脉极短，分离血管或切断脾胃韧带时靠脾太近，也可损伤脾被膜引起出血。

2. 脾实质破裂出血

用器械拨脾脏显露脾周围韧带或血管时，用力不当可致脾实质破裂出血。

3. 脾蒂破裂出血

文献报告用组织钉合器切断脾蒂或胃短血管时有导致大出血或脾动静脉瘘的可能。钉合器在夹闭脾蒂前其尖端应离开其他组织，否则器械离开后可以导致脾动脉主干发生严重出血。盲目地使用组织钉合器也可导致胰腺尾部损伤。脾静脉壁很薄，在解剖脾静脉时易分破导致大出血。

4. 胃短动、静脉撕裂出血

胃短动、静脉较短，位置深在，显露困难，过度牵拉胃体及脾上极时，易造成血管破裂出血。

5. 周围静脉交通支破裂出血

门静脉高压症继发脾大时，这些脾膈韧带与脾肾韧带内的血管增粗迂曲，分离过程中未予钳夹，只作钝性分离或电切，则可引起曲张静脉破裂出血。

（二）内脏损伤

内脏损伤的原因除了穿刺套管及气腹针所致外，还与手术操作有关，不恰当地使用电灼可以引起医源性的胃、结肠和胰腺损伤。分离脾结肠韧带、胃脾韧带时距结肠过近，电刀产生的热电效应可引起胃、结肠损伤。上钛夹时钳闭了胃壁，造成胃壁缺血坏死，造成胃漏。胰尾紧靠脾脏，若远离脾门解剖脾血管，则易损伤胰尾，形成胰瘘。盲目地对脾门处脂肪组织电灼可引起严重的出血。

五、临床评价

随着腹腔镜脾切除技术的日益成熟，国内外开展该项技术的医院越来越多。其适应证由最初的血液病正常脾脏拓宽至门静脉高压症脾切除加断流。LS 是一种安全有效的方法，具有微创外科一切优点，住院时间明显缩短，并发症减少。LS 前是否行脾动脉栓塞，目前仍有争议。对于巨脾患者，术前行脾动脉栓塞是施行 LS 较好的辅助手段。

腹部外伤后脾脏是否有损伤，以及损伤程度如何，有时术前很难确诊，不必要的剖腹探查增加了患者痛苦。腹腔镜技术不仅可以诊断脾外伤，同时可进行有效的治疗。

尽管腹腔镜技术在脾脏外科得到了应用，取得了令人鼓舞的效果。但是，我们应该清楚地认识到，腹腔镜处理脾脏疾病有一定的困难，手术风险大，开展 LS 应该慎重，要严格掌握其适应证。

（陈云山）

第六节　腹腔镜腹股沟疝修补术

传统的腹股沟疝修补手术方法已有 100 多年的历史，导致腹腔镜腹股沟疝修补术发展的关键因素有两个：一是无张力疝修补术的广泛接受，二是腹腔镜外科手术在普通外科广泛应用。遵循无张力疝成形术的原则，腹腔镜外科手术行疝修补手术，并取得无张力疝修补的效果。

一、适应证和禁忌证

（一）适应证

（1）幼儿的腹股沟疝、成人在其他腹腔镜手术中发现的隐性疝，适合行单纯内环口关闭术。

（2）成人的腹股沟直、斜疝、股疝，包括双侧疝，疝囊不是太大者，可以行完全腹膜外腹腔镜腹肌沟疝修补术（TEP）。

（3）成人的腹股沟直、斜疝、股疝，包括难复性疝、复发性疝、术后复发疝、滑动性疝及疝囊比较大者，可行经腹腔腹膜前网片疝修补术（TAPP）。

（二）禁忌证

（1）不能够耐受全身麻醉和硬膜外麻醉及气腹者。

（2）重度出血倾向。

（3）时间比较长，估计有肠管坏死的嵌顿疝。

（三）相对禁忌证

（1）时间比较短的嵌顿疝、出血倾向、腹腔手术后引起的腹腔粘连、严重肥胖、腹膜炎。

（2）滑动性疝。

二、术前准备

（一）明确诊断

了解清楚腹壁疝的性质、大小、单侧还是双侧，以前的手术史，有无胆囊结石、慢性阑尾炎等可以同时行腹腔镜手术的疾病。

（二）手术器械的准备

除了常规的腹腔镜手术器械外，需要 30° 腹腔镜、持针器。如行腹腔镜内环口关闭术，需要准备长直针。另外，需要准备补片及疝修补时固定补片的专用钉夹。补片一般为聚丙烯网片。

（三）患者的准备

术前治疗可引起疝复发的疾病，如前列腺肥大、慢性咳嗽等。术前一般需要留置尿管。气管插管全身麻醉。

三、操作方法

术者通常站在疝位置的对侧，这样比较适合疝的分离及放置钉夹。经脐部套管进腹腔镜，将患者置为头低脚高位，显露腹股沟区，然后放置套管针。

（一）单纯内环口关闭术

此法由 Ger 最先介绍，其实就是斜疝疝囊颈的高位结扎，仅适于小儿斜疝及没有后壁缺损的成人隐性疝。内环口关闭方法分为金属夹钳闭、荷包缝合或间断缝合。

（二）腹腔内补片植入术

腹腔内补片植入术（IPOM）首先由美国 Creighton 大学的腹腔镜外科实验室的人员设计。首先探查疝的位置，在腹膜内确定解剖标志（腹壁下血管、耻骨联合、腹横筋膜、Cooper 韧带、精索结构等）后，将一张补片放入腹腔内，铺于腹壁缺损处，按间隔距离 1 cm 用钉夹固定补片，固定位置和 TAPP 相同。

（三）腹腔腹膜前网片疝修补术

腹腔腹膜前网片疝修补术（TAPP）是目前最为广泛使用的腹腔镜疝修补方法，术中必须预防损伤死亡三角及疼痛三角。患者取仰卧头低脚高位，监视器置于手术台尾部。术者站在患侧对面，第一助手和持镜者则立于术者对侧。脐部 10 mm 套管供腹腔镜出入。首先在腹腔找到疝内环口。直视下做 10 mm/12 mm 的第二出入孔，供手术操作器械入路。此孔约在病变侧平脐的水平，第三出入孔插入 10 mm/12 mm 或 5 mm 套管，穿刺部位在相对称的另一侧腹壁，与前两个出入孔约在同一水平。

用电凝钩、超声刀、剪刀或者激光刀在腹壁缺损（疝环边缘）的上方 2 cm 处切开腹膜，利用锐性或者钝性分离腹膜瓣，解剖分离出腹壁下血管、耻骨联合、腹横筋膜和精索结构。逐渐解剖出 Cooper 韧带和髂耻束，将精索同腹膜瓣分离。切口向腹中线延长，跨过覆盖腹壁下动脉的腹膜，止于脐侧韧带。

当完全分离了腹膜前的间隙，且显露出其解剖结构后，开始进行修补。补片做好后，将其卷成一个卷，经 10 mm/12 mm 套管送入腹腔再展平，并用钉合器固定。固定补片时钉合器沿着缺损边缘的上方钉合，其深度达后方的腹直肌鞘和腹横筋膜。钉合部位至少在缺损外 2 cm。下缘用钉合器钉至耻骨联合、Cooper 韧带中部和髂耻束。补片植入完毕后，用钉夹或者缝合关闭腹膜，使补片和腹腔内脏器隔离。

（四）完全腹膜外腹腔镜疝修补术

1. 体位与入路

取与 TAPP 法一样的体位，于脐下缘做长 1.5 ~ 1.8 cm 的皮肤切口，切开腹直肌前鞘，用分离钳钝性分离，打开两侧腹直肌间的正中间隙，并用小拉钩把两束腹直肌拉开来。切开腹直肌后鞘找到正确的解剖层次后，可先用手指钝性分出一个小间隙，腹膜外间隙可采用锐性器械分离法或钝性气囊分离法进一步分离。

2. 腹膜外间隙的分离

（1）锐性器械分离：经脐部切口插入 10 mm 套管，导入腹腔镜，用腹腔镜的镜头向下推剥，扩大原来用手指钝性分出的腔隙，逐渐分离出腹膜外间隙，达耻骨联合，两侧 Cooper 韧带都可见到为止。

（2）气囊、水囊分离法：手指在腹直肌后鞘与腹膜之间向耻骨方向作小的分离后，将分离囊放入，囊内充入气体或者液体，一般充入 350 ~ 500 mL，完成分离后将囊排空取出，再将套管放入充气，形成一个"腹膜外的气腹状态"。

3. 套管的插入

腹膜外间隙分出后，即可开始充入二氧化碳。并在腹腔镜直视下插入 10 mm/12 mm 和 5 mm 套管。对于右侧疝的患者，这两个套管分别在腹中线、脐与耻骨联合连线上 1/3、2/3 处插入。

4. 疝囊的剥离与结扎

所有的套管放置完毕后，以 TAPP 相同的手法分离出腹膜前诸结构，疝囊底游离后，就很容易用 Roder 结将疝囊颈结扎。尽量将疝囊完全切除。

5. 钉合器固定

疝囊结扎后，先将大小裁剪适当的补片送入并展平，如果在网片上已剪开一小孔容精索通过，则需用补片包绕精索后再展平。按照与 TAPP 技术相同的手法加以固定，固定的位置和 TAPP 法相同。

四、并发症

腹腔镜疝修补术文献报告术中并发症发生率为 0 ~ 3.6%，总的并发症发生率为 5% ~ 13.6%。

（一）术中并发症

1. 与腹腔镜技术有关的并发症

与腹腔镜技术本身有关的并发症包括插入套管时的肠管损伤、钉夹断裂、腹腔内丢失缝针、穿刺孔出血、穿刺口疝、高碳酸血症等。

2. 与疝修补本身有关的并发症

（1）血管损伤：最常见的是精索血管损伤。当损伤发生后，除了髂外血管以外都可以结扎。输精管与生殖血管之间的死亡三角区域不要进行缝合或者放置钉夹，以防止损伤髂外血管。

（2）神经损伤：腹腔镜疝修补术中的局部神经一般看不见，神经损伤在术中一般也不易发现。

（3）内脏损伤：肠管损伤一般与手术技术有关，除非在嵌顿性疝时坏死的肠管回到腹腔内，或者在分离滑动性疝时。如果膀胱被损伤，需要用可吸收的缝线行双层缝合，并置尿管 4 ~ 6 d。

（4）输精管损伤：在腹腔镜腹股沟疝修补术中切断输精管或者精索是很罕见的。

（二）术后并发症

腹腔镜疝修补术后并发症比术中并发症常见，发生率为 5% ~ 12.4%。包括少见和多见的并发症。

1. 局部并发症

腹腔镜腹股沟疝修补术最常见的术后并发症都发生在局部，包括：穿刺孔、腹股沟管、阴囊血肿、积液、皮下气肿、伤口感染、前腹壁瘀血、阴囊积液及腹股沟区疼痛。

2. 神经性并发症

生殖股神经的股支和股外侧皮神经在腹腔镜疝修补术中最容易被损伤，股神经前支的中内侧皮神经支也比较容易受损伤。不固定补片、缝合或钉夹固定在合适的位置、熟悉腹膜前空间的神经解剖是预防神经性并发症的有效办法。

3. 睾丸并发症

最常见报道的并发症是睾丸疼痛，多为暂时性，且可在术后 1 ~ 3 周逐渐缓解。在围绕精索的分离时可使后者发生损伤。

4. 尿路并发症

腹腔镜疝修补一般需要留置尿管，其尿路并发症包括尿潴留、尿路感染、血尿等。

5. 补片并发症

体外触摸到补片、补片移动、感染、粘连形成和补片腐蚀进入内脏等都是补片的潜在并发症。补片感染是非常少见的并发症，发生率为 0 ~ 0.06%，利用抗生素液浸泡补片可能会减少感染的发生。

五、临床评价

腹腔内补片植入术（IPOM），由于该术式简单易行，在初始阶段受到许多腹腔镜外科医师欢迎。但后来人们很快发现这种方法有许多不足，如植入的补片容易引起纤维粘连和肠梗阻。从解剖的角度讲，该方法也不可取：首先，手术未将疝囊颈结扎，这就违背了疝修补的基本原则；其次，如腹膜内面的固定太浅，还容易滑入疝缺损中，如果固定太深，又容易伤及腹膜深面的组织。

腹腔镜腹膜前补片疝修补术（TAPP），使用硬膜外麻醉即可。该法的主要缺点是在初学期操作烦琐，腹膜外间隙的分离又比较耗时，解剖结构也不容易辨认。

完全腹膜前进路疝修补术（TEP）避免了损伤腹腔内脏的危险，无粘连的形成及补片的腐蚀作用。然而，该手术因为手术操作空间小、解剖标志容易混淆，操作不当引起腹膜穿孔比较多见，特别是曾经有过耻区手术史的患者。

Cochrane 循证医学中心于 2003 年公布了 41 个 RCT 的系统评价和 Meta 分析，总例数7161 例，结果显示腹腔镜手术复发率与开放式无张力手术相同，低于开放式有张力手术。腹腔镜手术总并发症发生率、住院天数与开放式手术相同，内脏、血管、神经损伤等并发症高于开放式手术。腹腔镜手术后持续性疼痛和持续性麻木轻于开放式手术，腹腔镜手术恢复体力活动时间短于开放式手术。

（陈云山）

第七节　腹腔镜结肠癌根治术

腹腔镜手术已成为现代外科的重要组成部分。首例腹腔镜结直肠手术为 1991 年由 Scalarides 报道的腹腔镜结肠脂肪瘤切除手术，同年，Cooperman 完成了首例腹腔镜右半结肠切除。研究表明，与开腹手术相比，腹腔镜手术治疗结直肠良性疾病具有疼痛轻、恢复快、缩短住院日、较好美容等优点，但也有学者认为腹腔镜还有学习操作时间长、手术时间长、较高的手术费用、并发症发生率高等不足。在结、直肠恶性肿瘤方面争论也较大，有人认为腹腔镜手术在结、直肠癌治疗方面存在穿刺孔复发、淋巴结清扫不足、切缘不足、结扎水平不够等问题，影响了腹镜在结、直肠肿瘤方面的应用。近年来随着腹腔镜手术经验积累、操作技术提高和腹腔镜器械进步（尤其超声刀的应用），克服了既往的一些不利，腹腔镜手术在结、直肠肿瘤方面的优点也越来越明显。

结肠癌是常见的消化道恶性肿瘤，在我国仅次于胃癌、肺癌，发病率 10 ~ 40/100 000，发病年龄多在 40 岁以上。发病原因不十分清楚，但与家族性息肉病、结肠腺瘤、结肠血吸虫病、高脂饮食、溃疡性结肠炎等有密切关系。临床表现有排便习惯、性状改变，腹部隐痛，粪便带血黏液，腹部肿块，不全梗阻，贫血乏力，低热。主要通过结肠镜确诊，直肠指诊可检出 80% 的直肠癌。

一、适应证

Dukes，A、B、C 期患者。Dukes A、B 期患者采用腹腔镜手术方法已得到大多数同行的认同，Dukes C 期患者是否可行腹腔镜手术仍有争议。

二、禁忌证

腹腔镜结肠手术的禁忌证为：

（1）严重心肺肝肾等重要脏器功能不足者；

（2）某些晚期肿瘤，淋巴结广泛转移，腹腔镜下清扫困难者；

（3）邻近器官侵犯，需行联合脏器切除者；

（4）肿瘤太大，直径大于 8 cm 者；

（5）腹腔内有广泛粘连，分离困难者；

（6）严重脓毒血症者；

（7）孕妇；

（8）合并肠梗阻或穿孔者；

（9）凝血机制障碍者；

（10）肥胖为相对禁忌证。

三、术前准备

（一）评估

与开腹手术一样，腹腔镜手术亦需对患者进行术前的评估和准备，术前需了解各重要脏器的功能状况。行 B 超、CT、IVP 检查，了解邻近脏器有无受累，肝有无转移，淋巴结转移情况，得出综合结果，判断腹腔镜手术的可行性。

（二）定位

病灶定位也是一重要步骤，较大的病灶，因多已侵犯浆膜，可在术中通过观察浆膜而确认病灶。对较小的未侵及浆膜的病灶，可术前通过结肠镜行肿瘤远侧缘黏膜下注射亚甲蓝溶液定位。但亚甲蓝容易褪色，目前多采用术中肠镜定位。

（三）肠道准备

肠道准备也是必不可少的，方法与开腹手术基本相同，包括肠道清洁和口服抗生素。肠道清洁采用术前晚上全肠道冲洗，即用 20% 甘露醇溶液 500 mL、5% GNS 1000 mL 和 5% GS 1000 mL 术前晚 8 点口服，如患者已有不全性肠梗阻，则改用清洁灌肠的方法，以免引起急性肠梗阻。口服的抗生素主要有甲硝唑、新霉素、庆大霉素、磺胺等。术前放置胃管和导尿管以减少胃和膀胱损伤。

四、腹腔镜右半结肠切除术

（一）麻醉

气管插管全身麻醉。

（二）体位

仰卧位，头低足高 15° ～ 20°，手术台向左侧倾斜 10° ～ 20°，并可根据手术需要而调节手术台倾斜方向和角度。术者及持腹腔镜者站于患者左侧，另一助手站于患者右侧。

（三）套管针插入位置

根据术前检查和探查结果，结合腹壁情况选择各套管穿刺点，值得注意的是穿刺部位虽然无固定的模式，但穿刺时应尽量避免两个穿刺点与病变在一条直线上，一般采用 4 孔法，有两种常用方式。

1. 方式一

A 孔，脐下 10 mm，进腹腔镜。B 孔，左上腹 10 mm，进超声刀。C 孔，左下腹 5 mm，进操作钳。D 孔，右下腹 10 mm，进操作钳。

2. 方式二

A 孔，脐下 10 mm，进腹腔镜。B 孔，左下腹 10 mm，进超声刀。C 孔，脐耻之间 5 mm，进操作钳。D 孔，右中腹 10 mm，进操作钳。可根据肿瘤位置决定穿刺部位。如考虑术中需改变观察角度和操作位置时，应全部使用 10 cm 套管。

（四）手术操作

1. 探查

建立气腹，置入 30° 斜视腹腔镜探查腹腔，了解病变的位置、大小、与周围器官的关系，了解淋巴结转移情况及其他脏器的情况，估计腹腔镜手术的可行性，确定肠管切除的范围。

2. 游离右侧结肠

在横结肠和回肠末端用布带结扎阻断肠管，防止肿瘤播散。术者右手拿超声刀，左手用无创伤肠钳将盲肠牵向左上方，助手反向牵拉腹膜，先剪开回盲部外侧 1 ～ 2 cm 腹膜，因此处的解剖间隙容易辨认，向上解剖至肝曲，将升结肠从腹后壁游离，清除腹后壁的脂肪组织，至腰部肌肉前面，肌纤维清楚可见，如果癌肿浸透肠壁或侵入周围组织，可用超声刀切除受侵的组织如腰肌、肾周脂肪囊。要注意辨认输尿管和精索（卵巢）血管，防止损伤。切断肝结肠韧带，注意勿损伤十二指肠，一旦肝区解剖完成后，将手术床头抬高，同时将体位改为右前斜位，助手将胃向上牵拉，术者左手将网膜牵拉，右手拿超声刀于胃网膜右动脉下方，切除右半胃结肠韧带。如为肝曲癌，则靠胃侧切断胃网膜右动脉各分支，并在根部上双重钛夹后切断胃网膜右动脉，以避免出血。此时，右半结肠已经游离，将结肠系膜拉紧，辨认系膜的各血管支并予以分离，根部上钛夹后分别切断升结肠动脉、回结肠动脉、结肠中动脉右侧分支，注意清除外科干的淋巴结，如行扩大右半结肠切除时，则同时于结肠中动脉根部钛夹夹闭后切断。根部切断右半结肠系膜。亦可用 Endo-GIA 切割吻合器切断血管及系膜，至此，整个右半结肠很容易提出腹外。

3. 取出病变肠段

将 D 孔向上延长至 3 ~ 5 cm，用塑料袋隔离保护切口后，取出游离好的病变肠段。

4. 切除吻合

按常规手术方法行体外的肠管切除吻合，吻合方法有 3 种。

（1）端 – 端吻合。

（2）端 – 侧吻合：先用吻合器行回结肠端 – 侧吻合，再用直线形切割缝合器闭合横结肠残端。

（3）侧 – 侧吻合：用直线型切割缝合器行回结肠侧 – 侧吻合后，再用直线形切割缝合器关闭残端。缝合部分系膜，将吻合后的肠段回纳腹腔，缝合小切口，重建气腹，检查腹腔内有无出血，缝合关闭余下肠系膜裂孔。如条件许可，亦可行完全腹腔镜右半结肠切除，即游离完毕后，用 Endo-GIA 切割吻合器在设定切线处横断横结肠和回肠，于回肠及结肠残端各切开一小口，插入 Endo-GIA 两臂行回结肠侧侧吻合，再用 Endo-GIA 切割吻合器关闭切口。扩大右下腹切口 3 ~ 5 cm，切除标本放进塑料袋内完整取出。

5. 缝合戳口

冲洗腹腔，右上腹放置引流，取出套管，皮下缝合戳口。

五、腹腔镜左半结肠切除术

（一）麻醉

气管插管全身麻醉。

（二）体位

截石位，头低足高 15° ~ 20°，手术台向右侧倾斜 10° ~ 20°，并可根据手术需要而调节手术台倾斜方向和角度。术者及持腹腔镜者站于患者右侧，另一助手站于患者左侧。

（三）套管针插入位置

原则同上，一般采用 4 孔法。A 孔，脐下 10 mm，进腹腔镜。B 孔，右上腹 5 mm，进操作钳。C 孔，右下腹 10 mm，进超声刀。D 孔，左下腹 10 mm，进操作钳。并可根据肿瘤位置调整穿刺部位。

（四）手术操作

1. 探查

建立气腹，置入 30° 腹腔镜探查腹腔，了解病变的位置、大小、与周围器官的关系，了解淋巴结转移情况及其他脏器的情况，确定肠管切除的范围。

2. 游离左侧结肠

在病变远、近端用布带结扎阻断肠管，防止肿瘤播散。助手提起外侧腹膜，术者右手拿超声刀，左手用无创伤肠钳将乙状结肠、降结肠牵向对侧，剪开外侧 1 ~ 2 cm 腹膜，向上解剖至脾曲，分离腹后壁，清除腹膜后的脂肪组织，显露出左侧腰大肌，将降结肠从腹后壁游离，结肠后的疏松分离亦可用分离钳钝性分离。注意找出输尿管、精索或卵巢血管，防止损伤。将降结肠牵向下方，切断脾结肠韧带，松解脾曲，注意勿暴力牵拉，以免损伤脾脏。一旦脾区解剖完成后，将手术床头抬高，同时将体位改为左前斜位，助手将横结肠向下牵拉，术者左手将胃向上方牵拉，右手拿超声刀于胃网膜右动脉下方切除右半胃结肠韧带，胃结肠韧带内的小血管一般可用超声刀切断，无须结扎或钛夹夹闭，至此左半结肠已经游离。将结肠系膜拉紧，剪开肠系膜下动脉前方的腹膜，辨认并分离系膜的各血管支，于其根部上钛夹后分别切断降结肠动脉、乙状结肠动脉 1 ~ 2 支及系膜，如为乙状结肠肿瘤，亦可于肠系膜下动脉根部上双重钛夹后，切断或用 Endo-GIA 切割吻合器切断。右下腹换用 12 mm 套管，用 Endo-GIA 切割吻合器于肿瘤远端切线处（一般距肿瘤 10 cm）切断乙状结肠。

3. 取出病变肠段

将 D 孔向上延长至 3 ~ 5 cm，用塑料袋隔离保护后，取出游离好的病变肠段。

4. 切除吻合

近端距肿瘤 10 ~ 15 cm 以上切断肠管，移去标本。残端荷包缝合埋入环型吻合器的抵钉座（钉钻头），肠管回纳腹腔，缝合小切口，重建气腹，经肛门插入吻合器的主体，在无肠管扭转、无张力情况下进行吻合，检查腹腔内有无出血，缝合关闭肠系膜裂孔。如吻合口距肛门 25 cm 以上，则完全游离肠管后，于延长的 D 孔处取出病变肠段，按常规手术方法行体外的肠管切除吻合。

5. 缝合戳口

大量蒸馏水冲洗腹腔，盆腔放置引流，取出套管，皮下缝合戳口。

六、腹腔镜横结肠癌切除术

（一）麻醉

气管插管全身麻醉。

（二）体位

仰卧位，双腿分开 30° ~ 45°，头高足低 15° ~ 20°，并可根据手术需要而调节手术台倾斜方向和角度。分离右半胃结肠韧带时，术者站于患者左侧，分离左半胃结肠韧带时，术者则站于患者右侧，持腹腔镜者站于患者两腿间，另一助手站于术者对侧。

（三）套管针插入位置

一般采用 4 孔法。A 孔，脐下 10 mm，进腹腔镜。B 孔，右中腹 10 m。C 孔，左中腹 10 mm。D 孔，剑突与脐间 10 mm。可根据肿瘤位置调整穿刺部位，并可根据实际情况调换超声刀及操作钳甚至腹腔镜的位置。

（四）手术操作

1. 探查

建立气腹，置入 30° 腹腔镜探查腹腔，了解病变的位置、大小、与周围器官的关系，了解淋巴结转移情况及其他脏器的情况，确定肠管切除的范围。

2. 游离横结肠

术者先站于左侧，行右半横结肠的分离，在病变远、近端用布带结扎阻断肠管，防止肿瘤播散。助手用无创肠钳将胃牵向上方，术者左手将网膜向对侧牵引，右手用超声刀，在胃网膜血管下方肾结肠韧带无血管区剪一小口，打开网膜腔，沿胃大弯网膜血管弓下方切开右侧胃结肠韧带，松解肝曲，注意勿损伤十二指肠及胆管。术者与第一助手调换位置，站于右侧，切开左侧胃结肠韧带，松解脾曲，提起横结肠，辨认横结肠系膜的血管，横结肠系膜根部分离，结肠中动脉根部上钛夹后切断，并切断横结肠系膜，亦可用 Endo-GIA 切割吻合器于根部将结肠中动脉连同系膜一起切断。

3. 取出病变肠段

扩大 D 孔 3 ~ 5 cm，用塑料袋保护切口后取出已游离病变肠段。

4. 切除吻合

在体外距肿瘤 10 ~ 15 cm 切除肠段，并行肠管端 – 端吻合，缝合关闭肠系膜裂孔。

5. 缝合戳口

吻合后肠段回纳腹腔，缝合小切口，重建气腹，检查腹腔内有无出血，冲洗腹腔，放置引流，取出套管，皮下缝合戳口。

七、手助腹腔镜结肠癌切除术

腹腔镜结、直肠切除已得到广泛的发展，积累了大量的经验，但由于没有手的操作，缺乏了手的灵巧和触觉，而手助技术正好弥补了这一缺陷。在手的帮助下可触摸肿瘤边界而定位，可轻易推开小肠，进行钝性分离，控制活动性大出血，而这种出血若在腹腔镜手术中往往是中转开腹的指征。

（一）适应证

凡结肠癌需行右半结肠切除、横结肠切除、左半结肠切除和全结肠切除的患者均适合行手助式腹腔镜切除术。由于盆腔空间太小，乙状结肠及直肠切除（包括直肠的经腹会阴联合切除）不太适合手助腹腔镜切除术。

（二）禁忌证

同腹腔镜结肠癌切除。

（三）麻醉

气管插管全身麻醉。

（四）体位

截石位，头高足低 15°～20°，并可根据手术需要而调节手术台向左或右侧倾斜的方向和角度。如为右半结肠切除，术者及持腹腔镜者站于患者左边，术者站于头侧，左手伸入腹腔，右手持超声刀，如为左半结肠切除，术者及持腹腔镜者站于患者右边，术者站于头侧，右手伸入腹腔，左手持超声刀。

（五）套管针插入及手伸入腹腔的位置

脐上 10 mm 小孔进腹腔镜，下腹正中 6～7 cm 切口进手指，脐与剑突间 10 mm 进超声刀。

（六）手术操作

1. 探查

建立气腹，置入 30°腹腔镜探查腹腔，初步了解病变的位置、大小、与周围器官的关系，了解淋巴结转移情况及其他脏器的情况，估计腹腔镜手术的可行性。

2. 游离结肠

于下腹正中作一纵向切口，切口安置保护性牵开器，手部安置手术密封套袖，并黏附在牵开器周围，在手的帮助下再次探查，确定肠管切除的范围，上腹穿刺置入超声刀。用手推开肠管，食、中指挑起腹膜或网膜，使之保持张力，在指间剪开组织，结肠后可用手钝性分离。清扫血管周围的淋巴脂肪组织前，可用手先触摸确定血管位置，大血管根部切断时要双重钛夹夹闭后再切断。如行全结肠切除，分离完一侧术者再到对侧，换另外一只手进行操作。

3. 切除吻合

病变肠段完全游离后，经下腹切口取出，在体外进行肠段切除吻合，缝合关闭肠系膜裂孔。

4. 缝合戳口

吻合后肠段回纳腹腔，缝合切口，重建气腹，检查腹腔内有无出血，冲洗腹腔，放置引流，取出套管，皮下缝合戳口。

八、注意事项

最主要是防止出血和误伤输尿管等，具体注意事项为以下几点。

（1）保留血管蒂：肠系膜大血管根部切断时，应清除血管根部周围的脂肪、淋巴组织，并上三重钛夹，在第2、3个钛夹间切断。尽量不要用 Endo-GIA 切割吻合器切断，因难以达到根治效果，除非肿瘤早期患者。根部切断处应保留 1～1.5 cm 血管蒂，以避免出血。

（2）解剖层次要清楚：腹膜后分离时要先显露输尿管，以免损伤。

（3）肠管血运良好：肠吻合前要确认吻合肠管血运良好，保证吻合后无扭转、无张力。

（4）中转开腹：术中如有难以控制的大出血、其他重要脏器损伤时，应及时中转开腹，切勿腹腔镜下勉强处理。

九、术后处理与并发症的防治

（一）术后处理

术后处理十分重要，一定要做到以下几点：

（1）术后禁食、胃肠减压持续 2～3 d，以防肠胀气。

（2）输液以维持水电解质平衡。

（3）预防性全身给予抗生素。

（4）有肛门排气后，即可给予饮食，一般在术后第 2～4 d。

（5）早期起床活动。

（二）并发症的防治

腹腔镜结肠癌根治术有多种并发症，主要注意防治以下并发症。

1. 损伤

包括血管、空腔脏器、实质脏器的损伤，损伤原因既有穿刺引起，又有由器械及操作引起，预防措施包括穿刺时严防暴力；若腹内移动器械时应在腹腔镜监视下；分离结肠时解剖层次要清楚；使用无创器械牵引时，且勿牵引过度引起损伤；对于小血管的出血可通过压迫、电凝、钛夹钳夹等方法止血，大血管损伤应即刻中转开腹；对于空腔脏器小的穿孔也可镜下修补，较大的穿孔亦应即刻中转开腹手术。

2. 气体栓塞

气体栓塞是腹腔镜极少见但极其严重的并发症，栓塞的血管有肺动脉、脑动脉和冠状动脉，是气腹针穿入血管或 CO_2 通过断裂的静脉进入下腔静脉所致。术中需密切监测 $PaCO_2$ 以便发现早期征象。

3. 梗阻

由吻合口狭窄、肠扭转、内疝引起，因而选择吻合器要适中，吻合前要检查吻合肠段是否扭转、血运是否不足。腹腔镜术后系膜裂孔不关闭，有引起内疝危险，应尽量缝合关闭。

4. 吻合口漏

吻合口漏主要原因有吻合口血运不良、吻合口有张力和局部感染等，预防措施是游离结肠要充分，保证无张力吻合；不要损伤残端结肠的动脉弓，保证吻合口有充分的血液供应；术中注意不要损伤肠管，污染腹腔；还要注意一点，使用吻合器吻合者要熟悉吻合器的性能。

5. 穿刺口肿瘤种植复发

自从 Alexander 等报道首例 Dukes C 期患者行腹腔镜辅助右半结肠切除术后穿刺口复发后，逐渐有许多这方面的报道。Wexner 和 Cohen 报道穿刺口复发率为 1.5% ~ 21.0%，大多数文献报道其复发率超过 4%。近年来，由于采取了有效的预防措施，其复发率已降至 0 ~ 1.1%。腹腔镜术后穿刺口肿瘤种植复发的原因不十分清楚，主要可能有以下几方面：①肿瘤细胞从手术操作中脱落播散，包括套管和器械的进出、标本的取出，这是最主要的原因；②局部创伤，肿瘤细胞通过血液循环播散至创口；③患者抵抗力降低、局部充血营养丰富，促使肿瘤细胞的种植生长；④腹腔内游离的肿瘤细胞因气腹创造的压力阶梯播散至穿刺口。预防措施有穿刺口要适中，避免套管在腹壁中移动，必要时用缝线加以固定；注意无瘤技术；取标本时要用塑料袋隔离保护切口；术后用大量氟尿嘧啶溶液冲洗腹腔；手术完毕应先放出气体再拔套管等。

（陈云山）

第八节　腹腔镜直肠癌切除术

腹腔镜直肠癌切除术包括直肠前切除术（Dixon 术）和经腹会阴直肠肛管联合切除术（Miles 术）。依手术原则又分为根治性切除和姑息性切除两种，其肿瘤的治疗原则与开腹手术完全相同。

一、发展史

（一）首倡

直肠前切除术由 Cripps 1897 年首倡。当时仅为单纯的病灶切除，由于手术的安全性和癌的根治性不彻底等原因，未能被推广。1908 年，Miles 报道经腹会阴直肠切除术（Miles

术）治疗直肠癌，效果较为满意，被作为治疗直肠癌的标准术式，而广泛用于临床。但手术遗留的人工肛门，给患者带来了终身生活的不便。为此，Dixon 1939 年再次对直肠癌患者实施改革型直肠前切除术，在对癌根治的同时，追求保持排便功能。不仅保留肛管和肛提肌，而且还要保留直肠下段的感觉和排便反射，能使大部分术后患者具有控制排便和排气的功能。由于手术使很少一部分患者在齿状线以上保留的直肠较短，使直肠的感觉减弱，对排便和控制液体粪便的能力暂时减退，一般经过半年时间的适应和锻炼之后，其功能逐渐改善和恢复。因其手术治疗的临床效果、观察患者的 5 年生存率与 Miles 术相似，迄今 Dixon 术仍被认为是治疗直肠癌、保留肛门功能的最理想术式。欧美、日本采用此种术式的直肠癌病例已达 50% ~ 70%。

（二）发展

Dixon 术根据吻合口部位的不同，分为低位前切除术（吻合口位于腹膜返折部位以下）和高位前切除术两种方法。以往前者只限于上段直肠癌（肿瘤下缘距肛缘 12 cm 以上者）。10 余年来，由于吻合器的广泛使用、手术经验的积累、麻醉及手术管理水平的提高、并发症的减少、放疗技术的不断改进、直肠癌病理学研究的深入发展等，使手术的适应证不断扩大到中、下段直肠癌。但保肛手术的前提仍是肿瘤必须得到根治。

二、手术适应证与禁忌证

（一）适应证

主要为早期癌和进展期癌，晚期癌只能行姑息性手术。

1. 早期癌

Dukes A、B 期的结、直肠癌是腹腔镜手术的最佳手术指征。

2. 进展期癌

肿瘤横径 < 6 cm、肿块不固定的 Dukes C 期患者。

3. 晚期癌

Dukes D 期的患者可行姑息性切除。

4. 中转手术指征

为了保证手术的安全性，对腹腔镜手术外科医师要求必须熟悉中转开腹的指征。对于术前估计中转手术可能性较大的患者（如多次手术史、过度肥胖等），应直接选择开腹手术，避免不必要的尝试。

（1）肿瘤过大。

（2）肿瘤浸润小肠并形成内瘘。

（3）腹腔广泛粘连。

（4）手术困难：包括术中出血止血难、术野不清、操作困难、耗时过长等。

（二）禁忌证

有绝对禁忌证和相对禁忌证。随着医师手术经验的积累及腹腔镜设备、器械的不断更新，某些禁忌证也将会逐步转为适应证。

1. 绝对禁忌证

以下患者为手术绝对禁忌证。

（1）不能耐受全身麻醉及腹腔镜手术者：如严重的心、肺、肝、肾等脏器疾病，腹膜广泛转移的恶性肿瘤。

（2）伴有并发症：如肠梗阻、明显腹胀，或肿瘤穿孔并发腹膜炎。

（3）肿瘤过大：其横径大于 6 cm，且肿块已固定或侵犯邻近器官。

（4）肿瘤转移：肿瘤已侵犯其他脏器并形成内瘘。

2. 相对禁忌证

以下患者为相对禁忌证，在一定条件下可变为适应证。

（1）出血倾向。

（2）过度肥胖和腹腔广泛粘连（如腹内手术史）。

（3）巨大膈疝或腹外疝。

（4）结肠解剖异常。

三、术前准备

同常规开腹手术。

四、麻醉和人工气腹压

采用气管插管麻醉，人工气腹压维持在 13 mmHg 以下。

五、手术方式

（一）直肠前切除术（Dixon 手术）

1. 手术指征

直肠癌根治术和姑息性手术的指征有以下两方面。

（1）直肠癌根治术：适于直肠上段癌；而直肠中、下段癌若经充分游离直肠后，其癌肿下缘距齿状线大于 5 cm，在切除足够的癌肿远端肠段和直肠系膜后（对于分化良好的低度恶性肿瘤、隆起型肿瘤、肿瘤占直肠小于 1/2 周、DukesA 或 B 期癌，在不牵拉肠管的情况下应切除 2 ~ 3 cm；而对于中高度恶性肿瘤、溃疡型肿瘤、肿瘤大于 1/2 肠周、Dukes C 期癌，应切除 5 cm），肛提肌上方直肠残留在 2 cm 者，可做 Dixon 术；切除肿瘤肠段后，无直肠残留者可做结肠肛管吻合或拖出吻合。对于肿瘤侵及肠壁全层或浸出肠壁外、位于腹膜返折部或返折部以下的进展期癌，术中探查其侧方（髂总、髂内、髂外血管周围及闭孔）有肿大淋巴结者，应同时施行侧方淋巴结清除术。对 Dukes C 期患者术前应先辅助放疗。

（2）直肠癌姑息性手术：对于癌灶距肛门 6.0 cm 以内、全身状态较好、探查时发现已有肝脏或其他部位远隔脏器广泛转移，但局部尚能切除者施行姑息性手术。如局部可能复发者应选择 Hartmann 术式。

2. 手术体位

截石位，右侧大腿略放平（便于超声刀操作），头低 15°～30°，略倾右侧。

3. 穿刺孔（Trocar）安置

穿刺孔（Trocar）安置一般采用 4 孔法。

（1）A 点：于脐上 2 cm 置入 10 mm Trocar，入腹腔镜头。

（2）B 点（主操作孔）：在右下腹两髂前上脊水平以下，并以肿瘤位置而定，置入 12 mm Trocar，此孔定位是否准确，将直接影响到手术的操作能否顺利进行。

（3）C 点（副主操作孔）：于脐下 2 cm、右腹直肌外缘处置入 5 mm Trocar。

（4）D 点：在平脐、左腹直肌外缘处置入 5 mm 或 10 mm Trocar，先作副操作孔，然后扩大切口，取出肿瘤肠段标本。

4. 操作步骤及注意事项

（1）探查病灶：观察判定有无癌性腹腔积液、腹膜种植转移；按次序探查有无转移灶（可用腹腔镜超声探头检查肝脏），检查全部结肠有无多原发癌灶；沿腹主动脉前、肠系膜下血管根部将乙状结肠向上拉紧，轻轻探查局部病灶，与骶骨及侧盆壁是否有固定，以决定肿瘤切除的可能性和应采取的手术方式，至于最后采取何种术式，有时则需要在直肠全游离至肛提肌平面之后才能决定。

（2）小肿瘤的定位：对直径小于 2 cm、未侵犯肠管浆膜的癌肿在术中用肠镜定位，是准确测量肿瘤下切缘的最可靠方法。位于腹膜返折以上 5 cm 的肿瘤，经肛门将纤维结肠镜头抵至肿瘤下缘，以顶起肠管，可在腹腔内透过肠壁见到结肠镜头端的冷光源，在此上钛夹以标记肿瘤下缘。位于腹膜返折以下的肿瘤，可先将直肠系膜和直肠前壁分离至肛提肌水平，再用上述方法定位。对于术前肠镜检查时，内镜不能通过肿瘤狭窄肠段、近端结肠情况不明的患者，术中还要常规做肿瘤近端肠管的肠镜检查，避免漏诊多原发大肠癌。

（3）直肠腔内化疗：通过肛管将胶管插入直肠 15 cm，灌注氟尿嘧啶 0.5 g 溶液 50 mL。

（4）手术操作过程如下。①结直肠的分离如为女性，经耻骨上将直针穿入腹腔，于双子宫角下方，穿绕子宫阔韧带，再由内向外穿出腹壁，于耻骨上打结，悬吊起子宫，显露盆腔视野。用超声刀分离乙状结肠左侧腹膜，沿两输尿管内侧及直肠旁沟，分别向下分离直肠两侧腹膜，至盆底腹膜返折处会合；于骶骨岬水平锐性分离骶前间隙，特别注意应紧贴直肠系膜进行分离，暴露附着于表面的双侧腹下神经，再沿神经表面向下分离，直至癌肿下缘下方 5 cm 的直肠系膜，保留直肠系膜的完整性。在癌肿上方扎一布带，并牵拉直肠，使直肠两侧韧带处产生一帐篷样外观，再紧贴双侧腹下神经及盆神经，向下分离至肿瘤下方 5 cm，可避免损伤输尿管及髂血管。对直肠上段癌，直肠前后壁游离和双侧的侧韧带切断，一般不需要达到肛提肌平面，游离至癌灶下缘约 5 cm，为系膜预定切断线，约 2.0 ~ 3.0 cm 为肠管预定切断线。而对中、下段直肠癌，直肠远端必须充分游离，直肠后方也要达到耻骨直肠肌水平，分离出完整的直肠系膜。直肠前方的游离，男性要达到前列腺尖部，女性也要将直肠阴道间隙 2/3 以上分开。侧方游离到完全切断直肠两侧侧韧带，使位于骶前屈曲的直肠得以伸直，一般能上移至少 3.0 cm，以便顺利地完成吻合。在肠吻合之前，将降结肠脾曲完全游离，使吻合后的肠管无张力。对于姑息性切除的病例，病灶以下直肠段的游离可相应地短一些，且肠系膜下血管亦不需要高位结扎。②肠系膜下血管的处理于骶骨岬水平，沿腹主动脉右侧向上分离后腹膜，至十二指肠水平部下缘，清除腹主动脉及肠系膜下动脉根部周围的脂肪和淋巴组织，将肠系膜下动脉根部"脉络化"，距离腹主动脉约 1 cm 处，先上钛夹后，再切断肠系膜下动脉，静脉同样在根部处理，此时要注意保护好中结肠和降结肠之间的 Riolan 动脉弓。③保留直肠段的准备距离肿瘤下缘约 2 cm 处，用肠钳夹住直肠，经扩肛后用 1/10 的安尔碘溶液冲洗远段直肠。④结肠及直肠（肛管）的吻合距离肿瘤下缘约 3 cm 处远段直肠，用切割缝合器切断肠管，约 5 cm 处切断直肠系膜，用分离钳夹紧近段直肠断端，扩大左下腹套管孔，用塑料袋保护切口，将病变肠段取出体外切除，距肿瘤上缘约 10 cm 处切断乙状结肠，分离其系膜及血管，要特别保护好降结肠的边缘动脉弓。近端结肠做荷包，置入圆形吻合器的抵钉座后放回腹腔，重新建立气腹，从肛门伸入吻合器身与抵钉座接合，检查近端结肠无扭转、吻合肠管无张力时，旋紧吻合器后击发，行结肠直肠端 – 端吻合。检查两吻合圈是否完整，必要时行预防性结肠造口。⑤骶放置引流吻合完成后，用灭菌蒸馏水充分冲洗盆腔创面，用氟尿嘧啶溶液 0.5 g 浸泡 30 min。于吻合口后方、骶前放置双腔胶管引流，或安置一根多孔双套管引流管，引流管的另一端经主操作孔引出体外。盆底腹膜不需要缝合，因为在腹腔镜下缝合盆腔腹膜是一件非常费时间的事，而且缝合不可靠。

（二）经腹会阴联合切除术（Miles 手术）

1. 手术指征

对保留肛门括约肌手术以外的直肠癌施行 Miles 术有以下指征。

（1）肛管及肛门周围癌。

（2）直肠下段癌侵及肛提肌者，会阴部、肛管及包括其周围保肛术有癌残留者。

（3）癌肿下缘距肛缘 5 cm 以下，肿块大于 3 cm 者。

（4）术后盆底部有可能残留者。

2. 手术体位

截石位，双大腿尽量外展（右大腿略放平），与腹部呈 135° 角，骶后垫 10 cm 厚软垫。

3. 穿刺孔（Trocar）安置

穿刺孔（Trocar）安置一般采用 4 孔法。① A、B、C 孔同直肠前切术；② D 孔：在脐下 3 cm、左腹直肌外缘处置入 5 mm 或 10 mm Trocar，先作副操作孔，然后扩大切口，取出肿瘤肠段标本，并以此孔作人工肛门。

4. 操作步骤

手术分为腹部和会阴两个手术组施行，分别介绍如下。

（1）腹腔镜部手术组：①探查先置入腹腔镜头，探查肝脏有无异常及转移灶。自盲肠仔细检查全结肠及直肠中上段，有无多原发癌灶、其他腺瘤和息肉等。对于术前结肠镜检查时，内镜不能通过肿瘤狭窄肠段、近端结肠情况不明的患者，在切断乙状结肠后，行术中纤维结肠镜检查。沿腹主动脉前的肠系膜下血管、乙状结肠系膜根部检查有无肿大淋巴结。暴露好盆腔，检查盆底腹膜有无种植、有无子宫卵巢或膀胱浸润转移；癌肿位于腹膜返折以上或返折以下、是否浸及浆膜或浆膜外，了解肿瘤大小、活动度、侵及深度及与周围组织是否有浸润或浸润的程度，直肠下段癌与输尿管、膀胱、精囊、前列腺、女性的子宫颈、阴道等临近组织有无浸润，与骶骨及侧盆壁有无浸润或固定，以确定肿瘤能否切除。特别注意，当探查发现肿瘤与骶骨或盆壁已固定时，可中转开腹手术，并在手术台上进行双合诊检查。方法如下：术者右手在腹腔，左手指行肛诊，女性可增加阴道指诊，配合检查，双手上下、左右检查癌的活动度。经上述检查，证明确实不能行肿瘤全切除术时，亦可行大部切除，对残存病灶，术中可置镭针或插置导管，或放银夹标记术后放疗。②直肠分离决定行 Miles 手术后，腹腔内的直肠分离同直肠前切除术。③乙状结肠的切断于乙状结肠距肛缘 25 cm 左右切断，保留的长度以经腹膜拉出至腹壁造口无张力为度。也不宜过长，以免因肠祥扭曲，术后排气排便不畅。对于术前肠镜检查时，内镜不能通过肿瘤狭窄肠段、近端结肠情况不明的患者，此时要进行肿瘤近端肠管的肠镜检查，避免漏诊多原发大肠癌。然后将乙状结肠自其普通外科微创手术边缘动脉弓向内 1 ~ 2 cm 处，切断肠系膜及其所属血管。手术过程中必须保证乙状结肠保留端边缘动脉弓的完整和不受损伤。④腹壁造口在 D 点处，用有齿组织钳垂直提起皮肤，切除直径 3 cm 的圆形皮肤，用电刀向下切除脂肪。十字切开腹外斜肌腱膜，依次切断腹直肌、腹内斜肌及腹横肌，注意仍保持直径 3 cm 的通道。钳夹乙状结肠断端，拉出腹壁造口外。用肠钳经 B 孔将乙状结肠近端在腹腔内夹住，以防止肠内容物外溢。用盐水棉球擦拭净断端。以可吸收线行断端全层与造口皮下间断缝合，间距 0.5 cm。在肠管拉出造口过程中，系膜缘始终朝向内或下方，避免扭转或有张力。向上外侧牵拉左腹壁切口，向下轻拉乙状结肠，避免肠管折叠，使断端与造口皮肤在同一平面。乙状结肠与左侧腹膜不需缝合。

（2）会阴部手术组：①封闭肛门当腹腔镜组分离直肠侧韧带时，即开始会阴部手术。消毒前用一小块干纱布塞入肛门内，避免封闭肛门时流粪水。再次行会阴部消毒、铺巾，以10号丝线在肛门周围皮下做荷包缝合，收紧后肛门即封闭。②会阴切口前起会阴中心点，两侧经坐骨结节内侧，后达尾骨尖连成椭圆形切口线。切开皮肤皮下后，换用电刀向深处切开两侧及后方的脂肪。注意结扎肛门动脉，以免出血。助手向外牵拉皮肤，术者将肛门向对侧牵引，紧贴同侧坐骨结节内侧进行切割，尽可能多地清除坐骨直肠窝内脂肪和淋巴结，达肛提肌筋膜。应注意两侧斜上方（2点和10点位）各有一组来自阴部内动脉的直肠血管，应予分离、切断、结扎，否则电刀切断后血管回缩入脂肪，出血点不易看到，致较多出血。然后将肛门上提，电刀向后切割脂肪及切断尾骨尖前方的肛尾韧带。③切开盆底肌肉在尾骨尖右前上方用止血钳向前穿透肛提肌，将深筋膜扩开，术者左食指于此处插入，向左右挑起肛提肌及其深筋膜，止血钳连续分段刺入、钳夹、切断，在靠近盆壁附着处结扎牢，直达前列腺附近。④肛管直肠前壁的游离将肛门的下皮缘向上牵引，即暴露出会阴浅横肌下缘。向上分离显露，及切断肛门外括约肌深部向前交叉的纤维，即可显露会阴深横肌，并继续向上游离。左手伸入食脂、中指、无名指抵住腹腔镜组分离完的前列腺尖部与直肠前壁的间隙，由外切断耻骨直肠肌和直肠尿道肌。至此直肠前壁已完全游离，标本由会阴部整块拖出。手术过程中应注意避免损伤尿道膜部（置导尿管）、前列腺或阴道后壁。游离要始终在Denon-xillier筋膜两层之间进行。⑤会阴切口的处理，会阴组检查盆腔及会阴切口周围有无出血，小出血点电凝止血，较大出血点可结扎或缝扎。用灭菌蒸馏水冲洗盆腔和会阴切口3遍并吸净。置双腔引流管于骶前，引流管由会阴部切口旁引出。会阴组行皮下脂肪和皮肤两层间断缝合。会阴和盆腔创面如有广泛渗血，可用纱布条带填塞，会阴创口不予缝合，以达到压迫止血目的。会阴部外置无菌棉垫或纱布压迫紧后胶布固定。⑥腹腔组检查钳夹引流管，重新建立气腹。检查盆腔创面有无活动性出血，用氟尿嘧啶溶液0.5 g浸泡30 min。盆底腹膜不需要缝合，将造口腹腔内的乙状结肠推至左侧腹壁，再解除气腹。会阴切口旁引流管接吸引器，观察引流物，以明确有无活动性出血。

六、术后处理

（一）体位

患者回病房后取头低位，立即测血压、脉搏，以后每小时测1次。8 h以后待血压、脉搏平稳后改半卧位。

（二）一般处理

给予禁食、抗感染、加强支持治疗。此间每日静脉补充必需量的液体、糖、电解质和各种维生素，酌情补充蛋白质。

（三）持续胃肠减压

直至肠蠕动恢复或肛门排气。肠功能完全恢复后拔除胃管，改进全流食，2～3 d后进半流食，1周后进普食，以少渣饮食为宜。

（四）观察引流物

骶前引流管接持续负压吸引器，充分地引流出盆腔的渗血和渗液。注意观察引流液的颜色和量，以判断有无出血或渗血。出血较多者应用止血药，同时予以输血并严密观察。大量出血者应立即开腹手术止血。术后3～4 d，每日引流量小于30 mL时，可将引流管拔除。

（五）留置导尿管

Miles术后多有暂时性排尿功能障碍。留置尿管可防止尿潴留，保存膀胱壁张力，有利于逼尿功能的恢复。留置尿管最好用Foley导尿管。回病室后立即接无菌尿袋或无菌集尿瓶，每日更换一次，同时消毒尿道外口防止泌尿系感染。导尿管需7 d更换一次。术后1周后左右可钳夹闭管。每4 h开放一次。若2～3 h有尿意感，开放排尿量在200～300 mL或留置导尿中尿管周围有尿液溢出，均表明排尿功能已趋恢复，此时拔管多可自行排尿。

（六）乙状结肠造口的处理

人工肛门一期开放，有利于粪便排出。

1. 感染的预防

术后1周内勤查人工肛门黏膜的血运情况，有无出血、缺血、坏死、回缩或感染等。一般4～5 d排便较稀，注意及时清除，保护伤口，防止感染。

2. 炎症的处理

粪液刺激人工肛门周围皮肤可产生皮炎，此时涂敷氧化锌软膏有保护作用。黏膜接触出血或糜烂，可涂敷凡士林基质的抗生素软膏并注意局部清洁。

七、术中注意事项及主要并发症的处理

（一）术中注意事项

腹腔镜直肠癌切除术必须注意以下三方面。

1. 严格执行无瘤术

由远至近由外向内探查，最后探查癌灶的大小、病灶与周围脏器的关系，以及浸润深度。取肿瘤标本的切口要用塑料袋保护好，防止瘤细胞脱落种植。

2. 避免术中癌细胞经血流及淋巴引流扩散

探查癌灶时要轻柔，勿用器械直接钳夹肿瘤，切忌强力牵拉肿瘤附近组织。手术开始

时，首先自肠系膜下动脉根部和肠系膜下静脉切断结扎阻断血流。

3. 彻底清除周围淋巴结

从肠系膜下动脉根部切断，并清扫其周围淋巴结（达第三站）要视为常规，两侧直肠侧韧带要靠近盆壁根部切断。会阴部手术按标准切除皮肤、皮下脂肪、彻底清除两侧坐骨直肠窝内的淋巴结及其脂肪。

（二）主要并发症的防治

腹腔镜直肠癌手术有以下主要并发症，应予防治。

1. 术中并发症的防治

术中并发症的防治包括皮下气肿、高碳酸血症、出血和误伤等。

（1）皮下气肿和高碳酸血症：皮下气肿是腹腔镜手术常见的并发症，与腹压过高、气腹针穿刺失误、穿刺孔切口过大、手术时间过长和技术性原因有关。肿瘤患者大多老龄，皮普通外科微创手术肤和皮下组织松弛、弹性差。术者在术中作皮肤穿刺切口时，根据患者的具体情况应略有调整，特别对于老龄妇女，切口要相对缩小。随手术时间的延长，皮下气肿的发生率增高，这与操作次数增多，套管与腹膜间的间隙逐渐增大有关。用丝线缝合固定穿刺套管后，其发生率可明显下降。皮下气肿常可出现高碳酸血症及酸中毒，严重时会导致患者心肺功能障碍而无法坚持手术。通过调整呼吸机、暂时解除气腹等方法，绝大部分患者可以顺利完成手术。皮下气肿和高碳酸血症重在预防和早期处理，术后轻中度的皮下气肿和一过性高碳酸血症无须特别处理，给予吸氧和调整呼吸机即可。严重的患者应使用呼吸机加压给氧，直至皮下气肿吸收，心肺功能恢复正常为止。

（2）骶前静脉丛出血：①骶前静脉出血的原因癌肿巨大或过于肥胖致盆腔狭窄，手术操作空间小，或肿癌浸润骶前筋膜使解剖层次不清，术中械刺破骶前静脉丛及其静脉；骶前分离直肠后壁时，尤其远侧骶前过深地贴近骨面进行；术者用器械在直肠后侧进行盲目钝性分离，触到纤维束带仍强行分离，将骶前筋膜，直肠－骶骨筋膜及其下部的静脉一同从骶椎骨上撕裂；会阴组术者用手或钳伸入肛门、直肠后侧进行盲目分离时，用力不当将直肠－骶骨筋膜从其远侧骶椎附着处撕脱；会阴手术组分离时过深地沿着尾、骶骨面，以致掀起或撕裂骶前筋膜，损伤骶前静脉丛及与之相连的骶椎椎体静脉而出血；自会阴切口拉出远端直、乙状结肠标本或用纱布擦拭用力时，擦破骶前静脉丛或框体静脉；腹腔镜头离开手术野时器械直接刺破盆腔静脉。②骶前出血的预防术者应熟悉解剖，骶前分离应始终准确地在骶前筋膜与直肠深筋膜之间进行，沿腹下神经丛浅面进行游离；为了扩大骶前深部的视野，使骶前分离整个过程均在腹腔镜头直视下进行，或游离骶前同时行两侧侧韧带切断、结扎有助于视野开阔；在骶前手术操作时应谨慎、准确、轻柔。擦拭盆腔积血时亦应注意勿引起擦伤。沿着尾、骶骨面向上分离勿过深。肛提肌上筋膜切开应在腹腔组术者引导下进行，避免由于骶前筋膜掀起而出血；腹腔镜手术组人员要配合熟练、默契。

③骶前止血具体措施：a. 配备良好的吸引装置，吸清积血，显露出血点；b. 骶前细小静脉出血，可用小纱布压迫常能达到止血目的，不采用缝扎；c. 如果出血难止则果断中转开腹手术，在直视下采取各项止血措施：粗口径骶椎椎体静脉出血时，首先吸净积血，直视下用手指压迫出血点暂时止血，然后用不锈钢止血钉置入出血部位或骨孔内，此方法简便、有效、易行；或碎裂骨孔紧压骨松质，随即涂抹骨蜡阻断脊椎内静脉的血供以达到止血目的；骨面渗血可用电灼或置肌块电灼、冷冻方法进行止血；多处骶前出血或骶前广泛渗血，用纱布填塞盆腔止血效果很好。忌盲目钳夹和反复多次缝扎，避免骶前静脉更广泛撕裂而加重出血。结扎髂内动脉无助于止血；结扎双侧髂内静脉往往加重出血。

（3）输尿管损伤及其处理：直肠癌切除术中偶尔可发生输尿管损伤，常见有以下原因。①左侧输尿管距肠系膜下血管较近，如不分离推向外侧，处理血管时会被超声刀或电刀损伤；②输尿管入盆腔处，尤其左侧输尿管，在分离切断直肠周围组织时易被切断；③游离切断两侧侧韧带时，不注意输尿管走行，易将同侧输尿管切断；④显露输尿管时损伤伴行血管，致术后发生瘘及坏死。如术中发现误切输尿管可横行缝合。若已断离，吻合后置支架管引流，两周后拔掉支架管。远端损伤可行输尿管膀胱吻合术。

（4）后尿道损伤及其处理：会阴组手术操作不注意解剖层次，分离肛管直肠前壁切断直肠尿道肌时有可能损伤男性患者的尿道膜部。因此术前留置导尿，术中以导尿管为标志，可防止损伤尿道膜部。如误伤，立即用3-0号肠线横行间断缝合，并留置导尿管2周左右。

2. 术后并发症的防治

术后并发症常见有吻合口瘘、肠梗阻、尿潴留和肿瘤种植等。

（1）吻合口瘘：是术后最主要的并发症。其发生原因可能与吻合口位置低、远段直肠后壁血运不良或吻合器操作不熟练等因素有关。预防可常规放双胶管（粗细两管）至盆底（吻合口旁），并保持引流通畅。一旦发生吻合口瘘，用细管冲洗、粗管作持续引流。

（2）肠梗阻。①原因：a. 因小肠在术中浆膜损伤或有积血，相互粘连。亦可粘连于盆底创面引起粘连性肠梗阻。b. 乙状结肠保留过长，在腹腔内扭曲成角。或因小肠进入左侧结肠旁沟压迫成角而致肠梗阻。c. 腹壁造口处腹膜创缘未与乙状结肠管壁和系膜闭合，小肠由此钻入形成内疝（造口旁疝）。d. 结肠脾曲没有充分松解、局部成角。e. 在腹腔镜下缝合盆腔腹膜非常费时间，而且缝合不可靠。万一盆底腹膜缝合处因术后剧烈咳嗽、腹胀、增加腹压，或被肠管的重力撕裂，或闭合不全，小肠滑入骶前创腔易致嵌顿而形成肠梗阻。笔者不主张缝合盆底腹膜。②预防术中充分游离脾曲。腹壁造口大小要合适。解除气腹前，将造口腹腔内的乙状结肠推至左侧腹壁。术后早期活动。

（3）术后尿潴留的预防：Miles术后部分患者出现不同程度的尿潴留，是由于损伤了腹下神经、骨盆神经丛。一般经3～4周的中药治疗，膀胱排尿功能均可恢复。

（4）穿刺孔肿瘤种植：目前很多文献报道通过必要的保护措施，腹腔镜手术的结直肠肿瘤切除并不增加切口的肿瘤复发率。笔者认为手术必须按无瘤操作原则去做：将穿刺套管固定在腹壁上，以免反复脱出污染切口；勿直接钳夹肿瘤，可牵拉肠管结扎带来移动肿瘤段肠管；肿瘤肠段取出时切口应足够大，以免挤压肿瘤，并用塑料袋隔离；解除气腹时让气体从套管内排出后再拔取套管；缝合切口前先用蒸馏水和氟尿嘧啶液冲洗。以上述方法操作，可减少切口的肿瘤种植。

（陈云山）

第九节　腹腔镜阑尾切除术

开腹阑尾切除术是外科医师的基本操作之一，对每一位普通外科医师来讲都不陌生，百余年来其式式基本没有变化。德国医师 Semm（1983 年）首次报告了腹腔镜阑尾切除术（LA）（非炎症性阑尾切除术），为阑尾切除术提供了一种新方法，虽然部分外科医师认为传统阑尾切除术本身可通过小切口完成而不主张行 LA，但腹腔镜具有传统手术难以达到的独特优势，该手术安全、可靠、创伤小、痛苦轻、恢复快，减少了腹腔粘连形成的机会，且在行阑尾切除的同时，可全面观察腹腔及阑尾周围的情况，如女性的附件及回肠憩室、阑尾类癌等。外科医师如能熟练掌握此技术，在行其他腹腔镜手术时如腹腔镜胆囊切除或妇科疾病的腹腔镜手术时，可附带行阑尾切除术，则对患者更有利。因为当前常规开腹手术如要同时兼顾上、耻区，手术时需延长切口，增加患者的损伤，而腹腔镜下联合切除不需要增加切口，一次可以同时切除两个病灶，故具有较大优点。再者，传统的阑尾切除术如遇到阑尾位置异常时难以修正，只能扩大切口，而腹腔镜手术可做到充分显露和确切的探查。鉴于上述情况 LA 值得推广，尤其是在其他手术时附带阑尾切除术，更能体现其优越性。

一、适应证和禁忌证

（一）适应证

腹腔镜阑尾切除术的适应证有：慢性阑尾炎；亚急性阑尾炎；急性阑尾炎、包括急性单纯性阑尾炎，急性化脓性阑尾炎及大部分急性坏疽性阑尾炎，阑尾根部无坏疽；无明显急性阑尾炎的证据而腹部症状无其他原因可解释；行腹腔镜胆囊切除术或妇科腹腔镜手术时附带阑尾切除术（但应在术前征得患者及家属的同意，并在手术协议书上签字）；阑尾类癌（早期）。

（二）禁忌证

腹腔镜阑尾切除术的禁忌证有：阑尾炎性包块；阑尾周围脓肿；急性弥漫性腹膜炎，或有明显全身感染症状者；盲肠壁蜂窝织炎；阑尾根部的类癌或穿孔；阑尾根部不能暴露；阑尾黏液囊肿及阑尾黏液腺癌。

二、先决条件

腹腔镜阑尾切除术需要具有腹腔镜下结扎及缝合技术，比传统阑尾切除术的要求条件高，需具备以下条件方可施行：能够熟练掌握开腹阑尾切除技术；有较为熟练的腹腔镜外科技术，特别是缝合、结扎技术；腹腔镜操作器械能达到阑尾切除的技术要求；阑尾位置便于操作，特别是行附带阑尾切除时；患者有阑尾切除的要求，并在手术同意书上签字。

三、术前准备

（一）一般准备

与开腹阑尾切除术相同，重点检查患者的心肺情况以防插管全身麻醉中发生意外，术前必须向家属交代有中转开腹的可能性，刚开始时术前常规放置胃管及尿管，熟练后不需放置，术前使患者排净尿液使膀胱呈空虚状态，以利术中耻骨上穿刺放置套管针需要。

（二）麻醉

一般采用气管内插管全身麻醉，有时如单纯阑尾切除时，可使用硬膜外麻醉。

（三）需要的仪器设备

监视器、二氧化碳气腹机、光源、信号转换器、高频电刀、吸引器、直径 5 ~ 10 mm 套管，30°、0° 腹腔镜，腹腔镜抓钳、分离钳、剪刀、钛夹钳、电凝钩、吸引管，有条件的单位可以准备超声刀、标本袋（特制自制均可）。

四、操作方法

（一）常规术式

1. 体位和穿刺点

患者一般取仰卧位，脚高头低位，轻度向左侧倾斜，穿刺点位置为脐孔下缘 10 mm 的观察孔，麦氏点上方两横指 5 mm 为主操作孔，耻骨联合上方 5 mm 为辅助操作孔。

2. 建立气腹插入各套管

在脐下缘纵行或弧形切开 1 cm 长皮肤及皮下组织。用两把巾钳于脐两侧 3 ~ 4 cm 处提起皮肤、皮下组织，尽量用力向上提起，以最大限度增加壁腹膜与腹腔内脏器之间的距离。垂直插入气腹针（Veress 针），腕部旋转用力，待有落空感后用注射器回抽有无血液，接上拔出针栓的注射器，其内的水柱很快下降，则表示已进入腹腔。将气腹针与二氧化碳气腹机相连接充气。先缓慢充气，注入 1 ~ 1.5 L 气体后可改为快速充气。成人充气压力设定为 12 mmHg（1.59 kPa），小儿可定为 8 ~ 10 mmHg（1.06 ~ 1.33 kPa）。成人一般可充气 4 L 左右。充气完毕，拔出 Veress 针，由此孔插入 10 mm 腹腔镜套管。第一枚套管一般为盲插，注意用力大小，感觉进入腹腔后可将穿刺针略向右下倾斜刺入，以免损伤腹内脏器，造成中转开腹或致命损害，然后接上二氧化碳气腹机维持一定压力。进腹腔镜观察整个腹腔，注意腹上区与盆腔其他脏器的情况，特别是不典型阑尾炎时。然后分别于耻骨联合上方，麦氏点上方置入 2 个 5 mm 套管，这两个套管可在直视下进行插入，损伤腹内脏器的可能性相对较小。

3. 探查与寻找阑尾

再一次探查，利用抓钳抓起肠管或推开腹内脏器，在充分显露的情况下，再次探查整个腹腔及右下腹阑尾。如果腹腔内粘连严重，阑尾炎诊断明确，其他部位粘连不必分离，如果阑尾炎症较轻，诊断与症状不符合，腹内粘连要尽量分开，仔细探查。阑尾寻找办法与开腹手术一样，先找到回盲部，顺着回盲部再找到阑尾。如果多次炎症发作，回盲部与侧腹膜粘连严重，应先予以分离粘连，尽量用电钩锐性分离，这样可减少出血及术后再粘连。分离时注意勿损伤结肠、回肠、输尿管及髂血管。如果探查为阑尾周围脓肿或根部穿孔，应当机立断中转开腹手术，如果探查为回盲部肿瘤，操作者技术允许，在征得患者家属同意的前提下行腹腔镜右半结肠切除术，否则中转开腹手术。

4. 结扎阑尾与系膜

找到阑尾后，左手用抓钳提起阑尾，右手持钳分离系膜，如果阑尾系膜较细，可用分离钳由根部分离。分开系膜后用七号丝线距阑尾根部 0.3 cm 结扎阑尾，距第一道结扎线 0.5 cm 处结扎第二道，尽量靠近系膜根部结扎系膜。如果系膜较粗可以分次结扎，视具体情况而定。注意用结扎线结扎时一定要扎结实，特别是结扎系膜时，观察阑尾是否立刻变颜色。用电凝钩紧贴阑尾壁电灼系膜至根部。于两道结扎线之间灼断阑尾，残端电灼。也可用剪刀紧靠阑尾壁剪断系膜及残端，残端剪断后用电钩烧灼。如果术中有出血或阑尾化脓穿孔，切除完毕后，用甲硝唑或生理盐水冲洗。冲洗完毕后，如果阑尾及其系膜较细，可由脐部 10 mm Trocar 进橡胶手套的中指套将阑尾取出，如果阑尾及系膜较粗也可放入手套腕部将阑尾取出。连同套管一起拔出。拔除前仔细检查残端及系膜情况。如果腹腔脓液较多，可以于右下腹置引流管引流，如果术中处理阑尾系膜时打结较困难或打结技术不过关，也可分离系膜后应用钛夹夹闭阑尾及系膜，余操作同前，用超声刀或电刀电凝在系膜后剪断。

5. 拖出式阑尾切除术

对于慢性阑尾炎或急性阑尾炎抗感染治疗后缓解可施行拖出式阑尾切除术。具体操作：进镜观察后于麦氏点进 10 mm 套管提起阑尾，由此孔拖出腹外，在体外结扎阑尾及系膜，操作较方便、容易，效果好。但此操作方式仅适用于体型较瘦的患者或回盲部游离的患者。体型较胖的患者阑尾拖出体外较困难或根本拖不出来，且易造成腹壁各层污染而致切口感染。此种方法有结扎线滑脱的可能及术中残端过长、术后再发残株炎的可能，有学者建议尽量不用此种方法。可以把这种方法称作腹腔镜辅助阑尾切除术。

（二）特殊情况的逆行切除处理

与传统开腹阑尾切除术一样，当阑尾位于腹膜后，或者因阑尾反复炎症致阑尾与周围组织粘连较严重或显露不佳时，需行逆行阑尾切除术。值得注意的是，首先应充分暴露阑尾根部，于阑尾根部分离系膜与阑尾，阑尾结扎两道，结扎后于两结扎线之间剪断阑尾，残端电灼，系膜根据具体情况一次或分次结扎，或用超声刀、电刀电凝，或用钛夹夹闭。注意血管的结扎及阑尾的关闭要牢固。

（三）妊娠、小儿及老年阑尾炎的处理

妊娠应尽量采用硬膜外麻醉，因全身麻醉对胎儿不利，妊娠阑尾炎误诊率高达35% ~ 55%，并可导致早产及流产，Schreiber 曾报道对妊娠 8 ~ 25 周的多位孕妇进行腹腔镜阑尾切除术，手术均成功，提示腹腔镜较适宜妊娠阑尾炎，对子宫及胎儿的干扰小。老年人及育龄妇女的阑尾炎的误诊率较高，亦较适合用腹腔镜探查，确诊后可采用 LA，小儿阑尾炎也可用 LA，但老人及小儿手术时很多已穿孔或形成阑尾周围脓肿，对这样的患者不宜施行 LA。

五、并发症及防治

（一）出血

出血可分为术中出血与术后出血。术中出血多因进穿刺针与腹腔镜套管时损伤腹内血管、肠管引起出血。预防办法为尽量提起前腹壁增大壁腹膜与腹腔内脏器之间的距离。有突破感后穿刺针头可向右下稍倾斜插入。其次是分离阑尾系膜造成阑尾动脉破裂出血，术中应看清楚后再分离，也可先电凝再切断。有条件的情况下可用超声刀烧断系膜，既可防止出血也可降低损伤发生率，但价格昂贵。术后出血，多因术中系膜结扎不紧或术后结扎线滑脱。止血保守治疗无效后需开腹止血。各穿刺点出血可用大皮针全层缝合。

（二）周围脏器损伤

在切除阑尾的各个步骤当中，都可造成周围组织损伤，使用电钩及电刀时应注意勿碰触其他组织。

（三）肠粘连

腹腔镜手术由于损伤小、出血少，因此术后肠粘连可明显减轻。术中有少量出血，应吸净或冲洗干净，术后常规用一次止血药物，早期下床活动。

（四）粪漏

粪漏主要为根部坏疽勉强结扎或用电钩电凝时间太长，其次为一次钳夹电凝组织过多所致；术中发现根部坏疽应中转开腹手术；切断阑尾及系膜时，尽量用剪刀剪断，残端电灼。

（五）残株炎

残株炎较少发生，腹腔镜手术本身对腹内脏器有明显放大作用，因此很少发生残端过长现象。术中也可用分离钳来丈量保留阑尾残株长度。

六、临床评价

优点：①手术视野广阔，不受肥胖及阑尾位置的影响，术中寻找阑尾迅速；②术中探查全面确切，这是 OA 手术无法比拟的；③术中可省略荷包缝合，简化了手术步骤；④手术损伤轻，术后恢复快，胃肠道干扰轻，肠粘连轻，术后瘢痕小。

缺点：①费用高；②高度依赖设备器械；③对术者技术要求高；④无开腹手术时手术者手的精细触摸感知。

（陈云山）

第十节　单孔腹腔镜联合加速康复在阑尾切除术中的应用

一、单孔腹腔镜阑尾切除术

（一）麻醉、体位及切口设计

患者取仰卧位，建立气腹后，调整手术台使患者为头低足高位，并向左倾斜 20°。术者与持镜者站在患者的左侧，显示器放在患者的右下方，第二助手站在患者右肩偏下侧，避开显示器。建立脐部切口方法同前。

近年来，欧美特别是欧洲的一些国家极力推广快速康复外科（ERAS）理念。ERAS 是指为加快手术患者术后康复、减少并发症、缩短住院时间及降低患者死亡率，而采取的一系列围术期多学科技术综合运用措施，主要包括快速通道麻醉、微创技术、最佳镇痛技术及强有力的术后护理等。ERAS 一般包括以下几个重要内容：①术前患者教育；②更好的麻醉、止痛及外科技术，以减少手术应激反应、疼痛及不适反应；③强化术后康复治疗，包括早期下床活动及早期肠内营养。快速康复外科必须是一个多学科协作的过程，良好而完善的组织实施是保证其成功的重要前提，不仅包括外科医生、麻醉师、康复治疗师、护士，也包括患者及家属的积极参与。

ERAS的核心理念是通过围术期的优化措施来降低手术创伤和应激反应，维护内环境稳定，使机体各器官功能快速恢复，并达到出院标准，是一系列有效措施组合而产生的协同结果。其中许多措施已在临床应用，如围术期营养支持、重视供氧、不常规应用鼻胃管减压、早期进食、应用生长激素、微创手术等。ERAS在胃肠外科的应用在国内已有较多报道，研究发现ERAS能有效促进开腹胃癌根治术患者术后肠功能恢复，缩短住院时间，不增加术后并发症发生率和再入院率。ERAS在腹腔镜胃癌手术中的安全性和有效性也得到不断证实。ERAS可以通过多种控制围术期病理生理反应的方法，降低老年结直肠癌患者术后氧化应激炎性反应，减少手术对各脏器的炎性损伤，加快重要脏器功能恢复，降低并发症发生率，有助于患者临床结局的良好转归。

ERAS已在许多疾病的外科治疗中成功应用，其中结直肠切除手术的快速康复外科是其中较成功的方面，其他成功应用的领域还有骨科、泌尿外科、妇科等。大多数相关研究结果肯定了快速康复外科的效果，如可以缩短住院日、减少并发症、降低再住院率，其安全性和有效性也逐渐提高。与传统方法相比，其优点包括早期下床活动，可以更好地维护术后肌肉功能，术后早期口服营养摄入，减少术后肺功能损害，早期恢复胃肠蠕动功能，增加活动能力，增强心血管功能。ERAS还增加了患者的满意度，同时减少了治疗费用。总而言之，ERAS的基本概念是通过多模式控制围术期病理生理变化，改善手术患者预后，未来需要大样本的临床研究数据进一步证实ERAS的重要性。

镜穿刺套管在切口上角，两枚操作器械套管放置在切口下角，三枚套管呈倒三角形排列。

（二）手术步骤

1. 建立气腹，探查腹腔

常规建立气腹，气腹压力13 mmHg，用10 mm的腹腔镜探查腹腔，确定阑尾的具体位置，病变程度，与周围脏器粘连情况，以及排除其他疾病。探查发现阑尾与腹壁粘连，可以用超声刀游离粘连条索，尽量松解阑尾。

2. 游离阑尾系膜

左手用持钳抓住阑尾的顶端，右手持超声刀分离阑尾系膜直至根部，阑尾动脉一般可利用超声刀凝结切断，对于较粗大者，可以用可吸收夹夹闭后切断。

3. 切除阑尾

（1）拔出10 mm镜头，改用在5 mm的穿刺套管内置入5 mm的30°镜头，从10 mm的穿刺套管内置入施夹钳，于阑尾根部夹闭，对于阑尾根部粗大者，可以结合丝线结扎。

（2）在可吸收夹远端用超声刀切断阑尾。检查断端夹闭是否确切，有无松脱或夹闭不全，必要时可以行双重结扎。

4. 取出阑尾

经 10 mm 套管放入标本钳，钳夹阑尾断端，将阑尾拉入 10 mm 的穿刺套管管腔内，连同套管一同拔出。如果阑尾污染较重，也可将其置入标本袋内，再扩大脐部切口将其取出。

5. 腹腔冲洗，缝合切口

（1）再次置入 10 mm 腹腔镜，仔细检查腹腔，对阑尾局部冲洗、清理，注意有无活动出血及阑尾断端渗漏。

（2）术毕以可吸收线缝合脐部切口。

二、术后处理

（1）监测生命指征和腹部体征，注意有无腹膜炎表现。

（2）观察腹腔引流液，注意有无活动性出血和吻合口漏，术后 3 ~ 5 d 复查腹部超声，如无积液表现，可拔出腹腔引流管。

（3）经静脉应用营养支持，排气后逐渐过渡饮食。

（4）术后 8 ~ 12 h 即可试行离床。

（5）留置胃管者，术后 2 ~ 3 d 排气后可拔出。

（6）应用抗生素 3 ~ 4 d，预防感染。

三、手术要点及分析

由于结、直肠在解剖结构上易于游离，活动度大，便于经脐部切口提出的特点，单孔腹腔镜技术在该领域的发展较为迅速，目前各种术式已有较多的报道。

根据病灶和拟切除肠段部位的不同，脐部切口建立和穿刺套管的放置需相应调整。如以腹上区操作为主的横结肠，脐部切口宜建立在脐上缘，便于在切开皮下脂肪后向上方拉开并放置穿刺套管，第 1 枚用于放置腹腔镜的套管建立在切口的下角，另两枚穿刺套管放置在其上方。而对于乙状结肠和直肠部位的手术，脐部切口宜建立在脐下缘，腹腔镜穿刺套管建立在切口的上角，另两枚穿刺套管放置在其下方。

由于单孔腹腔镜技术仅能同时使用两枚操作器械对术区进行操作，有时会由于缺少协助牵拉影响术野的显露，这时可以通过调整体位来增加术区的显露空间，比如对乙状结肠手术，可以采用头低足高伴右倾体位，而对横结肠肝曲的手术可以采用头高足低伴左倾的体位，使周围脏器偏离术区，增加术野的操作空间。必要时也可以利用经腹壁的悬吊缝合来协助显露，可以起到增加 1 枚操作器械的效果，而针孔愈合后不遗留痕迹。

单孔手术时，腹腔镜与左右手的操作器械呈同轴运动，器械之间操作夹角小，并会互相限制运动范围，这给手术带来了一定难度，此时需要持镜助手积极配合术中的操作器械运动轨迹，使腹腔镜镜体与手术器械保持同轴运动，追随操作器械的方向和角度变化，尽量避免镜体与操作器械的相互抵抗和限制，这与普通的腹腔镜手术是有所区别的。

利用超声刀和 Liga Sure 等设备，一般游离过程均可获得较为理想的止血效果，对于肠系膜内血管，可以用止血夹进行夹闭后切断。超声刀在最小灼伤的前提下，可以在切断的同时有效地止血，但当用于较为厚实的阑尾系膜时，则要求术者注意整块系膜的分离有可能造成不可控制的出血，也可采用腔镜下套扎器或吻合器协助处理。

多数术式需将病变肠段经过脐部切口提出体外，以便切除病灶和完成肠道的吻合重建，因此要求将病变肠段能够充分游离松解，然后将脐部三枚穿刺孔连通扩大成为一个 3～4 cm 的切口，经此切口一般肠管均可顺利提出体外，对于恶性疾病，需要放置切口保护袋，以避免切口种植转移。取出肠段后，在体外切除病灶，并在直视下完成肠管吻合，还纳腹腔，重新缝合脐部切口的深部腱膜组织，在其上穿刺放置套管，完成腹腔冲洗等收尾工作。

如需引流，可以经脐部切口放置引流管，并可在缝合脐部切口时留置荷包缝合线，在术后拔出引流管时收紧荷包缝线闭合引流管遗留的切口裂孔，以保证脐部切口愈合的美观。

（吴明义）

病例1　食管癌：胸腔镜辅助下食管癌根治术

一、病历摘要

诊断：食管癌　手术：胸腔镜辅助下食管癌根治术

姓名：马××　性别：男　年龄：59 岁

过敏史：无。

主诉：确诊食道癌术前新辅助化疗后为求手术治疗。

现病史：患者 3 月前自感进食后出现吞咽不适症状，尤以进食固体食物后明显，伴间断恶心症状，不伴呕吐，不伴咳嗽、咳痰、咯血症状，不伴发热，不伴全身皮肤黄染症状，在县人民医院给予对症支持治疗，症状缓解不满意，在县人民医院行胃镜检查示：食管占位性病变（恶性可能大），慢性浅表性胃炎，并在我院行电子胃镜检查确诊食道腺癌，胸部及腹上区 CT 示。2021-02-08 线计算机体层 CT 扫描（128CT），胸部（平扫＋增强扫描）：①食管下段及贲门区 Ca，纵隔内增大淋巴结；②两肺底间质性改变，两上肺间隔旁气肿；③冠状动脉粥样硬化。右冠状动脉支架植入术后改变请结合临床 2021-02-22 X 线计算机体层 CT 扫描（128CT）、腹上区（平扫＋增强扫描）：①食管下段及贲门区 Ca，腹腔及腹膜后淋巴结增大；②双肾小囊肿；③所示肝总动脉独立起源于腹主动脉，右肾下极副肾动脉，门诊以"食管癌"为主要诊断收入我科。积极术前评估后建议行术前新辅助化疗 TP 方案两个周期，顺铂联合白蛋白结合型紫杉醇积极评估考虑行手术治疗，患者自发病来，神志清，精神一般，饮食差，睡眠尚可，大小便正常，体重变化不明显。患者自述冠心病病史，并在外院行冠状动脉支架植入术。

二、查体

体格检查：体温 36.1℃，脉搏 76 次 /min，呼吸 18 次 /min，血压 133/87 mmHg。神志清，精神一般，查体合作。全身皮肤无黄染及出血点。头颅无畸形，毛发分布均匀，眼睑无水肿，巩膜无黄染，双侧瞳孔等大等圆，对光反射灵敏。颈软无抵抗，无颈静脉怒张，肝颈静脉回流征阴性，气管居中，双侧锁骨上区未触及肿大淋巴结，甲状腺不大，胸廓对称无畸形，双肺呼吸运动正常，语颤两侧对称，未触及胸膜摩擦感。双肺叩诊呈清音，听诊呼吸音粗，未闻及干湿啰音。心前区无隆起，心尖冲动无异常，未触及震颤，心率 76 次 /min，律齐，各瓣膜听诊区未闻及病理性杂音，毛细血管搏动征阴性，未闻及动脉枪击音。腹软，腹壁静脉无曲张，无明显压痛及反跳痛，墨菲氏征阴性，麦氏点压痛阴性，肝脾肋下未触及肿大。腹部叩诊呈鼓音，肝浊音界存在，移动性浊音阴性，双肾区叩击痛阴性，肠鸣音 4 次 /min。肛门和外生殖器：肛门指检：未触及明确占位性病变，退指，未见异常出血等，外生殖器未见异常。脊柱及四肢关节未见异常，活动度正常，生理反射存在，病理征未引出。

专科检查：颈软无抵抗，无颈静脉怒张，肝颈静脉回流征阴性，气管居中，双侧锁骨上区未触及肿大淋巴结，甲状腺不大，胸廓对称无畸形，双肺呼吸运动正常，语颤两侧对称，未触及胸膜摩擦感。双肺叩诊呈清音，听诊呼吸音粗，未闻及干湿啰音。心前区无隆起，心尖冲动无异常，未触及震颤，心率 76 次 /min，律齐，各瓣膜听诊区未闻及病理性杂音，毛细血管搏动征阴性，未闻及动脉枪击音。腹软，腹壁静脉无曲张，无明显压痛及反跳痛，墨菲氏征阴性，麦氏点压痛阴性，肝脾肋下未触及肿大。腹部叩诊呈鼓音，肝浊音界存在，移动性浊音阴性，双肾区叩击痛阴性，肠鸣音 4 次 /min。

辅助检查。我院电子胃镜示：食道腺癌。2021-04-06 X 线计算机体层 CT 扫描（128CT）、胸部（平扫＋增强扫描）：①食管下段及贲门区 Ca，肝胃间隙及纵隔内增大淋巴结；②两下肺背侧胸膜下线影，两上肺间隔旁气肿；③冠状动脉粥样硬化，右冠状动脉支架植入术后改变；④双肾小囊肿。

请结合临床。

三、诊断

初步诊断：①食道腺癌；②冠心病；③肋骨陈旧骨折（右侧第 7 后肋骨）。

鉴别诊断：胆囊结石及胃炎胃溃疡等鉴别电子胃镜及腹部彩超可鉴别。

出院诊断：①食道腺癌；②冠心病；③肋骨陈旧骨折（右侧第7后肋骨）。

四、诊疗经过

入院后完善各项辅助检查并给予化痰平喘及营养支持治疗，积极术前准备；并于2021-04-12在气管插管静脉全身麻醉下行胸腔镜下食管癌根治术，手术顺利。

五、出院情况

患者生命体征平稳，今日查房，神志清，精神可，间断流质饮食，间断排出大便，腹部及颈部切口缝线已拆除。查体：双肺呼吸音粗左侧胸腔可闻及部分湿性啰音较前日好转，腹部膨隆，未见肠型及蠕动波，肠鸣音3次/min，双下肢无水肿。

六、讨论

主治医师报病史及诊疗经过：患者3月前自感进食后出现吞咽不适症状，尤以进食固体食物后明显，伴间断恶心症状，不伴呕吐，不伴咳嗽、咳痰、咯血症状，不伴发热，不伴全身皮肤黄染症状。在县人民医院给予对症支持治疗，症状缓解不满意，在县人民医院行胃镜检查示：食管占位性病变（恶性可能大）；慢性浅表性胃炎，并在我院行电子胃镜检查确诊食道腺癌，胸部及腹上区CT示。2021-02-08 X线计算机体层CT扫描（128CT）、胸部（平扫＋增强扫描）：①食管下段及贲门区Ca，纵隔内增大淋巴结；②两肺底间质性改变，两上肺间隔旁气肿；③冠状动脉粥样硬化，右冠状动脉支架植入术后改变请结合临床2021-02-22 X线计算机体层CT扫描（128CT）、腹上区（平扫＋增强扫描）：①食管下段及贲门区Ca，腹腔及腹膜后淋巴结增大；②双肾小囊肿；③所示肝总动脉独立起源于腹主动脉，右肾下极副肾动脉，门诊以"食管癌"为主要诊断收入我科。积极术前评估后建议行术前新辅助化疗TP方案两个周期，顺铂联合白蛋白结合型紫杉醇积极评估考虑行手术治疗，患者自发病来，神志清，精神一般，饮食差，睡眠尚可，大小便正常，体重变化不明显。患者自述冠心病病史，并在外院行冠状动脉支架植入术。

主治医师：患者诊断明确，入院后完善血常规、肝肾功、电解质等辅助检查。手术适应证，无绝对手术禁忌证，可以行食管癌根治术，考虑患者年龄及癌肿手术等为静脉血栓形成的高危因素，术中术后心脑血管意外发生概率较高，严重时危及生命，术前控制血压，低分子肝素抗凝治疗，评估心肺功能、无渣流质饮食，预防血栓药物应用。

住院医师：医疗风险、并发症如下。①呼吸并发症，肺不张、肺部感染、肺脓肿、胸腔积液等。②胸腔感染、脓胸、肺功能衰竭，ARDS，严重情况出现死亡。③术后应激性溃疡、胃瘫，长期胃肠减压和肠内营养，营养性并发症。④吻合口瘘、吻合口狭窄。⑤血栓性静脉炎，以致肺栓塞、脑栓塞。⑥凝血功能障碍，出现DIC，多脏器功能衰竭，导致死亡。⑦深静脉血栓形成，脑梗死、肺栓塞、腹腔脏器或肢体坏死。⑧术后诱发原有疾病恶化。⑨自身潜在疾病及其他难以预见的意外情况，严重时甚至造成生命危险；术前备血，必要时输血治疗，术中仔细操作，减少副损伤；术后抗感染、营养支持，加强呼吸道管理，防止出现术后肺不张、肺部感染、水电解质平衡紊乱等并发症。

护士长：应针对患者的心理状态进行解释、安慰和鼓励，建立充分信赖的医患关系，术前胃肠道准备：①注意口腔卫生；②术前呼吸道准备，压缩雾化吸入等稀释痰液；③术前晚禁食；④术前练习，教患者深呼吸、有效咳嗽、排痰、床上排便等活动。患者属中医"噎膈"范畴，中医给予耳针取穴神门，皮质下，心，肝，肾以安心神作用。

科室其余医师：同意以上意见。

主任：患者诊断明确，手术治疗是首选方法，有手术适应证，无绝对手术禁忌证，术前充分与家属沟通患者病情及治疗方案，充分沟通术中术后可能出现的风险及意外。签署手术知情同意书。同意手术。

【参考文献】

［1］韩雷，全仁夫，孙观荣，等. 经皮椎弓根螺钉结合伤椎置钉与骨水泥强化治疗中老年胸腰椎骨质疏松性压缩骨折的疗效比较［J］. 中华创伤杂志，2017，33（3）：213-218.

［2］潘伟，李波，简月奎. 骨水泥强化骨质疏松性椎体椎弓根螺钉的研究进展［J］. 骨科，2017，8（2）：150-152，156.

［3］郑博隆，郝定均，闫亮，等. 椎弓根螺钉联合伤椎骨水泥强化与联合伤椎置钉治疗骨质疏松性胸腰椎压缩骨折的疗效比较［J］. 中华创伤杂志，2019，35（8）：716-722.

［4］Li Z, Wang Y, Xu Y, Xu W, Zhu X, Chen C. Efficacy analysis of percutaneous pedicle screw fixation combined with percutaneous vertebroplasty in the treatment of osteoporotic vertebral compression fractures with kyphosis［J］. J Orthop Surg Res. 2020, 17; 15(1)：53.

［5］Rong Z, Zhang F, Xiao J, Wang Z, Luo F, Zhang Z, Xu J, Dai F. Application of Cement-Injectable Cannulated Pedicle Screw in Treatment of Osteoporotic Thoracolumbar Vertebral Compression Fracture(AO Type A)：A Retrospective Study of 28 Cases［J］. World Neurosurg. 201, 120：e247-e258.

（陈云山）

病例2 食管癌、贲门胃体癌：胸腔镜辅助下食管癌、胃癌根治术

一、病历摘要

诊断：食管癌；贲门胃体癌 手术：胸腔镜辅助下食管癌、胃癌根治术

姓名：许×× 性别：男 年龄：59岁

过敏史：无。

主诉：进行性吞咽不适伴反酸两周。

现病史：患者两周前自感进食后出现吞咽不适症状，尤以进食固体食物后明显，伴间断恶心反酸症状，不伴呕吐，不伴咳嗽、咳痰、咯血症状，不伴发热，不伴全身皮肤黄染症状，在县人民医院给予对症支持治疗，症状缓解不满意，并在县人民医院行胃镜检查示：贲门胃底占位性病变（恶性可能大），今为求治疗入院，门诊以"贲门肿瘤"为主要诊断收入我科。自发病来，患者神志清，精神一般，饮食差，睡眠尚可，大小便正常，体重变化不明显。患者自述高血压史，并口服降压药物治疗。

二、查体

体格检查：体温36.1℃，脉搏76次/min，呼吸18次/min，血压133/87 mmHg。神志清，精神一般，查体合作。全身皮肤无黄染及出血点。头颅无畸形，毛发分布均匀，眼睑无水肿，巩膜无黄染，双侧瞳孔等大等圆，对光反射灵敏。颈软无抵抗，无颈静脉怒张，肝颈静脉回流征阴性，气管居中，双侧锁骨上区未触及肿大淋巴结，甲状腺不大，胸廓对称无畸形，双肺呼吸运动正常，语颤两侧对称，未触及胸膜摩擦感。双肺叩诊呈清音，听诊呼吸音粗，未闻及干湿啰音。心前区无隆起，心尖冲动无异常，未触及震颤，心率76次/min，律齐，各瓣膜听诊区未闻及病理性杂音，毛细血管搏动征阴性，未闻及动脉枪击音。腹软，腹壁静脉无曲张，无明显压痛及反跳痛，墨菲氏征阴性，麦氏点压痛阴性，肝脾肋下未触及肿大。腹部叩诊呈鼓音，肝浊音界存在，移动性浊音阴性，双肾区叩击痛阴性，肠鸣音4次/min。肛门和外生殖器：肛门指检：未触及明确占位性病变，退指，未见异常出血等，外生殖器未见异常。脊柱及四肢关节未见异常，活动度正常，生理反射存在，病理征未引出。

专科检查：腹软，腹壁静脉无曲张，无明显压痛及反跳痛，墨菲氏征阴性，麦氏点压痛阴性，肝脾肋下未触及肿大。腹部叩诊呈鼓音，肝浊音界存在，移动性浊音阴性，双肾区叩击痛阴性，肠鸣音4次/min。肛门和外生殖器：肛门指检：未触及明确占位性病变，退指，未见异常出血等，外生殖器未见异常。

辅助检查。县人民医院行胃镜检查示：贲门胃底占位性病变（恶性可能大）。我院胃

镜示：①食管癌；②贲门胃体癌；③萎缩性胃炎伴肠化生。

三、诊断

初步诊断：①贲门胃底癌；②食道癌；③高血压。

鉴别诊断：患者再次胃镜病检结果可明确诊断，但需鉴别有无种植、转移等情况。

出院诊断：①贲门胃底癌；②食道癌；③高血压。

四、诊疗经过

患者入院积极完善各项辅助检查，进一步了解病情；西医给予营养支持药物应用，积极完善相关检查并考虑手术治疗或者放疗治疗，请示上级医师，患者此次突然发病，随时存在加重可能，拟完善术前相关准备，手术治疗。已将病情、具体治疗方案、可能预后向患者及家属讲明，家属表示知情理解，同意目前治疗方案。患者并于 2021-07-14 胸腔镜辅助下食道癌 + 贲门胃体癌根治术，手术顺利，患者逐步恢复出院。

五、出院情况

患者神志清，经口间断流质饮食，间断咳嗽，患者自述腹部切口区域疼痛症状较前日明显好转，腹部切口缝线部分已拆除，患者家属今日要求出院请示上一级医师后准予出院，建议院外继续治疗定期化疗治疗，院外存在病情加重及反复情况出现，定期复查不适随诊。

六、讨论

主治医师汇报病情：患者两周前自感进食后出现吞咽不适症状，尤以进食固体食物后明显，伴间断恶心反酸症状，不伴呕吐，不伴咳嗽、咳痰、咯血症状，不伴发热，不伴全身皮肤黄染症状，在县人民医院给予对症支持治疗，症状缓解不满意，并在县人民医院行胃镜检查示：贲门胃底占位性病变（恶性可能大）。今为求治疗入院，门诊以"贲门肿瘤"为主要诊断收入我科。自发病来，患者神志清，精神一般，饮食差，睡眠尚可，大小便正常，体重变化不明显。患者自述高血压史，并口服降压药物治疗。

主治医师：①根据探查情况决定手术方式，必要时行胸腔镜辅助食管癌根治术 + 结肠代胃术，姑息性胃肠造瘘、联合脏器切除或肿瘤广泛转移，仅行开关手术可能；②术中术后出血，甚至大出血可能，休克、植物人，甚至死亡；术中邻近脏器等的损伤（如血管、神经、肠道、肝脏、脾脏、肾脏、胆管等）引起相应临床症状，迟发性损伤可能需要二次手术。手术打击致心肺肾心脑及其他组织器官功能障碍及乡相应并发症；③术后心脑血管意外，可导致死亡。

主治医师：①术后切口感染，骨髓炎，纵隔感染，迁延不愈；切口瘢痕愈合，影响美观等，术后皮下气肿，血肿形成；术后局部皮肤麻木、疼痛，皮肤感觉消失。②术后心律失常、心功能衰竭、心绞痛、心肌梗死，心脑血管意外、危及生命死亡可能。③术后多器官功能衰竭，包括急性肾衰竭及 DIC 等。④术后呼吸功能衰竭，需要气管插管或气管切开，长期机械通气，呼吸机依赖等。⑤术后气胸、血胸、脓胸、乳糜胸，需长期带管或者再次手术。

护士长：积极术前准备做好患者术前心理护理。

科室其余医师：同意以上意见。

副主任医师：患者诊断明确，手术治疗是首选方法，有手术适应证，无绝对手术禁忌证，术前充分与家属沟通患者病情及治疗方案，充分沟通术中术后可能出现的风险及意外。签署手术知情同意书。同意手术。

（陈云山）

病例 3　胃癌：腹腔镜胃癌根治术

一、病历摘要

诊断：胃癌　手术：腹腔镜胃癌根治术

姓名：朱×× 　性别：男　年龄：49 岁

过敏史：无。

主诉：腹部胀痛伴恶心半月余。

现病史：半月前患者无明显诱因感腹部胀痛，以腹上区为著，尤以餐后加重，伴餐后恶心、停止排便排气，无呕吐，患者至我院以“肠梗阻”为初步诊断收治内五科，给予对症治疗，腹部胀痛明显好转，行胃镜检查示：胃腺癌（印戒细胞癌）。现患者腹部胀痛明显好转，腹部局部按压稍疼痛，尤以剑突下按压疼痛为著，现患者及患者家属为求进一步手术治疗遂至我科，门诊以“胃腺癌”为诊断收住，患者发病来，神志清，精神一般，饮食一般，睡眠差，大便干结，小便可，体重下降约 3 kg。

二、查体

体格检查：体温 36.1℃，脉搏 86 次 /min，呼吸 20 次 /min，血压 140/90 mmHg，患者神志清楚，精神一般，发育正常，营养中等，慢性病容，正常步态，自动体位，检查合作。皮肤、黏膜无异常发现，全身浅表淋巴结未触及肿大，头颅大小正常，无畸形，头发疏密，色泽正常，双侧瞳孔等大等圆，直径约 2.5 mm，耳郭无畸形，外耳道通畅，无异常分泌物，乳突无压痛，听力粗查正常。鼻唇沟正常，口角歪斜无，咽无充血，扁桃体无肿大，颈部对称，无抵抗、强直、压痛、肿块，颈部活动不受限；气管居中，甲状腺无肿大；胸部对称，无畸形、局部隆起、凹陷、压痛，两侧呼吸运动度相等，呼吸 20 次 /min，呼吸平稳，肋间隙正常；心前区无隆起，心脏相对浊音界正常，心率 86 次 /min，心律整齐，各瓣膜听诊区未闻及明显病理性杂音。腹部平坦；无瘢痕，腹壁静脉无曲张，无肠胃蠕动波，无腹部包块，全腹柔软，剑突下、腹上区压痛，腹部无反跳痛，腹部无包块，肝肋缘下未触及，肝脏柔软，边缘锐，表面光滑，无结节，肝区无叩痛；胆囊未触及，Murphy 征阴性；脾肋缘下未触及，移动性浊音阴性，肠鸣音增强，脊柱无畸形，无强直、叩痛、压痛、运动度受限，双下肢无水肿，无肛裂、痔疮、脱肛、溃疡、湿疣；外生殖器无异常；四肢肌力正常，肌张力正常，双下肢无水肿。生理反射存在，病理反射未引出。

专科检查：胸部对称，无畸形、局部隆起、凹陷、压痛，两侧呼吸运动度相等，呼吸 20 次 /min，呼吸平稳，肋间隙正常；心前区无隆起，心脏相对浊音界正常，心率 86 次 /min，心律整齐，各瓣膜听诊区，未闻及明显病理性杂音。腹部平坦；无瘢痕，腹壁静脉无曲张，无肠胃蠕动波，无腹部包块，全腹柔软，剑突下、腹上区压痛，腹部无反跳痛，腹部无包块，肝肋缘下未触及，肝脏柔软，边缘锐，表面光滑，无结节，肝区无叩痛；胆囊未触及，Murphy 征阴性；脾肋缘下未触及，移动性浊音阴性，肠鸣音增强。

辅助检查。2019-10-29 数字化摄影（DR），腹部（正位）：腹部正位未见明显异常。

2019-10-29 X 线计算机体层（CT）扫描，胸部（平扫）、腹上区（平扫）、耻区（平扫）：①胃小弯侧壁稍显不规则增厚，请结合其他相关检查。②前列腺钙化灶。③胸部 CT 平扫未见明显异常；2019-10-29 彩超检查，心脏彩超（常规），左心功能测定（常规），消化系统（常规），腹膜后淋巴结（常规），左室舒张功能减低，胆囊体大并壁毛糙。

三、诊断

初步诊断：①贲门癌（胃腺癌）（印戒细胞癌）C $T_3N_xM_0$；②胆囊炎；③直肠炎；④胃溃疡；⑤左侧胫腓骨骨折内固定术后。

鉴别诊断：本病与阑尾炎、胰腺炎、泌尿系结石、胆囊炎等相鉴别 B 超、CT 探查可明确。

出院诊断：①贲门癌（胃腺癌）（印戒细胞癌）C $T_3N_2M_0$；②胆囊炎；③直肠炎；④胃溃疡；⑤左侧胫腓骨骨折内固定术后；⑥肝功能不全。

四、诊疗经过

患者入院后积极完善检查，积极对症治疗，请上级医师指导治疗，积极明确诊断，积极制定治疗方案，给予胃癌根治术（全胃切除术），手术顺利，术后积极对症治疗，密切关注病情变化，给予中西医结合治疗。

五、出院情况

神志清，精神可，饮食睡眠小便无异常，大便可，患者腹部疼痛症状明显缓解，腹胀，患处稍渗出、红肿，建议继续住院对症治疗，患者及患者家属自感病情好转要求出院。

六、讨论

住院医师：半月前患者无明显诱因感腹部胀痛，以腹上区为著，尤以餐后加重，伴餐后恶心、停止排便排气，无呕吐，患者至我院以"肠梗阻"为初步诊断收治内五科，给予对症治疗，腹部胀痛明显好转，行胃镜检查示：胃腺癌（印戒细胞癌），现患者腹部胀痛明显好转，腹部局部按压稍疼痛，尤以剑突下按压疼痛为著，现患者及患者家属为求进一步手术治疗遂至我科，门诊以"胃腺癌"为诊断收住，患者发病来，神志清，精神一般，饮食一般，睡眠差，大便干结，小便可，体重下降约 3 kg。2019-10-29 数字化摄影（DR），腹部（正位）：腹部正位未见明显异常。2019-10-29 X 线计算机体层（CT）扫描，胸部（平扫）、腹上区（平扫）、耻区（平扫）：①胃小弯侧壁稍显不规则增厚，请结合其他相关检查。②前列腺钙化灶。③胸部 CT 平扫未见明显异常；2019-10-29 彩超检查：心脏彩超（常规），左心功能测定（常规），消化系统（常规），腹膜后淋巴结（常规），左室舒张功能减低，胆囊体大并壁毛糙。初步诊断：①贲门癌（胃腺癌）（印戒细胞癌）C $T_3N_xM_0$；②胆囊炎；③直肠炎；④胃溃疡；⑤左侧胫腓骨骨折内固定术后，为保证手术安全行术前讨论。为了手术安全，进行本次讨论。

住院医师：患者中老年男性，根据患者检查，检验结果初步诊断：①贲门癌（胃腺癌）（印戒细胞癌）$CT_3N_xM_0$；②胆囊炎；③直肠炎；④胃溃疡；⑤左侧胫腓骨骨折内固定术后，体质较差，积极心肺功能锻炼，长期慢性病史，密切关注病情变化，请上级医师会诊指导治疗，积极鉴别诊断，积极制定治疗方案。

住院医师：①贲门癌（胃腺癌）（印戒细胞癌）$CT_3N_xM_0$；②胆囊炎；③直肠炎；④胃溃疡；⑤左侧胫腓骨骨折内固定术后，请麻醉医师会诊，选择麻醉方式，积极鉴别诊断，积极明确周围组织关系，积极确定手术治疗方案。切除组织常规病理检查，免疫组化进一步明确下一步治疗方案。

主治医师：①患者，男，49 岁，诊断明确，患者因胃癌合并癌性溃疡收住，肠梗阻，经内科积极支持治疗，肠梗阻缓解，腹部胀痛无明显缓解，患者体重指数：24.22，转入外科治疗，要求手术治疗，积极营养支持治疗，限期手术治疗。②长期静脉营养方案欠住，患者近期营养不良，体重下降，免疫力低下，对重大手术耐受力低下，加强静脉营养支持，应缩短手术时间，减少手术和麻醉对患者打击。③患者年纪轻，恶性肿瘤侵袭性强，术前评价 $CT_3N_xM_0$，积极术前准备行腹腔镜辅助胃癌根治术。

科室其余医师：同意以上意见。

主任医师：同意上述意见。初步诊断：①贲门癌（胃腺癌）（印戒细胞癌）CT_3NxM_0；②胆囊炎；③直肠炎；④胃溃疡；⑤左侧胫腓骨骨折内固定术后。无绝对手术禁忌证，拟行腹腔镜辅助胃癌根治术，积极术前准备，积极告知患者及患者家属手术前后注意事项及并发症，签署知情同意书及沟通。

（陈云山）

病例4　贲门胃体癌：腹腔镜辅助下胃癌根治术

一、病历摘要

诊断：贲门胃体癌　手术：腹腔镜辅助下胃癌根治术

姓名：乔××　性别：男　年龄：31 岁

过敏史：无。

主诉：发现胃癌半月余。

现病史：患者半月前因剑突下不适于当地医院行"电子胃镜"，钳取组织病检诊断为"胃癌"并取病检，今为求治疗入院，门诊以"胃腺癌"为主要诊断收入我科。自发病来，患者神志清，精神一般，饮食睡眠尚可，小便正常，大便有排便不畅及里急后重感，偶有血便，体重变化不明显。

二、查体

体格检查：体温 36.2℃，脉搏 90 次/min，呼吸 20 次/min，血压 136/81 mmHg。神志清，精神一般，查体合作。全身皮肤无黄染及出血点，浅表淋巴结未触及肿大。头颅无畸形，毛发分布均匀，眼睑无水肿，巩膜无黄染，双侧瞳孔等大等圆，对光反射灵敏。颈软无抵抗，无颈静脉怒张，肝颈静脉回流征阴性，气管居中，甲状腺不大，胸廓对称无畸形，双肺呼吸运动正常，语颤两侧对称，未触及胸膜摩擦感。双肺叩诊呈清音，听诊呼吸音粗，未闻及干湿啰音。心前区无隆起，心尖冲动无异常，未触及震颤，心率 90 次/min，律齐，各瓣膜听诊区未闻及病理性杂音，毛细血管搏动征阴性，未闻及动脉枪击音。腹软，腹壁静脉无曲张，无明显压痛及反跳痛，墨菲氏征阴性，麦氏点压痛阴性，肝脾肋下未触及肿大。腹部叩诊呈鼓音，肝浊音界存在，移动性浊音阴性，双肾区叩击痛阴性，肠鸣音 4 次 /min。肛门和外生殖器：肛门指检：未触及明确占位性病变，退指，未见异常出血等，外生殖器未见异常。脊柱及四肢关节未见异常，活动度正常，肩背部有压痛。生理反射存在，病理翻身未引出。

专科检查：腹软，腹壁静脉无曲张，无明显压痛及反跳痛，墨菲氏征阴性，麦氏点压痛阴性，肝脾肋下未触及肿大。腹部叩诊呈鼓音，肝浊音界存在，移动性浊音阴性，双肾区叩击痛阴性，肠鸣音 4 次 /min。肛门和外生殖器：肛门指检：未触及明确占位性病变，退指，未见异常出血等，外生殖器未见异常。脊柱及四肢关节未见异常，活动度正常，肩背部有压痛。生理反射存在，病理翻身未引出。

辅助检查。电子结直肠镜：胃腺癌（中－低分化）。

三、诊断

初步诊断：胃腺癌。
鉴别诊断：患者病检结果可明确诊断，但需鉴别有无种植、转移等情况；
出院诊断：胃腺癌。

四、诊疗经过

入院完善相关检查，完善围术期准备，于 2019-10-31 全身麻醉下行"腹腔镜辅助胃癌根治术"术后病理回示：胃中－低分化腺癌，对症治疗，静脉营养支持药物应用。

五、出院情况

患者目前一般情况可，精神食欲可，二便正常。查体：生命体征平稳，手术切口敷料干洁，切口周围无红肿、无破溃。

六、讨论

主治医师：患者，男，31 岁，以"发现胃癌半月余"为主诉收住入院。患者半月前因剑突下不适于当地医院行"电子胃镜"，钳取组织病检诊断为"胃癌"并取病检，今为求治疗入院，门诊以"胃腺癌"为主要诊断收入我科。自发病来，患者神志清，精神一般，饮食睡眠尚可，小便正常，大便有排便不畅及里急后重感，偶有血便，体重变化不明显。电子结直肠镜：胃腺癌（中－低分化）2019-10-22 腹上区（平扫＋增强扫描），耻区（平扫＋增强扫描）：①胃体部大弯侧病变符合临床胃 Ca 表现。②盆腔内少量积液。③右肾囊肿 2019-10-24 心脏彩超（常规），左心功能测定（常规），消化系统（常规），腹腔（常规），腹膜后淋巴结（常规），浅表软组织、颅腔、关节、其他（常规）：左室假腱索；三尖瓣轻度反流；胃体部大弯侧胃壁弥漫性增厚并溃疡形成（考虑胃 Ca 可能）；胆囊壁毛糙；副脾；2019-10-22 血细胞分析或血常规（五分类）：白细胞数目 3.45×10^9/L、中性粒细胞数目 2.07×10^9/L、中性粒细胞百分比 60.3%、红细胞数目 4.44×10^{12}/L、血红蛋白浓度 139.0 g/L。

副主任医师： 青年患者，胃癌诊断明确，入院后完善血常规、肝肾功、电解质等辅助检查。手术适应证，无绝对手术禁忌证，同意明日左腹腔镜辅助胃癌根治术。青年患者，中低分化腺癌，完善围术期评估，术中术后心脑血管意外发生概率较高，严重时危及生命，术前充分与家属沟通患者病情、治疗方案及术中术后可能出现的风险和意外，并签字确认。

住院医师： 青年患者，胃镜：胃大弯侧中低分化腺癌，诊断明确，TMN 分级为 $T_4N_0M_0$，手术适应证，无绝对手术禁忌证，同意明日手术，术前备血，必要时输血治疗，术中仔细操作，减少副损伤；术后抗感染、营养支持，加强呼吸道管理，防止出现术后肺不张、肺部感染、水电解质平衡紊乱等并发症。术前与患者家属沟通：术式根据探查结果决定，如告知患者家属术后可能出现吻合口瘘、下肢静脉血栓等并发症，严重情况下可导致多器官功能衰竭，甚至死亡，沟通后签字。

主管护师： 患者对手术存在恐惧心理，应针对患者的心理状态进行沟通、安抚和鼓励，提高患者的信心。术前胃肠道准备：①术前禁食水；②注意口腔卫生；③术前安置胃管；④术前指导患者有效咳嗽、排痰、床上排便等活动。

科室其余医师： 同意以上意见。

主任医师总结： 患者胃癌诊断明确，手术适应证，无绝对手术禁忌证，拟于明日在全身麻醉下行腹腔镜辅助胃癌根治术，术前充分与患者家属沟通，告知患者家属术中根据探查情况决定最终手术方式，必要时行姑息性胃肠造瘘、联合脏器切除或肿瘤广泛转移；强调术后可能出现的主要问题：脏器功能不全、衰竭；水电解质、酸碱、糖代谢紊乱；心肺脑血管等意外等；术后可能需要长期呼吸机辅助呼吸，术后深静脉血栓形成，脑梗死、肺栓塞等；恶性肿瘤有短期复发与转移可能；术后吻合口瘘、吻合口出血，吻合口狭窄等可能等。针对以上问题，加强术前术后护理工作，指导患者有效咳嗽、咳痰，术后给予抗感染、营养支持、改善循环等药物应用，加强呼吸道管理，动态监测生命体征、生化指标，尽量预防术后并发症的发生概率。术前充分与家属沟通患者病情、治疗方案及术中术后可能出现的风险和意外。签署手术知情同意书，同意明日手术。

（陈云山）

病例5 胆囊结石合并胆囊炎：腹腔镜胆囊切除术

一、病历摘要

诊断：胆囊结石合并胆囊炎 手术：腹腔镜胆囊切除术

姓名：耿×× 性别：男 年龄：57岁

过敏史：无。

主诉：发现胆囊结石10年。

现病史：10年前无明显诱因出现右上腹隐痛不适，伴轻度恶心、呕吐，伴右背部放射性疼痛不适，无心慌、心悸、胸闷不适，无呕血、便血不适，于当地医院行腹部彩超提示胆囊结石并急性胆囊炎表现，自行口服消炎利胆片后上述不适稍好转，未进一步治疗，现为求进一步治疗，门诊以"胆囊结石"为诊断收入我科，患者发病来神志清、精神可，食欲及睡眠可，二便正常，体重及体力无明显变化。

二、查体

体格检查：体温36.4℃，脉搏84次/min，呼吸18次/min，血压150/80 mmHg。神志清，精神可，步入病房，自主体位，查体合作。全身皮肤黏膜无明显黄染，肝掌、蜘蛛痣阴性，全身浅表未触及肿大淋巴结。头颅发育正常，五官端正，眼睑无浮肿，巩膜无黄染，双侧瞳孔等大等圆，对光反射灵敏。鼻外形正常，通气良好。外耳道无畸形。口唇无发绀，咽后壁无充血，两扁桃体无肿大。颈软，无颈静脉充盈，气管居中，甲状腺无肿大。胸廓对称无畸形，呼吸动度两侧相等，语颤一致，两肺叩诊呈清音，两肺呼吸音清，两肺未闻及明显啰音。心前区无隆起，心尖搏动不能明视，心尖部未触及震颤，心界叩诊无明显扩大，心率84次/min，心律齐，心音低钝，各瓣膜听诊区未闻及病理性杂音。腹部查体详见专科检查；肛门及外生殖器未查。脊柱生理弯曲存在，活动度可，无压痛及纵叩痛。四肢：无畸形，肌力肌张力可，腱反射存在。神经系统：生理反射存在，病理反射未引出，脑膜刺激征阴性。

专科检查：腹平软，未见肠型及蠕动波，未见静脉曲张；全腹无压痛、反跳痛及腹肌紧张，肝脾肋下未触及，移动性浊音（－），双肾区无叩击痛，肠鸣音正常，约4次/min。

辅助检查。肝胆胰脾肾彩超（本院2021-07-29）：胆囊内多发结石。

三、诊断

初步诊断：①胆囊结石伴慢性胆囊炎；②2型糖尿病。

鉴别诊断：①消化性溃疡急性穿孔：有较典型的溃疡病史，腹痛突然加剧，腹肌紧张，肝浊音界消失，X线透视见膈下有游离气体等可资鉴别；②急性胰腺炎：血及尿淀粉酶轻度升高。B超及X线胆道造影可明确诊断；③急性肠梗阻：腹痛为阵发性，腹胀，呕吐，肠鸣音亢进，有气过水声，无排气，可见肠型。腹部X线可见液气平面；④心肌梗死：有冠心病史，突然发病，有时疼痛限于腹上区。心电图显示心肌梗死图像，血清心肌酶升高。

出院诊断：①胆囊结石伴慢性胆囊炎；②2型糖尿病。

四、诊疗经过

入院后完善相关检查，对症支持治疗，术前相关检查，未发现绝对手术禁忌，择期全身麻醉下经腹腔镜下胆囊切除术顺利，术后给予抗感染、止血、抑酸、营养支持，术后恢复可，现痊愈出院。

五、出院情况

神志清，精神可，半流质饮食，睡眠可，二便正常。查体：心肺无异常，腹平软，切口无红肿渗出，腹腔引流管拔除后至目前无不适，肠鸣音正常。

六、讨论

住院医师：耿××，男，57岁，以"发现胆囊结石10年"为主诉入院，10年前无明显诱因出现右上腹隐痛不适，伴轻度恶心、呕吐，伴右背部放射性疼痛不适，无心慌、心悸、胸闷不适，无呕血、便血不适，于当地医院行腹部彩超提示胆囊结石并急性胆囊炎表现，自行口服消炎利胆片后上述不适稍好转，未进一步治疗，现为求进一步治疗，门诊以"胆囊结石"为诊断收入我科，查体：生命体征正常且稳定，全身皮肤无黄染，巩膜无黄染，心肺无明显异常，腹平软，未见肠型及蠕动波，未见静脉曲张；全腹无压痛、反跳痛及腹肌紧张，肝脾肋下未触及，移动性浊音（-），双肾区无叩击痛，肠鸣音正常，约4次/min。目前诊断：①胆囊结石伴慢性胆囊炎；②2型糖尿病。现术前检查已完善，无绝对手术禁忌证，拟行腹腔镜下胆囊切除术。

主治医师：57岁，男患者，发现胆囊结石10年。查体：心肺无异常，腹平软，未见肠型及蠕动波，未见静脉曲张；全腹无压痛、反跳痛及腹肌紧张，肝脾肋下未触及，移动性浊音（-），双肾区无叩击痛，肠鸣音正常，约4次/min。目前诊断胆囊结石明确。目前术前检查已完善，无绝对手术禁忌证，可考虑手术治疗，术式考虑行腹腔镜探查术，根据术中探查的具体情况再决定具体手术方式。

主治中医师：中年男患者，发现胆囊结石10年，实验室检查总胆红素升高，彩超提示胆囊结石。目前诊断：①胆囊结石伴慢性胆囊炎；②2型糖尿病明确，伴有肝功能损害，术前准备已完善，无明显手术禁忌证，可行手术治疗，术式可考虑经腹腔镜下胆囊切除术。

住院医师：患者术前检查已完善，无明显手术禁忌证，可行手术治疗，术式可首先行腹腔镜探查术。根据探查结果决定手术方式：①如为单纯胆囊结石、胆囊炎，可考虑行腹腔镜胆囊切除术；②如为胆总管结石，可考虑行胆总管切开取石、T管引流术；③胆囊肿瘤，可考虑行胆肠吻合术；④如术中大出血、粘连较重可中转开腹。

护师：患者需行腹腔镜下胆囊切除术，术前应与患者及家属进行宣教，去除患者的紧张心理，并告知患者家属术后如何配合治疗护理。

主管护师：术前应与患者及家属进行宣教，去除患者及家属的焦虑紧张心理，并告知患者家属术后如何配合治疗护理，进行心理护理，减少应激反应。

科室其余医师：同意以上意见。

主任医师：术前诊断胆囊结石明确，需手术解除患者病痛并明确诊断，术前检查已完善，无明显手术禁忌证，拟行手术治疗。应注意以下几个问题：①可先行腹腔镜探查术，根据术中具体情况决定手术方式，如为单纯胆囊结石胆囊炎，可行腹腔镜胆囊切除术；如为胆总管结石，可考虑行胆总管切开取石、T管引流术；胆囊肿瘤，可考虑行胆肠吻合术；如术中大出血、粘连较重可中转开腹。②术中注意无菌原则，减少医源性感染。③术中操作轻柔、及时，注意避免副损伤。④术后高度重视吻合口漏及胆漏的防治。⑤术后监测血糖情况。

（陈云山）

病例 6　胆囊结石伴胆囊炎：腹腔镜胆囊切除术

一、病历摘要

诊断：胆囊结石伴胆囊炎　手术：腹腔镜胆囊切除术

姓名：王××　性别：女　年龄：65 岁

过敏史：无。

主诉：右腹上区间断性疼痛伴右后背部疼痛不适约 10 d 余。

现病史：患者十天前无明显诱因出现右腹上区疼痛不适症状，伴右后背部疼痛不适呈间断性发作，无恶心、无呕吐。无发热、寒战；无皮疹、黄染；无腹泻、便秘；无呕血、便血；无尿频、尿急、尿痛。曾于当地诊所给予输液治疗（具体用药不详），效果欠佳，为求进一步诊治，遂来我院，行超声检查示：主动脉瓣退行性变并中度反流；左室舒张功能减低；轻度脂肪肝；胆总管内径增宽；胆囊区异常回声，考虑充满型胆囊结石（2021-

03-08 我院）；我科以"腹痛待查（胆囊结石伴胆囊炎）"收住。患者发病来，神志清，精神差，饮食欠佳，大便未排小便可。

二、查体

体格检查：体温 36.3℃，脉搏 94 次 /min，呼吸 20 次 /min，血压 158/89 mmHg。发育正常，营养中等，神志清，精神一般，步入病房，自主体位，查体合作。全身皮肤黏膜无明显皮疹、黄染及出血点，无肝掌、蜘蛛痣，全身浅表未触及肿大淋巴结。头颅发育正常。眼睑无浮肿，结膜无充血，巩膜无黄染，双侧瞳孔等大等圆，对光反射灵敏。鼻外形正常，未见明显分泌物。外耳道无畸形。口唇无发绀，咽后壁无充血，伸舌居中，双侧扁桃体无肿大。颈软，无抵抗，无颈静脉充盈，气管居中，双侧甲状腺无肿大。胸廓对称无畸形，双侧呼吸动度一致，语颤一致，两肺叩诊呈清音，两肺呼吸音粗，两肺未闻及明显干湿性啰音。心前区无隆起，心尖搏动不能明视，心尖部未触及震颤，心界叩诊无明显扩大，心率 70 次 /min，心律齐，心音有力，各瓣膜听诊区未闻及病理性杂音。腹平坦，未见肠型及蠕动波，未见腹壁静脉曲张；腹肌不紧张，腹上区明显压痛，墨菲征（＋），伴反跳痛。肝脾肋下未触及，移动性浊音（－），双肾区无叩击痛，肠鸣音约 5 次 /min。肛门及外生殖器未查。脊柱生理弯曲存在，活动度可，无压痛及纵叩痛。四肢无畸形，肌力肌张力可，腱反射存在。神经系统：生理反射存在，病理反射未引出，脑膜刺激征阴性。

专科检查：腹平坦，未见肠型及蠕动波，未见腹壁静脉曲张；腹肌不紧张，腹上区明显压痛，墨菲征（＋），伴反跳痛。肝脾肋下未触及，移动性浊音（－），双肾区无叩击痛，肠鸣音约 5 次 /min。

辅助检查。超声检查示：主动脉瓣退行性变并中度反流；左室舒张功能减低；轻度脂肪肝；胆总管内径增宽；胆囊区异常回声，考虑充满型胆囊结石（2021-03-08 我院）。

三、诊断

初步诊断：①胆囊结石伴胆囊炎；②胆总管内径增宽；③主动脉瓣退行性变并中度反流；④左室舒张功能减低；⑤轻度脂肪肝。

鉴别诊断：①消化性溃疡，表现为长期性、周期性、节律性、季节性的上腹痛，诊断性抑酸治疗有效，胃镜检查直观明确，上消化道钡餐可见龛影或球部激惹征象；②功能性消化不良，是以腹上区痛，腹上区胀，早饱、嗳气、食欲缺乏、恶心呕吐为主要症状，有不少患者同时伴有失眠、焦虑、抑郁、头痛、注意力不集中等精神症状。这些症状在部分患者中与"恐癌"心理有关；与本病不难鉴别；③与胰腺炎等相鉴别，胰腺炎疼痛较为剧烈。根据病史、症状、体征辅助检查等可以鉴别。

出院诊断：①胆囊结石伴胆囊炎；②胆总管内径增宽；③主动脉瓣退行性变并中度反流；④左室舒张功能减低；⑤轻度脂肪肝。

四、诊疗经过

院后完善相关检验、检查。于2021-03-10气管插管全身麻醉下行经腹腔镜下胆囊切除术，术程顺利，术后予以抗生素、补液等对症支持处理，术后恢复可。

五、出院情况

患者一般情况可，生命体征平稳，间断流质饮食，诉术区偶感隐疼症状，间断恶心症状较前日好转，术区敷料清洁干燥，包扎固定完好，无异常分泌物。

六、讨论

住院医师：患者，女，65岁，以"右腹上区间断性疼痛伴右后背部疼痛不适约10 d余"为主诉收住入院。患者十天前无明显诱因出现右腹上区疼痛不适症状，伴右后背部疼痛不适呈间断性发作，无恶心、无呕吐。无发热、寒战；无皮疹、黄染；无腹泻、便秘；无呕血、便血；无尿频、尿急、尿痛。曾于当地诊所给以输液治疗（具体用药不详），效果欠佳，为求进一步诊治，遂来我院，行超声检查示：主动脉瓣退行性变并中度反流；左室舒张功能减低；轻度脂肪肝；胆总管内径增宽；胆囊区异常回声，考虑充满型胆囊结石（2021-03-08我院）；我科以"腹痛待查（胆囊结石伴胆囊炎）"收住。患者发病来，神志清，精神差，饮食欠佳，大便未排小便可。

主治医师：患者，女，65岁，以"右腹上区间断性疼痛伴右后背部疼痛不适约10 d余"为主诉收住入院。查体：腹平坦，未见肠型及蠕动波，未见腹壁静脉曲张；腹肌不紧张，腹上区明显压痛，墨菲征（+），伴反跳痛。肝脾肋下未触及，移动性浊音（-），双肾区无叩击痛，肠鸣音约5次/min。积极围术期准备，密切观察患者病情变化。

科室其余医师：同意以上意见。

主任医师：结合患者病史、体征及辅助检查等，同意目前诊断，拟手术治疗，积极术前各项准备，积极与患者及家属沟通病情及治疗取得配合，密切观察患者病情变化。

（陈云山）

病例7 胆囊息肉：腹腔镜胆囊切除术

一、病历摘要

诊断：胆囊息肉　手术：腹腔镜胆囊切除术

姓名：夏×× 性别：男 年龄：49 岁

过敏史：无。

主诉：腹部间断胀痛 3 月余。

现病史：约 3 月前患者无明显诱因下出现腹上区疼痛，伴恶心，无呕吐，无发热寒战，无腹痛腹泻，无尿频尿急等，未特殊处理，上述症状间断发作。现为求进一步诊疗，遂来我院，2020-04-01 彩超检查，消化系统（常规）：中度脂肪肝，胆囊黏膜息肉样变并壁毛糙。门诊以"胆囊息肉"为初步诊断入院，患者发病来神志清，精神差，夜间断入眠，纳食差，大小便可，体重变化不明显。

二、查体

体格检查：体温 36.6℃，脉搏 74 次 /min，呼吸 20 次 /min。血压 120/70 mmHg。发育正常，营养中等，体型正常，神志清，精神一般，步入病房，自主体位，查体合作。全身皮肤及黏膜无皮疹、黄染及出血点，浅表淋巴结未触及肿大。头颅正常无畸形，眼睑无水肿，结膜无充血，巩膜无黄染。双侧瞳孔等大等圆，直径约 3.0 mm，对光反射可，耳鼻无畸形，无异常分泌物，口唇无发绀，咽无红肿，伸舌居中，双侧扁桃体无肿大。颈软，无抵抗，气管居中，双侧甲状腺未触及肿大。胸廓对称无畸形，两肺呼吸运动一致，双肺呼吸音粗，未闻及干湿性啰音。心率 74 次 /min，律齐，心音低钝，各瓣膜听诊区未及病理性杂音。腹部膨隆，未见肠型及蠕动波，未见腹壁静脉曲张，腹软，右上腹压痛（＋），墨菲征（＋），无反跳痛，肝脾肋下未触及，移动性浊音（－），双肾区无叩击痛，肠鸣音 2 次 /min。肛门及外生殖器未查。脊柱生理弯曲存在，活动度可，无压痛及纵叩痛。四肢无畸形，肌力肌张力可，腱反射存在。神经系统：生理反射存在，病理反射未引出，脑膜刺激征阴性。

专科检查：胸廓对称无畸形，两肺呼吸运动一致，双肺呼吸音粗，未闻及干湿性啰音。心率 74 次 /min，律齐，心音低钝，各瓣膜听诊区未及病理性杂音。腹部膨隆，未见肠型及蠕动波，未见腹壁静脉曲张，腹软，右上腹压痛（＋），墨菲征（＋），无反跳痛，肝脾肋下未触及，移动性浊音（－），双肾区无叩击痛，肠鸣音 2 次 /min。

辅助检查。2020-04-01 彩超检查，消化系统（常规）：中度脂肪肝，胆囊黏膜息肉样变并壁毛糙。

三、诊断

初步诊断：胆囊息肉。

鉴别诊断：本病与急性阑尾炎相鉴别。两者皆有腹上区疼痛，急性发作。急性阑尾炎最终转移至右下腹。压痛阳性；急性胆囊炎则为右侧肋缘下疼痛不适，墨菲氏征阳性。CT

可明确鉴别。

出院诊断：胆囊息肉。

四、诊疗经过

入院后完善相关检查，对症支持治疗，术前相关检查，未发现绝对手术禁忌，择期全身麻醉下经腹腔镜下胆囊切除术顺利，术后给予抗感染、抑酸、营养支持，术后恢复可，现痊愈出院。

五、出院情况

神志清，精神可，半流质饮食，睡眠可，二便正常。查体：心肺无异常，腹平软，切口无红肿渗出，肠鸣音正常。

六、讨论

住院医师：患者，男，49 岁，以"腹部间断胀痛 3 月余"为主诉收住入院。查体：胸廓对称无畸形，两肺呼吸运动一致，双肺呼吸音粗，未闻及干湿性啰音。心率 74 次 /min，律齐，心音低钝，各瓣膜听诊区未及病理性杂音。腹部膨隆，未见肠型及蠕动波，未见腹壁静脉曲张，腹软，右上腹压痛（＋），墨菲征（＋），无反跳痛，肝脾肋下未触及，移动性浊音（－），双肾区无叩击痛，肠鸣音 2 次 /min。积极围术期准备，密切观察病情变化。

主治医师：患者，男，49 岁，以"腹部间断胀痛 3 月余"为主诉收住入院。积极围术期准备，密切观察患者病情变化。

科室其余医师：同意以上意见。

主任医师：患者，男，49 岁，以"腹部间断胀痛 3 月余"为主诉收住入院。积极与患者及家属沟通病情及治疗方案，密切观察患者病情变化。

（陈云山）

病例 8　结肠腺癌：腹腔镜结肠癌根治术

一、病历摘要

诊断：结肠腺癌　手术：腹腔镜结肠癌根治术

姓名：张 ×× 　性别：女　年龄：52 岁

过敏史：无。

主诉：发作性腹痛半年余。

现病史：半年前患者因与家属生气后出现脐周及胁肋部胀痛不适，呈阵发性，无恶心、呕吐，无腹泻，每于进食生冷食品后加重，后就诊于县人民医院行胃镜提示食管炎、糜烂性胃炎，给予药物治疗后症状再次发作，6月份在县人民医院行消化系统超声提示右肾结石，9月份在医院行消化系统超声提示轻度脂肪肝，期间于当地诊所及医院就诊服用中西药治疗，具体不详，效不佳，1个月前就诊于市中心医院诊断胃肠痉挛，给予药物治疗效不佳，具体用药用量不详，今为求进一步治疗，随来我院就诊，以"腹痛待查"为诊断收入我科。发病以来，神志清，精神差，食欲缺乏，睡眠一般，阵发性脐周隐痛，排便困难，质软，每日清晨肠鸣有便意，但无大便排出，发病以来体力明显减退，体重减轻约 10 kg。

二、查体

体格检查：体温 36.6℃，脉搏 76 次 /min，呼吸 19 次 /min，血压 122/82 mmHg。神志清，精神差，形体消瘦，营养一般，步入病房，查体合作。全身皮肤无黄染及出血点，浅表淋巴结未触及肿大。头颅无畸形，毛发分布均匀，眼睑无水肿，巩膜无黄染，双侧瞳孔等大等圆，对光反射灵敏。外耳道无疖肿，乳突无压痛，听力正常。鼻中隔无偏曲，上颌窦与额窦无压痛。口唇无发绀，咽不红，双侧扁桃体不大。颈软无抵抗，无颈静脉怒张，气管居中，甲状腺不大。胸廓双侧对称无畸形，肋间隙等宽。双肺呼吸运动正常，语颤两侧对称，未触及胸膜摩擦感。双肺叩诊呈清音，听诊呼吸音清，未闻及干湿啰音。心前区无隆起，心尖冲动无异常，未触及震颤，心界叩诊不大，心率 76 次 /min，律齐，各瓣膜听诊区未闻及病理性杂音，毛细血管搏动征阴性，未闻及动脉枪击音。腹软平坦，剑突下轻压痛，反跳痛（－），墨菲氏征（－），麦氏点压痛（－），肝脾肋下未触及肿大。脐周压痛，肝浊音界存在，移动性浊音（－），双肾区叩击痛（－），肠鸣音 4 次 /min。肛门及外生殖器未查。脊柱及四肢关节无畸形，活动度正常，无压痛或叩击痛。双下肢不肿。神经系统：生理反射存在，病理反射未引出。

辅助检查：随机血糖：6.8 mmol/L。

三、诊断

初步诊断：腹痛待查，结肠占位？

鉴别诊断：

（1）与肝硬化相鉴别，后者有肝功能损害、门脉高压等表现，腹上区 CT 和 B 超可明确诊断。

（2）与胃溃疡相鉴别，后者有周期性、季节性和节律性腹痛特点，胃镜可辅助诊断，抑酸药、抗幽门螺杆菌、质子泵抑制剂治疗效果显著。

出院诊断：①不完全肠梗阻；②结肠腺癌（$II\ AT_2N_2M_0$）；③无症状性心肌缺血；④低钾血症；⑤子宫增大；⑥心功能不全、心功能Ⅱ级；⑦轻度贫血。

四、诊疗经过

入院后完善检查，积极对症治疗，请上级医师指导治疗，经内科治疗后，经会诊转入我科，积极术前准备，行手术治疗，术顺，术后给予对症治疗，术后恢复可。

五、出院情况

患者神志清，精神可，饮食睡眠小便无异常，患处对合良好，未见明显渗出，大便干结，给予对症治疗，患者及患者家属要求出院。

六、讨论

住院医师：半年前患者因与家属生气后出现脐周及胁肋部胀痛不适，呈阵发性，无恶心、呕吐，无腹泻，每于进食生冷食品后加重，后就诊于县人民医院行胃镜提示食管炎、糜烂性胃炎，给予药物治疗后症状再次发作，6月份在县人民医院行消化系统超声提示右肾结石，9月份在医院行消化系统超声提示轻度脂肪肝，期间于当地诊所及医院就诊服用中西药治疗，具体不详，效不佳，1个月前就诊于市中心医院诊断胃肠痉挛，给予药物治疗效不佳，具体用药用量不详，今为求进一步治疗，随来我院就诊，以"腹痛待查"为诊断收入我科。发病以来，神志清，精神差，食欲缺乏，睡眠一般，阵发性脐周隐痛，排便困难，质软，每日清晨肠鸣有便意，但无大便排出，发病以来体力明显减退，体重减轻约 10 kg。2019-10-29 数字化摄影（DR），腹部（正位）：腹部正位未见明显异常。2019-11-08 X 线计算机体层（CT）扫描，腹上区（平扫）、耻区（平扫）：①腹上区 CT 平扫未见明显异常。②子宫增大。请结合临床，2019-11-13 彩超检查，心脏彩超（常规）、左心功能测定（常规）：左室舒张功能减低；2019-11-14 X 线计算机体层 CT 扫描（128CT）、腹上区（增强扫描）：考虑升结肠段占位病变伴周围脂肪间隙受侵，请结合临床及其他相关检查；2019-11-14 数字胃肠机透视，钡灌肠（透视）：结肠肝区占位（建议结合肠镜检查所见）；2019-11-14 彩超检查，消化系统（常规）、泌尿系统（常规）：胆囊壁毛糙、膀胱沉积物。初步诊断：①不完全肠梗阻；②结肠占位（重度非典型增生）；③无症状性心肌缺血；④低钾血症；⑤子宫增大；⑥心功能不全、心功能Ⅱ级；⑦轻度贫血，为保证手术安全行术前讨论。

住院医师：患者中老年女性，根据患者检查，检验结果初步诊断：①不完全肠梗阻；②结肠占位（重度非典型增生）；③无症状性心肌缺血；④低钾血症；⑤子宫增大；⑥心功能不全、心功能Ⅱ级；⑦轻度贫血，体质较差，术前大便潜血阳性，患者贫血，体质较差，积极心肺功能锻炼，长期慢性病史，密切关注病情变化，请上级医师会诊指导治疗，积极鉴别诊断，请上级医师指导治疗，积极制定治疗方案。

住院医师：①不完全肠梗阻；②结肠占位（重度非典型增生）；③无症状性心肌缺血；④低钾血症；⑤子宫增大；⑥心功能不全、心功能Ⅱ级；⑦轻度贫血，请麻醉医师会诊，选择麻醉方式，积极鉴别诊断，积极明确周围组织关系，积极确定手术治疗方案。切除组织常规病理检查，免疫组化进一步明确下一步详细治疗方案。

主治医师：①患者，女，52 岁，恶性肿瘤可能性大，患者因发作性腹痛半年余。收住，肠梗阻，阵发性脐周隐痛，排便困难，质软，每日清晨肠鸣有便意，但无大便排出，发病来体力明显减退，体重减轻约 10 kg。经内科积极支持治疗，病情缓解不明显，患者体重指数：24.22，转入外科治疗，要求手术治疗，积极营养支持治疗，限期手术治疗。②长期静脉营养方案欠佳，患者近期营养不良，体重下降，免疫力低下，对重大手术耐受力低下，加强静脉营养支持，应缩短手术时间，减少手术和麻醉对患者打击。③若为恶性肿瘤，恶性肿瘤侵袭性强，积极术前评估，确定全套手术方案，选用合适备用方案，与患者家属详细沟通患者病情及手术方案及目的性。

科室其余医师：同意以上意见。

主任医师：同意上述意见。初步诊断：①不完全肠梗阻；②结肠占位（重度非典型增生）；③无症状性心肌缺血；④低钾血症；⑤子宫增大；⑥心功能不全、心功能Ⅱ级；⑦轻度贫血。无绝对手术禁忌证，拟行结肠肿瘤切除术，积极术前准备，积极肠道准备积极告知患者及患者家属手术前后注意事项及并发症，签署知情同意书及沟通。

（陈云山）

病例 9　结肠癌：腹腔镜结肠癌根治术

一、病历摘要

诊断：结肠癌　手术：腹腔镜结肠癌根治术

姓名：刘××　性别：女　年龄：59 岁

过敏史：无。

主诉：发现大便不成形、间断便血 1 年。

现病史：1 年前患者发现大便不成形，大便带血丝，无恶心、呕吐，无发热、寒战，无皮疹、黄染，无呕血，无尿频、尿急、尿痛等不适，未予重视，大便不成形持续存在，间断血便，近 4 月来患者大便色黑，时带血凝块，无脓血便及异常气味，就诊于当地医院，查电子肠镜示：结直肠多发息肉。结肠（距肛缘 18 ~ 20 cm）Ca，活检病理诊断：①（结肠 28 cm）管状腺瘤伴低级别上皮内瘤变；②（结肠 18 ~ 20 cm）高分化腺癌（市第一人民医院）。现为求手术治疗就诊于我科，门诊以"结肠癌"收住我科。发病以来，神志清，精神可，饮食睡眠可，小便正常，大便如上所述。近半年体重下降约 2 kg。

二、查体

体格检查：体温 36.3℃，脉搏 98 次 /min，呼吸 16 次 /min，血压 119/85 mmHg，神志清，精神可，发育正常，营养良好，步入病房，自主体位，查体合作。皮肤、黏膜无异常发现，全身浅表淋巴结未触及肿大，口唇无发绀，扁桃体无肿大；胸部对称，无畸形、局部隆起、凹陷、压痛，呼吸深度正常，呼吸不受限，两侧呼吸运动度相等，呼吸 16 次 /min，呼吸平稳，叩诊清音，双肺呼吸音清晰，未闻及干湿性啰音，无胸膜摩擦音；心前区无隆起，心前区无异常搏动，心率 98 次 /min，心律整齐，无额外心音，无杂音，无心包摩擦音；腹部外形对称，有平坦，无膨隆、凹陷、皮疹、色素、条纹、瘢痕、体毛、脐疝。腹壁静脉无曲张，无肠胃蠕动波，无腹部包块，全腹柔软，腹部无压痛，腹部无反跳痛，腹部无包块，肝肋缘下未触及，肝区无叩痛；胆囊未触及，Murphy 征阴性；脾肋缘下未触及，双肾区无叩痛；移动性浊音阴性，肠鸣音正常；无肛裂、痔疮、脱肛、溃疡、湿疣；外生殖器无异常；脊柱无畸形，四肢无畸形，双下肢无水肿，生理反射存在，病理反射未引出。

专科检查：腹壁静脉无曲张，无肠胃蠕动波，无腹部包块，全腹柔软，腹部无压痛，腹部无反跳痛，腹部无包块，肝肋缘下未触及，肝区无叩痛；胆囊未触及，Murphy 征阴性；脾肋缘下未触及，双肾区无叩痛；移动性浊音阴性，肠鸣音正常；无肛裂、痔疮、脱肛、溃疡、湿疣。

辅助检查。2021-04-20 电子肠镜示：结直肠多发息肉，结肠（距肛缘 18 ～ 20 cm）Ca。活检病理诊断：①（结肠 28 cm）管状腺瘤伴低级别上皮内瘤变；②（结肠 18 ～ 20 cm）高分化腺癌（市第一人民医院）。

三、诊断

初步诊断：①结肠恶性肿瘤；②原发性高血压（2 级高危组）。

鉴别诊断：本病与阑尾炎、胰腺炎、泌尿系结石、胆囊炎等相鉴别 B 超、CT 探查可明确。

出院诊断：①结肠恶性肿瘤；②高血压（2 级中危组）；③结直肠多发息肉；④乙肝小三阳。

四、诊疗经过

患者入院后积极完善检查，积极对症治疗，请上级医师指导治疗，积极术前准备，给予经腹腔镜结肠癌根治术，手术顺利，术后恢复可，根据病理结果给予 FOLFOX 化疗方案，过程顺利，未诉特殊不适。

五、出院情况

患者神志清，精神可，饮食睡眠大小便可，患处愈合可，自感病情明显好转，要求出院。

六、讨论

住院医师：1年前患者发现大便不成形，大便带血丝，无恶心、呕吐，无发热、寒战，无皮疹、黄染，无呕血，无尿频、尿急、尿痛等不适，未予重视，大便不成形持续存在，间断血便，近4月来患者大便色黑，时带血凝块，无脓血便及异常气味，就诊于当地医院，查电子肠镜示：结直肠多发息肉，结肠（距肛缘18～20 cm）Ca。活检病理诊断：①（结肠28 cm）管状腺瘤伴低级别上皮内瘤变；②（结肠18～20 cm）高分化腺癌（2021-04-20市第一人民医院）。现为求手术治疗就诊于我科，门诊以"结肠癌"收住我科。发病以来，神志清，精神可，饮食睡眠可，小便正常，大便如上所述。近半年体重下降约2 kg。2021-04-20电子肠镜示：结直肠多发息肉，结肠（距肛缘18～20 cm）Ca。活检病理诊断：①（结肠28 cm）管状腺瘤伴低级别上皮内瘤变；②（结肠18～20 cm）高分化腺癌（市第一人民医院）。初步诊断：①结肠恶性肿瘤；②高血压（2级中危组）；③结直肠多发息肉；④乙肝小三阳，为保证手术安全行术前讨论。

住院医师：患者女性，长期病史。根据患者检查，检验结果初步诊断：①结肠恶性肿瘤；②高血压（2级中危组）；③结直肠多发息肉；④乙肝小三阳，积极心肺功能锻炼，密切关注病情变化，告知手术室患者乙肝病史，严格防护，手术操作仔细，避免出血、感染，请上级医师会诊指导治疗，积极鉴别诊断。

住院医师：患者恶性肿瘤，病史较长，营养一般，术后吻合口瘘可能性较高，切口感染概率较高，术前给予预防抗生素治疗，肠道严格准备，术后积极营养支持等对症治疗。

主治医师：①恶性肿瘤诊断明确，经保守治疗，症状缓解不明显，症状仍存在，存在严重潜在风险手术指征明确。②无绝对手术禁忌证。③术中轻柔操作，注意保护周边脏器，严格无菌操作，注意解剖，积极关注血凝变化，请麻醉医师会诊，选择麻醉方式，心肺功能较差，体重较大，评估心脑肺血管功能，若功能低下则慎重手术治疗，仔细操作尽量缩短手术时间，减少麻醉时间。

护士长：患者消化系统恶性肿瘤疾病，术后可能留置尿管，泌尿系感染概率较高，术后积极泌尿系护理，避免拟行感染。

科室其余医师：同意以上意见。

主任医师：同意上述意见。初步诊断：①结肠恶性肿瘤；②高血压（2级中危组）；

③结直肠多发息肉；④乙肝小三阳，恶性肿瘤患者术中可能出现与周围组织粘连较重，造成肿瘤难以切除，甚至需要二次手术。经腹腔镜结肠癌根治术，积极术前准备，制定详细手术方案，术中仔细操作，尽量缩短手术时间；术后积极进一步评估病情，积极告知患者及患者家属手术前后注意事项、风险及并发症，积极术前沟通，签署知情同意书及沟通。

（陈云山）

病例10　直肠癌：腹腔镜直肠癌根治术

一、病历摘要

诊断：直肠癌　手术：腹腔镜直肠癌根治术

姓名：杨××　性别：男　年龄：65 岁

过敏史：无。

主诉：腹痛伴腹泻、黑便半年余。

现病史：半年前无诱因出现腹痛（间断性），偶有鲜血及黏液附着，伴有黑便，无里急后重感，无腹胀，无恶心、呕吐，伴有腹泻、大便不成形，5 次 /d，伴反酸、胃灼热、黑便，无发热心悸，至我院就医给予肠镜检查，病理提示直肠癌。后至当地医院给予化疗治疗，今为求进一步诊治遂来我院，门诊以"直肠恶性肿瘤"为诊断收住我科，发病以来，神志清，精神一般，饮食一般，睡眠一般，小便正常，大便如上所述。近 1 月体重稍下降。

二、查体

体格检查：体温 36.1℃，脉搏 56 次 /min，呼吸 18 次 /min，血压 102/70 mmHg。神志清，精神一般，体型偏瘦，营养可，步入病房，查体合作。全身皮肤无黄染及出血点，锁骨上、腋窝和腹股沟区浅表淋巴结未触及肿大。头颅无畸形，毛发分布均匀，眼睑无水肿，巩膜无黄染，双侧瞳孔等大等圆，对光反射灵敏。外耳道无疖肿，乳突无压痛，听力正常。鼻中隔无偏曲，上颌窦与额窦无压痛。口唇无发绀，咽不红，双侧扁桃体不大。颈软无抵抗，无颈静脉怒张，气管居中，甲状腺不大。双侧胸廓对称无畸形，肋间隙等宽。双肺呼吸运动正常，语颤两侧对称，未触及胸膜摩擦感。双肺叩诊呈清音，听诊呼吸音粗，未闻及干湿啰音。心前区无隆起，心尖冲动无异常，未触及震颤，心界叩诊不大，律齐，各瓣膜听诊区未闻及病理性杂音，毛细血管搏动征阴性，未闻及动脉枪击音。腹平软，腹壁静脉无曲张，腹部压痛（＋），反跳痛（－），墨菲氏征（－），麦氏点压痛

（－）。腹部叩诊呈鼓音，肝浊音界存在，移动性浊音（－），双肾区叩击痛（－），肠鸣音4次/min。直肠指诊可触及一质硬肿物，退指未见红染，外生殖器未查。脊柱及四肢关节未见畸形，活动度正常，无压痛或叩击痛。双下肢不肿。神经系统：四肢深浅感觉存在，肌力肌张力正常，肱二头肌、膝腱及跟腱反射正常，Babinski征（－），Oppenheim征（－），Kernig征（－），Brudzinski征（－）。

专科检查：腹平软，腹壁静脉无曲张，腹部压痛（＋），反跳痛（－），墨菲氏征（－），麦氏点压痛（－）。腹部叩诊呈鼓音，肝浊音界存在，移动性浊音（－），双肾区叩击痛（－），肠鸣音4次/min。直肠指诊可触及一质硬肿物，退指未见红染，外生殖器未查。脊柱及四肢关节未见畸形，活动度正常，无压痛或叩击痛。双下肢不肿，左下肢内侧及左下腹近会阴区大面积皮肤破损，局部溃烂伴有渗出，左下肢皮肤色素沉着，感觉功能正常，质地变硬，炎性改变。

辅助检查。2020-11-19 X线计算机体层（CT）扫描，腹上区（平扫）、耻区（平扫）：①肝内外胆管扩张；②主胰管扩张；③直肠乙状结肠移行处占位；④心包少量积液。请结合临床 2020-11-19彩超检查，消化系统（常规）：肝内胆管稍扩张、胆总管壁毛糙，内径扩张并沉积物、胆囊壁厚毛糙并沉积物、胰管扩张并沉积物。请结合其他检查。

三、诊断

初步诊断：①直肠恶性肿瘤；②下肢静脉曲张高位结扎术后；③原发性高血压（2级高危组）；④心功能不全、心功能Ⅲ级；⑤心肌缺血；⑥皮肤癣菌病伴溃疡；⑦不完全肠梗阻。

鉴别诊断：

（1）鲜血便：多为急性出血，血液流出血管外很短时间就经肛门随粪便排出，常见于以下疾病：痔疮；肛裂；直肠脱垂；肠息肉。

（2）黏液血便：排出的粪便既有脓液，也有血液。黏液血便常见于以下疾病：直肠癌；结肠癌；溃疡性结肠炎；肠道感染性疾病。

（3）黑便：大便呈黑色或柏油色，为上消化道出血最常见的症状之一。肿瘤及溃疡出血较少，且出血速度较慢，血液在肠内停留较长，排出的粪便即为黑色；食管及胃底静脉曲张出血量较多，在场内停留时间较短，排出的颜色为暗红色。

（4）隐血便：小量（微量）消化道出血不会引起粪便颜色改变，仅在粪便隐血试验时呈阳性，称为隐血便。所有消化道出血的疾病均可引起隐血便，常见肿瘤、炎症及溃疡。

出院诊断：①直肠恶性肿瘤；②下肢静脉曲张高位结扎术后；③原发性高血压（2级高危组）；④心功能不全、心功能Ⅲ级；⑤心肌缺血；⑥皮肤癣菌病伴溃疡；⑦不完全肠梗阻。

四、诊疗经过

入院后完善检查，积极对症治疗，请上级医师指导治疗，经内科治疗后，经会诊转入我科，积极术前准备，行手术治疗，术顺，术后给予对症治疗，术后恢复可。

五、出院情况

神志清，精神可，饮食睡眠可，体温可，小便可，造瘘口固定稳固且通畅，切口局部稍渗出红肿，建议患者家属继续住院对症治疗，给予对症治疗，及时换药，观察病情，患者自感病情好转，要求出院。

六、讨论

住院医师：半年前无诱因出现腹痛（间断性），偶有鲜血及黏液附着，伴有黑便，无里急后重感，无腹胀，无恶心、呕吐，伴有腹泻、大便不成形，5次/d，伴反酸、胃灼热、黑便，无发热心悸，至我院就医给予肠镜检查，病理提示直肠癌。后至当地医院给予化疗治疗，今为求进一步诊治遂来我院，门诊以"直肠恶性肿瘤"为诊断收住我科，发病以来，神志清，精神一般，饮食一般，睡眠一般，小便正常，大便如上所述。近1月体重稍下降。2020-11-19 X线计算机体层（CT）扫描，腹上区（平扫）、耻区（平扫）：①肝内外胆管扩张；②主胰管扩张；③直肠乙状结肠移行处占位；④心包少量积液请结合临床。2020-11-20彩超检查，心脏彩超（常规）、左心功能测定（常规）：三尖瓣、主动脉瓣轻度反流左室舒张功能减低、心动过缓；2020-11-19磁共振扫描，盆腔（平扫）：①直肠乙状结肠交界处实性占位性病变，考虑直肠Ca；②盆腔、盆底肌间隙内积液；③左侧股骨头滑膜囊肿。初步诊断：①直肠恶性肿瘤；②下肢静脉曲张高位结扎术后；③原发性高血压（2级高危组）；④心功能不全、心功能Ⅲ级；⑤心肌缺血；⑥皮肤癣菌病伴溃疡；⑦不完全肠梗阻，患者家属要求手术治疗，为保证手术安全行术前讨论。

住院医师：患者长期病史，高龄患者。根据患者检查，检验结果初步诊断：①直肠恶性肿瘤；②下肢静脉曲张高位结扎术后；③原发性高血压（2级高危组）；④心功能不全、心功能Ⅲ级；⑤心肌缺血；⑥皮肤癣菌病伴溃疡；⑦不完全肠梗阻，积极心肺功能锻炼，密切关注病情变化，手术操作仔细，避免出血、感染，请上级医师会诊指导治疗，积极鉴别诊断。

住院医师：患者消化道恶性肿瘤疾病，长期基础疾病史，既往放疗病史，切口愈合能力下降，术中保护好皮肤，严格无菌操作，积极关注血凝变化，请麻醉、心内科医师会诊，选择麻醉方式，评估心脑肺血管功能，若功能低下则慎重手术治疗，仔细操作尽量缩短手术时间。

主治医师：①诊断明确，患者直肠恶性肿瘤收住，经放疗治疗，症状缓解不明显，症状仍存在，严重影响患者活动，生活质量下降，手术指征明确；②既往心脑血管疾病病史，免疫力低下，体重减轻，存在营养不良，（术前已积极给予营养支持治疗）综合因素对手术耐受力减弱，放疗治疗后，手术风险增大，应缩短手术时间，减少手术和麻醉对患者打击；③无绝对手术禁忌证。

科室其余医师：同意以上意见。

主任医师：同意上述意见。初步诊断：①直肠恶性肿瘤；②下肢静脉曲张高位结扎术后；③原发性高血压（2级高危组）；④心功能不全、心功能Ⅲ级；⑤心肌缺血；⑥皮肤癣菌病伴溃疡；⑦不完全肠梗阻，拟行经腹腔镜直肠癌根治术（备中转开腹），手术风险较高，积极术前准备，制定详细手术方案，积极术前备血，积极告知患者及患者家属手术前后注意事项、风险及并发症，积极术前沟通，签署知情同意书及沟通。

（陈云山）

病例 11 急性阑尾炎：腹腔镜阑尾切除术

一、病历摘要

诊断：急性阑尾炎；腹膜炎；肠梗阻伴粘连 手术名称：腹腔镜阑尾切除术

姓名：梁×× 性别：女 年龄：12岁

过敏史：无。

主诉：右下腹持续性疼痛1h余。

现病史：患者1h前因饮食不当突然出现右下腹持续性疼痛，伴恶心、呕吐，呕吐物为少量胃内食物残渣容物，无发热、咳嗽、咳痰及心慌、胸闷症状；无腹胀、呕血、黑便及全身黄染，无尿频、尿急及血尿现象，患者一直未做特殊治疗，病情呈进行性加重，出现腹痛反复，伴恶心、呕吐加重，呕吐物为胃内容物。为求进一步诊治，遂来我院急诊科，门诊检查2021-05-14彩超检查，消化系统（常规），浅表软组织、颅脑、关节、其他（常规）：右下腹阑尾区压痛反跳痛，请结合临床。以"①腹痛待查；②急性腹膜炎；③急性阑尾炎"为诊断收住我科。患者发病来，神志清，精神差，饮食差，睡眠一般，大便无，小便少，体力下降，体重无明显变化。

二、查体

体格检查：体温36.1℃，脉搏72次/min，呼吸20次/min，血压94/63 mmHg。发

育正常，营养中等，体型正常，神志清楚，发育正常，体型中等，自主体位，对答切题，查体合作，皮肤黏膜无黄染，全身皮肤黏膜无皮疹，全身浅表淋巴结未触及肿大。头颅五官无畸形，巩膜无黄染，瞳孔形状直径左 2.5 mm，右 2.5 mm，对光反射灵敏，耳鼻无畸形，口唇正常，咽无充血，扁桃体正常。颈软，气管居中，甲状腺正常。胸廓对称正常，呼吸正常，双肺呼吸音清未闻及干湿啰音，心率 72 次 /min，律齐，心音有力。全腹平坦，无腹壁静脉曲张，无肠型及蠕动波，右下腹压痛明显，伴反跳痛及肌紧张，腹部无包块，肝肋缘下未触及，肝区无叩痛；胆囊未触及，Murphy 征阴性；脾肋缘下未触及，移动性浊音阴性，麦氏点压痛阳性，双肾区无叩击痛，肠鸣音弱，2 次 /min，无气过水声。脊柱弯度正常，脊柱无畸形，脊柱活动正常，双下肢无水肿。生理反射存在，病理反射未引出。

专科检查：全腹平坦，无腹壁静脉曲张，无肠型及蠕动波，右下腹压痛明显，伴反跳痛及肌紧张，腹部无包块，肝肋缘下未触及，肝区无叩痛；胆囊未触及，Murphy 征阴性；脾肋缘下未触及，移动性浊音阴性，麦氏点压痛阳性，双肾区无叩击痛，肠鸣音弱，2 次 /min，无气过水声。

辅助检查。2021-05-14 彩超检查，消化系统（常规），浅表软组织、颅腔、关节、其他（常规）：右下腹阑尾区压痛反跳痛，请结合临床。2021-05-14 彩超检查，泌尿系统（常规）：双侧卵巢囊性无回声。2021-05-14 数字胃肠机透视，胸腹透视（联透）：胸腹部透视未见明显异常。

三、诊断

初步诊断：①急性阑尾炎；②急性腹膜炎；③肠梗阻伴粘连。

鉴别诊断：①胰腺炎，多为剧烈而持续的上腹痛、恶心、呕吐，腹部压痛，肌紧张，肠鸣音减弱或消失，血清淀粉酶活性增高；②胆囊炎，突发右上腹阵发性绞痛，常在饱餐、进油腻食物后或夜间发作，右上腹压痛、反跳痛及肌紧张、Murphy 征阳性，轻度白细胞升高，血清转氨酶、胆红素等升高。

出院诊断：①急性阑尾炎；②急性腹膜炎；③肠梗阻伴粘连。

四、诊疗经过

入院后完善相关检验、检查。于 2021-05-18 气管插管全身麻醉下行经腹腔镜下阑尾切除术，术程顺利，术后予以抗感染、止酸、补充电解质、营养支持治疗。术后恢复可。

五、出院情况

患者病情明显好转。患者今日无腹痛、腹胀及恶心、呕吐、发热症状，大便排出尚可，小便正常，刀口部无红肿热痛感。患者今日神志清，精神好，清淡饮食，睡眠正常。

查体：患者生命体征平稳；心律齐，心肺听诊未闻及明显异常杂音；今日患者及家属自感病情明显好转，强烈要求出院；请示上级医师同意后，办理出院手续。

六、讨论

主治医师：病例汇报患者梁铭桐，女，12岁，以"右下腹持续性疼痛1h余"为主诉收住入院。患者1h前因饮食不当突然出现右下腹持续性疼痛，伴恶心、呕吐，呕吐物为少量胃内食物残渣容物，无发热、咳嗽、咳痰及心慌、胸闷症状；无腹胀、呕血、黑便及全身黄染，无尿频、尿急及血尿现象，患者一直未做特殊治疗，病情呈进行性加重，出现腹痛反复，伴恶心、呕吐加重，呕吐物为胃内容物。为求进一步诊治，遂来我院急诊科，门诊检查2021-05-14彩超检查，消化系统（常规），浅表软组织、颅腔、关节、其他（常规）：右下腹阑尾区压痛反跳痛，请结合临床。以"①腹痛待查；②急性腹膜炎；③急性阑尾炎"为诊断收住我科。患者发病来，神志清，精神差，饮食差，睡眠一般，大便无，小便少，体力下降，体重无明显变化。患者既往有慢性阑尾炎病史，无药物及食物过敏史。专科情况：全腹平坦，无腹壁静脉曲张，无肠型及蠕动波，右下腹压痛明显，伴反跳痛及肌紧张，腹部无包块，肝肋缘下未触及，肝区无叩痛；胆囊未触及，Murphy征阴性；脾肋缘下未触及，移动性浊音阴性，麦氏点压痛阳性，双肾区无叩击痛，肠鸣音弱，2次/min，无气过水声。辅助检查，2021-05-14彩超检查，消化系统（常规），浅表软组织、颅腔、关节、其他（常规）：右下腹阑尾区压痛反跳痛，请结合临床。2021-05-14彩超检查，泌尿系统（常规）：双侧卵巢囊性无回声。2021-05-14数字胃肠机透视，胸腹透视（联透）：胸腹部透视未见明显异常。

护士长：以"右下腹持续性疼痛1h余"为主诉收住入院。患者1h前因饮食不当突然出现右下腹持续性疼痛，伴恶心、呕吐，呕吐物为少量胃内食物残渣容物，无发热、咳嗽、咳痰及心慌、胸闷症状；无腹胀、呕血、黑便及全身黄染，无尿频、尿急及血尿现象，患者一直未做特殊治疗，病情呈进行性加重，出现腹痛反复，伴恶心、呕吐加重，呕吐物为胃内容物。为求进一步诊治，遂来我院急诊科，门诊检查2021-05-14彩超检查，消化系统（常规），浅表软组织、颅腔、关节、其他（常规）：右下腹阑尾区压痛反跳痛，请结合临床。以"①腹痛待查；②急性腹膜炎；③急性阑尾炎"为诊断收住我科。患者发病来，神志清，精神差，饮食差，睡眠一般，大便无，小便少，体力下降，体重无明显变化。患者既往有慢性阑尾炎病史，无药物及食物过敏史。患者病情诊断明确，仔细查体后，手术适应证明确。

主治医师。专科情况：全腹平坦，无腹壁静脉曲张，无肠型及蠕动波，右下腹压痛明显，伴反跳痛及肌紧张，腹部无包块，肝肋缘下未触及，肝区无叩痛；胆囊未触及，

Murphy 征阴性；脾肋缘下未触及，移动性浊音阴性，麦氏点压痛阳性，双肾区无叩击痛，肠鸣音弱，2 次 /min，无气过水声。辅助检查，2021-05-14 彩超检查，消化系统（常规），浅表软组织、颅腔、关节、其他（常规）：右下腹阑尾区压痛反跳痛，请结合临床。泌尿系统（常规）：双侧卵巢囊性无回声。数字胃肠机透视，胸腹透视（联透）：胸腹部透视未见明显异常。患者病情诊断明确，考虑手术。

科室医师：同意以上意见。

副主任医师：①患者诊断明确，完善术前检查；②术前评估心肺功能；③告知患者及家属术前、术中、术后相关风险并确认签字。

（陈云山）

参考文献

［1］刘建军. 临床普外科新进展［M］. 上海：上海交通大学出版社，2019.

［2］罗东林. 普外科疾病诊治与并发症处理［M］. 北京：科学技术文献出版社，2020.

［3］王科学. 实用普通外科临床诊治［M］. 北京：中国纺织出版社，2020.

［4］马洪新，韩建建. 临床普外科疾病诊断与治疗［M］. 西安：西安交通大学出版社，
2016.

［5］罗东林，杨峻峰，靳争义. 普外科临床疾病诊治精要［M］. 上海：上海交通大学出
版社，2018.

［6］曹新福. 普外科微创手术学［M］. 汕头：汕头大学出版社，2019.

［7］任晓斌. 实用普外科疾病诊疗学［M］. 北京：中国纺织出版社，2019.

［8］任培土，鲁葆春. 普外亚专科疾病诊疗学［M］. 杭州：浙江大学出版社，2016.

［9］孙宝峰. 现代普外科治疗新进展［M］. 上海：上海交通大学出版社，2019.

［10］段启龙. 刘晓菲，刘静，等. 外科学实训教程［M］. 西安：西安交通大学出版社，
2017.

［11］侯希炎. 急危重症救治精要［M］. 福州：福建科学技术出版社，2019.

［12］张卫，姚琪远，楼征. 肠造口手术治疗学［M］. 上海：上海科学技术出版社，2019.

［13］李博. 临床普外科学［M］. 海口：海南出版社，2019.

［14］徐延森. 现代普外科治疗精粹［M］. 武汉：湖北科学技术出版社，2018.

［15］刘鹏. 普外科疾病治疗学［M］. 武汉：湖北科学技术出版社，2018.

［16］程伟才. 临床普外科新进展［M］. 西安：西安交通大学出版社，2017.

［17］彭阁. 普外科疾病诊疗学［M］. 昆明：云南科技出版社，2017.

［18］顾树南. 现代胆道外科学［M］. 上海：复旦大学出版社，2017.

［19］池肇春，毛伟征，孙方利，等. 消化系统疾病鉴别诊断与治疗学［M］.（2版）. 济
南：山东科学技术出版社，2017.

［20］赵贵美，许坤，朱兰菊，等. 普外科腹腔镜技术的围术期管理［M］. 北京：科学
技术文献出版社，2019.